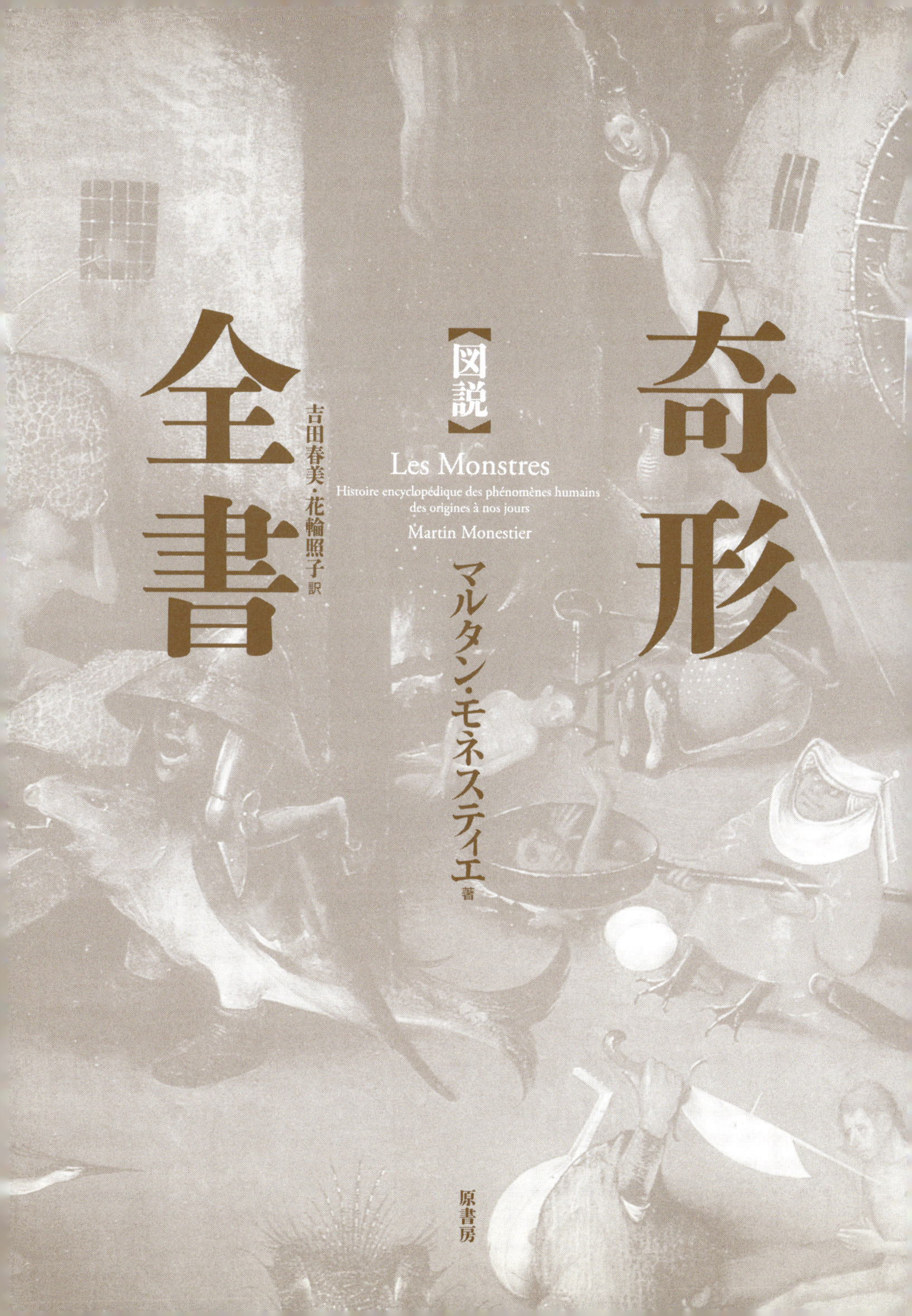

【図説】奇形全書

Les Monstres

Histoire encyclopédique des phénomènes humains des origines à nos jours

Martin Monestier

マルタン・モネスティエ 著

吉田春美・花輪照子 訳

原書房

図説　奇形全書　目次

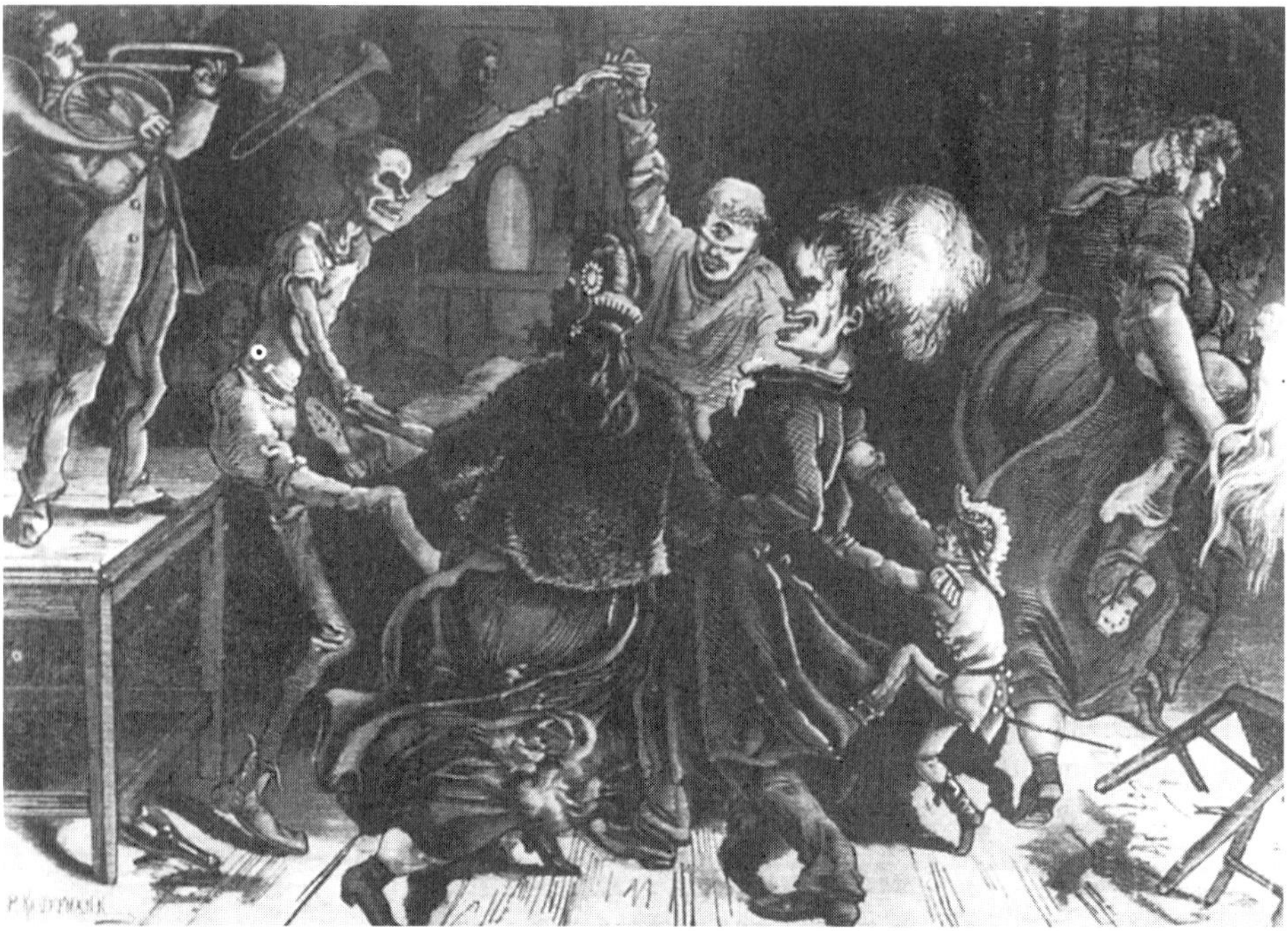

踊る怪物たち

弟のジョゼフに。

妹のヴィクトリアに。

ときに一部の人々からモンスターと見られているディミトリ・コルニロフに。なぜなら彼は、自分を取り巻いているもの、あの無関心や悪意の入り混じった奇妙なものについて思い巡らしては、しばしば暗い気持ちになるからである。そのようなものに対して、彼は恐れの感情、すなわち憎しみを抱かずにはいられないのである。

つまり「わが親愛なる奇形者」、この一五年来変わらぬ友情で結ばれている、私の幼友達に。

この「奇形一家のアルバム」に最後まで付き合い、ミシェル・ダンセルが鼠について述べている言葉を借りれば、その多くが「人間社会という大きなテントの下で毎日接している人たちに比べたら」ずっと恐ろしくない、あの人々に近づくことを承知してくださったすべてのかたがた、あるいはそのようなかたがただ一人しかいなければ、そのかたに。

内心の嫌悪感、どうしようもない不快感、耐えがたい気味悪さを克服し、ついに奇形者たちの暗号を解読して共感を持つことにより、たとえわずかのあいだでも自ら奇形者になることのできる、すべてのかたがた、あるいはそのようなかたに。

お礼の言葉

本書に掲載した図版は、著者自身のコレクションやフランス国内国外の個人および公共のコレクションからとった資料からなっている。

資料を保有している多数の機関、フランス、ドイツ、イタリア、オーストラリア、イギリス、アメリカの博物館、団体、図書館、古文書館にお礼を申し上げる。

ここではフランス国立図書館、パリ大学医学部、ニューヨーク市立図書館、ニューヨーク歴史協会、大英博物館の名前をあげておくが、それ以外にもお世話になった機関は数十にのぼる。著者はこの場を借りて、その多くが大変貴重な、また一般に公開されていない資料を提供してくださった多数の学芸員、研究者、あらゆる分野の有識者のみなさんに謝意を表するものである。

図版とテキストの両面において本書を充実した内容とすることに力を貸してくださった人々の中から、著者はとりわけ以下のかたがたにお礼を申し上げる。イヴェット・アズレー夫人と理学博士のジャン＝ルイ・エム氏はいずれもパリ人類博物館の人類学研究所で仕事をしておられるが、お二人の思慮深い助言のおかげで、著者は多数の誤りと不正確な記述を避けることができた。パリ大学医学部図書館の司書であるリヴェ夫妻にもお礼を申し上げ、彼らの親切と思いがけない協力に対し、ここであらためて感謝の意を表する。

なぜ奇形に関する本が書かれるのか

「モンスター、もはや見られず」
ギュスターヴ・フロベール著『紋切り型辞典』より

奇形の人々について調べてみようと思い立ったとき、どうしてそのようなことをする気になったのか、彼らとその秘められた実像に、どうしてそれほど激しく、まるで魔法にかかったかのように私の心が引きつけられるのか、その理由が自分でもよくわからなかった。本書を書き終えた今でも、様々な理由をあげられるし、いずれの理由をとってもそれだけでは、このような仕事をすることになった動機を説明するのに十分ではないだろう。

おそらく、小人や巨人と出会うたびに、その昔、本で読んだ古い記憶がよみがえってきたせいもあるだろう。現代ではめったに見られない驚くべき人々との出会いは、子供時代に読んだ絵本の登場人物を思い出させ、やがて彼らが闇へと身を隠し、物と存在の調和から排除されることになった深いわけを、どうしても知りたくなったのである。

だれも手をつけていないものに引きつけられるのは当然としても、おそらく、彼らを取り巻いている沈黙、彼らのシルエットまで消し去ろうとする社会から課せられたこの真の黙殺こそが、逆向きの作用をして、私を彼らのほうへ導く霧笛の役を果たしているのである。

それではなぜ、このように遠ざけられ、目を向けられることもなく、苦しみのベッドで眠っている、普通の人とは異なる姿に身をやつした兄弟たちを、わざわざ起こしに行く必要があるのだろうか。

どうしてアリアドネの糸を逆にたどり、ミノタウロスから逃げるのではなく、彼のもとへ近づこうとするのだろうか。

それはおそらく、様々な固定観念や、バランスを欠いた考え方、その生と死と愛に関する多数の誤った思いこみを一掃したかったから。

またおそらく、無意識のうちに、どんなものでも白黒で割り切れない、存在するものは影を持つと考えていたから。

そしておそらく、想像力という空想的な力を排除したかったからである。想像力は物事の半分だけを見せ、あとの半分は目に見えない世界や夢想や矛盾の中へ追いやり、そうしてますます途方もない欲望を作り出すものなのである。

なるほど、正直に告白すれば、奇形の世界を訪ねるといっても、それは二本の足を目下の安全な場所に置き、頭だけで危険と狂気の世界に入っていくということで、二つの異なる立場に立っているわけである。これは二つの立場を臨機応変に使い分けるということであって、そのとおりに実行するのは非常に難しいが、私たち一人一人の中に存在するジキル博士とハイド氏が同じテーブルに座って互いの話を聞いているようなものなのである。

しかし、私一人がこの出会いをお膳立てしたわけではない。私が彼らの姿を少しでも紹介しようとしているのを知って、セイレンがオデュッセウスを招き寄せようとするように、何人かの人々が私だけに聞こえるように、耳を傾けずにはいられない声で、彼らの真実は実に驚くべきものだと歌いかけたのである。

ギリシアの英雄オデュッセウスとは反対に、私はマストすなわち理性に体を縛り付けたりせず、セイレンの声に身を任せることにした。つまり、乗組員である親しい友人たちをほったらかしにして、彼らだけで、日常生活という馴染み深い穏やかな大海原を航海させたのである。

このように私は数年かけて、奇形者の王国を訪れた。そして彼らが、私が想像していたよりもはるかに驚くべき、思いもよらぬ、実に複雑な存在であるのを知った。トゥールーズ＝ロートレック、スカロン、ポープ、イソップなど多くの王や英雄や神々や縁日の見世物たちが、ルイジ・ピランデッロの次の詩によって私を迎えた。「真実は不条理に満ちている。ところが困ったことに、それらの不条理はとうてい真実らしく見えない。それではなぜ、それが真実だとわかるのだろうか。それらの不条理が本当のことだからである」。

私の求めに応じて、奇形者が入り乱れて世界の隅々から、あらゆる時代から、あらゆる文明から集まってきた。彼らは役割とシンボルの重みに押しつぶされそうになっていた。初期の人々はもてはやされ、意気揚揚として、半ば神と崇められ、多数の芸術作品にヒントを与え、最も高い能力さえも発揮し、かたく団結して一部の者が他の人々を導いていた。やがて、我々よりも慈悲深いそれらの特権保持者は、別の者、しかし彼らと同じ人々に道を譲った。みじめな兄弟たち、呪われ、恐れられ、不幸をもたらすとされる存在である。人々は彼らを忌み嫌い、激しい悪意を示し、霊的に劣った者とみなし、古くから存在し今も残っている呪いや迷信を体現していると考えた。彼らはさらに、何千人も火刑台に送られ灰となった。

そのような人々に魅了され、彼らのとりことなった私は、かねがね、いや月日がたつにつれてなおさら切実に、こう自問するようになった。そのように大勢の人々が、どうして無視されているのだろうか。現在の社会秩序の中で特別な位置を占めてもよいのに、どうしてそこからはじき出されているのだろうか。

ラバのような頭を持ち、自分の息子によって何年も縁日で見世物にされていたグレース・マクダニエルが、二五年前から眠っているニューヨークの古い墓地から、私に答えを届けてくれた。

「私たちの中で、最も破廉恥なもの、最もいやらしいものが出会っているのです。私たちの中で、反対のもの、異なるものが結びついているのです。私たちは両立できないものを両立させているのです。私たちは知性と理性を危うくするのです」。

今世紀初めのなめくじ女セルパンティナと、イギリス王ジョージ二世からひどい仕打ちを受けたやまあらし女も、こう語りかける。
「私たちがどの時代にも常に多数存在していたこと、太陽のもとで生きる人々の歴史のすぐそばで私たちがどこにでも存在していたことを考えれば、私たちがたまたま地球上に現われたのでも、あなたがたの哲学者たちが絶対に誤りを犯さないと思っている自然の不注意によって生まれたのでもないことが、おわかりになるでしょう。「私たちの集団、種族、家族を支配している明確な遺伝の法則は、人間はその起源から、ゆっくり、しかし絶え間なく変化しているということです。そこで次のような疑問が生じます。
「今日ではひどく異様なものとされている私たち奇形者は、近い将来の人類の姿を先取りしているのではないでしょうか」。

このストレートな警告は、偏見や排除の考え方によって奇形の者たちが突き落とされている闇から彼らをもう一度よみがえらせる時がきたという、私の頭の中でしだいに大きくなっていた考えを、さらに強固なものとした。そうするために私は、彼らについて知られていること、彼ら自身が私に教えてくれたことを通して、本書を最も完全なもの、できるだけ真実に近いものにしようと試みた。

知られていない事実、忘れられた事実、疑う余地のない事実をできるかぎり調べ上げる作業が、この第二のアトランティスを発見するために続けられた。私はこの忘れられた人類が、闇よりも光、伝説よりも現実にふさわしいことに気づいて満足した。

彼らの多くは、これまで彼らに関して書かれた文献にもあまり取り上げられていない。それとは反対に、過去の世紀にかなり光をあてられていても、私にとっては二次的な役割しか果たしていない人々もいる。

これら特異な人々の多くは、広い世界でしばしば無名ですごし、突然、完全かつ永遠に消えていった。しかし私は、すべての者一人一人について、できるだけ語るようにした。

彼らをよみがえらせることは、長い時間のかかる、困難な、手探りの作業であった。彼らの人生は謎に包まれていることが多いので、わざわざ目を向け耳をそばだてないと、何もわからないのである。

いずれの人々も、自らあるいはその兄弟を通して私を助けてくれた。

二連の真珠のネックレスを下げ、笑顔を浮かべた黒い円柱、すなわち一九〇〇年の万博に展示された胴体だけの女性は、お気に入りの写真を提供してくれた。エクスクラメーションマークのようにまっすぐ身を起こした彼女は、こちらは三本足でもぐらぐらして不安定な円卓の上でポーズをとっている。

同じく胴体だけの男性で、生涯動くことのない人体を持つ者として最も有名だったコベルコフは、走ることより飛ぶことの好きな子供たちのために両大戦間にウィーンで購入した飛行機をどのように操縦したか語ってくれた。

中国皇帝のお気に入りであった二つの頭を持つ女性は、二つの心を持つと愛はどうなるか説明してくれた。

足を使ってなんでも器用にこなした腕のない男性トリップは、決して自らの腕で抱きしめることのできなかった妻について語った。

それとは別の腕のない人々、ケテルや、ワトーの友人であったデュコルネのような画家たちは、足指のあいだに王杖のように絵筆をはさんでいただけないかと、おずおずと私に頼んだが、彼らの絵は今でもルーヴルに展示されている。

ライオン男のライオネルは、黄ばんで薄汚れた古新聞の切抜きを見せてくれた。四ヶ国語を話す彼が犬のようにほえるのをニューヨーク中の人々が聞きにやって来た華やかな過去を思い出すと、彼の目はうるむのだった。

動物人間の中でもスター中のスターであったゴリラ人間のイェフティチェフと、まさに彼のミニチュアである息子は、世界中の首都で栄光を味わったが、自分は呪われていると信じており、自らの財産を使って死後もずっとミサをあげてもらおうとした。

裂けた腹から血を滴らせている小人の剣闘士たち、あの哀れなガーゴイル［怪物をかたどった軒先の吐水口］

たちを見ると、彼らがローマ時代に女戦士と戦ったのち、ドミティアヌス帝の喝采を受けたことを思い出さずにはいられなかった。

シャム双生児たちは、一緒にあるいは同時に父親になれる喜びを、一緒にあるいは同時に語った。

巨人、キュクロプス（一つ目の巨人）、両足のない人、蛙女、三本か四本の足のある男などは、神話に出てくる想像上の怪物とよく似ているが、彼らも自らの宝物や、彼らが通り過ぎたり存在したりした痕跡を見せてくれた。

サーカスの写真には彼らの人生や悲しみがこめられている。それは彼らの母親や妹のポートレート、様々な版画、さらに彼ら自身の子供時代や青年期の写真、しわだらけの老人や死者の写真である。ろくでもないショーから輝かしいサーカスまで、紙がぼろぼろになった何百という古いプログラム、雑誌、本棚に埋もれほこりにまみれた定期刊行物、パンフレット、迷信深い乳母がつけていた古い記録や人類学教室の報告書などが、いくつも残されている。旅人の話、見世物小屋の呼び込みの叫び声、王の親族であった者に関する歴史的な証言、書簡、もちろん奇形者自身の話、愛情からではないにしても彼らを援助した人々の話もある。

私の研究はそれら取るに足らないもの、しかし手に入るものをすべて用いて行われた。

彼らの過去の栄光を自分のために利用しようとする者に対して妬みや警戒心を抱くのが当然なのに、彼らは永遠の支援という代償を求めることもせず、私を快く迎え入れてくれた……。私が彼らのある者を嫌ったり、他の者を死後の友人としたり、ある者を醜いと思ったり、また別の者を驚くほど美しいと思ったりするのを許してくれた。

しかし、すべての者が自らの真実を明らかにしてくれた。それには、彼らの喜び、人生の浮き沈み、愛、苦い経験、手に入れたものが熱く語られていた。

彼らの打ち明け話がつまったこの大きなびっくり箱から、最後に、このすばらしい「奇形一家のアルバム」が飛び出した。コミカルなページもあれば、恐ろしくもおぞましいページもあり、魅力的なページもあって、読者はそのたびに見るのが辛くなったり感動したりすることだろう。

この「奇形の歴史」を作り上げるために用いた理性と非理性は切っても切り離せない関係にあり、この両者を備えていれば、いずれの読者も驚異と恐怖の国を旅するあいだに、自ら奇形の人々にアプローチし、生きている世界がデザインしたもののある側面になぜ私たちが反発したりそれを理解したりするのか、自分なりの論拠を見つけることができるのである。

ある読者はショックを受けるだろうし、また別の読者は、これを機会に、人になかなか受け入れてもらえない姿で生きることの様々な現実に対して、心の底にある知恵と判断力を目覚めさせることだろう。

しかし、善と悪、美と醜の判断を人生でもう一度問い直し、自然の創造の神秘に足を踏み入れてみるのは有益であり、なにかの役に立つかもしれない。そのようにして奇形の本質を探っていくうちに、やがて自らも奇形者であることに気づくかたもいるだろう。

第一部

奇形者はどこから来てどこへ行くのか？

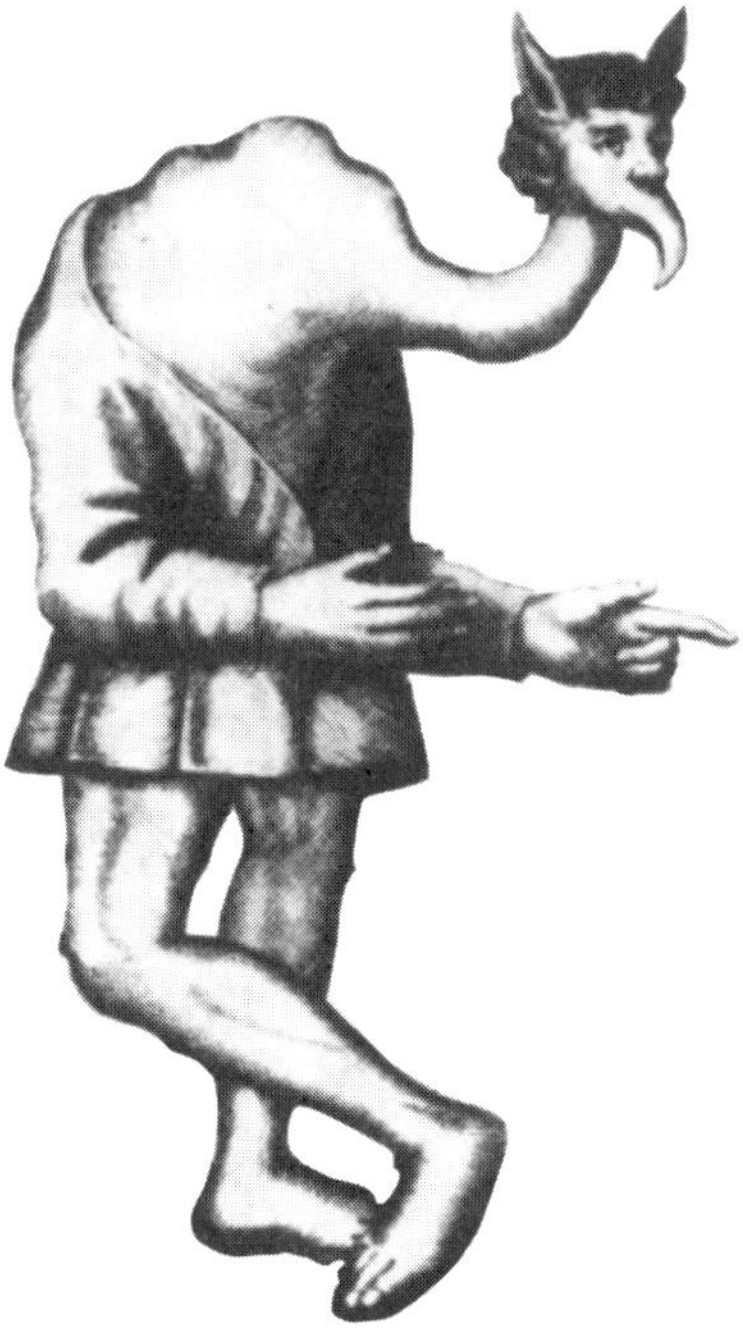

（前頁）教会は主張していた。悪魔は人と混じり、肉の交わりによって怪物を作ると

中世の人々は怪物の種族が存在すると信じていた

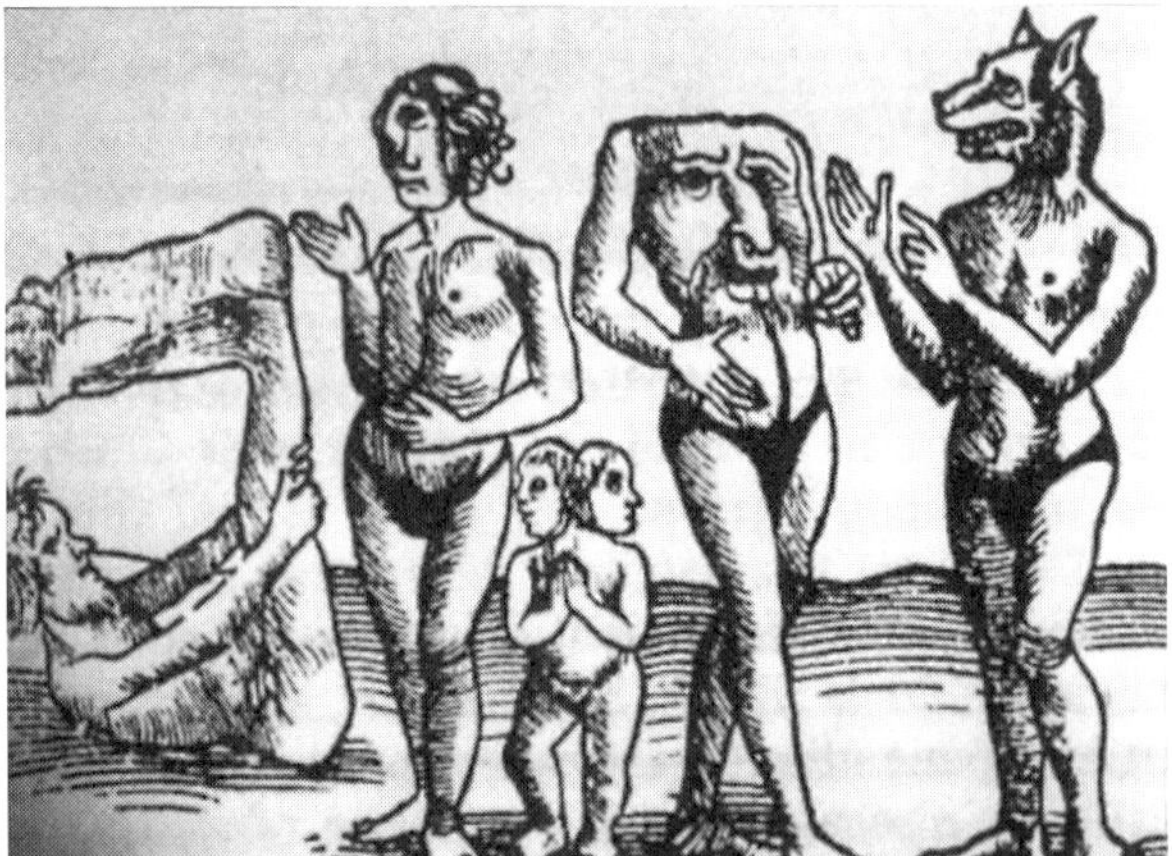

1　奇形者は物と存在の調和からはずれているのか？

奇形者なしですませようとする社会は塩気のない料理のようなものである。
ジャン・ブーレ

今から二六〇〇年前のこと、サモス島に住むギリシア人でイアドモンという名の男が驚くべき人間を所有していた。その奴隷は大きな頭を持ち、目は細く、口は大きく、足は雄牛の胴体のようながに股であった。彼は人間の弱さを説くために、動物を主人公にした話をたくさん語った。この自然の「失敗作」は、その見るに耐えない容姿のせいもあって、とうとう人々からリンチを受けて殺された……その男の名はアイソポス（イソップ）といった。

奇形の人を目の前にすると、身体が不恰好なのだから精神も障害を負っていると考えがちである。たしかに奇形者は能力がないと思われており、その日常生活も完全な白痴の状態ですごしているに違いないと考えられている。しかし、アゲシラス、ヒポナクス、トゥールのグレゴリウス、デュコルネ、スカロン、その他大勢の、体がねじ曲がっていたりゆがんだりしていた人々の人生を見れば、そのような考えがまったく間違っていることがおわかりになるだろう。

自然はたいがいそのような人々に、自らがおかした過ちのいわば埋め合わせをするかのように、十分な量の知性と勇気を与えたと言ってもよいほどである。人間の歴史はそのような驚嘆すべき人々に満ちているのではないだろうか？

古代の最も偉大な雄弁家であるデモステネスは、現代の名優ジャン＝ピエール・ムーランと同様にどもりであったが、だからといって雄弁や演劇の才能に恵まれていなかったわけではない。二〇歳で盲目となったジョヴァンニ・ゴネリは、有名な肖像彫刻家となり、教皇ウルバヌス八世をはじめとするゴンザーガ家の人々に彫像の制作を依頼された。目で見る代わりに手で触れて、彼はそのような無謀な仕事を見事にやり遂げ、彼には見ることのできない人々とそっくりの彫像を作り上げたのである。一五世紀にはジャン・ジスカが、片目から完全な盲目になっても皇帝たちの彫像を作り続けた。今世紀初めに、やはり盲目の彫刻家であるヴィダルが、誤ってライオンの檻に入ってしまった。ライオンは唸り声を上げて彼に襲いかかろうとした。ヴィダルはライオンに話しかけ、なでてやり、その手で懸命に恐るべきモデルの体つきを探り当てた。彼は檻から出ると、「恫喝するライオン」という傑作を作った。

一見理屈に合わないようだが、何人かの芸術家は自らの障害からさらに利益を引き出しているように見える。エル・グレコは晩年に乱視になったと思われ、それによってひどく細長い人物像を描くようになった。ユジェーヌ・カリエールとレンブラントは二色性色盲症だったようで、ドガもこの病気にかかって仕事に差し支えるようになった。彼は作風を変え、その後制作した絵画によって有名になった。彼の病気がその目的、技術、芸術的理想をも変えてしまったのである。顕著な例としては、やはり、二八歳から耳が聞こえなくなったベートーヴェンがあげられる。一八一四年、彼は音符を聞かずにオーケストラを指揮した。一八一九年にはもう、有名な「筆談手帳」なしには、彼と意思の疎通をはかることができなくなった。耳が遠くなるにつれ、彼の作品はさらに美しく独創的になっていったようである。交響曲第九番を書いたときに、ほとんど耳が聞こえなくなっていたことがわかっているのである。

障害を負った芸術家は自己にこもり、それまで活かされていなかったエネルギーを集中して、実力以上の力を発揮する。ホメロスは盲目であったし、ミルトンも『失楽園』を娘たちに口述筆記させたときに同様であった。このように、目の見えない人は音楽家になれるが、彫刻家にもなれる。どもりの人は画家になれるが、雄弁家や俳優にもなれる。耳の不自由な人は著作家になれるが、音楽家としても活躍できるのである。

とはいえ、人間はやはり、なによりもまず欲動に動かされ、必要に迫られて行動するものである。一九七六年七月、ほとんど目の見えないギー・ブリューイという男が、メッスの大きな銀行の支店でピストル強盗におよんだのち逮捕された。

異常や奇形がもっぱら悪から生じ、醜さしか生み出さないと考えているかたがたは、彼らのある者がモードを作り出し、「粋な女性」たちがこぞってそれに飛びついたことを思い出していただきたい。

ルイ九世の娘たちは大足だったので、引きすそのドレスを考え出した。カバーヌ博士の話を信じるなら、フィリップ三世の奥方は「きりんも真っ青になるほど」首が長かったので、スタンドカラーの頭巾のモードを作り出した。イギリス王ヘンリー・プランタジネットは、足のこぶを隠すため、「プレーヌ［先のそってとがった靴］」のモードを広めた。あるスペインの王女は大きすぎる腰を隠すため、「ヴェルチュガダン」と呼ばれる詰め物をしたドレスを考案した。別の資料によると、それはルイ一四世の死後ほどなくして、二人の身分の高い貴族の奥方が発明したものだという。しかし考え方は同じである。この二人はひどく太っていたので、このようなドレスを考案した唯一の目的は肥満を隠すことだったのである。歴史家のF・ニコレーによると、アンリ二世の王女たちは甲状腺腫にかかっており、玉縁をつけた高いひだ襟で患部をおおっていたので、宮廷の人々もそのモードを取り入れた。ふくらんだ袖も、ゆがんだ肩の形を整えるために考え出されたのではないだろうか？　アンリ四世の寵姫「ラ・ベル・フェロニエール」は、額の真ん中に宝石を飾るための絹の細い紐（フェロニエール）をはやらせた。そのアイデアは、額のその場所にあったあざを隠すために思いついたものであった。前頭部を巻き毛にする有名な髪型は「子供風の髪型」と呼ばれ、しばらくヴェルサイユとパリのすべての女性に取り入れられたが、これは妊娠中に一部の髪が薄くなってしまったマリー＝アントワネットがはやらせたものだった。またある時期に、女性が手にした絹のハンカチで口元を押さえる仕草がはやったが、これもナポレオンの后ジョゼフィーヌ・ド・ボーアルネがそうして歯並びの悪い口元を隠したのが始まりであった。

このような例は何十もあげられるが、このへんでやめておこう。本項の目的はモードの歴史をたどることではない。そうではなく、異常や奇形の影響が装いにもおよんでいることを示して、美の基準がつかの間の性格を持つものであり、醜さと美しさはその時々の気まぐれや気分や要請によって課せられた、暗示に富む概念であることを、読者の皆さんに思い出していただきたかったのである。そのような精神や美に関する法則は、たえず揺れ動いているのであり、好まれるものと嫌われるものとを決める一般の動向ほど、あっというまに逆転するものはない。今日考えられないことが明日、現実になるかもしれない！

だからこそ、世界の調和から奇形の人々を完全に排除してはならないのである。

2　奇形は人間の起源か

ほとんどすべての神話では、人間が現われる前に奇形の生き物が存在していた、あるいは人間の起源は奇形であったとされている。またほとんどすべての神話が、そのような最初に生まれた命あるものは、神の力によって肥沃になった土くれから生じたことを認めている。それがインド、ペルシア、スカンジナビア、中国、エジプト、あるいはギリシアなど、どこの国の神話であろうと、そこには創世記に通じる考え方が見られる。ギリシアの伝承はおそらく、世界の誕生に関して最も明確に述べたものである。

ウラノスとガイアの結合から、まずティタン、キュクロプス、そして百本の腕を持つ怪物ヘカトンケイルの夫婦が生まれた。

「彼らは地と天から生まれた子供の中で最も恐ろしい者たちであった。しかし父のウラノスは初めから彼らを忌み嫌い、彼らを生み出しても地中に埋めておき、昼になっても地の胸の上に出てこられないようにした。天はこの措置に満足したが、地はこのような異常な妊娠に耐えなければならないのを恨み、巧妙にして邪悪な計画を練った」。

地のガイアは、父を憎むティタンたちの中で最も若いクロノスに鋼鉄の半月鎌を与えた。クロノスはすぐさま父の睾丸を切り取ったが、地面にしたたり落ちた血から、次の世代の怪物たち、とりわけエリニュスと巨人《ギガース》たちが生まれた。クロノスはその兄弟たちを自由にするのを拒んだ。するとガイアは、今度は彼が子供たちの一人によって王座を追われるであろうと予言した。その予言を深刻に受けとめて、クロノスは子供が生まれるたびにすべて食べてしまった。ガイアは一計を案じ、子供の一人のゼウスを父に食われる運命から逃れさせた。ゼウスは大人になると、実際に父に対抗して立ち上がり、キュクロプスとヘカトンケイルに助けられて、十年間戦ったのちクロノスを殺し、予想に反してクロノスを支持したティタンたちを追い散らした。ゼウスはそうしてオリンピアの主となった。しかし彼の権力を揺ぎないものとするため、クロノスの血から生まれた巨人たちと再び戦わなければならなかった。ティタンたちに課せられた運命に不満を持っていた彼らを、ガイアがそそのかして反乱を起こさせたからだった。オリンピアの神々は再び勝利し、怪物との戦いは終わりを告げた。

このように、最初の生き物に対する地の役割は、実際のところ子を宿し、腹の中で育て、出産する女性の役割であった。

このように生殖のメカニズムが詳しく語られていることは、地に与えられた母の名を文字どおりにとらなければならないことを示している。同様にして天は父であり、地を受胎させる力が与えられていた。紀元前八世紀にヘシオドスは、奇形の生き物の母親は地、つまり泥土であると言っていた。熱く湿った空気の作用で、すなわち天が父親の役目を果たしたために、泥土からそのような形が作り出されたのである。数世紀後、ディオドロスは生殖の過程を次のように詳しく記述した。

「それらの動物のうちいくつかは、胸や前足のところまでしか出来上がっていない。それらは動くことはできるが、体の残りの部分はまだ形をなしておらず、彼らが出てきた泥土と同じ性質を持っている」。

博物学者のプリニウスは無条件にこの仮説を認めており、エジプトの鼠についてこう書いている。「それらの鼠は、体の一部はもう生きていたが、最後に作られた部分はまだ土であった」。

しかし聖書にしても、創造主の意思によって、それぞれの種の先祖である最初の動物、とりわけ人間を塵と泥土から誕生させているのである。

この肥沃な土は、オリンピアの未来の主たちだけでなく、その執念深い敵たちも生み出した。その怪物たちは哲学的な考察の中にも登場し、ある人々が先史時代はこうであったと想像した混沌状態を表現している。

エンペドクレスは次のように書いている。「その時代、世界に始まりに生きていたのは別々に離れて動いている器官であった。そのとき、たくさんの首のない頭が次々と芽生え、体から切り離された腕が肩もないのにさまよい始めた。顔の額には目もなかった。体のない四肢は、腹立ちまぎれに、また結合しようと、あちこちばらばらにさまよっていた。やがて、ばらばらにさまよっていたそれらの断片は偶然に出会って集まり、考えられるかぎり、無数のちぐはぐな組み合わせで自らを形作った。こうして、人の頭を持つ牛や、牛の頭を持つ人間や、顔の二つある動物や、たくさんの四肢、二つの頭、二つの胸を持つ奇妙な生き物たちが出来上がった。

「ほどなくして、それら風変わりで不調和な形をしたものは消えうせたが、いくつかの生き物は偶然に形をなして生きのびた。異なる性が出現し、それ以来、生き物はもはや地ではなく生殖によって作られるようになった。それが最初の人間と、最初の動物と、ファウヌスやケンタウロスやサテュロスといった奇妙な生き物の最初の種族であった」。

またエピクロスの弟子であったルクレティウスは、合理主義者であったが、エンペドクレスから四世紀後、当時のすべての人々と同様に、世界の始まりには地から生まれた生き物が住んでいたと考えていた。彼はエンペドクレスとかなり近い方法で、「世界の創造」を描いた。

「そのとき地が創造しようとした怪物、奇妙な顔や手足を持って生まれた怪物もたくさんいた。それは両性具有や奇形など、奇妙で不完全な生き物で、毛がなかったり手がなかったり、口がきけなかったり口がなかったり、目が見えなかったり目がなかったり、あるいは四肢が完全に身体と癒着して、何もすることができないし、動くこともできず自分の欲求を満たすこともできなかった」。

しかしルクレティウスの考えでは、自然は彼らのある者が生きのびて増えることを認めたとしても、結合することまでは許していないのだった。地はのちに、第二の種族、すなわち人間の最初の世代を創造し、それ以降の者は彼ら最初の人間が混じり合い結合して生まれてきたのである。

ルクレティウスはとりわけ、昔の地と現在の地は異なると主張する。昔の地の豊かな胸は、自分自身の体内から直接、すべての命あるものを生み出したが、現在の地は年老いて精魂尽き果てた老女のように休息している。その母の役割は、性の出現、つまり太陽の出現によって終わりを告げた。太陽は地を乾燥させ、その弾力性と柔軟性を奪ってしまったのである。

我々は、様々な化石がかつて生きていた植物や動物の遺物であるのを知っているが、我々には当たり前と思えるこの考えも、長い期間の考察を経て出来上がったのである。昔の観察者がある種の化石を見て、生物が芽生えた状態ないしは未完成の状態であると考え、地の生殖力により、しかしその妊娠期間が終わらないうちに生まれてきたのだと思ったのも、無理はなかった。生物学や発生学について何も知らなかった古代人が、自然発生というものを信じていたのも、驚くにはあたらないのである。

周知のように、神話という架空の歴史には、詩的な夢想に満ちたこの種の話が語られているが、その世界の創造に関する説明が科学的になんら根拠がないとは言いきれないこともたしかである。それらの神話が何かの証拠や説明になっているとすれば、それは、そのときどきによって恐怖や感嘆の念を引き起こした人物や出来事を置き換えたものであることが多いのである。奇形の人々が我々の情熱をかきたてる深い理由は、我々が無意識にその問題について何か知っているということからきているのではないだろうか。古代人が主張していたように、奇形の人々は我々の「遠い祖先」なのではないだろうか。神話に出てくる怪物と現代の奇形者とのあいだに存在する奇妙な一致、気がかりな類似について検討しなければならないのではないか。現代の奇形者は、先祖の姿をとどめ、あるいは再現しているのではないか。神智学論の信奉者の中には、進化の合目的性をすべて否定する進化論者の原則に基づいて、現代の奇形者に「来るべき種」の萌芽が見られると主張する者もいる。彼らは、この「新しい種」はひっそりと発生していると考えている。実のところ、変化があまりにゆるやかなので、何千年ものあいだそのパイオニアたち、特別な種の子供たちは、異常な存在、身体的にも精神的にも奇妙な存在と見られているのである。「やがて彼らの数が増え、時代を経るたびさらに多くなったとき、彼らは晴れて多数派となるだろう」。

もしこの予想が正しかったら？　もし奇形の者たちが文明を蝕む病根などではなく、遠い未来に文明を支配する、想像もつかない種の萌芽であったとしたら？

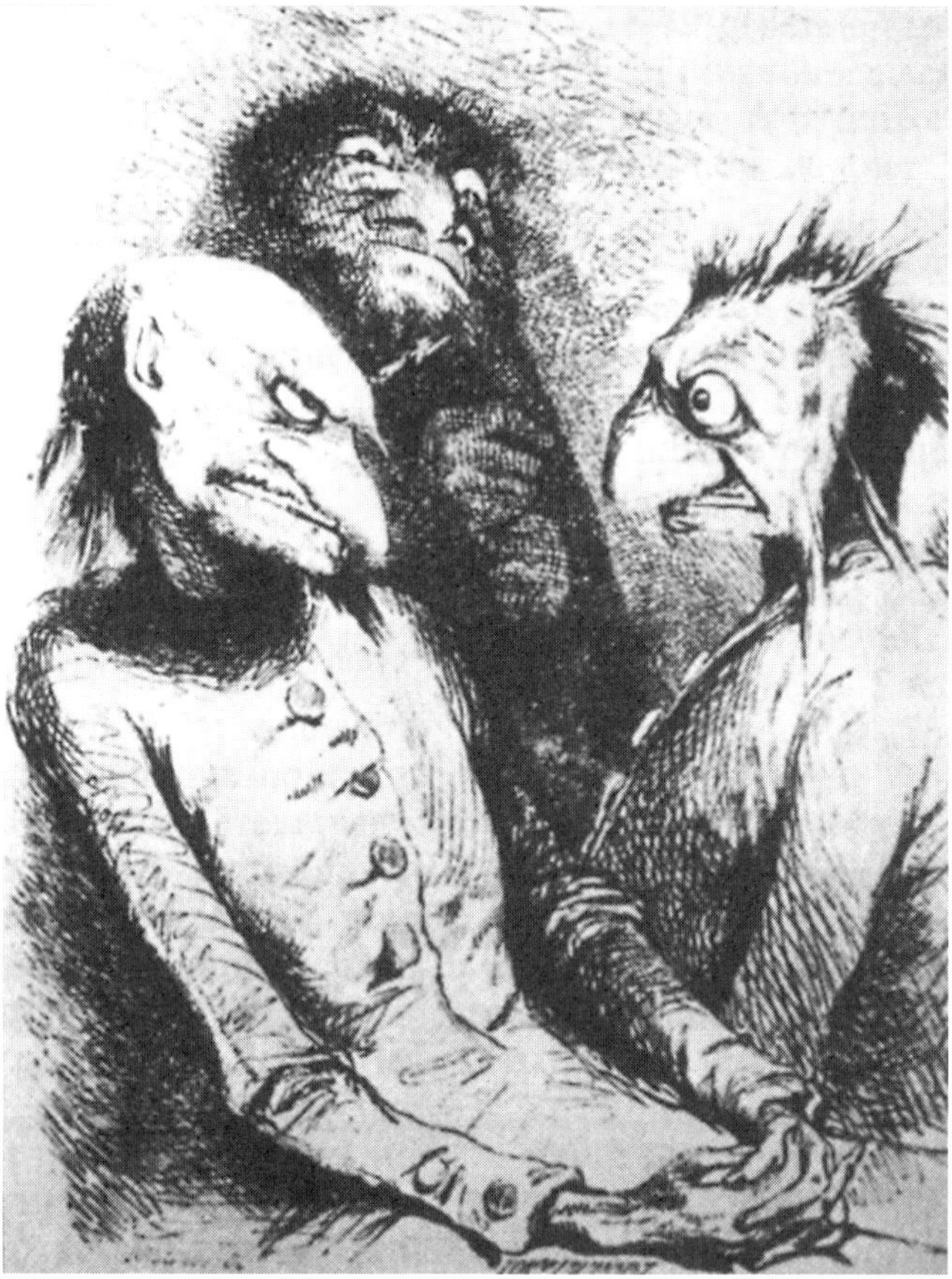

明日の人類？（グランヴィル）

3 奇形が発生する自然現象と原因を説明するための様々な試み

数世紀にわたり、あらゆる国のあらゆる文明において、奇形が生まれるにははっきりした原因のあることが知られていた。その原因は三つのグループに分けることができる。

第一は超自然の力や神によるもの、第二は悪魔によるもの、第三は身体的なものという合理的な原因である。

この三つは常に影響し合っているが、問題をよりよく理解するためには、それらを個別に検討する必要がある。

宗教、妖術、迷信

神の警告

古代の人々は奇形者の到来を、神の怒りを示し、無数の恐ろしい出来事や災害を予言する、公然たる災いと見ていた。カルデア人、エトルリア人、ペルシア人、ガリア人、ローマ人は予兆を重視したので、当然ながら長いあいだ、特異な人間が生まれるのを警告であると考えており、それを解釈して神の意思をできるだけ正しく理解しようとした。クラウディウス帝の死はそのようにして、二重体児の誕生によって予言された。

一般の規則では、異常な人間はすべて、できるだけ早く徹底的に、町の生活から遠ざけられることになっていた。ローマが誕生したとき、ロムルスは、どんな子供であろうと最初に生まれた子供たちを殺すことを禁じた。もし最初の子供が奇形で生まれても、両親は、五人の隣人が同意を与えないうちに子供を始末してはならなかった。「奇形の子供をただちに殺すよう命じる」ようになったのは、王政時代末期に「十二表法」が発布されてからのことである。ティトゥス＝リウィウス、ティブルス、キケロの著作には、奇形の者を殺して予告された災厄を遠ざけようとするかのように、膨大な数の奇形者が溺死させられたり焼き殺されたりしたことが書かれている。帝政期のある時期にも、時代が進んでもはや予兆に何の意味も認めていなかったにもかかわらず、いくつか大きな災害がおきたのちに、異常な体つきをした人々が始末された。セネカも、「異常なところのある人間を生かしておいてはならない。子供であっても、体が弱かったり奇形であれば、溺死させるべきである」と書いていた。

しかしながら少しずつ、ローマの法はこうした野蛮な時期を脱し、奇形を定義していくつかのカテゴリーに分類しようとするようになった。

ギリシア時代にはアリストテレスが、不具の子供を養うことを禁じた法律があったと述べている。「肉体に欠陥のある者の子供、とりわけ重い障害を負った子供は、規則に従って秘密の場所に隠された」。実のところ彼らはやがて始末されるのだが、そのような淘汰が迷信のために行われることはほとんどなかった。その目的はただ、ギリシア民族の身体的な質を維持するためだったのである。

都市によってはこのために、奇形の子供だけでなく、発育の悪い赤ん坊も処分された。スパルタでは長期にわたり、虚弱体質を含めて身体に異常のある赤ん坊は、都市の長老会議にかけられた。長老たちは検査を行ってから、有名なアポテタイの淵《ふち》に投げ込むべきかどうか決定した。

その当時、世界中で奇形の人々が様々な理由から殺されていたとしても、いくつかの古代社会は例外であった。

たとえばエジプト人は、彼らに対していかなる特別な嫌悪の念も抱かなかった。エジプト人は彼らの姿を神格化し、ベスとプタハという二人の異形の者を主要な神に加えたのである。多数の墓から、細布をはずすと中から不具の人間が出てくるミイラが見つかっている。奇形であっても、防腐処置を施されて埋葬された者もいたのであり、その姿はエジプトのシンボルに見られる図象に似ている。

アッシリア人もまた例外である。異常な子供が生まれると、たいてい不吉であると見られていたが、彼らは奇形の子供を恐れてはいなかった。そのような子供を系統的に分類し、カテゴリーごとに、ほとんどあらゆる能力を検討した詳しい網羅的なリストを作り上げていた。人間と動物から生まれた奇形に関して数百の解釈が存在し、王族のあいだで生まれた奇形の子供に関する特別な表も作られた。

シャルル・フォリーは、奇形占いを学問として体系化し詳しく説明したそれら予言の書を翻訳している。

・女が子豚を産むと、女は王座を奪い取る。
・女が足の悪い子供を産むと、その家はつぶれる。
・女が顔の二つある子供を産み、その子供にひげや歯があれば、ペストと敵の侵入が国を荒廃させる。
・女が同じ腹を持つ二人の子供を産むと、夫と妻は別れる。
・女が左手に六本指のある子供を産むと、その子供は将来敵を打ち破ることになる。
・女が脊椎でつながった双子を産むと、神々はその国を見捨て、王はその町を去る。
・女が頭の二つある子供を産むと、その国は破壊される。
・女が口と鼻のない子供を産むと、宮殿で王が殺される。

カンビュセス王の后ロクサーネが頭のない子供を産んだとき、占い師たちは、王に世継ぎはできないと予言した。

怪物の種族

ヨーロッパからアジアに至る古代世界で奇形の者に予兆の価値が与えられていたとしても、それが認められたのは異常な子供が生まれたときだけである。というのも古代人の大多数は怪物の種族がいると信じており、それにはなんら迷信の権威を認めていないからである。

古代の歴史家たちは、セイレン、サテュロス、ファウヌス、ケンタウロス、スフィンクス、そしてもちろん多数の小人や巨人の種族が存在すると、はっきり述べていた。

すべてのギリシアの歴史家が、一本足の人々からなる伝説上の種族スキヤポデスを信じていた。それは一本足だが、その足は大きくて、プリニウスによると、それを傘のように使って何時間も休むことができるという。プリニウス、ゲリウス、聖アウグスティヌスは、この種族について語るとき、その国はオリエントの辺境にあるとしていた。

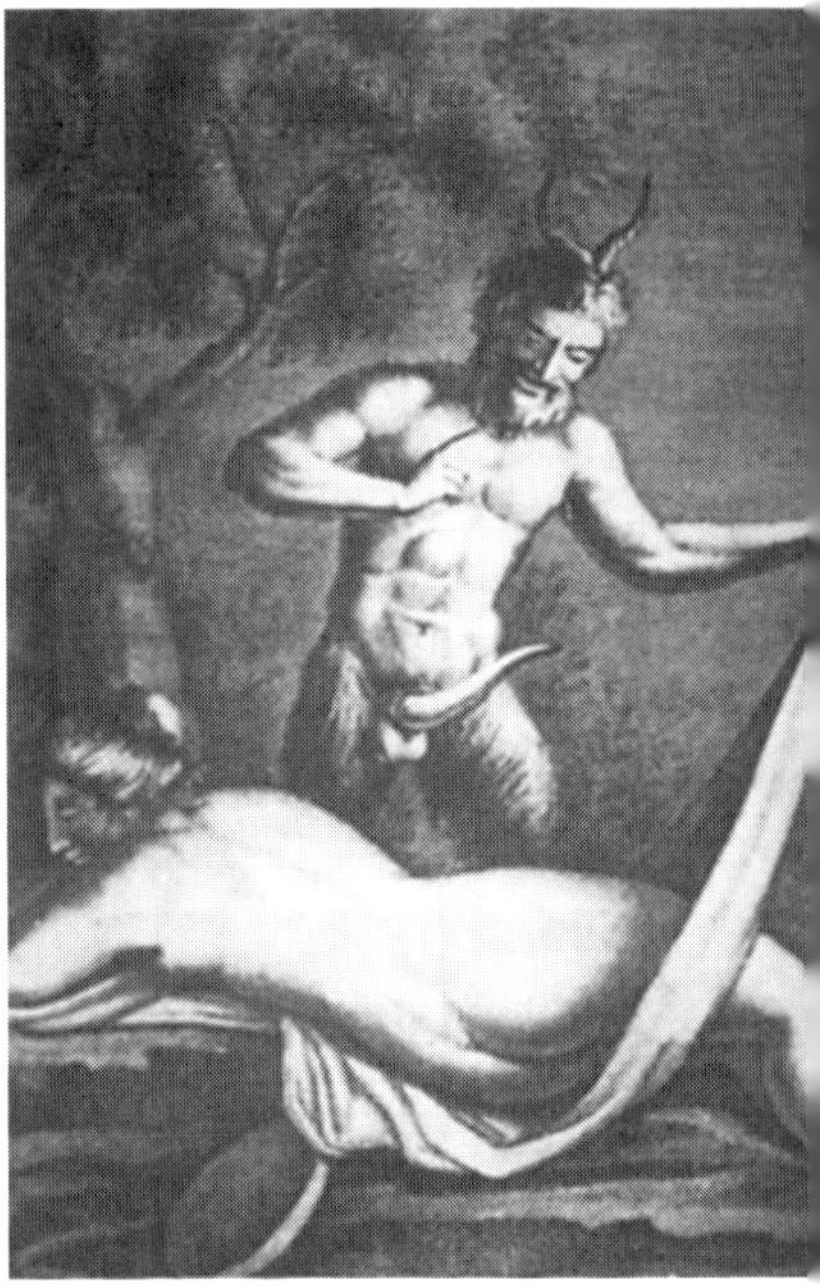

カエサルはファウヌスの子孫であると称していた

オウィディウス、ヘロドトス、プリニウス、アイリアノスは、ファウヌスの国をスキティアの鬱蒼たる森の中に置いている。オウィディウスとデモステネスは、大洋にはセイレンの様々な王国があると断言していた。エジプトの神官たちは、スフィンクスの一族がいくつかナイルの水源に住んでいると主張していた。フィロストラトスは、エチオピアで捕獲されたファウヌスを手なずけることができたと書いていた。プルタルコスによると、別のファウヌスがアポロニアの近くで捕らえられ、ローマへ送られたという。「毛むくじゃらで、角を生やし、山羊の足と動く耳を持つ生き物は、ローマ貴族のサークルを渡り歩き、貴婦人たちに大いなる愛着を示した。貴婦人たちはこの怪物に強い関心を抱いたので、しばしば怪物を縛っておかなければならなかった」。聖ヒエロニムスは聖アントニウスの生涯について、この敬虔な隠者は砂漠で「大勢のサテュロス族」を見つけたと語っている。ローマのいくつかの伝承では、イタリア三代目の王はユピテルの孫にあたるファウヌスであったとしており、ユリウス・カエサルはその有名なファウヌスを自らの祖先であると主張していた。

中世、妖術師と魔法

キリスト教の出現とその善悪の概念によって、中世ではそれまでにもまして、怪物の発生や説明のつかない自然現象すべてに魔法が介在していると考えるようになり、神によるか悪魔によるかに従って、様々な迷信が生まれていった。そのため中世を通じて、神秘思想が幅をきかせていた。

フランスのロベール敬虔王は、九九五年に近親者のベルトと結婚し、この結婚を非合法と宣言したローマ聖庁によって破門された。ラヴェンナ司教のダミアン枢機卿は、神の怒りの明らかなしるしこそ、王妃が鵞鳥の首と頭を持つ息子を産んだことであると指摘した。

とはいえ、「受胎から生まれるもの」が神の罰によってこのように変えられるとしても、神が異教の神々のよ

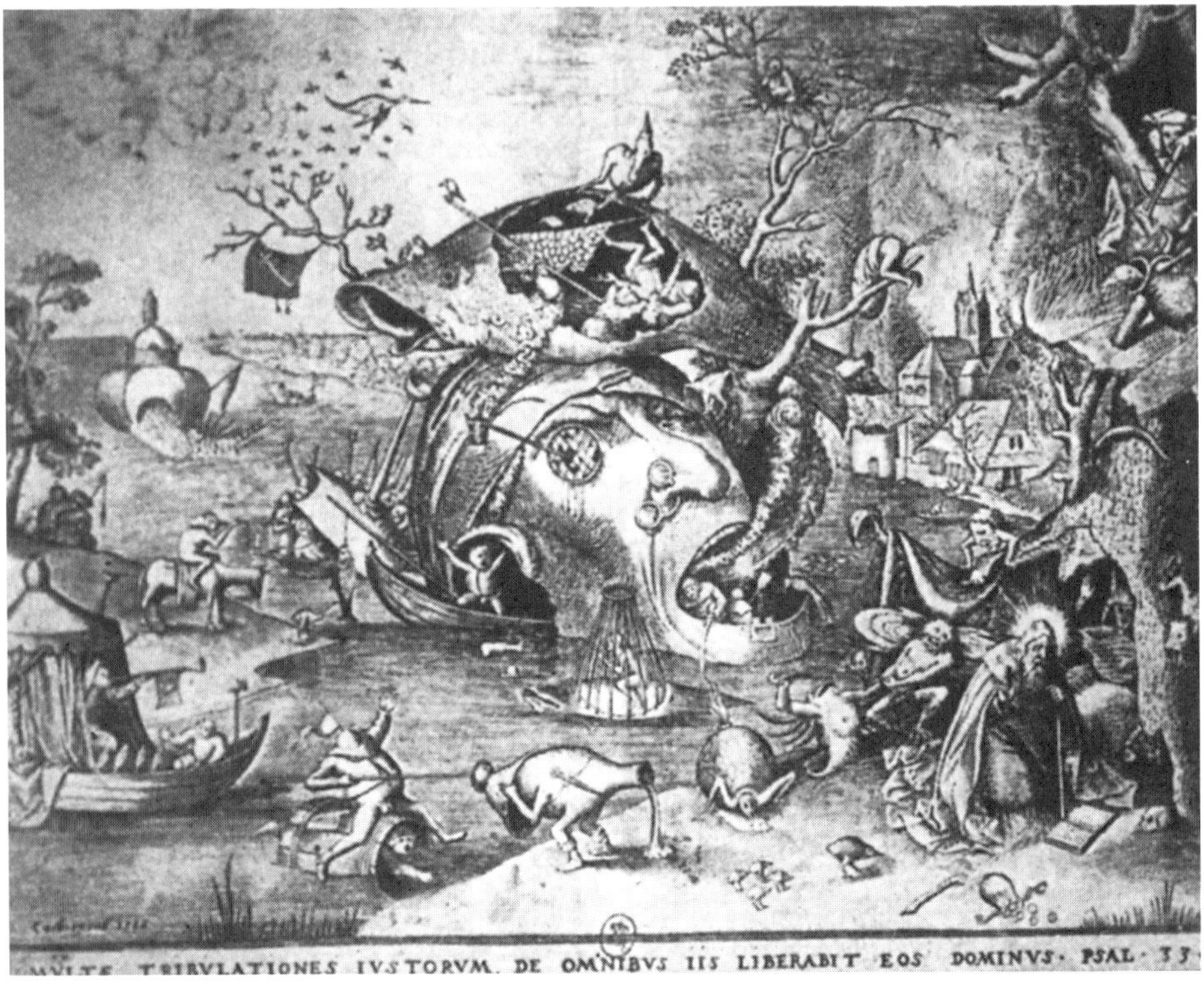
MVLTÆ TRIBVLATIONES IVSTORVM. DE OMNIBVS IIS LIBERABIT EOS DOMINVS. PSAL. 33

善と悪の精霊は常に戦っている（ブリューゲル）

うに、奇形を使って身近にせまった災厄を知らせようとしていると考えられていたわけではない。「それはすべて」サタンの仕業にほかならないことは明らかであった。

すなわち、善の聖霊と悪の聖霊はたえず戦っており、前者は完全な人間を作り、後者は奇形の者や異常のある者を作るのである。

聖書にはまさしく、神が「自分の姿に似せて人を作った」と書かれている。そのため奇形の誕生は、神の似姿と相反するものとなった。レビ記には次のように書かれている。「あなたの子孫のうちで、障害のある者は、代々にわたって、神に食物をささげる勤めをしてはならない。だれでも、障害のある者、すなわち、目や足の不自由な者、鼻に欠陥のある者、手足の不釣合いな者、手足の折れた者、背中にこぶのある者、目が弱くて欠陥のある者、できものや疥癬のある者、睾丸のつぶれた者など、以上の障害のある者はだれでも、主に燃やしてささげる捧げ物の務めをしてはならない」（レビ記二一―一七、新共同訳）。

それならば、ときどき口のきけない者が生まれるのは、地獄の赤い王たちが、地獄の秘密を明かさないように彼の舌を引き抜いたのではないか。神の話す人間の言葉を聞くことのできない耳の不自由な者は、地獄のざわめきしか聞こえないのではないか。目の不自由な者は地獄の火で目を焼かれたのではないか。また、足を引きずっている者や足の曲がった者は、足と同様に魂が不安定なために、バランスを失っているのではないか。せむしの者は間違いなく、そのこぶに悪魔の呪いがつまっているのであって、その証拠に夜になるとときどき、主人であるサタンの重みに耐えかねて背を曲げているではないか。サタンは通りすぎたあとに硫黄の臭いを残し、それが衣服や魂にしみ込んでいるではないか。

彼らと出会うのは避けるべきだし、彼らを見ると不幸になる。そして不幸が生じると、それら気の毒な人々のだれかが妖術を使ったとされ、拷問にかけられた。彼は苦痛のために悪魔と取引きをしたと自白し、それによって迷信はさらに正しかったということになる。宗教裁判所でそれを証明するには、いくつか偽の証言を集め、馬

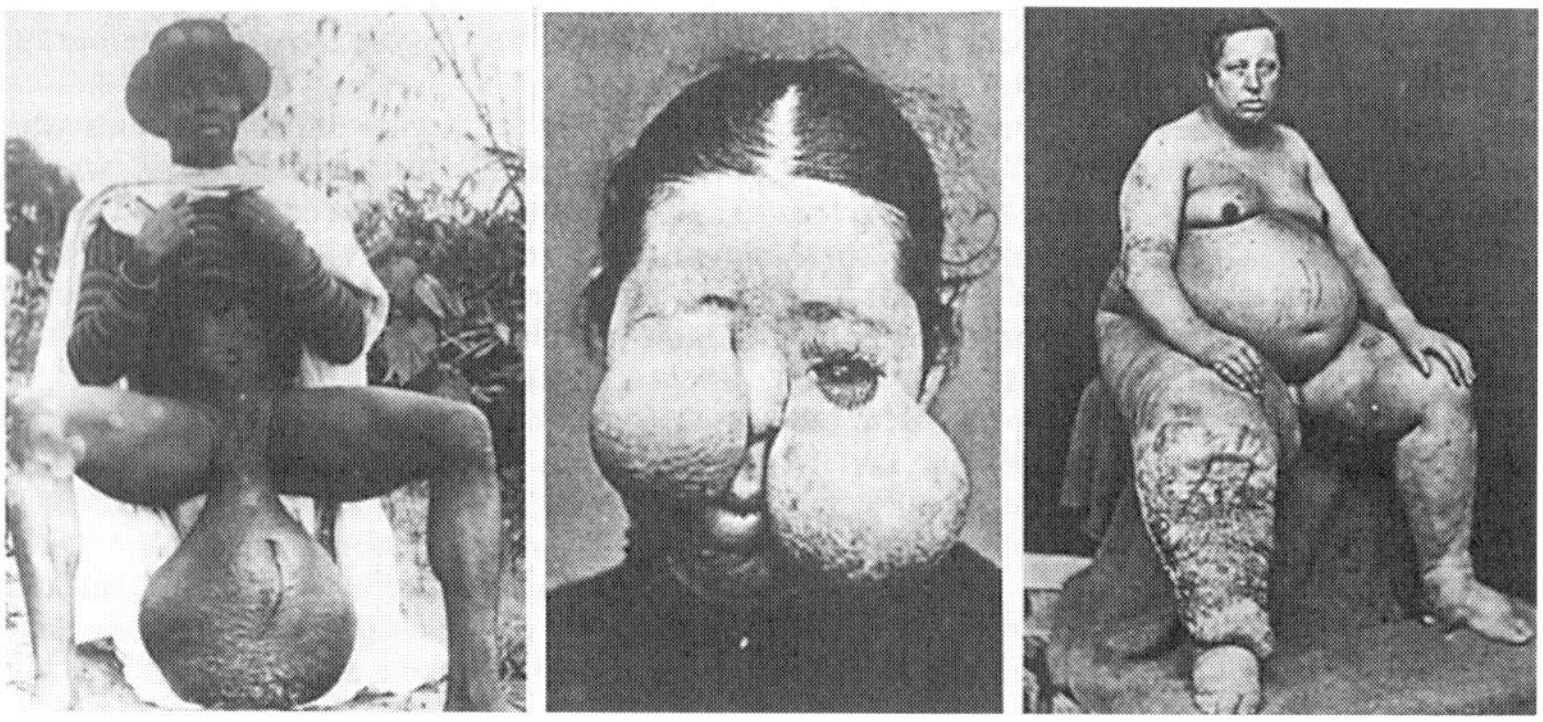

ほんとうに悪魔の仕業なのか？

鹿げた罪状をでっち上げれば十分である。とにかく、悪魔にとりつかれた者をこれ以上ふやしてはならないのである。子供時代や青年時代に迫害を免れた者は、サン＝ドニ門の有名な奇跡小路に身を隠した。そこでは一万人の泥棒、乞食、身体障害者、あらゆる種類の奇形者が、いかなる者であれ危険の及ばない世界で暮らしていた。

悪魔の力に対する信仰は非常に根深かったので、当時の科学も、悪魔の力とその介入の形を分類していた。

・完全な姿で生まれた子供も、悪魔の力と悪魔のもたらす幻想によって、奇形に見えることがある。
・悪霊は魔力によって、子供を取り除いたり、見せかけの妊娠によって、生まれてくる子供を奇形と取り替えることができる。
・悪魔は、女の子宮や子種の力を弱め、奇形を誕生させることができる。
・悪霊はまた、胎児を形成する物質の一部が、両親の種族の形をとらないようにすることができる。
・悪魔は胎児の体に、その姿を変形させ奇形の形をとるようにする病気を送り込むことができる。
・悪霊は子宮に、奇形になる動物の子種を入れることができる。
・悪魔は半分出来上がった胎児に、動物の腹にできた胎児を加え、人間の子供を奇形にすることができる。

人間や動物やもっと恐ろしい姿をした、睡眠中の女性を誘惑する夢魔《インクブス》が存在し活動していることは、紛れもない事実であった。

過去の世紀の歴史も再検討された。何世紀も前に死んでいても、かなりの数の人々が、夢魔との結合から生まれたとされた。

そのようにしてプラトンは、ある処女と夢魔の息子であると考えられた。皇帝アウグストゥスの母は夢魔に身を任せたとされた。五世紀の騎士道物語の有名な吟遊詩人、魔法使いのメルランも、夢魔とドルイド教の尼僧との結合から生まれたとされている。

その結果、一三一八年のソルボンヌの判決、さらにドイツの大審問官ヤーコプ・シュプレンガーや教皇イノケンティウス八世によって認められていた信仰では、奇形の子供としばしばその母親さえも容赦なく殺されることになった。残りの家族についても、多くの処罰が科せられた。中世の多数の著作家が、異常児の出産がいくつかの町を恐怖に陥れたと語っている。

奇形の子供を産んだ女は、ただちに、魔術を用いて結婚した、あるいは「黒魔術」が崇拝する動物の姿をした悪魔と肉体関係を結んだとの嫌疑をかけられた。悪魔の手が、地獄だけに存在する法則に従って、子供の身体を変形させたというわけである。キリスト教の迷信では、たとえば、妖術師は三つの乳房を持ち、悪魔にとりつかれた人間は五つの乳房を持つとされた。身体の一部に見られるあざは、悪魔の世界と関係を結んでいるしるしであった。多くの者は奇形の子供を自宅に隠し、民兵が「悪魔つき」として逮捕しにくるのではないかと、いつもびくびくしていた。

相変わらずの悪魔

ルネサンスの全期間と一八世紀においてもなお、それらの迷信は広く信じられ、サタンは相変わらずその奇形の王国に君臨していた。

アンブロワーズ・パレは、人において重大な身体的変調を引き起こすと疑われる原因を研究し、一三あまりの原因をあげ、過去の信仰に基づいて説かれていたいい加減な迷信をほとんどすべて明らかにした。しかし近代医学の父とされているパレも、いくつかの異常児の誕生を、神の栄光を称えるもの、神の怒りの結果、さらには悪魔の介入によるものとみなしていた。また相変わらず、悪魔が妖術師を使って女に呪いをかけ、そうして女が奇形児を産むのだと考えられた。

教会の権威筋は、全力をあげて民間信仰を排斥した。悪魔学の大家の一人、イエズス会士のアントナン・デルリウスは、妖術師や夢魔だけでなく悪霊も処女を誘惑して小悪魔を産ませる力を持つので用心するよう説いていた。「さらに、サタンが普段行っていることでも、様々な奇形を産ませる力を持つものがある」、と彼は断言している。

一七世紀半ば、司教座聖堂参事会員のジュール・セルクリエは、悪魔が肉の結合によって人間と混じり、奇形を産ませることがあると主張していた。シニストラト・アメノ神父は独自の論拠によって、同時代の人々に、人間以外にも理性を備えた生き物が地上に存在することを証明した。その生き物は人間と同じく身体と魂を備えているが、女がそれと交わると巨人や醜悪な小人が生まれるのだった。

そのいっぽうで、奇形がこの時代に最も大きな関心事であり続けたとしても、ルネサンスの時代に、奇形のあいだに区別が生じた。悪魔の仕業以外の原因でも、自然の無秩序が生じることがあると認められ、それまでサタンの名において追求されていた犠牲者の数が減少してきたのである。獣姦や妖術によって生まれた子供を除いて、奇形の者が皆殺しにされることはもうなくなった。医者や教会の権威筋が推奨する新しい考えは、様々な神学校に取り入れられ、一部の聖職者にも受け入れられた。それ以外の人々は反対に、サタンの行為を退ける新たな理解の試みをすべて拒絶した。一六世紀末には洗礼を受けた奇形者の例も見られるが、多くの司祭は彼らに秘蹟を授けようとせず、その状態は一八世紀初頭まで続いた。そのような状況でとるべき行動は、一六八三年まで司祭の判断に完全に任されていた。その年、ルーヴァンに集められた神学者たちが、「奇形者にも条件つきで洗礼を授けなければならない」と決定した。簡単に妥協しない人々は、人の姿をしていないすべての生き物に対して洗礼を拒絶すべきであると主張した。これは微妙な立場である。というのも、当時、教皇ウルバヌス五世はもともと奇形であったが、聖エルゼアルの奇跡によって人間の姿を取りもどしたと信じられていたからであった。

一八世紀、夢魔の活動はまだ人々の頭にしっかり根をおろしていた。当時最も有名な医者の一人で、ヘントの外科医にして解剖学者であったパルファンは、一七〇〇年を迎えるとまもなく、奇形に関する論文を発表した。なるほど、彼が奇形の原因と考えたものの多くは物質的な状況、つまり胎児の変質、衰弱、病気に関するものであったが、彼もやはり獣姦や想像力の影響を信じていた。それも結局は物質的な状況といえたが、悪魔の介入の可能性を認めていたのである。彼はこう書いていた。「悪魔は巧妙に、女の体内に人間のものとは異なる精液を入れることができる。その混合物が悪魔とよく似た奇形を作り出すことがある」。カルムの修道院の説教師は、一週間にわたり昼夜を問わず、二〇〇人の兵士に自分の身を守らせた。悪魔が体内に侵入してくる進路を断つため、兵士たちが剣で空気を切りつけていたのであった。スウェーデン王国の大審問官カンジアミカは、一七四五年に神聖なる発生学に関する著書を発表したが、原因別に奇形の発生を分類し、様々な状況においてとるべき行動を決定しようとした。そこでもなお子供の殺害が、しばしば、検討に値する唯一の解決策であった。

一九世紀になっても、誰もが知るとおり、民間信仰では相変わらず、奇形が生まれるのは神秘的な原因、つまり超自然的な原因によるものであると考えられていた。のちに見るように、科学がついに目覚め、発見と真実への道をひた走るようになったが、それでも獣姦と悪魔学の理論は教会の教育に居座り続けた。シャトーブリアンは次のように明言していた。「奇形は偶然の法則によって作り出されたのであり、無神論者によると、その法則こそが宇宙を生み出したとのことである。奇形が生まれるのを、神がお許しになっているなら、それは怪物が神なしに創造されたことを我々に思い出させようとしておられるのである」。

それでもなお、より寛大な考えが登場したことはたしかであった。一八七四年、神学者たちは次のような見解を示した。

「獣姦ではないという条件で、いかなる形や外見をしていようと、女から生まれた奇形児に洗礼を授けることができる」。

迷信の話を終える前に、プロテスタントについて少し触れなければ、キリスト教ヨーロッパ全体を概観したことにはならない。一般的にプロテスタントは奇形者を殺害することはなかった。ルターは夢魔を信じ、彼もまた悪魔が処女を誘惑して小悪魔を産ませる力を持つと語っていた。しかし彼は妖術師や魔女を追及しようとはしなかった。それとは対照的に、カルヴァンは、そのような迷信をまったく信じていなかったが、悪魔つきを火あぶりに処した。今日、プロテスタントの聖職者は無条件で、いかなる姿であろうと生きている人間であればすべて洗礼を授けている。

古い信仰の名残

科学の発見と、物質主義と、あらゆる形での懐疑主義の広まりを特徴とする二〇世紀においても、古い信仰の名残から、何度も嬰児殺しがおきている。第二次大戦が終結して以来、新聞が何度も報じるところによると、あちこちの田舎で奇形の子供がマットレスで窒息させられている。子供を殺した人々によると、子供の死とともに、それにとりついていた悪霊を退散させようとしたというのである。

パリ司教区で公式に悪魔払いを行っているジェスラン神父のもとには、悪魔払いをしてもらう必要があると考える人々が一日に二五人ほどやってくる。この神父によると、悪魔は裕福な地区に好んで住みつくという。地獄の「支配者」を恐れる人々がいるかと思えば、それとは反対に、その保護のもとに身を置き、それを審判者や守護者と認める人々も存在する。

アントン・ラヴェイはショービジネス界を去ったのち、「サンフランシスコ・サタン教会」を設立した。多数の奇形者が、悪魔を不正な権威に対抗できる唯一の神と考えるこの新興宗教の信者となっている。彼らにとって、サタンは人類の敵ではなくむしろ友である。もう一人の神、すなわちキリスト教徒の神は、彼らが奇形として生まれるようにするという許しがたい仕打ちをした。サタン自身もののけ者なので、もちろん、彼らにより大きい共感を抱かせるのである。

天体の影響

奇形は宗教的な迷信や妖術の範囲だけで考えられていたわけではない。占星術も発言を許され、様々な意見を述べていた。

一〇世紀まで、占星術師の大多数は、奇形の人々を天空に散らばる腫れ物であると考えていた。それらの腫れ物が地の上に来たとき、あらゆる種類の異常な形が生まれたのである。

やがて占星術師たちは、天体が直接ある種の誕生をつかさどっていると認めるようになった。そのため大アルベルトゥスは一二四〇年に、雌牛と性的関係を結んで奇形の子牛を産ませたとして羊飼いが火あぶりにされるのを助けた。この高名な人物によれば、奇形はある種の星座の影響で生まれるものだからである。彼の弁護は説得力があり、若者は無罪放免となった。

ルネサンス時代には、占星術が当時の信仰にさらに大きな影響を与えていた。占星術の支持者たちは、大昔の宇宙創世論の壮大なヴィジョンを復活させた。本格的な占星術の理論を大きく発展させたのは学者のアルコビトで、その論証はユリウス・マテルヌスと神学者のアルチャートの考えに基づいていた。それと同時代に登場した、ヘンリクス・アステルディウスの『世界大百科』には、あるデンマークの天文学者が奇形児の生成の秘密を発見した、奇形児は彗星によって生まれる、と記されている。

それらの考えはのちに、大多数の占星術師や天文学者によって熱狂的に取り上げられ、彼らはいくつかの宇宙の法則を打ち立てた。たとえば双子座の異常な動きは二重体児に現われ、金星が黄道十二宮から遠ざかったときに奇形が最も頻繁に発生する、といった具合である。また妊婦に月の影響が及ぶと、奇形児を出産することがあるのだった。

あとで見るように、パラケルススは、天体と人体の各部位とのあいだに関係があるという理論をさらに推し進

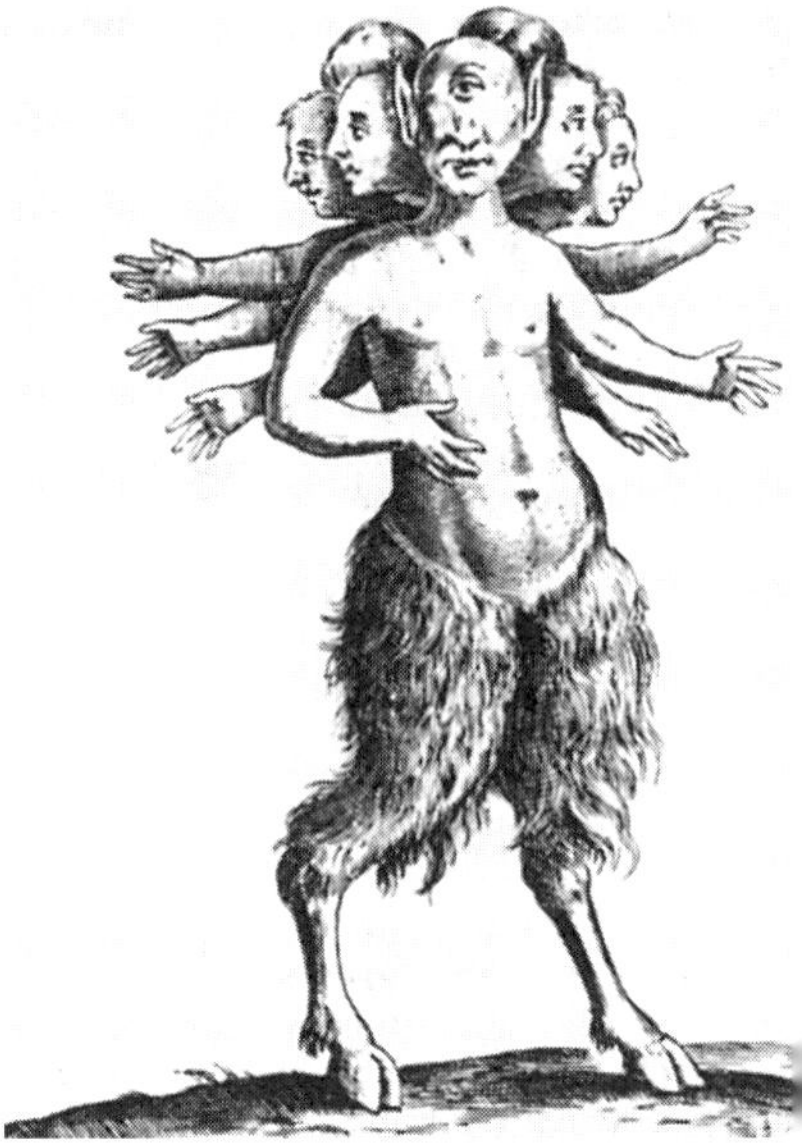

奇形と天体は関係があると考えられた

めた。彼はまた、「広大な天空は神秘的な天体の影響に支配されており、その影響が地上に届くと、多数の様々な奇形に変わる」と信じていた。

天文学と魔術的科学によって考えられた、奇形と天体の関係は、すぐに重大な結果をもたらした。奇形は二つの面で考察されるようになった。一つは目に見える面、もう一つははっきりとらえることのできない面で、今回は悪魔の活動は問題にされなかった。そのため多数の魔術師が、自分の仕事場でひそかに怪物を作ろうとした。それは単純な奇形を作り出すのではなく、魔法と化学と天文学の助けを借りて、一そろいの生命体を作ることであり、それこそ魔術師と、自然と宇宙の未知の力を結びつける、目に見えるつながりとなるのだった。

蒸留器から生まれた生き物は、教会にとってはやはり「悪魔」にほかならなかったが、錬金術師のあいだでは「ホムンクルス」と呼ばれていた。それはたいてい小人で、「別の世界」と交信できる霊媒であることは明らかだった。ホムンクルスを創造することは、天体のある種の動きから生まれる怪物に帰せられていた超自然の力を我が物とし、自分のために利用し、自らの法則に従わせることであった。それは「知識」と、彼らをとりこにしている重大な秘法とを獲得することであった。「女の体のそとで」この種の怪物を作ることができると断言していた人々の中から、もう一度パラケルススを取り上げよう。

「それを作るには、次のようにすればよい。封印した蒸留器の中に、馬の腹からとった最も温度の高い精液を適量、四〇日間、必要とあらばさらに長期間入れておくと、それが生きて動いているのが確認できるようになる。しばらくすると、それは性別のない人間のようになる。毎朝、注意深く人間の血を飲ませ、さらに四〇日、やはり馬の腹と同じ温度で置いておくと、それは女が産む子供の四肢をすべて備えた生き物になる。しかし、それはいつまでも小さいままである。細心の注意を払ってそれを育てると、やがてそれは考えたり理解したりするようになる。これこそ、神が人間に明かした最も重大な秘密の一つである」。

彼の実験が合理的な考えに基づいているとしても、パラケルススは神を引き合いに出さずにはいられなかった。

なるほど、理論から実践へ移行するには、神の助けとはいわないまでも、天体の助けをかなり借りなければならないのであった。

他の化学者や占星術師も様々な秘密を握っていたが、その巧妙な方法に従えば、同じように生き物が出来上がるはずであった……。

「黒い鶏の卵に含まれる白身は、満月の日に人間の精液に変わる。その卵を少し湿った新しい羊皮紙で包むと、そこから怪物が生まれる。その怪物に、毒蛇とミミズの油をきちんと与えていれば、それが生きているあいだ、あなたは幸せになれる」。

一八世紀になってもなお、哲学者のショーペンハウアーは、生き物の形成に地球と天体が影響していると認めていた。

今日、総合的な科学観察に基づくいくつかの仮説が、それまでとは反対に、中世の主張を再び取り上げている。天体の配置によって異常出産がおきるわけではないが、子供は自らの生物学的条件に合った宇宙の条件のもとで生まれてくる傾向がある、というのである。そうであるなら、奇形児が生まれるとき、天体もなんらかの特異な状態にあることが観察できるのではないだろうか。

想像力の影響

自然が異常な人間を作り出すことに対して人間が探し求めてきた答えの中で、「心理的影響」は大きな役割を演じてきた。数世紀にわたって様々な説明が試みられたが、常にそのかたわらに、「心理的影響」の考えが存在するのが見られた。多くの人々にとって、生まれてくる子供に対する母親の感情的な影響が、最もよく知られ最も広く認められた異常児出産の原因であったと言える。教養もなく迷信深い平民だけでなく、その時代に最も知性があり最も開明的な人々でさえ、心からそう確信していた。アリストテレス、プラトン、ガレノス、シュタール、ヴァン・ヘルモント、ホフマン、ブルーメンバハ、デカルト、マールブランシュ、ロック、ヴォルテール、ペロー、ブラッドレーなど何百人もの学者が、想像力が妊婦に影響をおよぼすと認めていた。

その考えは大げさとはいえ、少なくとも、自然に基づいて説明しようとするようになったという点は注目に値する。

それに賛同する人々はみな、思考が内分泌腺の作用を高め、循環活動を促進することがあるという事実に根拠を置いていた。この明白な事実から、妊娠の初期に母親が心理的ショックを受けると妊娠中の子供に影響するかもしれないと考えるようになるまで、あと一歩の距離しかなかった。

聖書には、ヤコブが家畜の水飲み桶に、ところどころ皮をはいだ枝を投げ込み、それで雌の羊にショックを与え、以前ラバンと交わした約束にしたがって斑点のある子羊を生ませようとした話が語られている。

ギリシア人も同じ考えを持っていた。ヒポクラテスの時代に、アテネのある貴族の妻が肌の黒い縮れ毛の子供を出産し、不義密通のかどで死刑に処せられそうになった。医学の父ことヒポクラテスはこう指摘した。「……黒人の王の肖像画が夫人の寝台のそばにかけてあった。その絵画から生じた想像力の影響で、異常な子供が生まれたのだ」。

それとは反対の事例がヘリオドロスによって語られている。彼の伝えるところでは、黒檀のように黒いエチオピアの女王ペルジーヌと、同じエチオピア人の夫ヒスダペスとのあいだに生まれた子供は、肌が抜けるように白い娘であった。女王が受胎するとき、美女アンドロメダを表したパロスの大理石像を見つめていたのだ、とヘリオドロスは説明している。

いっぽう博物学者のプリニウスは、当時の女性に関して二つの事例をあげている。一人は象をじっと見ていたために象を産み、もう一人は妊娠中に蛇を見て驚いたため蛇を産んだのである。

同様にして何人かの古代の学者が、ピタゴラスとその有名な黄金色の尻について、ピタゴラスの母親が激しい欲望を感じたため、息子の尻にそれが刻印されたのだと断言している。

母親の感情の働きに対する信仰は、中世のあいだも当然のこととして認められていた。妊娠中に子牛を食べたくなったために、子牛の頭や足を持つ子供を産んだという女は、数十人にのぼっている。全身毛で覆われた子供を出産し、獣姦の罪を犯したとして火あぶりにされそうになった女の話も伝えられている。女の弁護士は弁論において、依頼人が受胎したとき、毎日、羊の皮を着た洗礼者ヨハネの彫像を見つめながら祈っていたことを証明した。弁護士はそのような単純な論拠によって、被告の釈放を勝ち取ったのだった。

マルティヌス四世の教皇在位中に、ローマのさる名士の妻がやはり毛むくじゃらの子供を産んだ。家族はただちに、家にあったすべての熊の絵を破り捨てた。

この説は、近代医学の創始者である博学の士、アンブロワーズ・パレのお墨付きも得ていたようである。奇形について述べる中で、彼は神の怒り、サタンの影響、獣姦によって奇形が生まれると認めただけでなく、彼が「ならず者ども」と呼ぶもの、すなわち母親の想像力にとりつくキマイラ（妄想）の影響もあげているのである。たとえば、彼の語るマグドレーヌ・サルブカールという女は、熱病にかかり、女友達の勧めで、病気が治るように生きた蛙を手に握っていた。夫が彼女を抱いたときも、蛙を握りしめていた。そのため彼女は、蛙の頭を持つ子供を出産したのだった。

一六世紀、母親の熱烈な想像力はまだその権威を失っていなかった。当時、奇形が作られる原因について信じられていたことをすべて集めたリケトゥスは、次のように書いている。

「想像した亡霊の強い力と圧力によって、受胎した子供の手足がよじれ、自然の形がひどく変形してしまうことは、容易に予想がつく。同様にして、ある部分が大きくなったり、二つになったり、位置を変えたりする。怪物の図像を見てひどいショックを受けると、まず精神に、そして人体の形成力にその像を刻みつけ、やがて胎児の四肢もゆがめてしまうのである」。

ある女は、乞食が差しのべた見るもおぞましい切断された四肢におびえ、妊娠しているあいだ、手足に障害のある子供を出産するのではないかという恐れにつきまとわれていた。実際に彼女は腕のない子供を産み、そのために、バイエルンの諸侯は自分たちの領地から、妊婦にとって危険と思われる多数の乞食を追放した。

想像力によって不具の子供が生まれるという説は、権威ある人々にも支持されていた。

デカルトはこう書いている。「ある物の形が、ときに女の動脈を通して、胎児の四肢にいかにして伝えられるか、容易に示すことができよう」。モンテーニュはマールブランシュとともにこの見方を共有しており、マールブランシュは自らの確信を裏付けるため、多数の事例をあげている。彼はとりわけ、囚人が車輪刑に処せられるのを見てショックを受けた女が、同じように四肢を砕かれた子供を出産したと語っている。

それからほどなくして、ゲーテに大きな影響を与えた神学者にして哲学者のカスパール・ラーヴァターが、盗賊の手が切断されるのを見た女の話を伝えている。そのショックで、女は妊娠していた子供を早産してしまった。見ると、その子供は片手がなかったが、ラーヴァターが語るところによれば、その手は「数時間後に再びはえてきた」という。

同様にして、有名なシャム双生児エレーヌとジュディットの母親は、妊娠の初期に、二匹の犬が交尾しているのを見てショックを受けたのだと言われていた。

ブリュージュでは一七八二年に、頭と腹の正面でつながった双子が、自分たちが異常なのは母親が出産のとき隣の女と腹と腹、額と額をぶつけたせいだと訴えた。そのような状況は、当時支配的だった考えによれば、奇形として生まれた理由を説明するのに十分であった。

哲学者のレジスは、さらに一歩進んで、動物をかわいがる母親がその動物に似た子供を産むことがあると認めた。

一九世紀になってようやく、近代奇形学の父であるジョフロワ・サン＝ティレールが、精神的なショックにいかなる作用もないと説いた。生理学者のミュラーはのちに同じ意見を表明した。経験の力しか信じなかったダーウィンは、出産前の多数の妊婦に、妊娠中に強いショックを受けたことがあったかどうかたずねた。そして彼は、一つの例外を除いて、女たちの答えと現われた異常とのあいだに一致点は見られないと述べている。例外となった事例は、ウサギの皮がはがれるのを見たあとで兎唇の子供が生まれたと確信する若い娘のものである。彼女の赤ん坊はたしかにこの奇形を示していたが、あらゆる可能性からいって、それは単なる偶然の一致にすぎなかった。

アメリカの研究者たちがこの仮説を再考しようと試みたのを最後に、今日の医学界は、このような原因で奇形が生まれることはありえないことを広く示してきた。しかしながら二〇世紀初頭になってもなお、この信仰は、ある種の民間の偏見によって広まっていた。その考えによればこれは決定的な事実であり、そればかりか今日でもこの種の信仰は続いている。

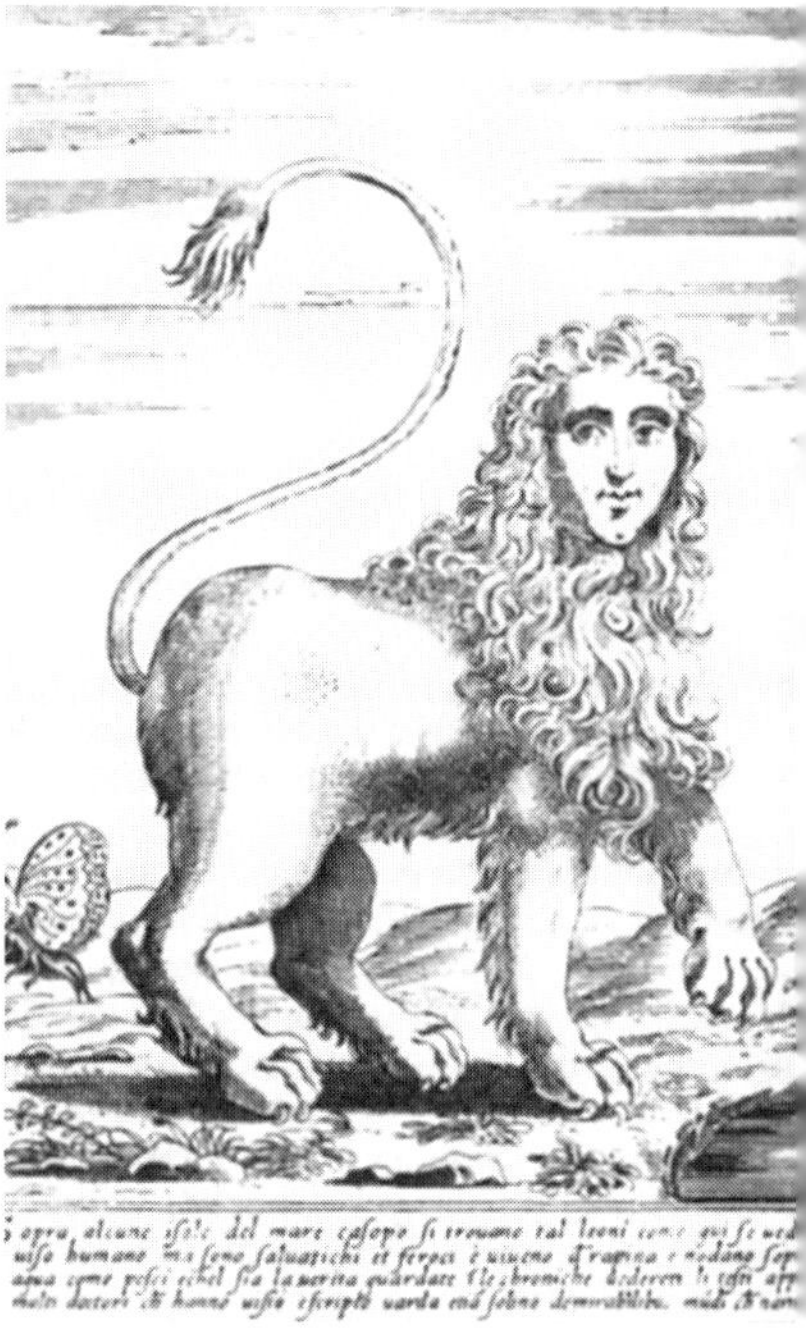

妊娠中に精神的なショックを受けた

一九三六年、ロンドンのユニバーサル・スタジオの支配人であったカール・レームレが、フランケンシュタインの役を演じていたボリス・カーロフに、セットから出るとき女性たちにショックを与えないようにベールをかぶるよう命じた。最近でも一九七六年四月に、フランス小人協会が設立されたとき、法学博士、公証人最高評議会のメンバー、フランス地方経済の専門家であった名誉会長のブリッセ・サン゠マカリーが、感動的な長いスピーチの中でこう明言した。「連合軍によるドレスデン爆撃が市民に大きなショックを与えたために、女性たちはたくさんの小人を産んだのです」。

獣姦

獣姦は消滅したか？

昔の歴史家たちが断言するところによると、「神の懲罰」ことアッティラは、犬がはらませた女から生まれたという。ベルギーのあるごろつきは雌牛と交尾して男の子をもうけた。その子供は洗礼を受け、成長し、キリスト教生活の規範の中で教育を受け、自らも信仰の道へ進み、哀れな父親のために罪を償おうと懸命に励んだ。この息子は完全な人間となったが、牛のまねをする癖があって、牛のように野原で草を食んだり反芻したりするのだった。

近代科学は、研究や実験によって公式に、動物の精子が人の卵子を受精させることができないことを証明し、そのいっぽうで、何世紀も前から今日まで存在している、雑種の怪物を作ることができるという考えを完全に消滅させた。

しかし現在でも、西欧人の二人に一人が、人間の女が動物によって妊娠させられ、人間の男が動物の雌を受精させることができると考えている。辞典編纂者のリトレが「自然に反する関係」と呼ぶ恐るべき方法は、タブーとされ禁止されているにもかかわらず、いまだ、様々な民族の風習に深く根ざした行為となっている。シチリア、アフリカ、アンダルシアでは山羊が求められている。中央ヨーロッパの雌馬、ラップランドのトナカイも同様である。いっぽう西欧諸国では犬と猿が好まれている。

有名なキンゼー報告書は、一部の性科学者にはすこぶる評判が悪いが、この分野でもやはり権威を持っている。その報告書が獣姦に関して、全人口のうち一四人に一人の男性、つまりおよそ八パーセントの男性が、動物と何度かセックスした経験があると断言している。そのような人々の大多数にとって、動物と関係を持つのは一生に一度か二度のことである。人口全体ではなく、田舎だけとってみると、その割合は四〇パーセントをこえ、いくつかの地方では独身者の六五パーセントに達している。すなわち平均して、田舎に住む人の三分の一が、動物とたびたび関係を持ったことがあるというわけである。

どうしてヴォルテールは、猿をかわいがる貴婦人たちをからかうことができるだろうか。なぜなら、その世紀の数人の旅行者が、ペルーの高原に住む男たちは大型猿の雌を伴侶としていると語っているのである。それらの旅行記によると、そのような結合から、「目と頭と恥部は人間のままの」、猿に似た怪物が生まれたという。

もっとも、猿は何世紀にもわたって主人の欲望を満足させていたらしく、一九世紀になってもなお、サウサンプトン伯爵夫人は「気晴らし」と称して尾巻き猿を飼っていたし、ドゥイエ男爵夫人は立派な服を着せたヒヒにかしずかれていた。ドーチェスター伯爵夫人は外出するとき必ずお仕着せの猿を連れていったし、さるイタリアの貴族の奥方は毎晩、オランウータンにストッキングを脱がせてもらっていた。

それらの話はいくらか誇張はあるにしても、今日、若いワニと何度か愛し合ったというサラ・ベルナールをだれが非難できるだろうか。

一九〇三年にアルジェ、カイロ、メキシコの売春宿では、女たちが動物と交接するところを見せていた。怪物の出産というタブーの違反に対する先祖伝来の恐怖は、こうした特殊な乱交から奇形の子供が生まれたという、驚くべきうわさや証言を作り出した。

同様にしてバグダッドやボンベイでは、同じ時代に、水汲みたちが昼日中に自分のラバと交接するのを見ることもまれではなかった。

ブレーズ・サンドラールはアマゾンのゴム樹液採取人が馬と交接するところを描いたが、新聞も、トンキンのシェティ族が山羊を妻とし、ポーランドでは雌を奪った羊飼いを雄羊が殺したと報じていた。

またサド侯爵は、おいしそうな七面鳥がエロティックな遊びにも使えることを示したが、五〇年代にフランス外人部隊の兵士たちはショロンの鵞鳥を絶賛していたのである。

獣姦は人類の起源か？

今日忌まわしい行為、反人間的な罪と見られているものが、必ずしも常に恥ずべき行為と考えられていたわけではない。獣姦に対する態度も、民族、種族、習慣、宗教によってかなり異なる。動物との交接が男女ともにありふれた行為であることも多く、彼らにとってそのような結合はまさに先祖がえりなのである。事実、世界中の多くの民族が、獣姦によって自分たちの祖先が生まれたことを誇りにしており、多数の王朝が今日でも、そのような魔術的な結婚から生じたと主張している。

マダガスカル人はシマウマの子孫であると確信しており、ギニア人は巨大な蜘蛛、チベット人は猿、ダホメー人は鮫と豹から生まれたと考えている。ル・ドゥーブルとウーセーによると、インドに住むアルヤ族の王の第一夫人は二〇世紀初頭においても、死んだ馬のペニスと交接するまねを行っていたという。この儀式の目的は、その種族が女と馬の豊かな結合によって生まれたことを思い出させることであった。上記の著者はさらに、このような動物起源説はアルカディア、ヒンドゥー、タタール、満州の神話にも見られ、それらの神話では馬の役目を雄牛が行っていると指摘している。

シャム族は人間の女と犬の結合から生まれたとされ、シベリアのキルギス族は四〇人の乙女の強姦から生まれたと考えている。それらの乙女をはらませたのは一匹の犬であった。ボルネオで女をはらませたのは雄鹿であり、タタール人やモンゴル人のあいだではそれはブールテ＝チニ、つまり「灰色の狼」であった。ジャワの伝承によると、バンドン＝プラクラ王子が犬の姿で森をさまよっていたとき、ランドゥ＝バレアン王の大臣であるバカの娘に出会った。王子は彼女とのあいだに息子をもうけたが、息子は王子を殺したのち、オイディプス王のように母親と結婚した。この近親相姦の結合からすべてのジャワ人が生まれた。日本のアイヌも、それと同じような種族の起源に関する伝承を持っている。一人の女が、今日人々の住む島の中で最も美しい島にやってきて住みついた。ある日、彼女が狩りからもどるとき一匹の犬に出会った。犬は、彼女と一緒に暮らし、守護者や友人や恋人の役目を果たさせてほしいと頼んだ。彼女は説き伏せられ、彼らの結合からアイヌ人が生まれた。

驚くべきことに、互いに何の関係も、共通の起源もなく、ときに数千キロも離れている民族が、同じように獣姦による祖先を持っており、そのことが驚くほど類似した伝説に語られている。

たとえば、カナダ北西部に住むインディアンの伝説では、ルピスントという娘が熊の種族に誘拐され、彼らの王の息子と結婚する。その結婚からほどなくして、彼女は二頭の子熊を産んだ。部族の者はすべて、彼女は死んだと確信していたが、二人の兄は妹がまだこの世に生きていると信じ、彼女を探し続けた。実際彼らはとうとう、ルピスントを誘拐した熊たちが冬をすごしていた村を発見した。兄たちは彼らを大勢殺し、妹を解放した。夫の熊もその戦いで殺されたが、死ぬ間際に魔法の歌を歌って、子熊の息子たちを人間に変えた。彼らは、母親が死に、大人になると、熊族の中にもどって暮らした。それ以来、カナダのその地域に住むすべての部族が、熊が彼らの親戚であることを忘れることはなかった。

この非常に魅力的な伝説は、デンマーク人が自らの王国の起源を獣姦にあるとしている伝説とほぼ同じである。こちらでも、魅力的なスウェーデンの若い娘が熊に誘拐される。数年間、その驚くべき結婚生活を送ったのち、彼女は人間の顔と四肢を持つ子熊を出産する。インディアンの伝説と同様に、ある日、夫の熊は狩人たちに殺され、彼らは女と半分人間の子供を文明世界に連れもどす。子供は父親にちなんで、ウルススと名づけられた。のちに彼は結婚し、ウルソという名の息子をもうける。ウルソはデンマーク初代の王スエンの父となる。

一七世紀初頭においても、旅行者たちは、デンマークには雑種の人間がたくさんいると述べていた。祖先を思い出して、熊たちが相変わらず若い娘を襲いたがるからであった。

より大胆な説としては、古代哲学のいくつかの教義が、動物の起源は人間にあるとしている。たとえばパールシー教の聖典には（パールシー教の教義は古代初期にさかのぼるが、聖典に編纂されたのは西暦一二世紀のことである）、猿と熊は、最初の人間の男女であるイマとイマルが男女の精霊と結合して生まれたと書かれている。

さらに、非常に多くの実話から、動物が実際に人間の子供を育てることがあるのがわかっている。動物は子供に乳を与え、群れの中に居場所を与える。そのような実例は、しばしば、動物の種のあいだには乗り越えられない壁が存在するという考えを唱える人々の議論と衝突することになった。ターザンやモーグリの話はその象徴である。ロムルスとレムスはそうして伝説となり、ペルーの征服者ピサロは自ら雌豚に育てられたと称した。すべての国で同じような例が見られ、フランスでも一八世紀に、一六歳の少女がピレネーの熊にさらわれ、数ヶ月間世話を受けていた例が報告されている。

獣姦はその本質において完全か？

古代世界は獣姦を愛好していたようである。そのような愛を禁じ、死刑をもって罰していたヒッタイト人やヘブライ人を除いて、それ以外の民族はすべて、原始的な民族も古代文明の民族も、人間と動物のあいだに深い溝を設けることがなかったどころか、それとは正反対の考えを持っていた。

そのようにしていくつかの文明は、獣姦をその本質において完全なものとみなしていた。獣姦はたびたび行われ、宇宙の創造的な力を称えるものと考えられた。

ジグムント・フロイトは、現代の性生活と古代のそれとの最も特徴的な違いをこう説明している。「古代においてとりわけ重要だったのはエロティックな性向で、いっぽう、今日最も重要なのはその対象である。古代においてはその性向がたたえられ、それが対象を高貴なものにしていた」。

そのため、セミラミスとその追従者たちが馬に熱を上げても、町ではなんの非難もおきなかったのである。ローマでは、エロティックな目的でロバを用いるのは日常茶飯事で、ユウェナリスは「ローマ人が差し出す尻にロバが飛び乗る」のをよくあることとして書いている。

ギリシアの著名な数学者タレスは宴席の主人ペリアンドロスに向かって、あたかも自明のことであるかのように、これ以上ケンタウロスが生まれないよう、雌馬を与えるのは既婚の羊飼いだけにしたほうがよいと忠告している。

エジプトでは、動物との性交は豊穣を祈願する宗教儀式の欠くべからざる要素であった。メンデスでは雄羊を通じてパン神が崇拝され、ディオドロスなど数人の著作家が、雄羊たちがおおっぴらに女と交わるのが見られたと伝えている。

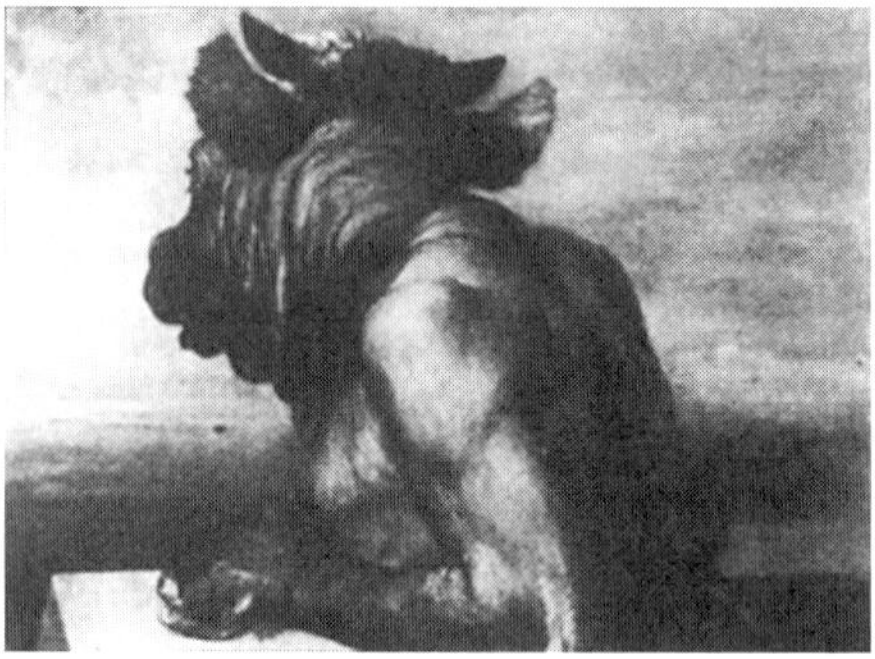

ミノタウロスは恐るべき愛から生まれた

人々がその行為をたたえ、その力を得たいと望む神々も、自らすすんでこの性向に従っていたことは認めなければならない。それどころか神々は獣姦を神聖なものとし、神話も宗教も、神々が動物の姿で人間と交接する話に満ちている。

最も熱心なのはもちろん、オリンピアの主であるゼウス＝ユピテルである。ゼウスは白鳥に姿を変え、レダの愛を勝ち取った。レダは二つの卵を産み、一つの卵からクリュタイムネストラと美女ヘレネ、もう一つからトとポリュデウケスが誕生した。また、彼の愛するテュロス王の娘エウロペをものにするときには雄牛に姿を変え、トロイの王子ガニュメデスに恋したときには、鷲に姿を変えて征服する対象をさらったのだった。

ネプトゥヌスは雄羊、イルカ、鳥と次々に姿を変えて、数え切れない乙女に近づいた。フォイボスはやはり乙女を征服するため、ライオンに変身した。また馬の姿をしたサトゥルヌスは、人間と馬の二つの性質を持つケイロンをもうけた。イシュタル女神は人間の男をたいそう愛したが、ライオンや馬も恋人にした。ヘラクレスは、上半身は人間の女で下半身は蛇の姿をした若い娘を手に入れようとした。

プリアポスが鵞鳥をこよなく愛したとて、なんの不都合があるだろうか。神々にならって、クレタのミノス王の后パシパエが見事な雄牛のとりことなり、群れの若い雌牛と愛を争ったとて、なんの不思議があるだろうか。

この恐ろしい愛から、人間と雄牛の二つの性質を持つ雑種の怪物が生まれたとしても、多くの偉人たちもまた、人間の女と動物の愛の結晶なのである。アウグストゥス帝は母アティアが蛇と交わって生まれたとして、アポロンの息子とされている。ユピテルもアポロンと同じく蛇の姿で、マケドニア王フィリッポスの妻であるオリンピアに近づき、歴史上アレクサンドロス大王という名で知られる人物をはらませたとされる。プルタルコスによると、この有名な片目の君主が目を失ったのは、鍵穴から自分の妻と神が睦み合っているのを見ていたときであった。

ポルタ、プロペルティウス、ルクレティウス、ウェルギリウス、オウィディウス、ヘロドトスなどすべての古

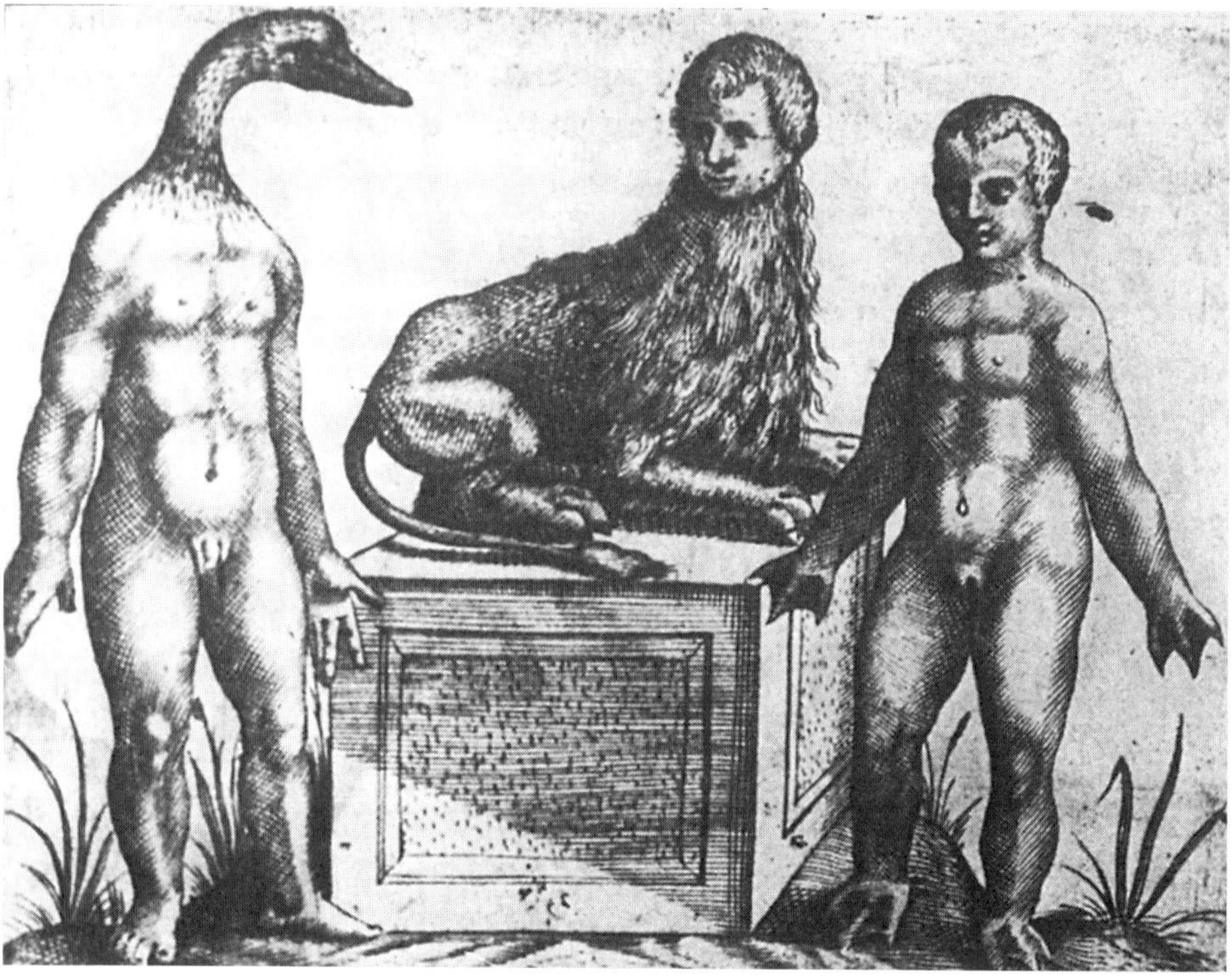

ロベール王の息子、人間の頭を持つライオンの子供、ラウフェンベルクの水かきのある子供

代人が、異なる種の植物が受精して果実ができるのだから、様々な種類の動物が結合して子供が生まれるはずだと考えていた。

アリストテレスは、様々な種の動物が交尾すると、その大きさ、妊娠期間、性質がそれほど違わないという条件で、それらの動物に似た生き物が生まれると教えていた。彼にとって、そのような結合で生まれるのは怪物ではなく、ラバのような新種の動物であった。

たとえばエフェソスでは、デモストラトスの息子アリストニウスが真の女嫌いであったため、雌ロバと交尾して、素晴らしく美しい娘をもうけた。娘はアナスセリウスと呼ばれたが、それは雌ロバの足を持つという意味であった。

ポリドロス、ウェルギリウス、リウィウス、ファビウス、ウァレリアヌス、マクシムスはいずれも、イタリアで象の頭を持つ子供を産んだアルシッペという名のユダヤ女について語っている。人間の女が象とうまく関係を結ぶことができるのか疑問に思うが、それらの著作家は確かな話として証言している。同様にしてプルタルコスも、その著書で個人的な観察を記している。「ひげも生えていないような、しかしたいそう美しい若い羊飼いが、皮の袋を開き、自分の雌馬とのあいだにもうけたという子供を見せた。その子供は上半身が人間で、残りは馬だった。そして人間の赤ん坊のように泣いていた」。

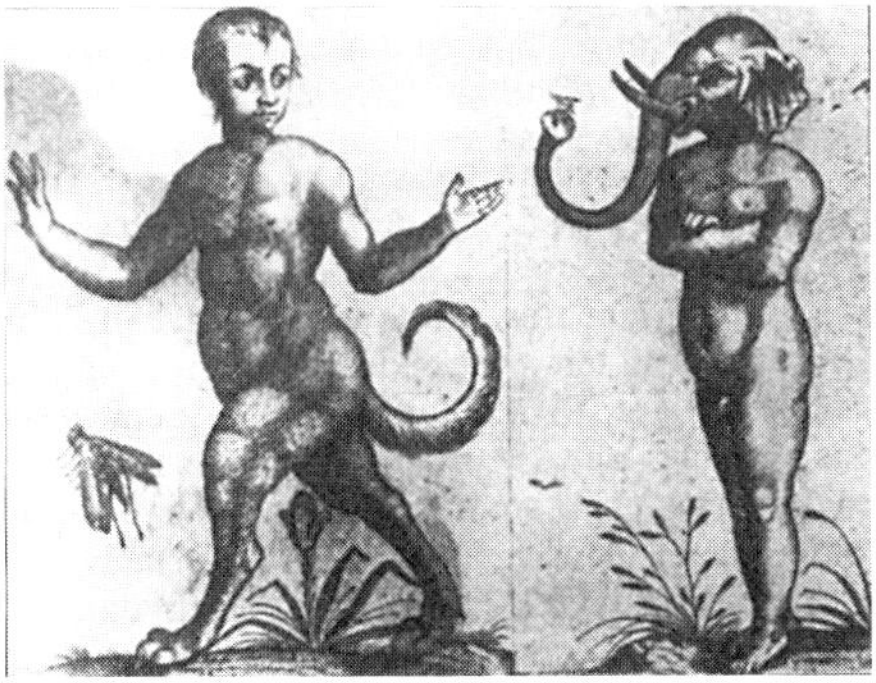

犬人間の子供、象の頭を持つ子供

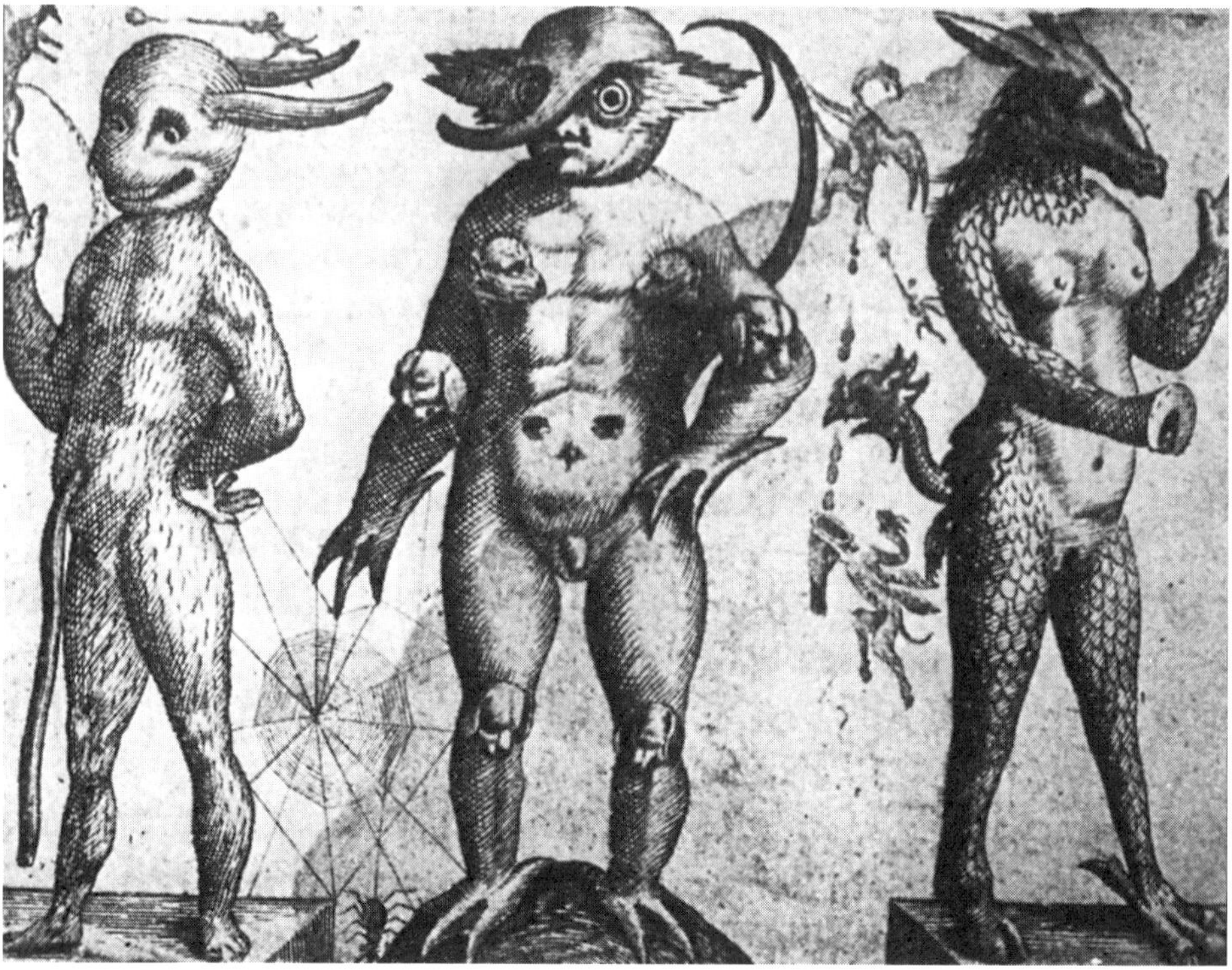

ロバの頭を持つ怪物、動物の頭を持つ怪物、ダムエルスヴァルトの子供

奇形の起源としての獣姦

性行為そのものを軽蔑し、人間を最高位に置こうとして、下等な生き物をおとしめ人間を神聖化したのは、まずユダヤ教、そしてキリスト教であった、とロラン・ヴィルヌーヴがその著書『獣姦博物館』において的確に指摘している。

中世とルネサンスを通じて、動物との性交は不義密通や男色よりも重大な過ちとなっていった。神が嫌悪するこの罪をあがなうことができるのは、火刑台の炎だけであった。動物は悪魔の手先であり、人間をそそのかして、そのようなおぞましい大罪を犯すようにしむけているに違いなかった。神学者たちはすべての古代神話に、悪魔の爪あとが刻まれているのを突きとめていた。そのような神話はもはや官能的な物語ではなく、悪魔との交渉や魔女の夜宴《サバト》の物語であった。生まれた子供にわずかでも異常が見られると、母親は獣姦によって悪魔と性的交渉をもったとされた。ヨーロッパ全域で、何千人もの人々がそうして火刑台の炎の中で命を落とした。それは、迷信や宗教に関する章ですでに見たとおりである。

とはいえ、一五六二年にカトリックの軍隊によってリヨンが包囲されたとき、イタリアの兵士たちが壊走したのは、雇い主の金払いがよくなかったからだけではなく、とりわけ欲望を満たしてくれる山羊があまり見つからなかったからであった。同様にして、キリスト教の信仰篤いフェリペ二世のスペイン軍はオランダを攻撃したとき、兵士たちの慰安に供するための山羊を連れていった。獣姦に関して妥協の許されなかった時代に、山羊たちは、いと聖なる宗教裁判所から特別な勤務許可を得られたのだろうか。それとも生理的欲求を満たさなければならないときに限って、新教徒よりも羊のほうがましだと考えられたのだろうか。

しかしながら、禁止されタブーとされ圧力がかけられたにもかかわらず、女たちが動物と交接し、男たちも同じことをしているのは周知の事実であった。古代と同様に、中世とルネサンスにおいても民間信仰は、科学的なものであれ宗教的なものであれ、公的な見解や教養に取り入れられていたが、その特徴は、このような結合によって奇形が生まれることを恐れたことであった。

獣姦によって子供が生まれた例を、最も教養のある、当時最高の知性の持ち主とされていた人々が、何百と指摘している。

アルドロヴァンディ、ボアスチュオ、ハラー、リオラン、ゲスナー、パラケルスス、カルダン、そしてもちろん、パドヴァの産科医で、一七世紀に奇形に関して知られていたことや推測されていたことを集大成したフォルチュニオ・リケトゥスなど、すべての者が、様々な動物から人間の子供が生まれたとか、人間の女から動物が生

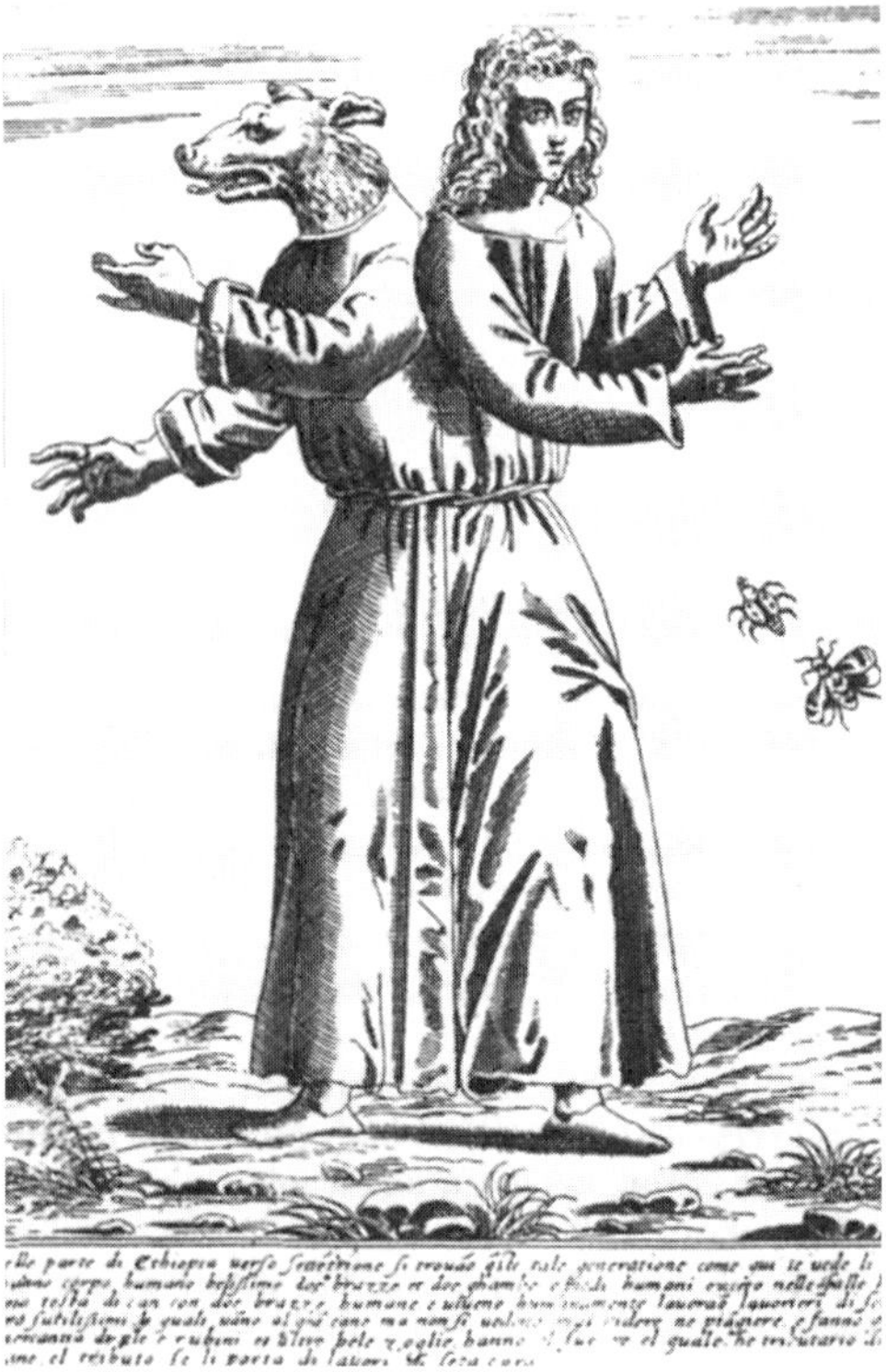

最も教養ある人々が……

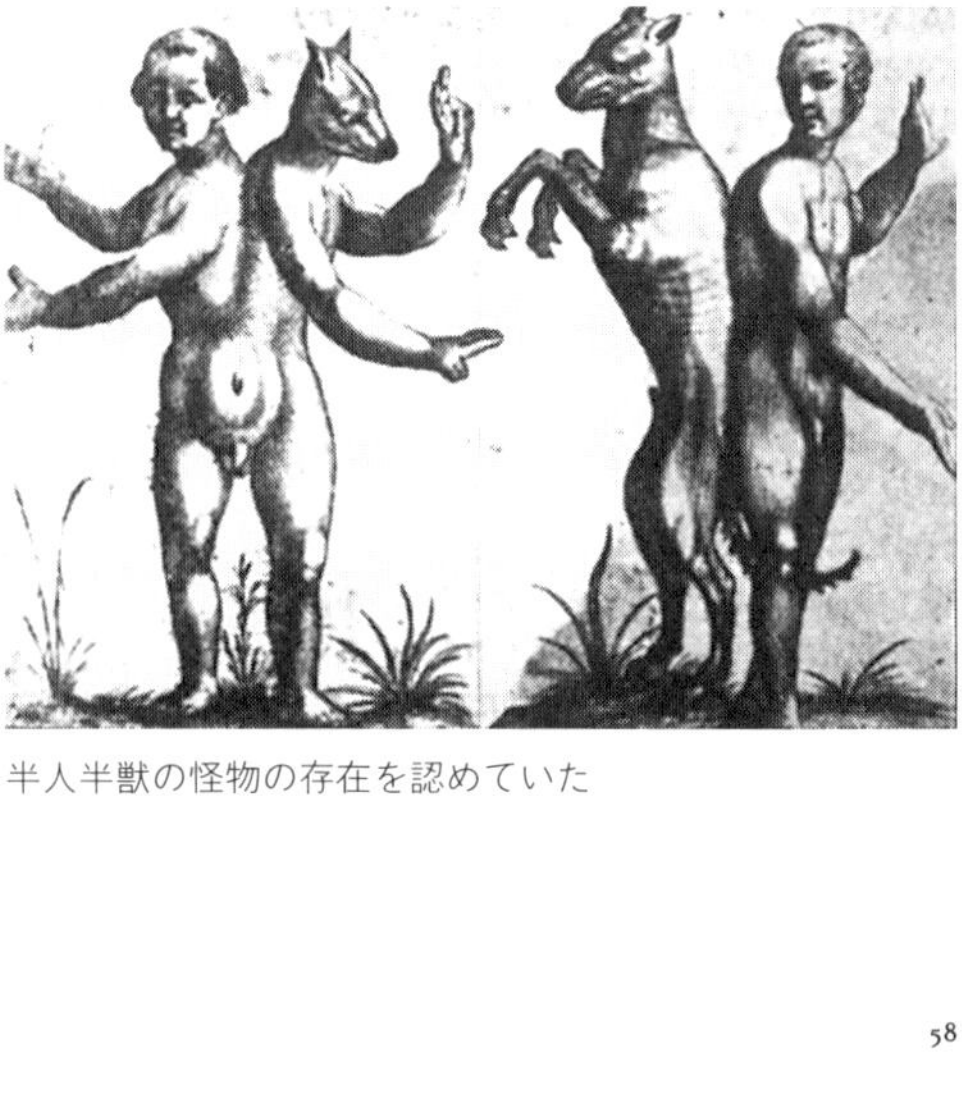

半人半獣の怪物の存在を認めていた

まれたと語っている。人間の女から生まれた動物には、犬、ライオン、鼠、鰐、鮭、そして一角獣までいるのである。

グヴァガルターとルベックニーの二人は、ザクセン大公王ロタール三世の治世に、犬と交尾した女が脊椎でくっついた子供と犬を生んだと書いている。リコステヌスも、前の部分が人間で後ろの部分が犬の怪物について記している。この二つの事例では、女は人間の男と性交したあとで動物とも性交したのであった。当時の医学は、人間との交接から人間の子供、動物との交接から動物の子供ができたが、子宮が狭いので、それがくっついて一つの生き物になったと説明していた。この二重体児の理論は一九世紀半ばまで存続した。

ロディギニウスは、羊飼いが山羊をはらませたところ、人間の頭を持つ子山羊が生まれたという話を伝えている。一〇九八年と一一〇九年にリエージュ地方で、ヴァン・エルモンが、農夫に誘惑された豚が顔と手足が人間の子豚を産んだと語っている。パドヴァの歴史家アルベルティーノ・ムサートは、首と脚が馬で顔が人間の子馬を産んだ雌馬の話を伝えている。フランソワ一世は犬人間の子供が生まれたのちに、自ら、母親とその愛人に「懲罰の炎の中で罪をつぐなう」よう命じた。同じ時代に最も「見識ある」学者たちが、スイスの若い娘がライオンに、パヴィアでは別の娘が猫に子供を産まされたと語っている。

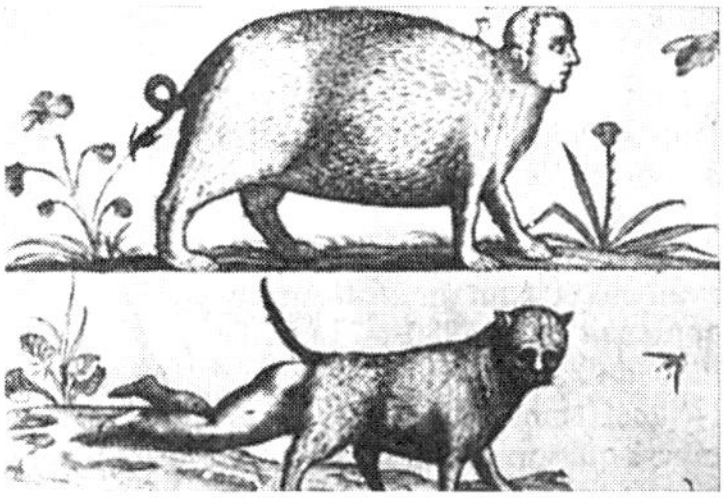
雑種の生き物は…

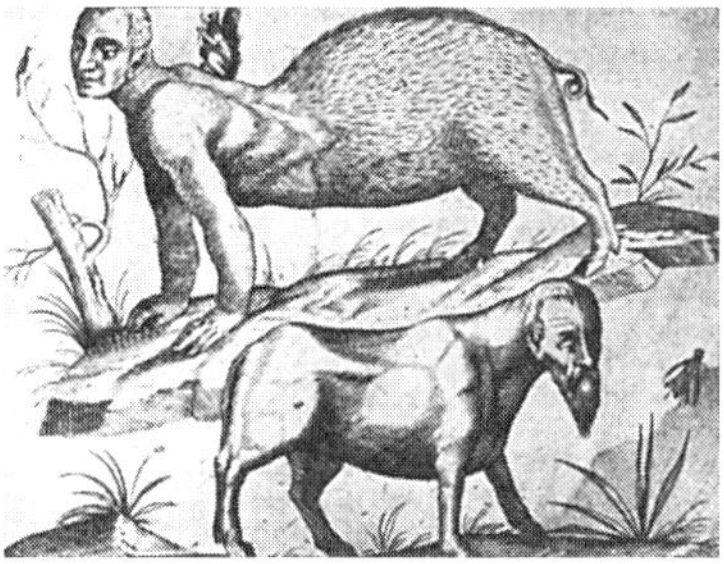
…常に人々を魅了してきた

偉大なアンブロワーズ・パレも、自然に反する性交によってライオン娘が生まれ、一二七四年にヴェローナで飼い主に誘惑された雌馬がケンタウロスを出産したと断言していた。この著名な外科医は、ある未婚の女が、臍から下がまさしく犬の姿をした子供を産んだという症例をあげている。

それから数世紀後、異なる種のあいだで子供が生まれるという信仰は、博物学者によっても認められていた。キルヒャーは一六七五年に、キリンはラクダと豹のあいだに生まれたという説をとなえた。また馬と鹿の雑種である「ヒペラフス」とか、牛と馬から生まれた「ジュマール」といった奇妙な動物を紹介している。それから十年ほどのちに、偉大な解剖学者のバルトランが、雄猫と交尾して猫の頭を持つ子供を産んだという女を見たと語った。このように、人間と動物の結合から生まれたという怪物に関する観察、証言、記録は、際限なくあげることができる。そこで、ミラボーの提案で発せられた次の小勅書を紹介して、この話を終えることにしよう。ミラボーは獣姦に強い興味を示し、やはり、ある生物の精液がある生物の子宮に入れば当然ながら子供ができると考えていた。そこで彼は次のようにすべきであると主張した。「ピレネーの羊飼いはみな獣じみている。よって、人間の知識の進歩のために、妊娠した山羊の腹から子供を取り上げ、くいとめることの困難な悪弊が広まるのを防ぐべきである」。このように、獣姦は奇形の原因であると認められていたのである。

よりまともな考えが徐々に形作られていたとしても、古代や中世の文献と同じく、一九世紀と二〇世紀の風習や医療に関する多数の文書は、先祖伝来の恐れや迷信がまだ生きていることを示している。

一八四〇年になっても、影響力のある尊敬すべき人物である神学者のゼートラーが、奇形は動物との結合から生まれることがあると唱えていた。なるほどその後も、代表的な懐疑主義者であるレオン・ドーデでさえ、友人の有名な神経科医がドイツで猿人間を産んだばかりの若い娘を診察したと書いているのである。さすがの論客も、この症例はすべて説明がつくと結論を下している。植民地帰りの友人がアフリカから連れてきた大型の猿と過ちを犯した、とその若い娘が告白したからである。

さらに驚くべきことに、一九世紀末、それまで観察の正確さで知られていたイギリスの探検家たちが、コンゴで、黒人女がゴリラと結婚する部族を発見したと断言していた。それらの女はゴリラたちに、火をおこしたり、それ以外にも日常生活に必要なことをあれこれ教えていた。生まれた子供は半分人間、半分猿で、言葉を話すことができた。観察者たちはその旅行記に、残念ながら猿たちは村の中に人間たちが住みつくのに不安を抱き、女たちを追い出してしまったと書いていた。

このような話を読んでも、ショーペンハウアーは一笑に付したりしなかった。彼は種の突然変異の考えを支持しており、最初の人類はアフリカではチンパンジー、アジアではオランウータンから生まれたと考えていたのである。

人間は雑種になり得るか？

二〇世紀になっても中世と同様に、何人かの科学者が、雑種の生き物を作れるはずだという仮説を強く支持していた。そのような学者の中には、その説を信じて疑わず、それを完全に証明するため、なんとか実験で確かめたいものだと考えるようになった者もいた。

一九〇八年には、オランダ人の著名な植物学者にして動物学者のベルネロット＝モーエンス教授が、マスコミに一連の記事を掲載し、コンゴで実施する研究調査の目的を明らかにした。有名なネアンデルタール人やピテカントロプスの頭蓋骨などいくつかの化石から考えて、この科学者は、かつて猿と人間の中間の生き物が存在したに違いないとの確信を抱くようになった。彼がアフリカでやろうとしていた実験のプログラムは、異なる動物同士が本能的に嫌悪感を抱くのを避けるために人工授精を用いて、様々な種類の類人猿のあいだで初めて交配を試みるというものであった。固有の性質を持つ猿ができたところで、実験の最終段階では、記事には書かれていないが明らかに、人間の精液を受精させるつもりであった。それによってついに、ダーウィンの進化の過程に欠けていたあの謎の種を明らかにすることができるはずであった。

オランダ政府やコンゴ当局だけでなく、パリのパスツール研究所からも必要な予算と援助を得ていたにもかかわらず、実施された調査や実験に関して、いかなる成果も、ほんのわずかな情報さえも公表されなかった。その途方もない計画は忘れ去られ、人々の関心を失ってしまったかのようだった。というのも、ただ一度、一九三五年に専門誌の「ル・シエクル・メディカル」に掲載された情報は、ベルネロット＝モーエンス教授の死を伝えるものであったからだ。この痛ましいニュースには、科学者の経歴を紹介する記事がそえてあった。とくに目を引くのは次の一文だった。「オランダ政府の援助を得てコンゴで行った実験の結果は一度も発表されず、どうやら実を結ばなかったようである」。これで一件落着というわけである。

ところが、パトリック・デュヴィックはそのモンスターに関する著書で、こう疑問を投げかけている。「彼の試みがうまくいかなかったから結果が公表されなかったのだろうか、それとも結果が公表されないのは、その試みがまだ成果を上げていないからなのか」。

しかし、パトリック・デュヴィックがそう問いかけたのも、彼が驚くべき資料を手に入れたからであった。それによると、一九三〇年にパリのルナ・パークで、ある人物が「未公開の科学的な」展示物として、猿女を見世物にしていたようなのである。種の進化の真実を証明する例の生き物が、初めて登場したのである。

奇形をさらしものにする卑俗な興行師のように、珍しい生き物を「見世物にしていた」男は、いったいだれなのだろうか。それはベルネロット＝モーエンス教授であった！　彼は同僚たちから懐疑的な目で見られたために、見世物に転向したのだろうか。それとも、実験を続けるための資金をかせごうとしただけだのだろうか。様々な推測が可能だが、気がかりなことがある。ルナ・パークで見世物になっていた猿女は二〇歳ほどだったが、教授がコンゴへ向かったのは、一九三〇年当時で二二年前にさかのぼるのである。展示の札に書かれているように、彼は本当に「種の進化の真実」を見つけたのだろうか。

ソ連人は猿男を作ろうとした

このエピソードはモロー博士の恐るべき実験を思い出させ、急激に発達した科学万能主義によってあらゆる狂気じみた試みが許された今世紀初頭に特有の出来事であった。

ところが、一九三五年、ベルネロット＝モーエンスがモロッコで死んだ年、周知のように夢想とは無縁でむしろ現実的な事柄に執着するソビエト政府が、同じ実験を行った。トルキスタンの奥地で男たちが数ヶ月前から、雑種の生き物を作れるのではないかと期待して、類人猿と一緒に暮らしていたのである。

この任務の指揮をとったのはイワノフ博士で、ソビエト最高会議のメンバーがすぐそばで実験を見守っていた。西欧諸国は、科学の進歩に関する委員会の年次総会の開会式でハウエル博士が行った報告によって、そのような実験が行われていることを知った。ハウエル博士の話によると、プログラムの現状では、実験はすでに八頭の雌猿を妊娠させることに成功していたが、そのうち三頭が死亡していた。どうして死んだのか、だれにもわからなかった。胎児が成長する初期にトラブルが発生したのだろうか。だれも答えることができなかった。それでも何人かの科学者は、最初の実験の結果がソ連のチームにかなりの自信を与えたと考えていた。というのもその後、イワノフ博士がゴリラの精液によって人間の女性を妊娠させる実験に取りかかったことがわかったからだった。やがてこの奇妙なプログラムもまったく音沙汰がなくなった。もともと説明や発表に消極的だったソビエト当局は、西欧諸国が実験の性格を公にして世論にショックを与えたことに、警戒心を抱いたのだろう。

今日、イワノフ博士か別の学者が密かに研究を続けているのか、それとも別の国がかわって、雑種の生物を通じて人類の起源の謎を探っているのか、だれにもわからない。現代の新たな遺伝子理論は、おそらくそれとは反対に、人類の祖先とされる「猿人間」の存在を退けるだろうし、人間の女性がゴリラに妊娠させられるといった話はただのスキャンダルとして片付けられることになるだろう。

科学と知恵

歴史を通じて数えきれないほどの信仰や迷信が生まれたこの恐るべき世界において、何人かの人々はいわば勇気と大胆さをもって、それらに抗議し、奇形児の誕生に理性や知識と両立する説明を見出そうとしてきた。すでに紀元前五世紀に、エンペドクレスは、「精液の衰弱や不足、その激しすぎる動き、過度の分裂、流れの変化によって」奇形が作られると考えていた。

デモクリトスは、子宮の中でいくつかの精液が混じるために奇形ができると説明した。

中世全般に強い影響力を及ぼしたヒポクラテスも奇形に関心を持っていたが、遺伝のメカニズムは知られておらず、それ以上合理的な説明を試みることはできなかった。

最も注目に値するのはやはりアリストテレスである。「奇形とはただ、自然の中で最も一般的に起きることに反しているにすぎない。自然に反して作られているものは一つもない」、と彼は書いている。

この哲学者にして博物学者は、初めて、そして恐らくただ一人、古代全般の考え方に反旗を翻した人物であろう。彼は悪霊が人間の活動に介入したという考えに異を唱えただけでなく、当時だれもが認めていた、獣姦によって奇形が生まれるという仮説にも反対していた。今から二千年も前のその時代に、彼は、固有のタイプに限定された動物はそれとは異なる種の両親から生まれることはないと考えていた。彼が提示する多数の決定要因のうち一つは、精液の欠乏あるいは過多によるもので、これは新しい考え方ではないが、彼は次のように説明している。「それは、過剰な精液や不充分な精液の熱から生じる。その熱によって、身体の各部分に対する作用や活動の量と質が決まるのである」。二つ目の要因は食べ物である。アリストテレスは、食物のとり方における変化がときに胎児の外観を変化させることがある、と断言しているのである。同様にして食物のとりすぎも害になることがある。「というのは、自然は生まれてくる子供の体の比率を増やすことも、同じ形を保つこともできないので、様々な新しい部分ができて、それで奇形になるのである」。

アリストテレスの時代から、これらの問題が再び議論されるようになる時代まで、何世紀もの長い時間が流れた。その間、これまで見てきたように、サタンと迷信が主役の座についていた。

一六世紀はとりわけ奇形に関心が集まったようで、この問題に関する多数の論文がこの時代に書かれている。一五二〇年、有名な哲学者ピエトロ・ポンポナッツィが運命に関する著書を発表し、その中で、「原因のわか

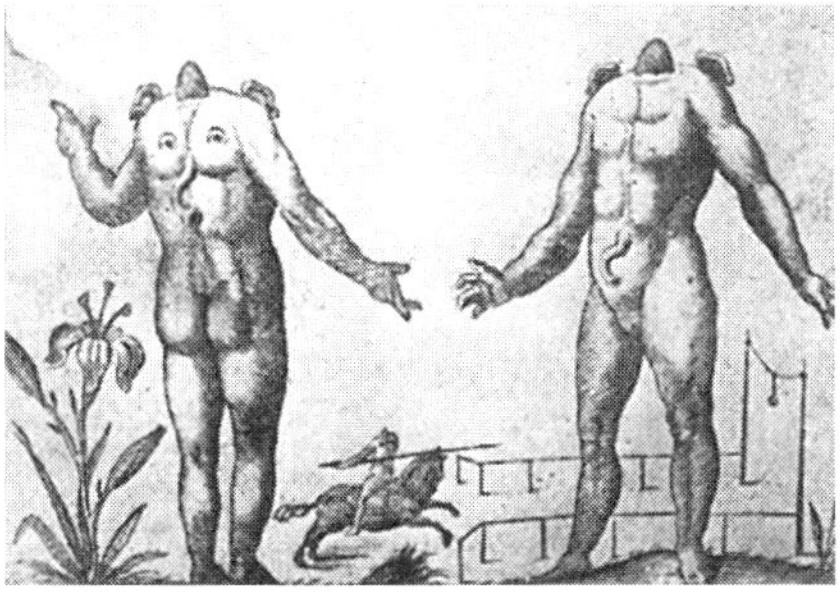

アンブロワーズ・パレの語る、ヴィルフランシュの頭のない娘

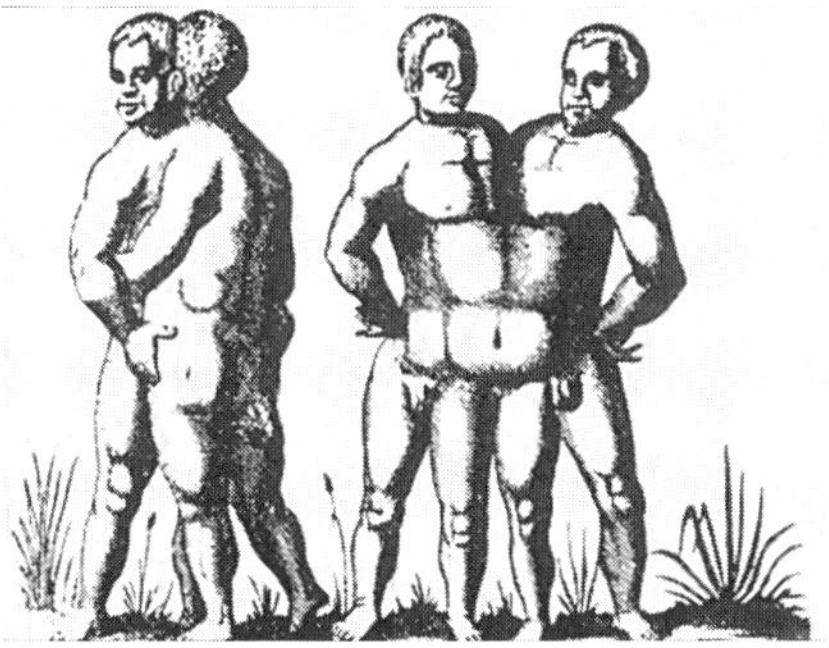

リコステヌスが「目撃した」奇形

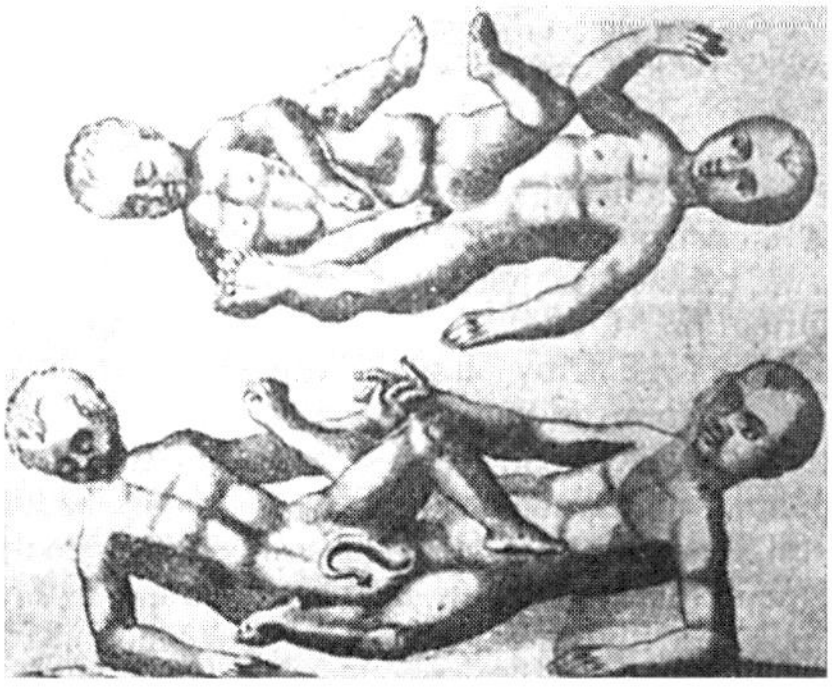

アンブロワーズ・パレの語る奇形

らないものを神や悪魔のせいにするのは愚かなことである」と述べている。ひたすら自然に従っていれば、どんなに驚くべき現象を説明するときでも、自然の理由だけで十分説明がつく、と説いているのである。教会の権威が非常に強く、一度密告されただけで火あぶりになることもあった時代において、これは非常に勇気のある立場であった。

それ以外に、リコステヌス（一五五七）、アンブロワーズ・パレ（一五六〇）、ボアスチュオ（一五九八）、アルドロヴァンディ（一五九九）、デ・ワインリック（一五九五）らの著書は、当時生きていたあるいはかつて生きていた奇形に関して知られていることを集めたものにすぎず、著者たちはまだ、奇形のできる原因を中世の迷信や、すでに古代から言われていた身体的な推測に求めていた。すなわち母体の不適合。子宮が狭かったり、大きすぎたり、形が不完全だったりすること。胎児形成力の衰弱あるいは欠乏。何らかの動物の卵が含まれた飲み物や食べ物の摂取。「男性物質」の過剰。最初の受胎後にさらに胎児ができること、ないしは「母親の精液」の新たな流出。そしてもちろん、以前に見たとおり、想像力や獣姦の影響である。アンブロワーズ・パレはもう一つ原因を提起し、その論文に次のように書いた。「女性が月経のとき子供を作ると、奇形が生まれる危険がある」。

この時代に、悪魔によって奇形が生まれるという説を全面的に否定した学者を一人だけあげておこう。それはまたもやパラケルススである。彼は天体の理論以外に、独自の奇形学を提唱し、それはのちに弟子のヴァン・ヘルモントに受け継がれた。

『人間の生殖について――本来の形に反する奇形はいかにして作られるか』と題する論文の中で、彼は自分の説を展開している。そこで問題になっているのは「生命液」の生成力の弱さで、それが、彼が悪い「分配力」と呼ぶものを引き起こすのである。たとえば、「頭になる精液が二つの流れに分かれるいっぽう、他の部分を形成する精液が一つのままだと、二つの頭を持つ子供になる。指になる精液が三つに分かれると、一本の指になるところが三本できるのである」。

一七世紀初頭、当時の大学者の一人であるリケトゥスとその後継者たちは、前世紀の意見をほとんど踏襲していた。ただ、肉体の欠陥が伝達されるという考えや、あらゆる「精液」の本質が変化する可能性があるという考えにおいて、いくつか遺伝の考え方が加えられていた。そのためどんな女性でも、手足が様々な動物の手足に類似した奇形を産むことがあり、それは両親のいずれか一方が過ちをおかしたせいではなかった。

この世紀にはまた、すぐれた予言者が登場した。当時最も著名な学者の一人で、マリー・ド・メディシス王妃の侍医であったリオランである。彼も迷信のくびきを揺るがし、夢魔によって奇形が生まれるという説はまったく根拠がなく、奇形が悪魔との交接の結果であるなどということはありえないと主張した。彼はイギリスの生理学者ハーヴェーとともに、奇形の現象を偶然の原因によるものであり、前もって定められたことではないと見ていた、おそらく最初の人物である。しかし発生学はまだ存在しておらず、彼らは実験の方法がないこの説を深く追究することができなかった。とはいえリオランは、それまで抹殺すべきであると見られていた奇形児の一部を生かしておくよう要求した、一七世紀でもまれな人物の一人であった。またそれ以外の奇形児は処分すべきだと考えていたとしても、その考え方は哲学的なものであった。「それら奇形の人々は宇宙の調和を乱し、創造のみ技に損害をもたらす」からだというのである。

このように一六世紀と一七世紀に登場したすべての意見、すべての仮説は、全体として、迷信や不完全な科学的考えから生じたものであった。理解しようとする真剣な試みはまれに行われたものの、いかなるときも、当時の迷信深い人々になかなか受け入れられなかった。サタンはその王国を守っていた。しかしそれらの試みが弱々しいものであったとしても、公式の悪魔学をゆるがすことに貢献し、一八世紀と一九世紀の精神を準備した。その時代になってようやく、奇形の発生に関する様々な問題が本格的に議論されるようになったのである。科学者たちは奇形児がたびたび生まれることに疑問を持つようになり、多くの者が奇形児の誕生を自然のうかがい知れない意図の一つであると見るようになった。それはもはや、自然の気まぐれや過ちと見るべきではなかった。というのも、まさしくこの自然は何一つないがしろにすることなく、その作品を完成することにおいては、つねに同じ不変の規則に従っているからである。新しい科学報告書は最初のうち、まだ宗教や迷信が幅をきかせていた問題に関して、奇妙な事柄の寄せ集めにすぎなかったが、しだいに想像力は考察に、理論は観察に道を譲るようになった。

科学の進歩、とりわけ顕微鏡による新たな発見は、生殖の現象にいくらか光を投げかけることになった。数多くの激しい議論、仮説、様々な意見に対する論争が、奇形児の誕生をめぐって展開された。基本的に二つの流れが研究者たちを真っ二つに分裂させ、激しく対立させていた。いっぽうは、もともと奇形児になる胚が存在するという仮説を支持する人々。もういっぽうは、精子が胚そのものであると信じていた人々である。精子は卵子に入り、ただひたすら、そこで成長する。そのためそれらの学者は、精子を奇形の生まれる原因としていた。二つの理論はもちろんいずれも誤っていた。ただ一人、フランスの解剖学者であるL・レメリーが、ウィンスロウとハラーとの非常に有名な論争において、奇形児は卵子の中にあらかじめ存在しているのではなく、最初の正常な胚が成長するあいだにおきたトラブルの結果生じるものであると主張した。ガスパール・フレデリック・ウォルフは一七六五年ごろ、この真実を証明しようと努めた。しかしながら、「異常と奇形は胚の成長初期に発生する」という説の正しさが完全に証明されるには、メッケル（一八二六）、ミュラー（一八四二）、とりわけエティエンヌ・ジョフロワ・サン゠ティレールの仕事を待たなければならなかった。

数世紀にわたって多くの学者、とりわけハラーとメッケルが膨大な資料を集めたが、それらはすべて信頼できる研究材料であった。しかしながら、それらを関連づけ比較検討しなかったために、そこからいかなる総合的な考察も引き出すことができなかった。

奇形の形成の秘密は発見されたが、現象を知ることはそれを熟知することではなかった。それはどのように形成されるのだろうか。その仕事を成し遂げたのは、父と息子の二人のジョフロワ・サン゠ティレールであった。

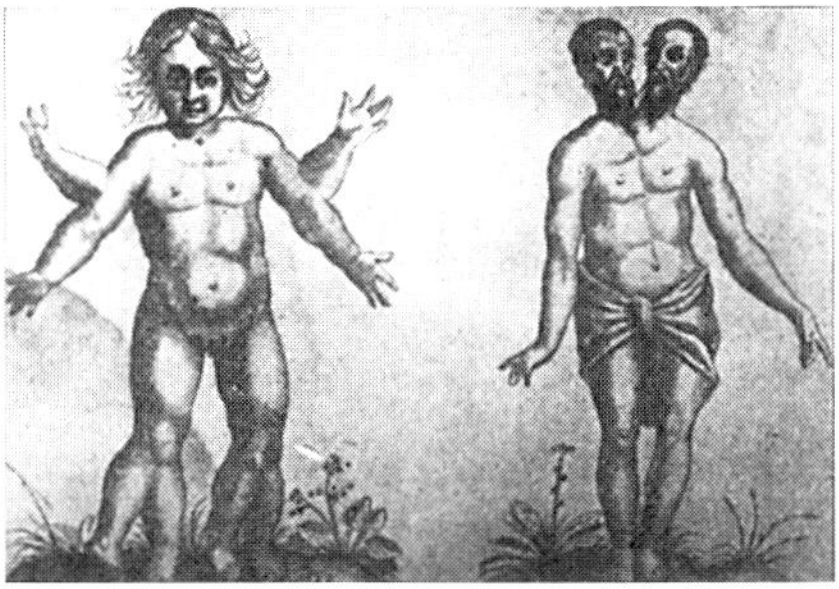

J・カルダンの語る二重体児

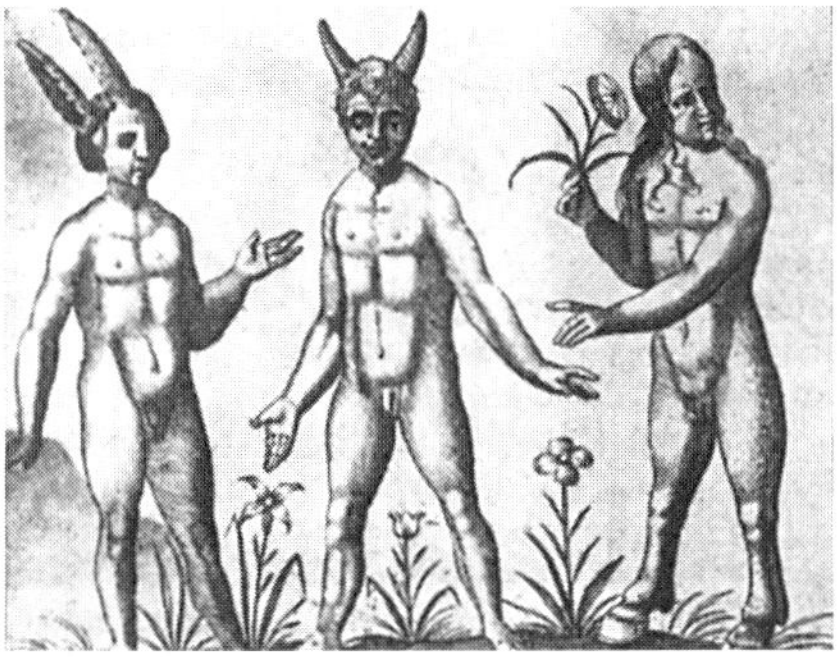

ロバの足を持つ娘、ラスタルトの角のある子供、
クラクフの子供

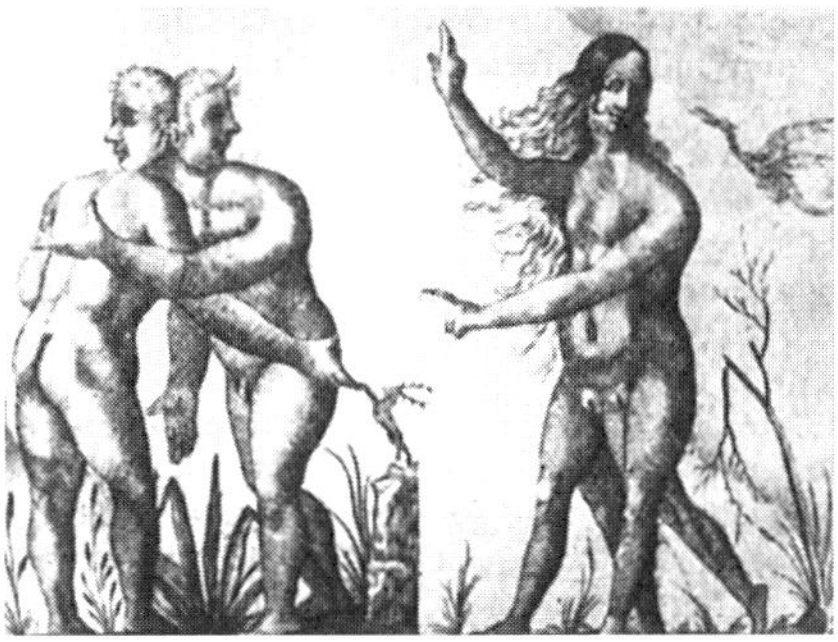

2人の二重体児が完全に記述されている

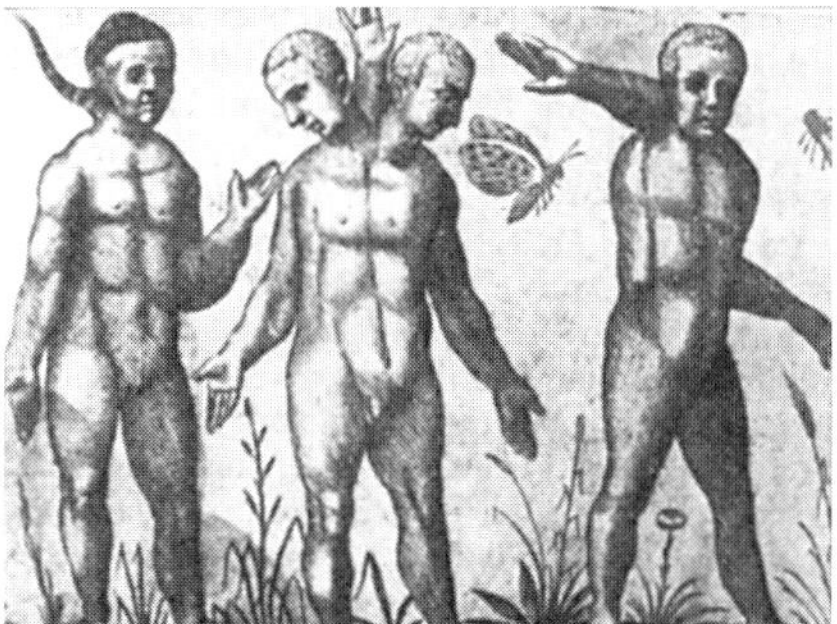

イタリアのサンザノで目撃された奇形、ストラスブールで観察された首に尾のある子供

彼らは今日発生学と呼ばれるものを作り上げた。父のエティエンヌ・ジョフロワ・サン＝ティレールは、生物それぞれの研究が器官の機能を知ることになるという点に注目した。多用な形と機能の背後に、すべての動物に共通する要素が存在していると見ていたのである。

彼は動物の体の構造に関する深い知識にまで到達し、動物学を支配しているに違いない基本原理を考え出した。脊椎動物（ヒトを含む）の名称で分類されているすべての個体は、かなり類似した体の構造を持っていて、それは本来一つのものであった。彼が唱えたその違いは、身体を構成する様々な部分の変化によって脊椎動物を区分するというものだった。腕が翼に、脚が手足に変化していることに気づいたのである。またそれぞれの変化を引き起こすのは、「環境」の影響であると考えた。

彼とキュヴィエの論争は記憶に新しい。キュヴィエは反対に、「ものの起源から形態も変化していない」と唱えていた。

当初、科学アカデミーはキュヴィエを支持していたが、エティエンヌ・ジョフロワ・サン＝ティレールの変化の理論はのちに唯一有効な説であると認められた。それによって彼の基本的な科学理論は正当とみなされ、確立された。「正常な生物の体の構造が法則に支配されているなら、その法則は奇形児にも適応されるはずである」。実際彼の研究は、奇形の形成が正常な生物を支配している規則と同じ規則に従っていることを証明した。

発生学の進歩は、のちにラートケ、ビショフト、コーツ、ベーア、ダレストの仕事によって、まだ不明であったいくつかの点を明らかにした。

エティエンヌ・ジョフロワ・サン＝ティレールの研究は、奇形が組織形成の全体的な規則からはずれるものでないことを示したが、息子のイジドールは奇形を様々なタイプに分類した最初の人物となった。異常者は目、亜目、族、科、属に分類され、いくつかの奇形のグループを形成しており、それは今日でもリストとして使われている。

奇形学は最も複雑な学問の一つである。イジドール・ジョフロワ・サン＝ティレール以来、奇形が作られる過程を引き起こす様々な原因を確定するため、きわめて組織的な研究が行われてきた。

カミーユ・ダレストは実験奇形学のパイオニアであった。彼は一八七七年に、鶏の卵が孵化する条件を変えて奇形の動物を作り出し観察した最初の人物の一人となった。今世紀に入ると、F・ステファン、J・リュッツ、S・ラルマンの各教授や生物学者のジャン・ロスタンが同じ課題に取り組んだ。ジャン・ロスタンは蛙の研究で世界的に有名になった。

しかしこの実験分野で頂点に立ったのは、アンセル教授とエティエンヌ・ウォルフ教授であった。エティエンヌ・ウォルフは、「奇形を作り出す」というきわめて風変わりな科学分野の世界的権威の一人となった。というのも、奇形をきちんと研究するためには、奇形を生ませなければならないからだった。ウォルフは長年、ストラスブール国立学術研究センターで、発生学・実験奇形学研究所の所長をつとめた。彼は脊椎動物における奇形のメカニズムを解明することに生涯をささげ、そのために、組織的な実験によって動物の種で奇形を作り出そうとした。そして胚の成長のどの段階で胚のどの部分に損傷を加えると特定の奇形を引き起こすのか、突き止めた。ウォルフとアンセルはそれを行うため、おもに、量と部位を念入りに調整してエックス線を照射した。動物の種に対して行われたそれらの実験は、膨大な回数にのぼった。彼らはそれまでごくまれにしか存在していなかった生き物を作り出した。それらはすべて奇形で、人においても観察される可能性のあるものだった。

それらの研究の関心は、胚に対する様々な攪乱《かくらん》因子はなんであるか、またその行動様式はいかなるものであるのか特定することである。そのようにして、現在、各種のアルカロイド、スルファミド、いくつかの塩化エレプシンが、胚が発達するある時期に作用して、妊婦が奇形児を産むことがあるのが知られている（胚の傷つきやすい時期はヒトの場合、妊娠第二週から第十週までとされている）。

人間の性質は何世紀たっても変わらないようで、同じ基本的な研究目標が、歴史を通じて何度も現われるものである。そのため現代の科学者のあいだにも、中世の錬金術師が持っていたような妄想が見られる。すなわち、生命を作り出すという妄想である。発生学はこの方面で大きな一歩を踏み出しており、発生のメカニズムを示し、生命の形をいくつか導き出している。あらゆる分野の学者たちが、今日、「この最終目標」が実現することをかつてないほど強く信じている。

実験室の舞台裏で、次のような問題が提起されている。「生命現象は再現できるような性質のものか？　卵子の成長はある力によるのか、そしてその力はとらえることができるのか？　将来、その力を作り出し、思い通りに動かすことができるのか？」。

結果の善し悪しはともかくとして、現状は、結局のところ淘汰にほかならない厳しい選抜の段階から、人間の規格品の製造がまったくの夢物語とはいえない段階に入っているようである。そのような人間の製造は、様々な特性や使用目的に分類され、国家の必要に応じて行われるだろう。同一の身体や脳が、長期の利用計画に基づいてプログラムされ、そのとおりに作られるだろう。それはもはや怪物ではなく、しかし言葉の哲学的な意味において人間でもない。

化学者のH・C・ユーリとそのチームは、実験室で生命のもととなる原始の大気を作り出し、そのガスの混合物に様々な強さのガンマ線をあて、生体の基礎になるいくつかの元素を取り出した。またその後に行った一連の実験によって、基本的な器官の分子をいくつか作り出した。

この「細胞」は、生体に含まれる他の構成要素すべての出発点であることがわかっている。細胞そして生体を作るのに必要な物質を作り出すことは、「生命」を作る第一歩である。一六世紀に、才人パラケルススはそれに成功したと断言していた。数年前にイタリアのペトルッチ教授も同様のことを述べている。人工的に胚に生命を与えたというのである。その研究は突然、厚い秘密のベールに包まれてしまった。ペトルッチは結局失敗したのだろうか、それとも成功したが、生命や奇形の秘密を明らかにするのは時期尚早だというわけなのだろうか。

第二部

単体奇形

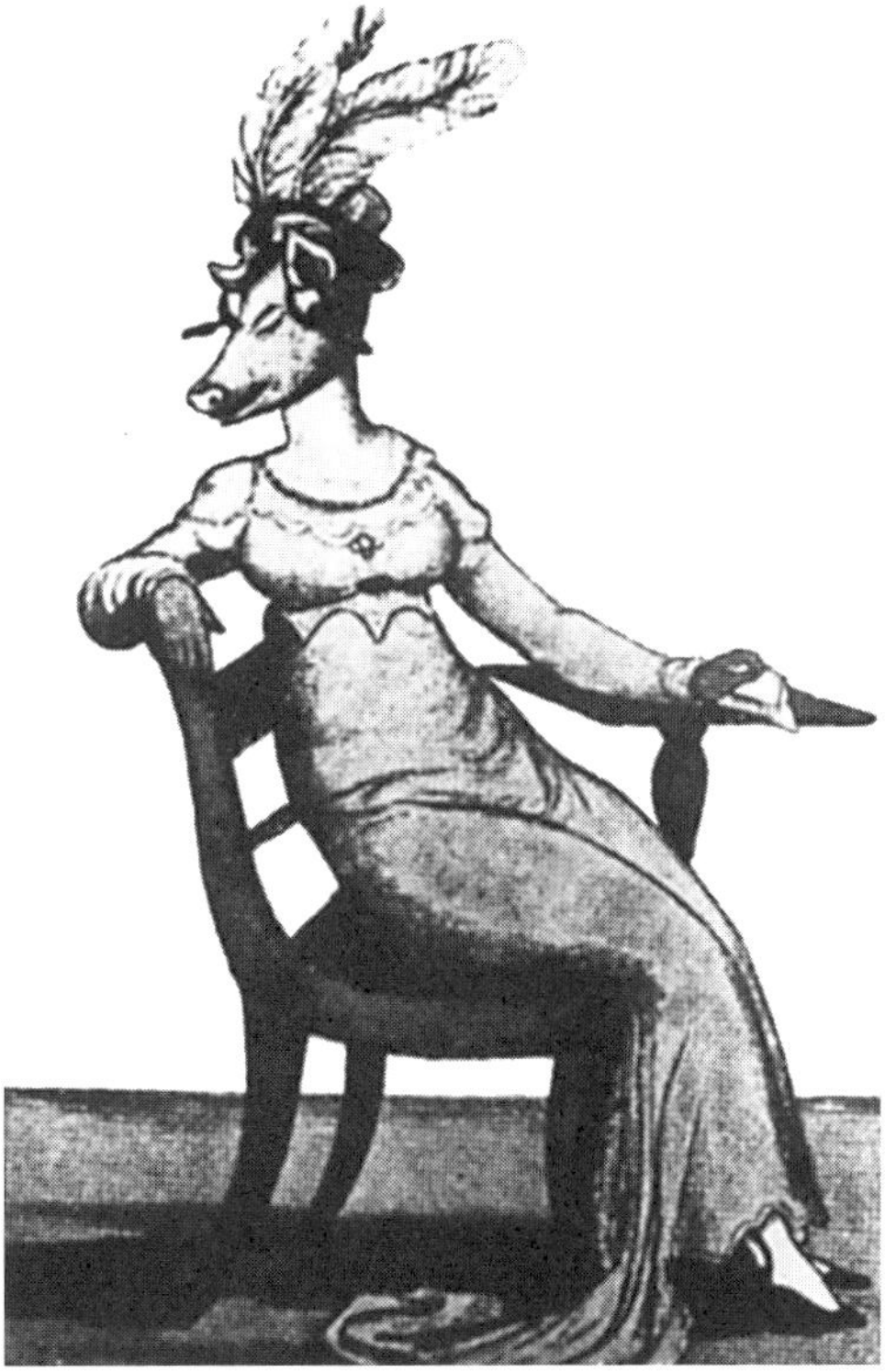

（前頁）豚女

クロード・アンブロワーズ・スーラ、一六キロ

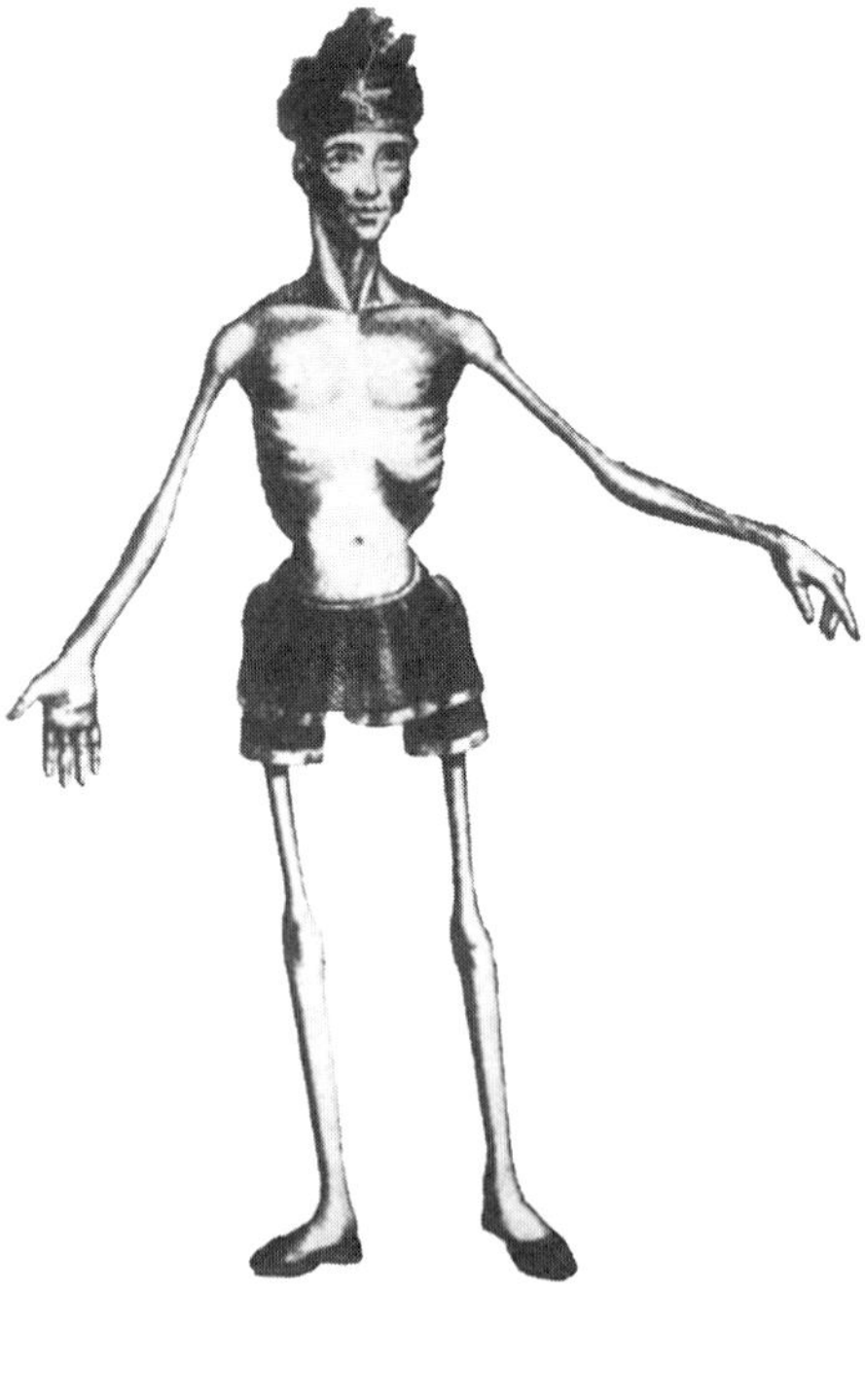

4　太った人とやせた人

この二つのカテゴリーには、常に数え切れないほどの人材がそろっている。というのも自然は、このような人々を作り出すのに余念がなかったからである。

肥満とやせは、病理学的な身体の変調、とりわけ成長ホルモンのバランスが崩れたときにおきるが、精神のトラブルの結果生じることもある。そのため、どんな年齢の人であれ、だれでも簡単にこのモンスターの大家族に加わることができるのである。

巨漢と肥満

歴史上有名な肥満者たち

太った人々が常に関心の的になっていたのは、おもに、彼らが若死にすることが多かったからである。古代ギリシア人とローマ人は美と力を重んじたので、なかなか肥満を認めようとしなかったし、できるだけその害と戦

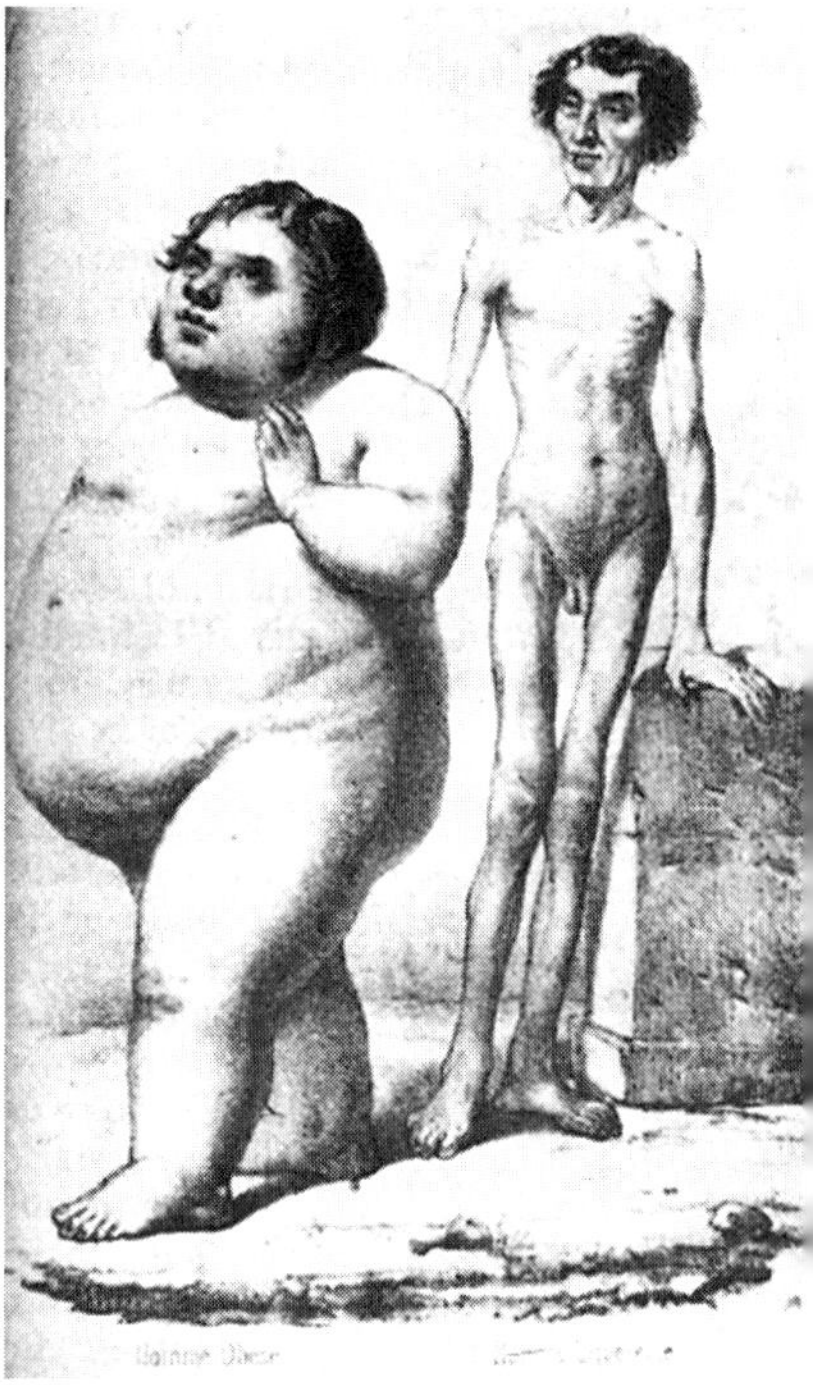

おうとした。

ヒポクラテスは肥満に対して気候が影響していると考えていたし、常に性の禁欲を勧めていたピタゴラスは、やせたくなったらセックスをすればよいと説いた。

アテネとローマには、「奴隷をやせさせる」ことを商売としていた「アンドロポド・カペロイ」と呼ばれる人々がいた。兵士も一定の体重を超えてはならず、肥満になったローマの騎士は馬を没収された。しかしながらギリシア人もローマ人もやはり肥満になった。エパミノンダスの胴回りは男が三人がかりでようやく取り囲むことができるほどだったし、プラトンも肥満に苦しんでいた。ローマ人のウィテリウスとホラティウスは一日に三回から四回食事をとり、非常に太っていた。

歴史を通じて、肥満は多数の回想録に記され、高貴な文学にも描かれた。たとえばヘラクレアの僭主ディオニシオスは肥満を苦にして死んだ。いくつかの記録によると、彼は馬鹿にされるのを恐れてもはや臣下の前に姿を見せようとせず、毎日たくさんの蛭を使って治療が行われたという。アレクサンドロス大王の息子であるプトレマイオス七世は、肥満のために、移動するとき左右を支えてもらわなければならなかった。

奇形とまではいかないが、多数の有名人が肥満の大きなグループに属している。

「でぶ」はめったに見世物の巡業に加わらない。なぜなら、ほとんどいたるところに、すでに地元の肥満がいて、人目にさらされているからである。人々は彼らが大好きである。人々にとって、でぶはしばしば、「おかしなやつ」と同義なのである。

五〇〇キロをこえるマイケル・ウォーカーやロバート・アール・ヒューズのようなとんでもないレベルに達してしまった数人の例外を除いて、でぶは地元以外ではほとんど知られていなかった。そのいっぽうで第二次大戦まで、どこの縁日にも村の祭りにも、必ず異常肥満者の見世物があった。体重が何キロか水増しされていることが多かったが、それはほとんど問題ではなかった。彼らを見るだけで、その重さが実感できるからだった。もちろんその大きさと、ときにその力も。

彼らの数は多いので、その名をすべてあげるのは不可能だが、とくに有名な者の中から、ここで何人か紹介しておく必要があるだろう。

一七二四年、体重が三五〇キロもあるリンカーン郡の男がイギリス国王に謁見することになった。ロンドンに流れていたうわさを聞きつけて、ジョージ一世が彼を宮廷に呼んだのである。男は馬に乗ろうとしたが、馬は乗り手の重さにたえかね、腰が砕けて死んでしまった。

ワーウィック地方のM・スポナーは今世紀初頭にイギリスで最も太った男と見られており、三三五キロの体重があった。ある日彼の召使たちが、通りすがりのフランス人と、主人のズボンに三〇〇キロの麦を入れることができるかどうか賭けをした。賭けに応じて、召使たちが古いズボンのすそを縫った。それに三〇〇キロの麦を入れても、ズボンはいっぱいにならなかった。スポナーの肥満は彼の命を救った。ある日、アサートンの市に出かけたところ、ユダヤ人の商人と喧嘩になり、商人は刃渡り一〇センチあまりのナイフで彼の腹を刺した。しかし

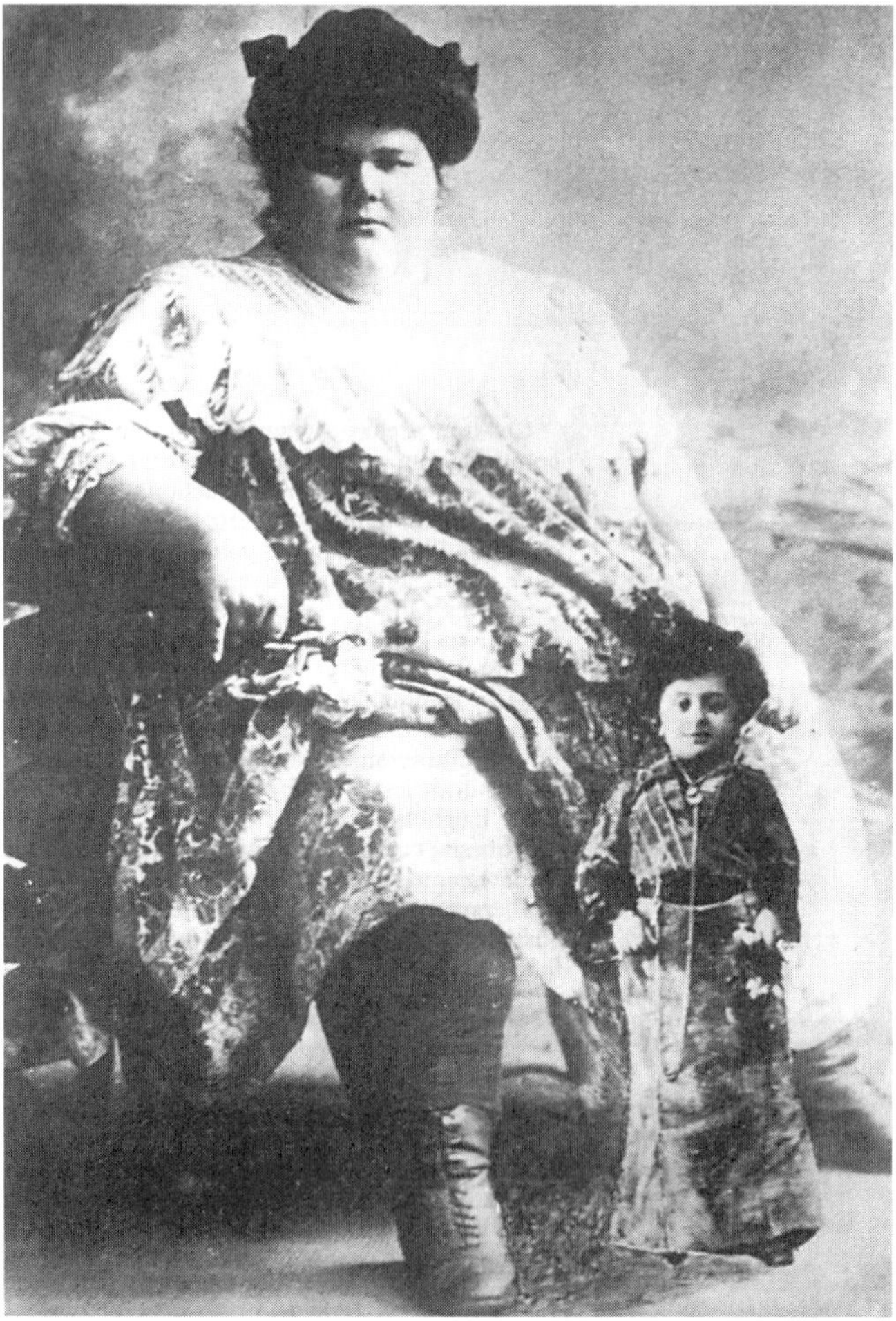

最も小さい人々の体重は最も太った人々の 40 分の 1 しかない

ナイフは腸まで届かなかった。この巨大なイギリス人の腹壁には、一五センチあまりの脂肪が詰まっていたのである。

身長よりも横幅のほうが大きかったという肥満史上唯一の男もイギリス人である。体重三八〇キロのサミュエル・シュガーは身長一四〇センチだったが、腹の横幅は一七四センチあった。彼は、肺の気道に脂肪が侵入したため窒息して死んだ。

アメリカ人のジョン・グレイグは、二歳のときニューヨークの赤ちゃんコンテストで千ドルを獲得し、晩年には四五三キロになっていた。またジョン・ハーレムは生後一一ヶ月で二九キロあり、二歳のときには七七キロになっていた。最も体重の重いときで三三〇キロ以上あった。

一九三九年、三つの重い物体が衝突事故をおこした。一つ目はセミトレーラー、二つ目はフォードの大型運搬車、三つ目は体重三七〇キロのジャック・エッカートで、一台目の車の中で一年も暮らしていた。二台のトラックはたいした損傷を受けなかったが、エッカートは事故から数日後に死んだ。

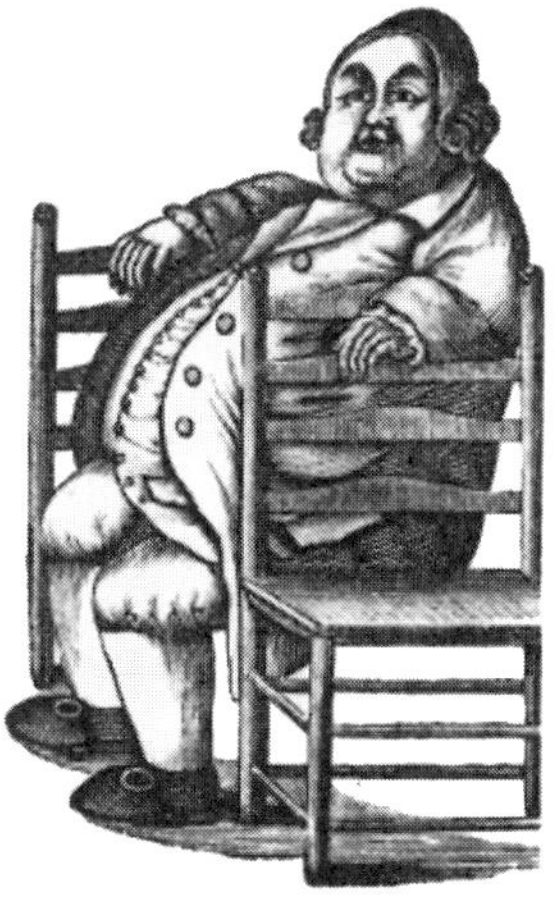

半トンの男たち

肥満の中の肥満、チャンピオンの中のチャンピオンとして、体重半トンを超える人は人類史上四人しか知られていない。

最も重いM・レモンはフランス人で、一八八二年にジュラ地方で生まれた。一九三七年に彼の写真を掲載した「ル・シエークル・メ

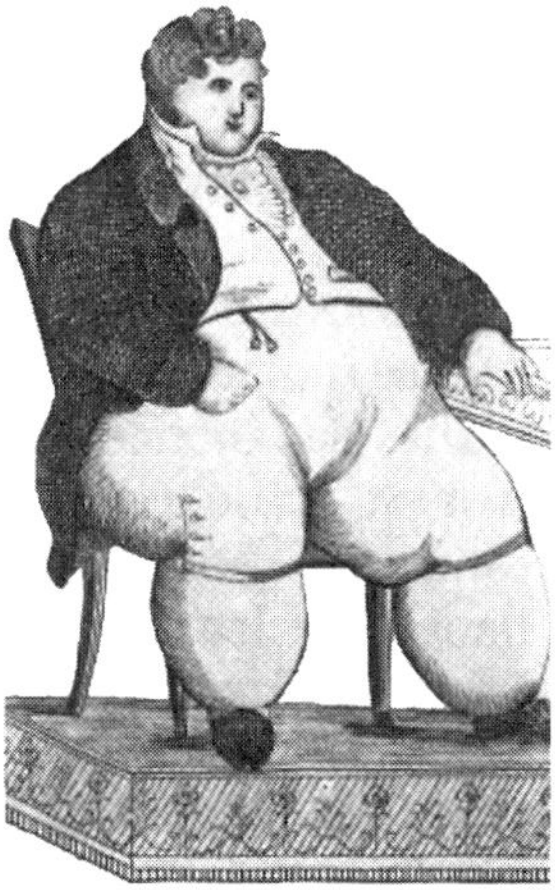

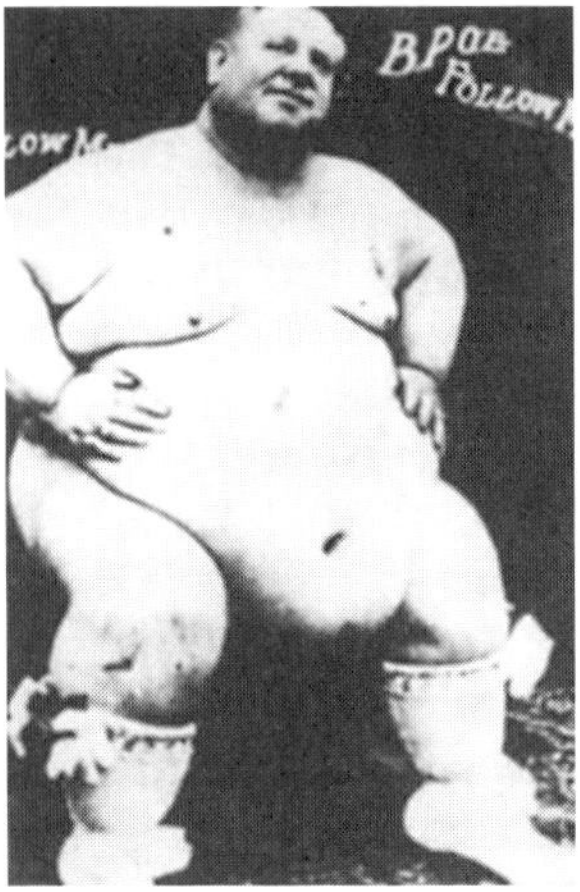

戦後のスターたち。ジャック・エッカート、370キロ

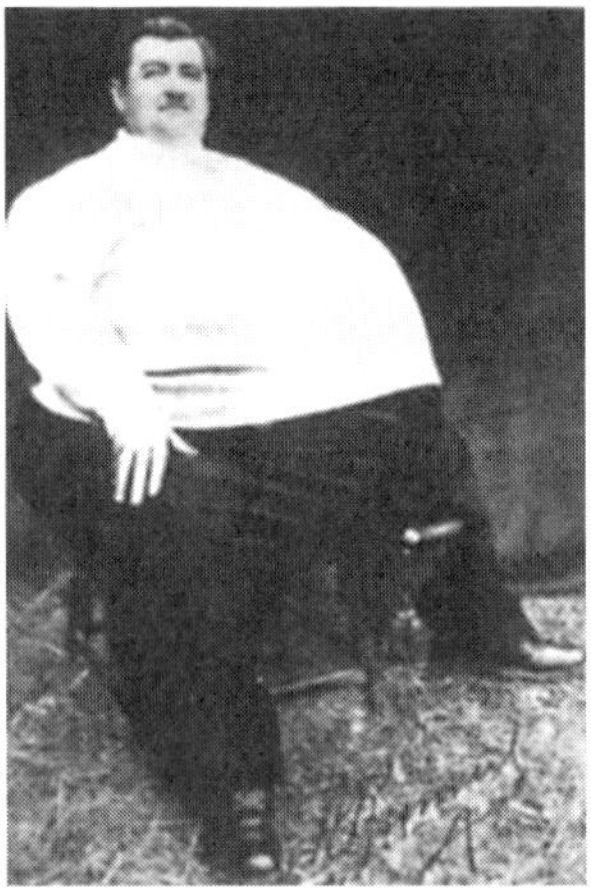

ルノー・ル・ジュラシアン、死亡時に622キロ

ディカル」誌は、六二二キロあったと伝えている。その計量が正しければ、それは最高記録である。というのも多くの専門家は、アメリカ人のジョニー・アリーを体重五六二キロで史上最も重い男としているからである。

ジョニー・アリーはノースカロライナ州のコーボン山にある木造の小屋で暮らしていた。一八八七年三月一六日、彼を訪ねてきた友人が、ジョニーが家の床板を踏み抜き、わきの下で穴に引っかかっているのを見つけた。彼は穴から抜け出そうとして、息切れして死んでいた。

すでに名前をあげたロバート・アール・ヒューズは、新聞に最も頻繁に肖像写真が掲載された肥満者である。一九二六年六月四日にイリノイ州のモンティセロで生まれた彼は、六歳でもう九二キロあった。一〇歳で一七〇キロに達したのち、思春期をすぎたころに三〇〇キロの大台を越え、三〇歳ごろ五三四キロのピークに達した。腕の周りは一・〇五メートル、腰周りは三・四メートルもあったので、一九五六年に病気になったときには数年前から動くことができなくなっていた。

持病の心臓病が悪化したので、家族は彼を入院させることにした。しかし病院のどのドアからも入れることができず、医者たちは病院の中庭にテントを建てることにした。彼を支えることができるベッドは一つもなく、彼のために詰め物をした大きな台が作られた。懸命の治療が行われたにもかかわらず、彼は一九五八年七月に死んだ。

肥満の王国に君臨する四人目のスターは、やはりアメリカ人のマイケル・ウォーカーで、五三八キロの体重があった。一九三四年にテキサスで生まれたマイケルは、六七年以来動くことができず、昼も夜も、キャンピングカーの真ん中にしつらえた大きなベッドに横たわってすごした。車の両側はガラス窓になっていて、人々が彼を見物できるようになっていた。夏が近づくと、彼はあちこちの移動サーカスとともに出発し、秋にもどってきて、フロリダ州のギブスタウンで冬をすごした。

マイケル・ウォーカーはそのような状態になった原因を、朝鮮戦争によって感情や心理に重大な損傷を負ったせいであると言っている。

いわゆる「弱き」性

男性が重い体重の記録を保持しているとしても、肥満の女性も数が多く、人気の点で男性にひけをとらない。

一九世紀にも「美女ファツマ」、「巨人女ヴィクトリーヌ」、「魅惑の女リーザ」、「マンモス女」ことスーザン・ボルトンらが世界一太った女であると自称していたが、人気の点では戦後のスターたちにかなわなかっただろう。

体重三七五キロのジョリー・デイジーは、自分で考え出した二つのアイデアのおかげで栄光と名声を勝ち取った。彼女を五分間

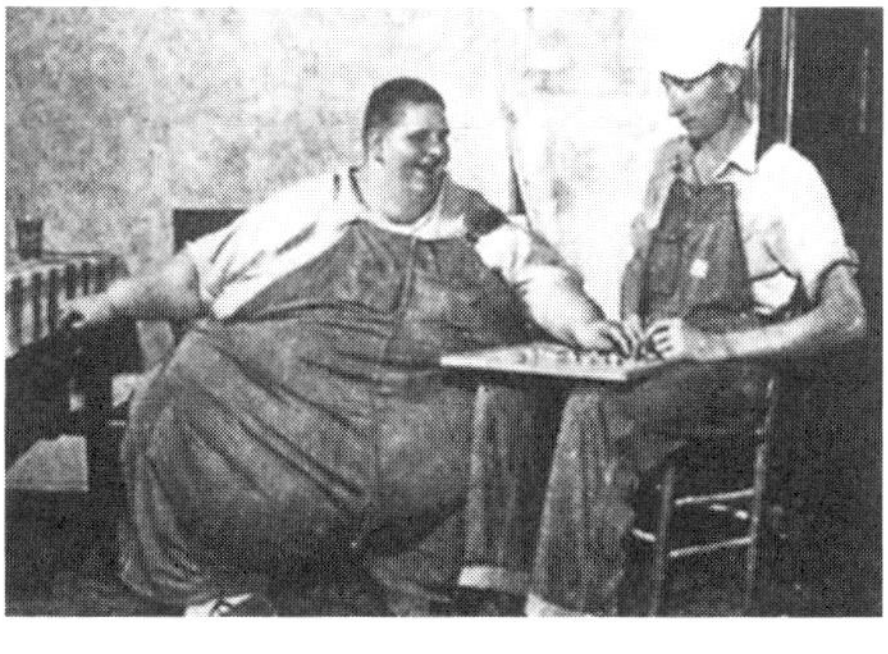

ロバート・アール・ヒューズ、半トンを超えた男のひとりで、534キロあった

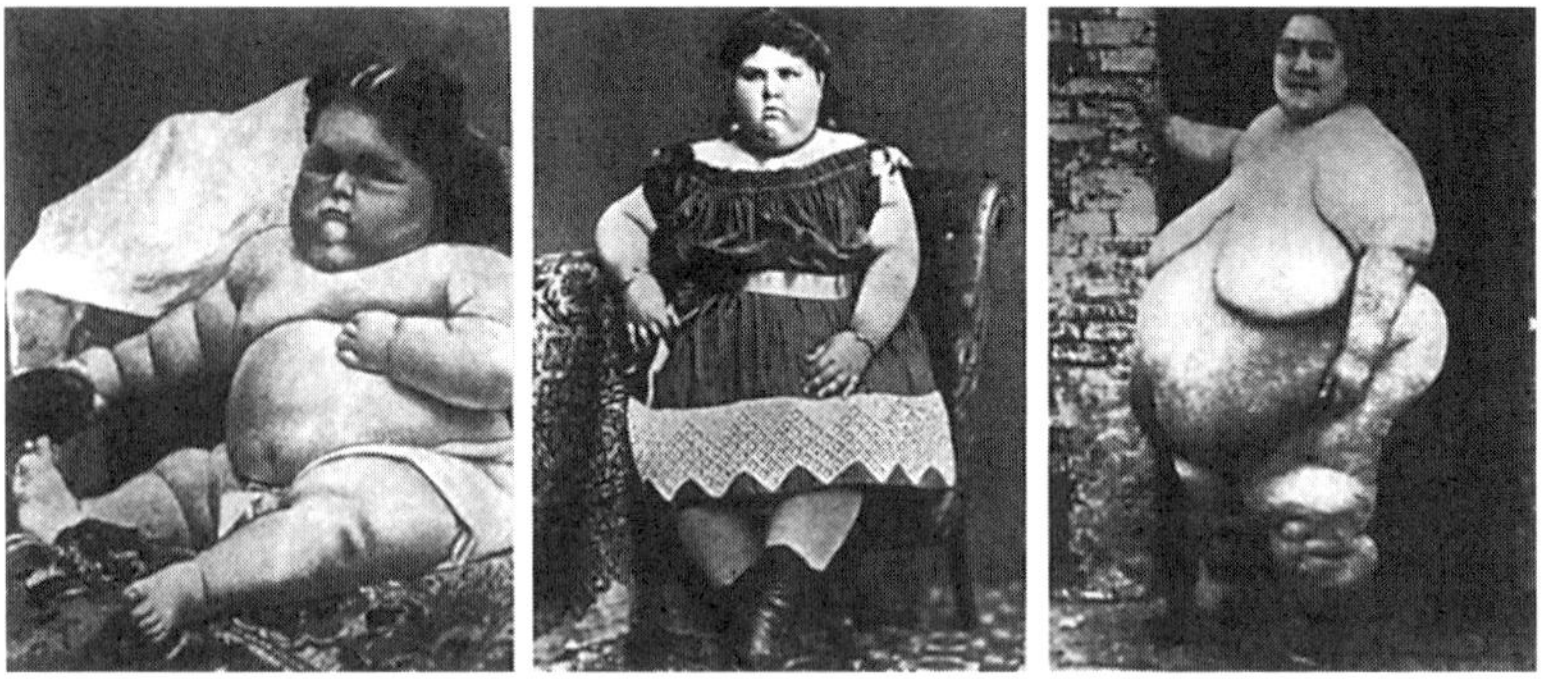

ミス・チェンバース、1歳で30キロ、9歳で105キロあった。これでも、いわゆる「弱き」性！

ひざにのせていられた人に景品を出したのである。さらに、見物人が舞台にコインを投げると、コインを集めながらお尻を見せるようにしたので、見物人はやんやの喝采を浴びせるのだった。

あらゆる新聞が報じるところでは、ジョリー・イレーヌが一九四五年一一月に入院していた病院のベッドから落ちたとき、体重三五五キロの彼女をベッドにもどすのに男が五人がかりで二七分かかったという。

ベイビー・ルースこと、本名ルース・スミスは、一九〇六年にインディアナ州のケンプトンで生まれ、早くから見世物の舞台に立っていた。彼女の母親も肥満体で、三〇〇キロの体重をかかえてアメリカ中を回っていた。ある日、妹の家をたずねた彼女は、ジョニー・アリーと同じ災難にみまわれ、家の床を踏み抜いてしまった。巻き上げ機のついた滑車を使って、どうやら穴から引っ張り出したが、彼女もやはりジョニー・アリーと同じ悲劇的な最期を遂げた。腫瘍のために入院すると、外科手術ののちに気分が悪くなり、昼食にとったものをもどした。重すぎて寝返りがうてなかったため、彼女はもどしたものをのどにつまらせて窒息死した。一九四二年にルースが死んだのち、夫は悲しみに暮れていたが、妻の不朽の名声を後世に残そうとするかのように、妻とその棺を霊柩車にのせるのに一六人の男が必要だったと、何年間も繰り返し語ったものだった。

メンフィスのM・スティールと、ドリー・ディンプルの名で知られたセレスタ・ゲイヤーは、モンスターの世界を抜け出し普通の人々の世界にもどることに成功した、きわめて珍しいケースである。

M・スティールは四〇歳のとき、夫に子供を授けるためにやせる決心をした。一九ヶ月のあいだ、彼女はいっさいの食物をとらず——ただし一日中、水とブラックコーヒーとある種の「科学ドリンク」をまぜたものを飲んでいた——二一四キロから九一キロに体重をおとした。彼女の目標は七〇キロ以下に減らすことだった。

ドリー・ディンプルことセレスタ・ゲイヤーの場合、胸囲二・一メートルというその丸々と太った身体そのものが、彼女が出演していた見世物の呼び物であった。一九五〇年、彼女の二八一キロの体重は一日に三百ドルのもうけをもたらした。多くの求婚者がいたにもかかわらず、一九二五年、オハイオ州シンシナティの生家のとなりに住んでいた一家の息子であるフランク・ゲイヤーと結婚した。たちまち多額の金を稼ぐと、セレスタ＝ドリーはフロリダに、どんなハリケーンにもびくともしない立派な家を建てた。床は彼女の重さに耐えられるようにコンクリート製で、椅子やソファーやベッドは鋼鉄の骨組みで作られ、床に固定してあった。ドアとトイレは驚くほど大きかった。食堂のテーブルも、彼女の日常の食事を並べることができるように、かなり広々としていた。肉二・五キロ、パン四個、じゃがいも二キロ、牛乳八リットル、菓子、アイスクリームなど彼女の好きなデザートが、食卓に並んだ。

当時は彼女の夫も、女房をショーに出演させていた。ところが二つの出来事が、彼女とその夫の会計係の日常生活を一変させてしまった。一つ目は、ドリーが太りすぎて動くのも難しくなった

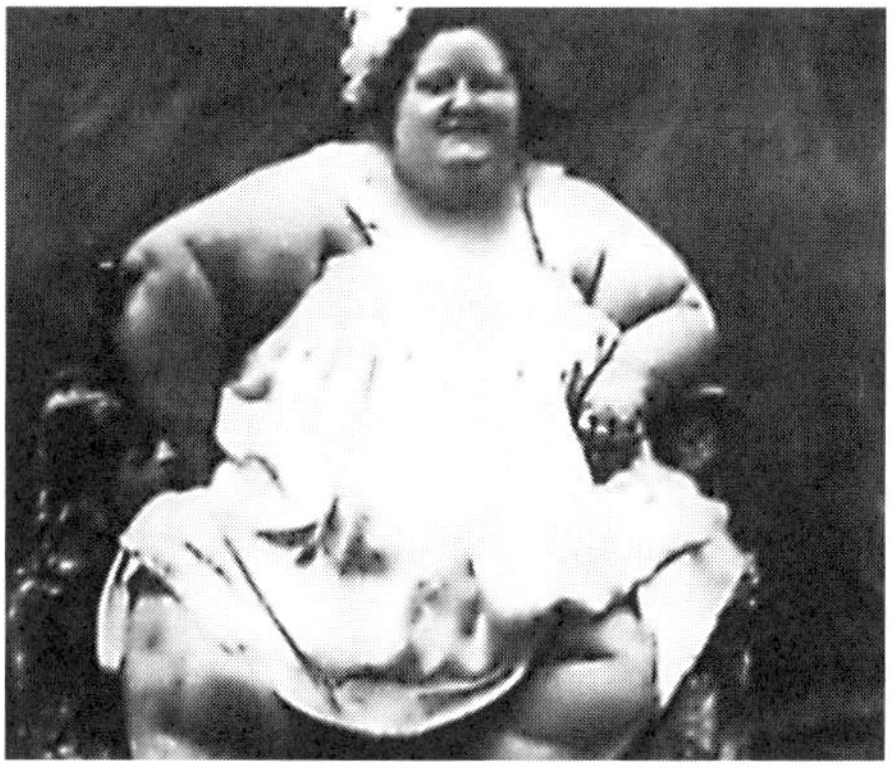

ベイビー・ルース、407キロ

ばかりか、脂肪のせいで呼吸するのが困難になったことである。診察した医者たちの診断結果は、「やせるか死ぬか」というものだった。

二つ目の予想外の出来事は、ドリーがやせた女を好む男性にほれてしまったことである。

この二つの理由が重なって、彼女は豪勢な食事をやめ、八〇〇カロリーを超えない質素な「軽食」をとることにしたのだった。一四ヶ月のあいだに、彼女が変身するのにそんなに長く待てなかった愛人を失ったが、体重を一八〇キロ減らすことができた。肥満として人気を集めるために必要不可欠な条件を満たさなくなったため、彼女はマダム・セレスタの名で手相見の商売を始めた。彼女はガラス玉をのぞいて運勢を占うことができるようになった。実際、信じられないことだが、一九六七年にはサイズ三八の服が買えるようになり、体重は五〇キロになっていたのである。

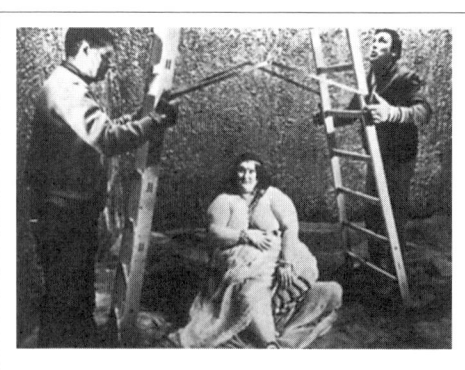

ルシア、210キロ

肥満家クラブ

小人や巨人がしばしばグループを作ろうとするのと同様に、ほとんど世界中どこにでもいる肥満たちは、「体重の友愛」を深めるための団体に加入している。

その一つは、昔は有名だったが今は消滅しており、成立は一八九七年にさかのぼる。体重一八〇キロの居酒屋

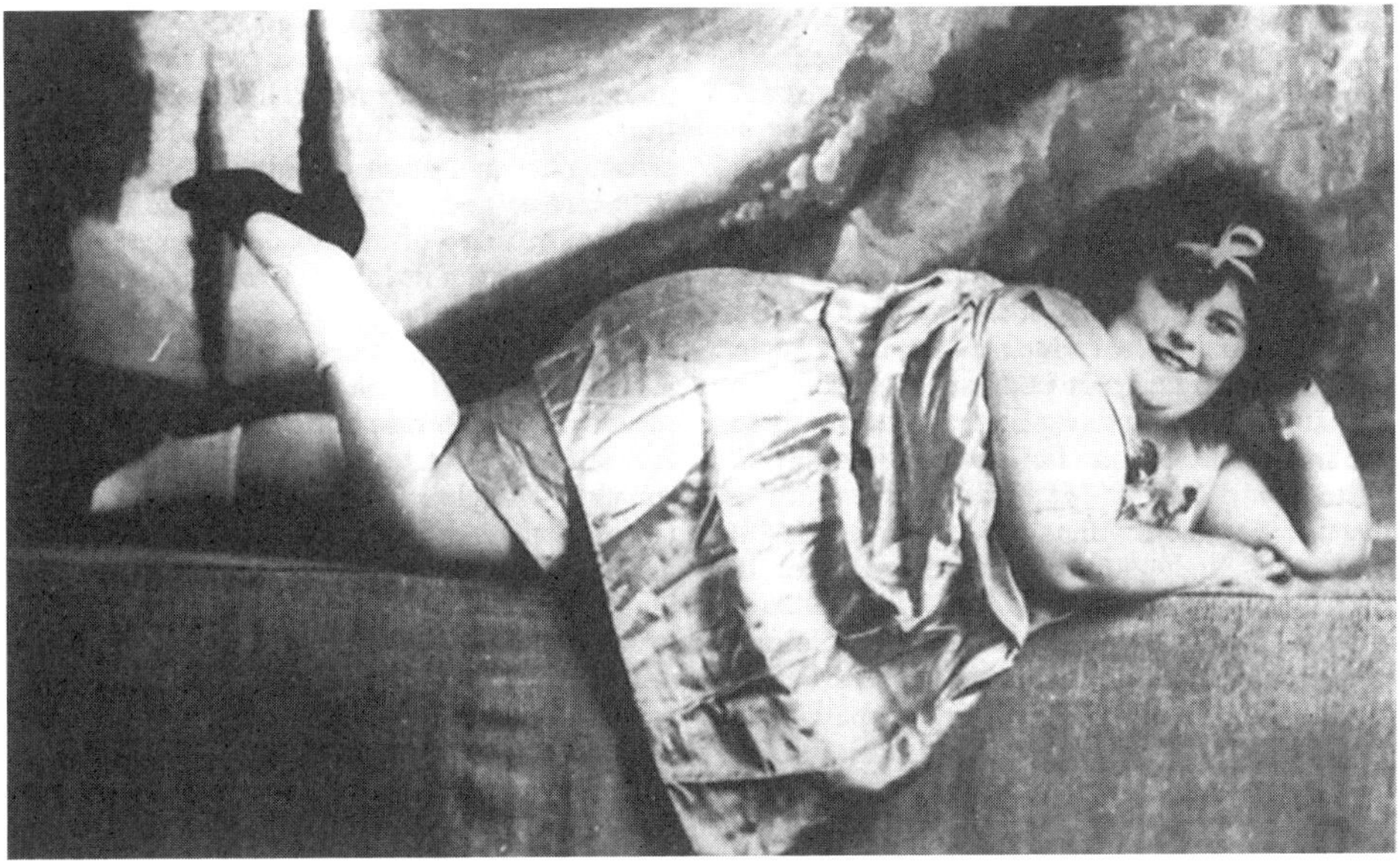

セレスタ・ゲイヤー、別名ドリー・ディンプル、281キロ

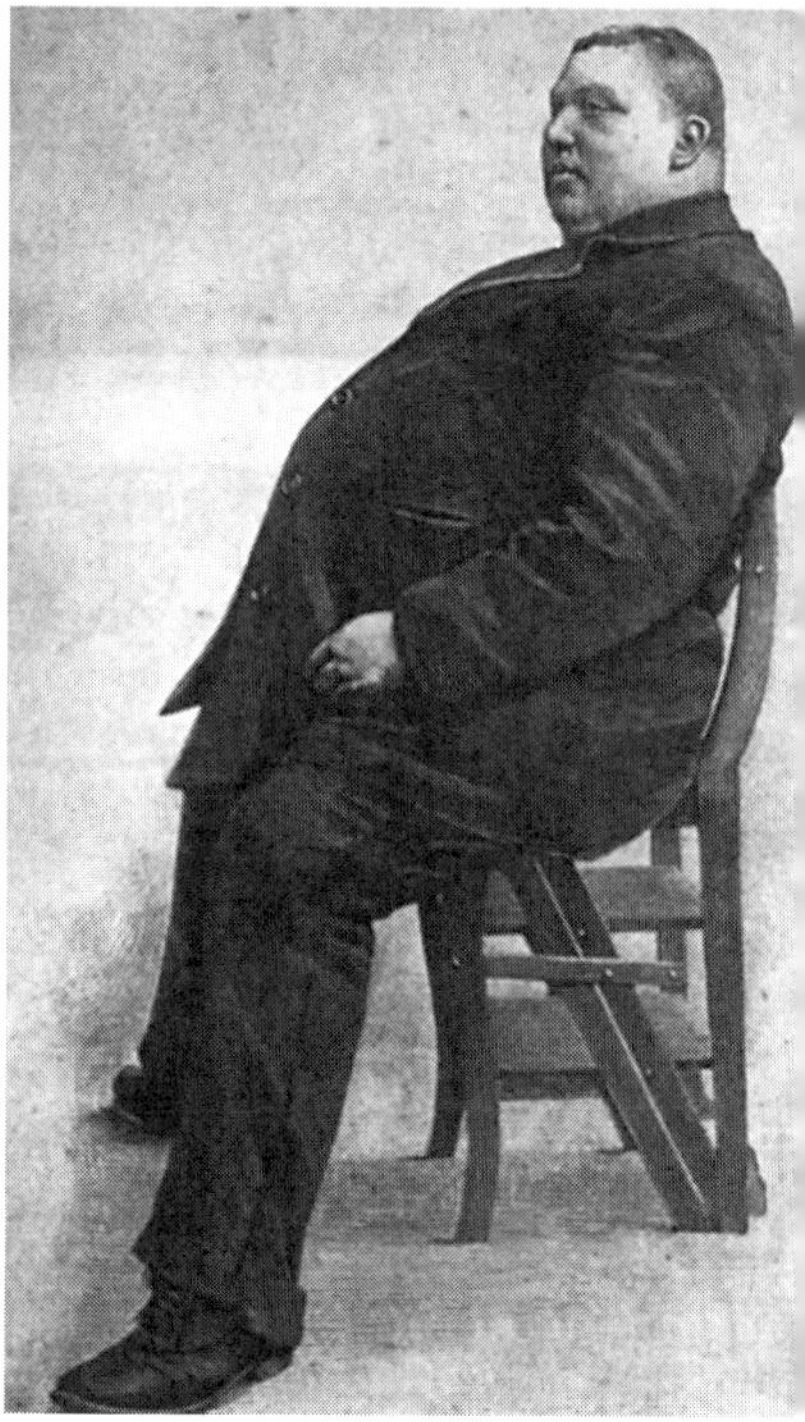
最初の「肥満家クラブ」の創設者、フェッシュ氏

の主人フェッシュ氏が団体の設立を思い立ったのは、珍妙な災難にたびたび見舞われたことが原因であった。彼はサン＝モール街に住んでいて、何台もの馬車のスプリングをつぶしてしまったのをパリ中の御者に知られてからというもの、徒歩で自宅にもどらなければならなかった。この不愉快な出来事によって、彼はのけ者にされたような気分になり、会員のあいだで親交を深めるためのセンターを作る目的で、「太っていることを誇りにする肥満家クラブ」を設立した。クラブはたちまち成功をおさめたが、それはもちろん「大」成功といえるものだった。

フランシスク・サルセーに関する辛口のエピソードを紹介しよう。この著名な文学者は、このクラブに加入してまもなく、「その友愛は偽りであった」としてクラブから追放された。審査員たちが述べているように、彼は太っていることを誇りにするそぶりも見せず、そればかりか恐るべきことに、密かな目的、すなわちもちろんやせるために、菜食主義者になったのである。

肥満者の生活の苦難

今日もモンスターのショーは続いている。有名なパリのトローヌ市では一九七八年になっても小人や巨人や肥満が見られた。

肥満はとりわけアメリカでは非常に数が多く、彼らがすべてショーに出演できるわけではない。そのため彼らは、いつも笑い者になっていることに反発している。

彼らは公共交通機関を利用するのが難しく、衣服、家具、仕事など日常生活に関して、とりわけその生活が一般社会から隔離されたところで営まれるとなると、いろいろな問題が生じる。最近の例ではハーヴェイ・ワイズが一九七七年一月に、小切手を偽造したかどで四ヶ月の禁固刑を言い渡された。体重が二〇三キロあるハーヴェイ・ワイズは、保釈を願い出たが、その理由として、監獄には自分の体のサイズに合ったベッドがないこと、シャワー室に入れないこと、すでにたくさんの便器を壊していることをあげた。判事は主張を譲らなかったが、刑務所長は自分の服を着たままでよいと認めなければならなかった。彼に合うユニフォームが一つもなかったのである。また彼が眠るために床に直接何枚もマットレスを敷かせ、刑務所の配管工に頼んで床に穴のあるトイレを作らせた。

肥満、世界的害悪

ハーヴェイ・ワイズは極端な例と思われるかもしれないが、決してそんなことはない。地球上に住む人々の三人に二人が満足に食べられないというのに、肥満はおそらく現代文明が生み出し、最も広く蔓延している病なのである。

一九〇四年、スウェーデンの役人たちは肥満者に対して累進税をかけることにした。彼らの計算によれば、市民が街路を「無税で」通行できる通常の体重は一三五リーヴル（一リーヴル＝半キロ）までであった。この数字を超えると、追加の税金が課せられることになった。

このような命令は、幸いなことに当時のスウェーデン政府の承認を得られなかったが、多くのエコノミストにとって馬鹿げた話に思えるかもしれない。しかしながら、肥満は世界的な問題なのである。

たとえばドイツでは、この問題はきわめて深刻である。人口の半分近くが肥満になっているのである（男性四七パーセント、女性五五パーセント）。こうした肥満の広がりは、医療費と労働時間の損失という点で、ドイツ政府に年間七〇〇〇億円の出費を強いており、当局者たちの頭痛の種になっている。一九七七年にフーバー厚生大臣が、この害悪を根絶しようとして、「グレース（脂肪）ではなくグラース（優美さ）を」というスローガンで、全国キャンペーンを展開した。そしてドイツの大きなレストランの支配人や料理長に手紙を送り、もっとバランスのよい食事を出して政府の活動に協力するよう促した。一二の大都市が大臣の後援を得て、栄養学者や料

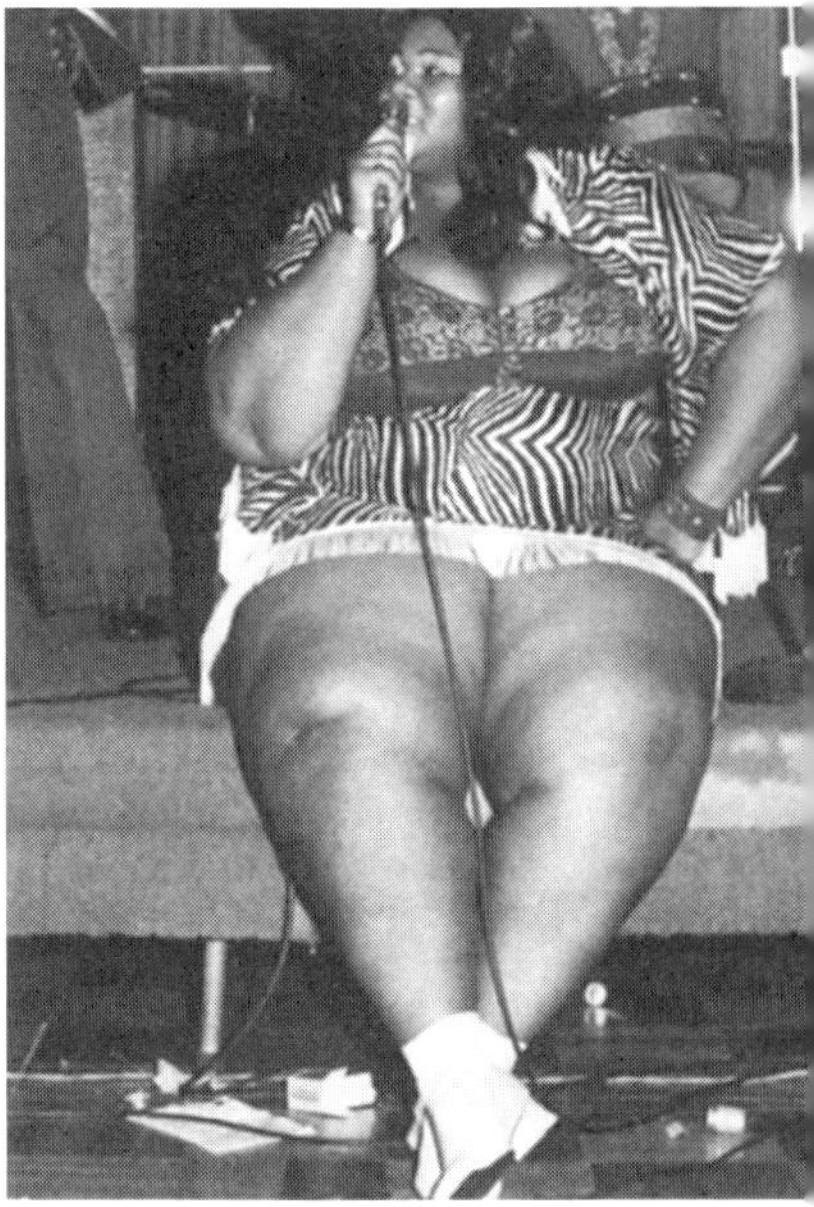

アメリカ人 100 人につき 30 人が肥満であると考えられている

理人や企業のトップを集め、この害悪と戦うための措置を検討した。

ドイツ女性の平均胸囲は九七センチでヨーロッパで最も大きく、有名なブラジャーメーカーは、「男性は丸ぽちゃの女性がお好き」というコピーで宣伝を展開していた。この企業は多数の委員会から事実上、有罪を宣告された。ルフトハンザ航空は思いがけない行動をとった。航空機が重量オーバーにならないように、国内線の乗客を搭乗させる前に体重を量り、重すぎる人には特別料金を課すことにしたのである。

専門家によると、アメリカでも肥満は人口の二五パーセントから三〇パーセントにのぼっており、心理的に重大なトラブルを引き起こしているだけでなく、社会生活や職業においても深刻な結果を招いている。多くの企業が肥満の人を雇いたがらないのである。

以上様々な理由から、アメリカの肥満者たちは数年前にNAHFA（肥満援助協会）を設立した。この団体は、体重一五〇キロのエリザベス・フィッシャー会長のもと、職業における平等の権利を要求し、肥満を見世物にしてはならないという考えを法律で認めさせようとしている。

しばらく前から、肥満した人は、食物が完全に消化されないうちに体内を通過するように、一定の長さの小腸を切除する手術を受けられるようになった。この手術は大変危険である。なぜなら、太った人はたいてい心臓が弱っていて、麻酔が命取りになることがあるからである。この手術によって生じるもう一つの問題は、二、三時間おきにトイレに行かなければならないことである。

骸骨人間

有名なやせっぽち

やせっぽちは肥満より数は少ないが、縁日の見世物やサーカスでは「骸骨男」の名で登場し、歴史上有名な先駆者たちもたくさんいる。

紀元前四世紀半ばのギリシアの将軍アルケストラトスはあまりやせていたので、捕虜になり、はかりにのって身代金の額が決められるとき、勝利者たちは一オボロスの価値しかないと認めた。

同時代にギリシアの滑稽詩人フィリピデスのやせっぽちは広く知れ渡っていて、やせ細った人をさす俗語になっていた。

オーストリア皇后のシシーは太るのを気にして、食べ物をとらなかった。口にするのは野菜や果物のジュース

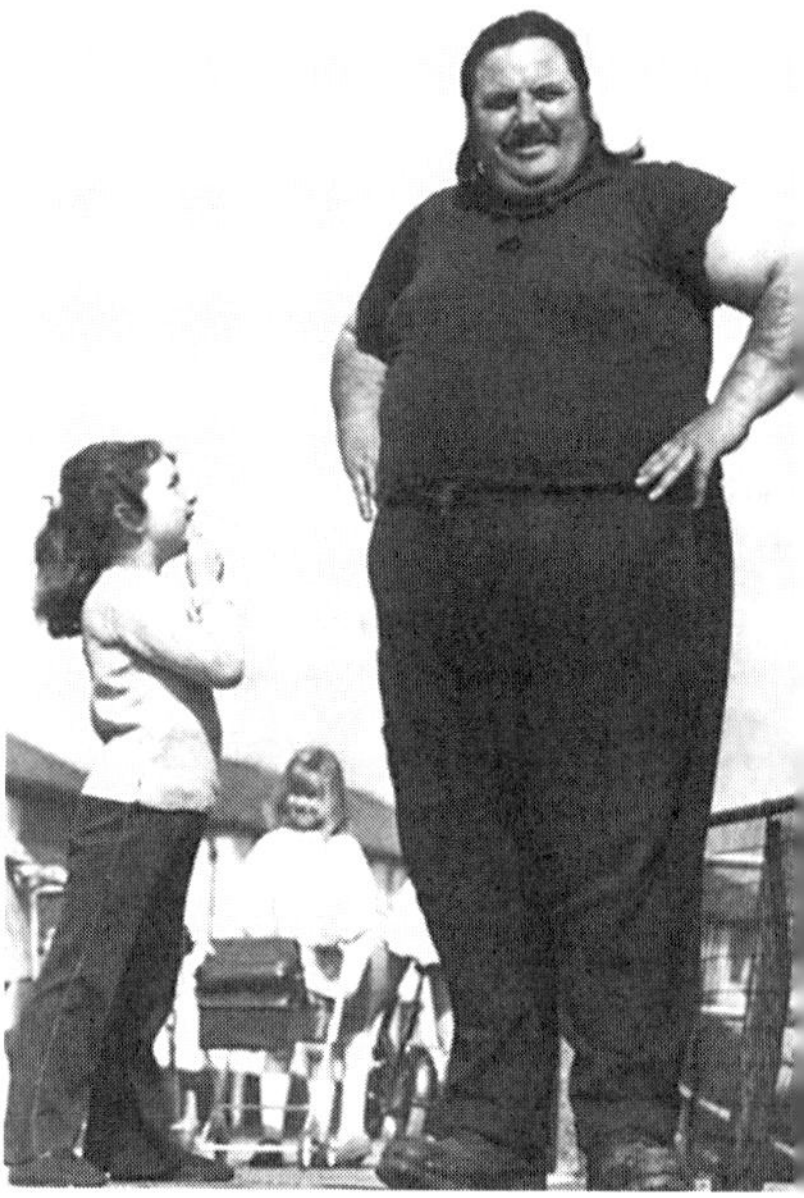

ドイツでは２人に１人が肥満の害悪に苦しんでいる

だけで、肉はすりつぶさせてその汁だけを飲んだ。常に絶世の美女とたたえられていたにもかかわらず、身長一七二センチに対して体重は四〇キロしかなかった。

二〇キロ以下の人々

「骸骨男」というネーミングは隠喩とはいえ、ときに実際の姿をかなり正確に表している。

昔の例で最もよく知られたものの一つは、一六二〇年にさかのぼり、その男が出演していた見世物小屋では、「インスブルックの背中の曲がった指物師」という名で紹介されていた。実際のところそれは一五歳の少年で、寝たきりで非常に弱っていたので、動くことはできなかった。

しかし、男性のやせの記録保持者は、フランス人のクロード・アンブロワーズ・スーラである。この記録ははっきり年代が確定されている。このトロア出身のチャンピオンは一七九八年にシャンパーニュ地方で生まれ、一八二五年ごろには「生きている骸骨」の名で、フランスとイギリスの見世物小屋に出演していた。スーラは身長一六二センチに対して体重は一六キロしかなかったが、それ以上体重を増やそうとはしなかった。毎日の食事といえばパン一切れとわずかなワインだけだった。上腕の周囲は一〇センチ、胸の厚さは八センチしかなく、そのため明るいところでは鼓動する心臓が見えるほどだった。それでもスーラは生涯を通じて完全に健康だった。

しかし一八七八年のある晩、イギリスで、のちにフランスからあらゆる種類のタイトルを奪うことになる女性が生まれた。実物のエックス線写真が残されているその女性、ローザ・リー・プレモンスは一六歳で、身長一五三センチに対して体重は一二・五キロしかなかった。

次に紹介するフランス人の人生は、語るも涙の悲しい物語である。ソローニュ出身のドミニク・カスターニャは、一八六九年に生まれたときからひどくやせ細っていた。青年期になっても大人になっても事態は好転せず、

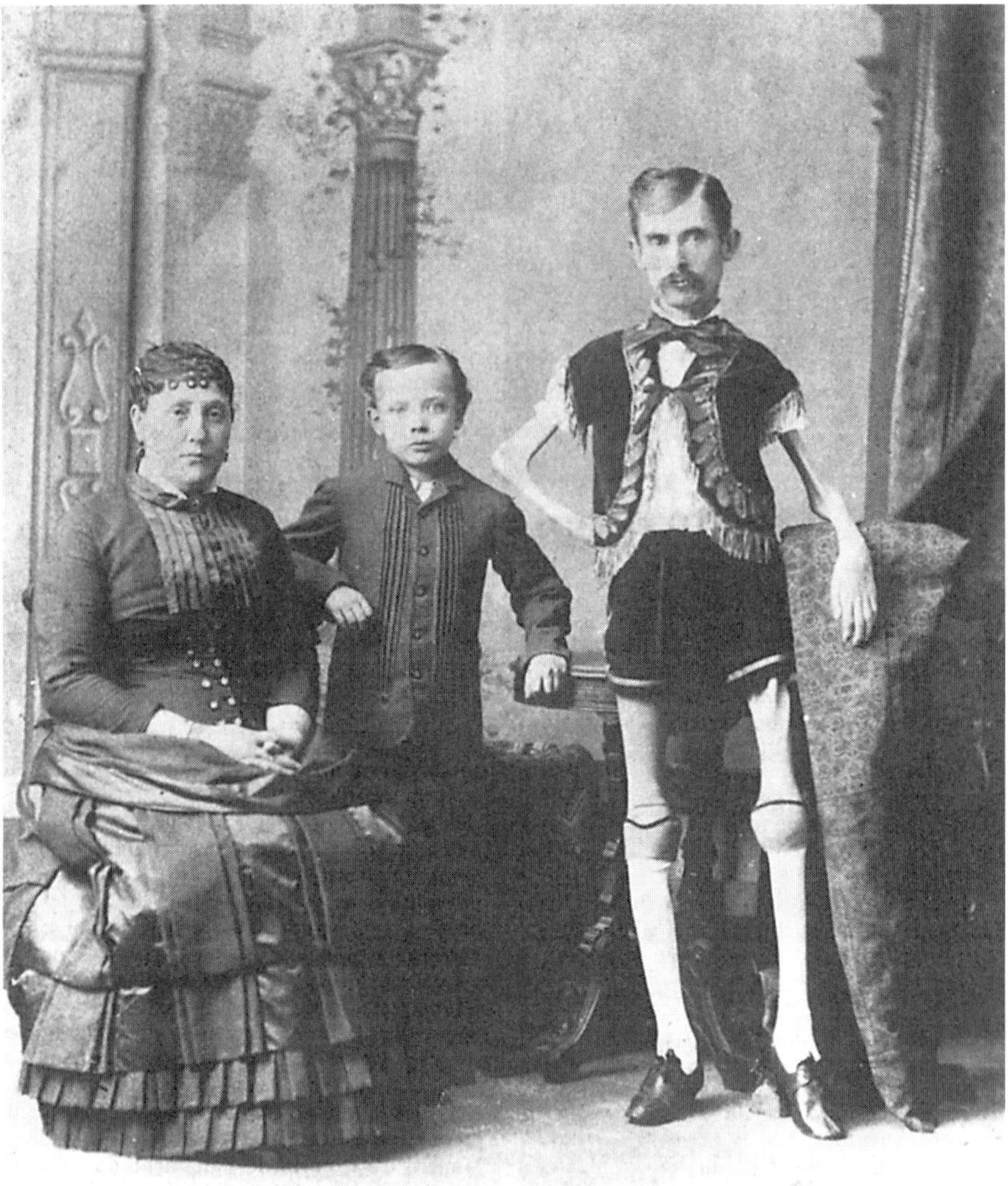

アイザック・スパーグス、20キロ

建築の勉強を終えたときには二三キロにも満たなかった。

彼は建築事務所に雇われたが、生活費を稼ぐのに苦労していた。一緒に働いていたクルーゼルという男がカスターニャにひどくほれこみ、世の中の人々もみな自分と同じくこの同僚に関心を持つだろうと考え、八ヶ月間説得して、カスターニャに定規とコンパスと鉛筆を捨ててサーカスの世界に入る決意をさせた。もちろん彼がマネージャーになり、一八九六年にマルセイユで、初めて自分のお気に入りを舞台に登場させた。それから二人はヨーロッパを何度か巡業した。カスターニャは真の成功を手にしたが、自分の境遇に嫌気がさし、またそれを利用しなければならないことにもうんざりしてしまった。ある晩、ベルギーのリエージュで舞台に立ったのち、彼はホテルにもどると首をつった。クルーゼルはこの出来事にひどいショックを受け、三七キロも太ってしまった。

心身のショックが人をモンスターに変えるとき

すでに見たように、極端なやせも肥満も心身のショックからおきることがある。たとえばカルヴィン・エドソンが骸骨人間になったのは、一八一二年の有名なプラッツブルクの戦いで精神的ショックを受けたせいであった。また一九〇〇年ごろに最も有名だった骸骨人間のうち二人が、鉄道事故でひどいショックを受けたために、モンスターの世界に入ることになった。

この二人の男、シープとモンローはもともと頑強で体つきもしっかりしていたが、悲劇的な事故のあと、肉がどんどん落ちて、驚くべきことに石のように硬くなってしまった。少しも動くことができず、頭から足まで硬直して、二人は生涯、彫像のようにかたまったまま、あちこちに置かれて見世物になっていた。

それから数年間、アメリカのショービジネス界にはこの二人以外にも、マッキントッシュ、ドリー・レーガン（別名「骸骨娘」）、スケルトンといった、やせ細って完全に硬直してしまった人々が登場した。

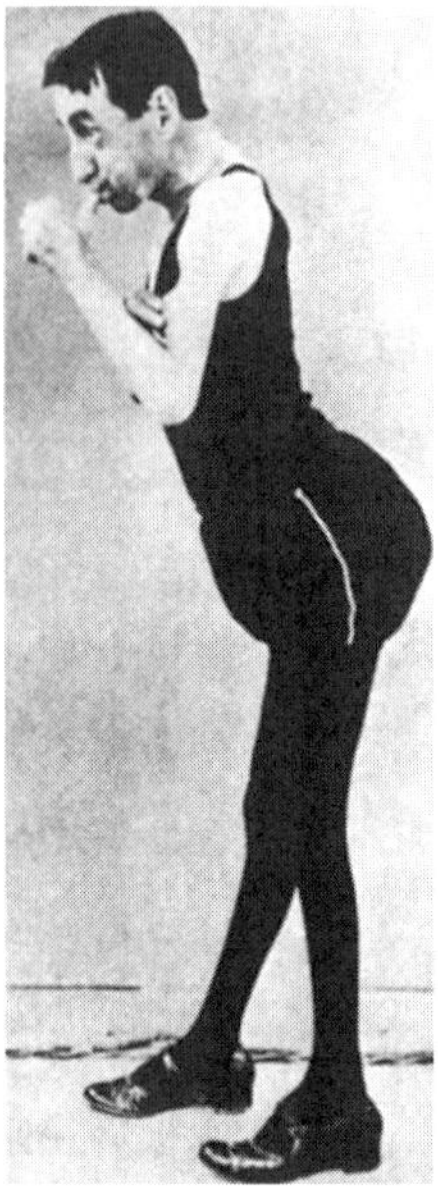

ピート・ロビンソン、
29キロ

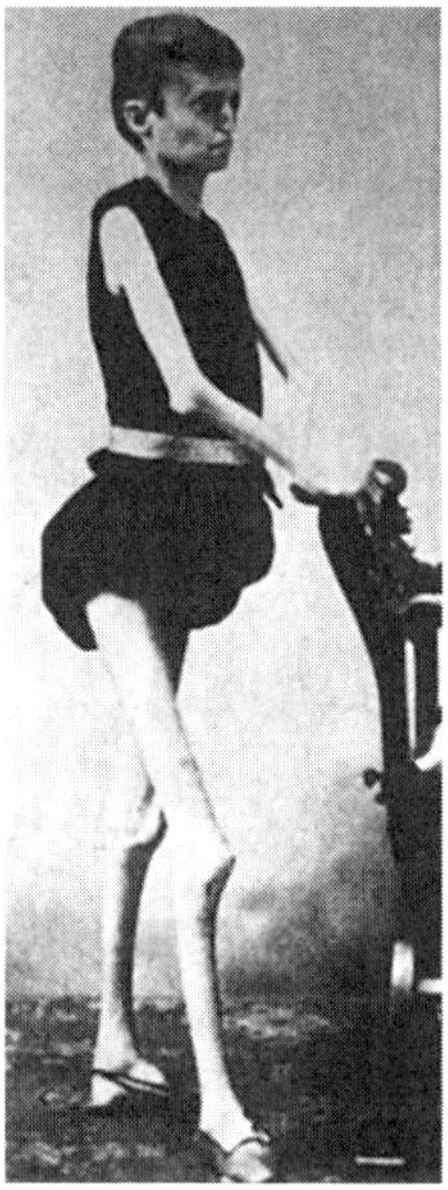

ドミニク・カスターニャ、
23キロ

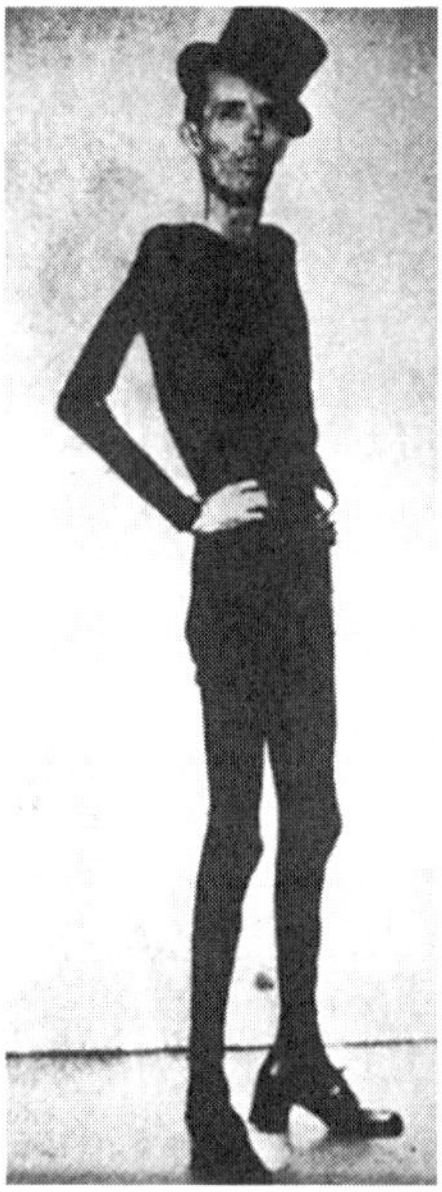

パーシー・ペイプ、
31キロ

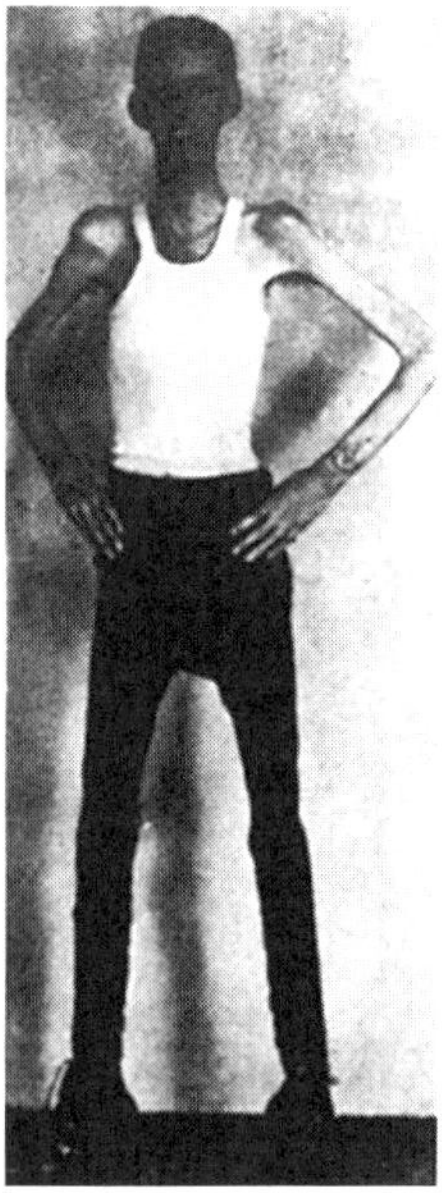

スリム・ジョン・マローン、34キロ

一九三二年にテネシー州で生まれたスケルトンは、非常にもろい骸骨人間だったので、マスコミは「ガラスの骸骨」というあだ名を進呈した。火事のとき、救助隊員に運ばれていたスケルトンは、隊員の手がすべって地面に落ち、数ヶ所骨折した。一九六二年に、腕や足の骨折箇所は七五にのぼっていた。

さらに、まったく特殊な骸骨人間もいる。彼の状態は一時的なものだったが、彼をそのような状態にした原因は驚くべきものだった。一九四八年六月一三日の朝、ジャック・オリアリーがカリフォルニアのロサンジェルスにある自宅で休んでいたとき、しゃっくりにみまわれた。夜になってもしゃっくりはとまらず、そのときはだれも、その状態が一九五一年まで続くとは思ってもみなかった。理由は定かではないが、発作は一週間とまり、それからまた始まって一九五六年六月一日まで続いた。この八年間に、医者たちの概算によると、彼は一億六〇〇〇万回しゃっくりしたことになる。発作がおさまったときには、体重はたったの三三・五キロになっていた。要するに、彼は一挙に、立派な骸骨人間の仲間入りを果たしたのだった。

でぶとやせは互いに引かれる

驚くべきことに、極端な者同士はどうしようもなく引かれ合うものらしい。手足のない女性が巨人と結婚したり、小人女がヘラクレスと所帯を持ったり、猿女が鰐男と結ばれたりしている。しかるに、骸骨男は肥満した女性をとくに好むようなのである。

かの有名なピート・ロビンソンはマディソン・スクエア・ガーデンで盛大な結婚式をあげ、彼の愛と二九キロの体重を、体重二三五キロのベティー・スミスに捧げた。一九三〇年、ジェラルド・リンディオフは生涯その心と四〇キロの体重を、三〇〇キロもある巨人女ベルト・リリーに捧げると誓った。ことわざにあるとおり、「幸せに生きるには何事も適切な大きさと重さが必要」なのである。

5　腕のない人、脚のない人、四肢のない人

単に動くことができないだけでなく、一般の人々にあるはずのものがないという、自然がとくに重いハンディを負わせたとしか思えない人々がいる。自然が彼らから腕を奪い、また別の者に脚を与えるのを拒んだのである。ごく若いころに手足を失った人々もいれば、大人になってから事故にあった人々もいる。しかし、それら障害者の多くは母親の体内にいるあいだにそのような体になったのであり、その原因は、染色体の異常から、妊娠中に母親が汚染されたというものまで、いろいろ考えられているが、全体としてまだはっきり特定されていない。

それら「きわめて特殊な人々」が、彼らにはできないと思われることを行ったり、彼らには不可能なはずの動きをしたり、何かを創造したりするのを、これからいくつもご覧いただくことになる。

さらに重要なのは、これから数ページにわたって紹介するように、障害者たちがとてつもない野心を持っていたことである。四肢のない人、腕のない人、脚のない人は人類の歴史に満ちており、彼らは不可能なことをやりとげるのに奇妙な慰めを見出していたようなのである。

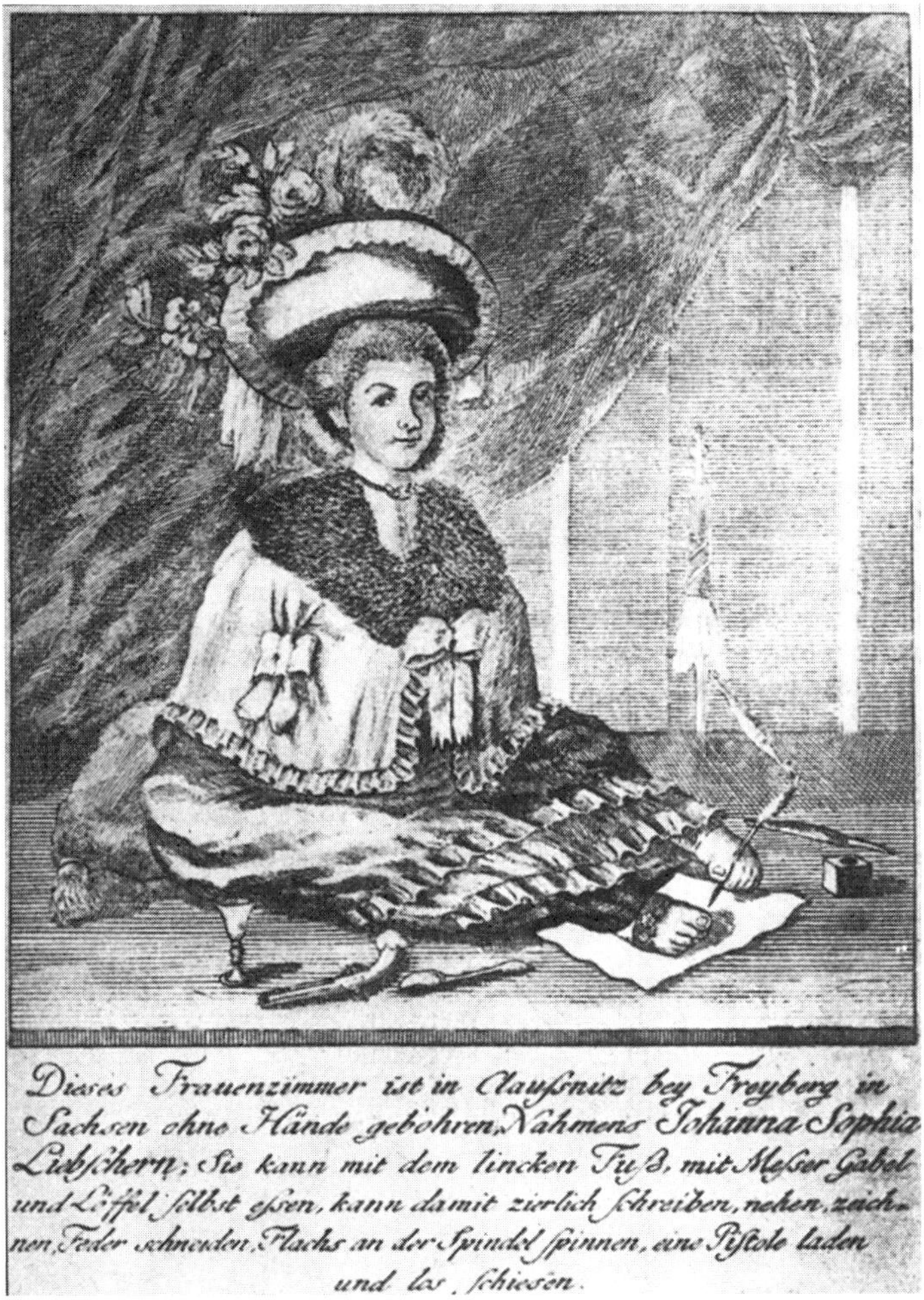
Dieses Frauenzimmer ist in Claußnitz bey Freyberg in
Sachsen ohne Hände gebohren, Nahmens Johanna Sophia
Liebschern; Sie kann mit dem lincken Fuß, mit Meßer Gabel
und Löffel selbst eßen, kann damit zierlich schreiben, nehen, zeich-
nen, Feder schneiden, Flachs an der Spindel spinnen, eine Pistole laden
und los schießen.

権力者たちはこのような風変わりな写本書記を好んで雇い入れた

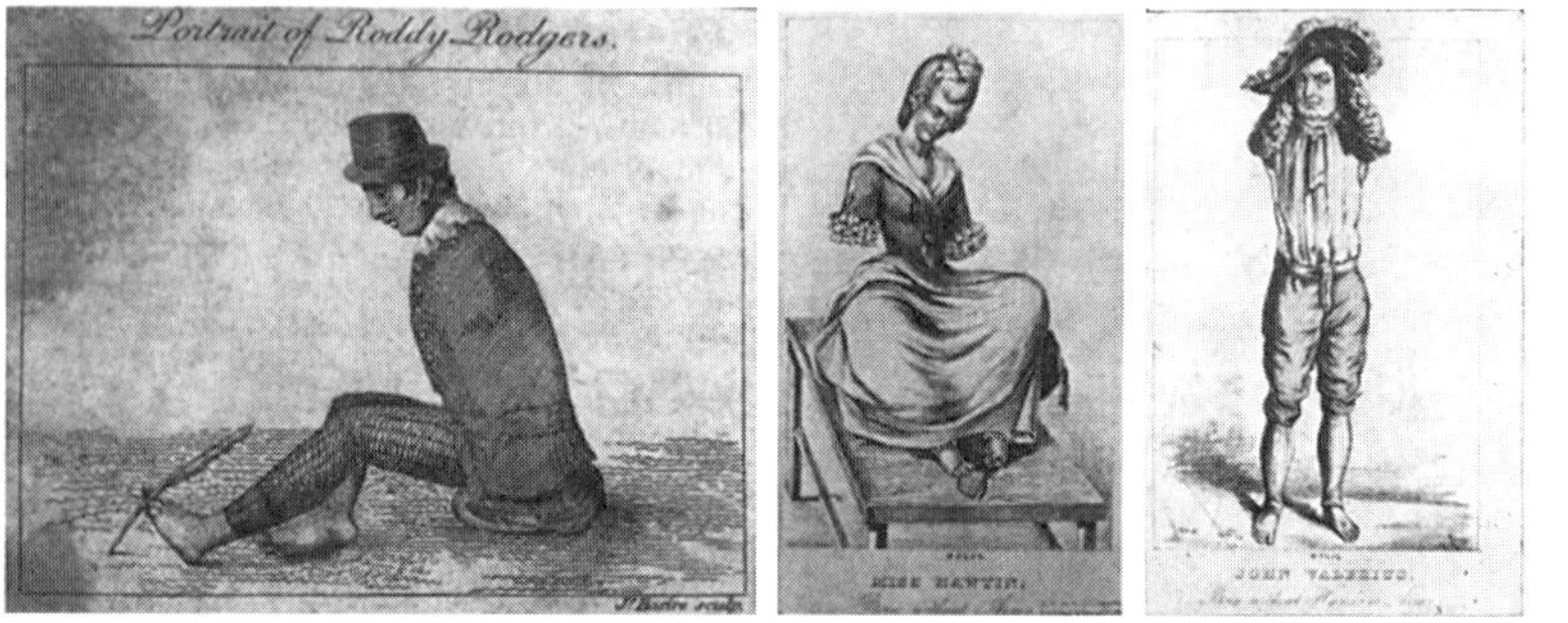

腕のない人の中には驚くほどの器用さを身につけた者がいた、ホーテン＝ジョン・ヴァレリウス

腕のない人

手の代わりに足を使うことのできる人々の大半は、非常に早くから、その道具を使うすべを身につけていた。

そのために彼らは、一般に自由自在に動かせるわけではない手足を、思いもよらないやり方で使いこなすようになった。驚くべきことに、歴史上、腕をなくした人々の多くが芸術や芸当の分野で活躍しているのである。実のところ、腕のない人は常に人々を驚かせてきた。二〇世紀初頭まで、ライプツィヒ、ニュルンベルク、ロンドン、チューリヒ、パリ、ウィーンといったヨーロッパの都市の市ではどこでも、そのような人々が多数見られたのである。

腕のない人々のあいだの競争は非常に厳しく、彼らはそれぞれ絵画、書、音楽などで独自の器用さを披露しようとした。サーカスとミュージックホールは先を争ってこの競争を繰り広げることになった。

腕のない人々の驚くべき器用さ

それら一風変わった芸術家たちのうち何人かは高い名声を獲得し

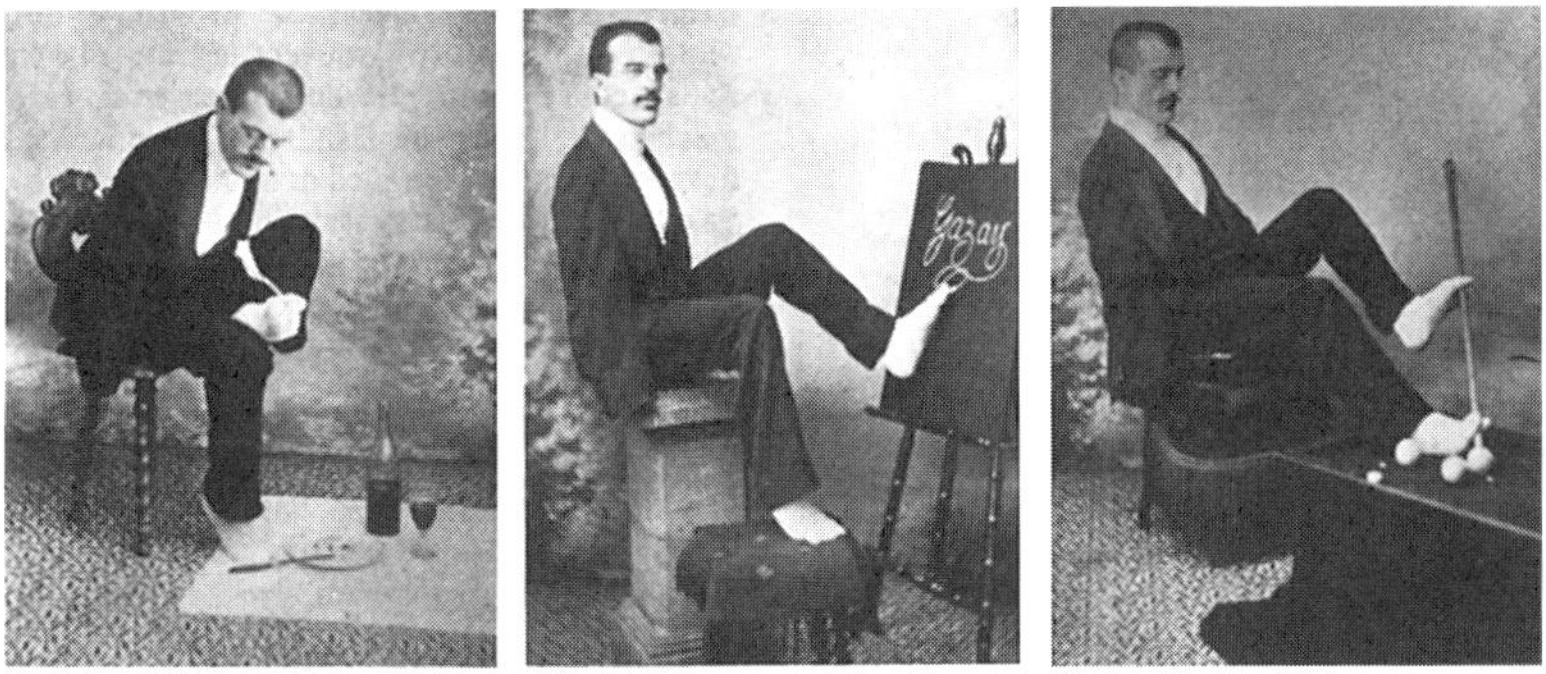

ガゼーは字を書いたり、食事をしたり、器用にビリヤードを行った

ており、その証拠に、各時代に彼らの姿をとどめた版画が多数残されている。

一六世紀と一七世紀には、イタリア人のアントニオ・モレッティ、ハンガリー人のジャン・ブリッグ、ベルリン出身のヨハン・ストッス、そしてかの有名なトマス・シュヴァイガーがおり、ルイ一四世や皇帝マキシミリアン二世などヨーロッパ各地の君主が、シュヴァイガーを宮廷に招こうとした。トマスは晩年の一五年間をファルツ選帝候のもとですごし、侯爵は画家や写字生として彼を重用した。肉屋の息子であったこの男は、足に羽ペンをはさんで巧みに操り、彼の書く形の整った美しい文字には、どんな写字生や作家もかなわないとされていた。

一八世紀によく知られた人々といえば、イギリス人の指物師でその作品が長いあいだ比類ない傑作とされていたジョン・チェーンバーズと、エリザベス・シムソンである。人々は先を争って、この女賭博師をテーブルに招き、足指の先で器用に素早くカードを配るのを見ようとした。ローマでは、左足で細身の長剣をつかむことのできたヴィニョという男が、恐るべき決闘の相手として知られていたし、ライプツィヒの市で人気の出し物は、スウェーデン人のトゥインブイ氏が自分の子供に哺乳ビンでミルクをやったり、おしめを替えたりするというもので、それを見物した人々はすっかり魅了され

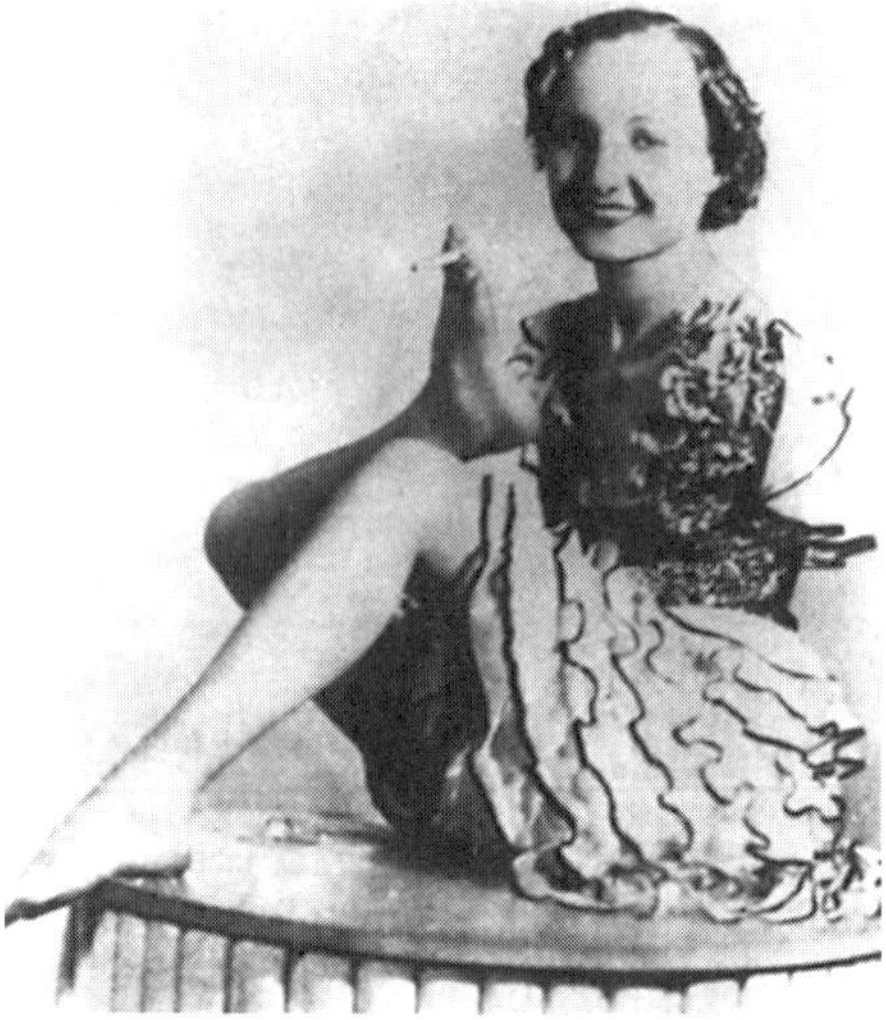

腕のない人々は実に器用である

たものだった。一九世紀初頭には、イギリス中がウィリアム・キングストンの器用さに感嘆した。彼は足を使って馬に鞍をつけ、同じようにして器用に牛の乳をしぼって見せたのである。

腕のない画家たち

一九世紀後半から二〇世紀初頭にかけて、腕のない画家がたくさん登場した。多くの者は口や足を使って作品を描き、本物の才能を発揮した。彼らの中でも、ジュネーヴのエメ・ラパン（ウサギちゃん）ことジャンヌ・ヴァールは、その才能と確かな技術で際立っていた。一八八〇年六月のある日、まだ子供であったエメは自宅の庭で、左足を使ってヒナギクをつんだ。それから右足を使い、花びらを一枚一枚はずしていった。それ以来、彼女の母親は、画家になりたいという、それまでは絵空事としか思えなかった娘の野心をかなえてやるために、あらゆる手を尽くすようになった。画家になる勉強をするために美術学校に入って見事な成績をおさめたのち、エメ・ラパンは当時最も人気のある肖像画家の一人となった。

とはいえ、腕のない画家で最も才能ある者といえば、やはり、異論の余地なくルイ・ジョゼフ・セザール・デュコルネである。彼は一八〇六年にリールで生まれ、若いころから絵画の素質を示していた。デュコルネの初期の素描に驚嘆したリールの美術学校の校長は、彼を生徒として受け入れることを認めた。数ヶ月後、その生徒がたいそう器用なことに驚いて、校長はパリに出て腕を磨くための金を彼に与えるよう、リール市当局とルイ一八世にかけあった。デュコルネが一八五六年に死んだとき、彼の絵はすでにルーヴル美術館、アラス美術館、リールのサン＝ルイ教会、コンピエーニュ城におさめられ、今日でもそれらを見ることができる。

腕のない音楽家

腕のない画家はもっとたくさんいるが、奇妙なことに彼らの多くが、この一つ目の才能に加えて二つ目の才能、つまり音楽家の才能も備えており、しばしばこの二つの分野で名声を確立していた。

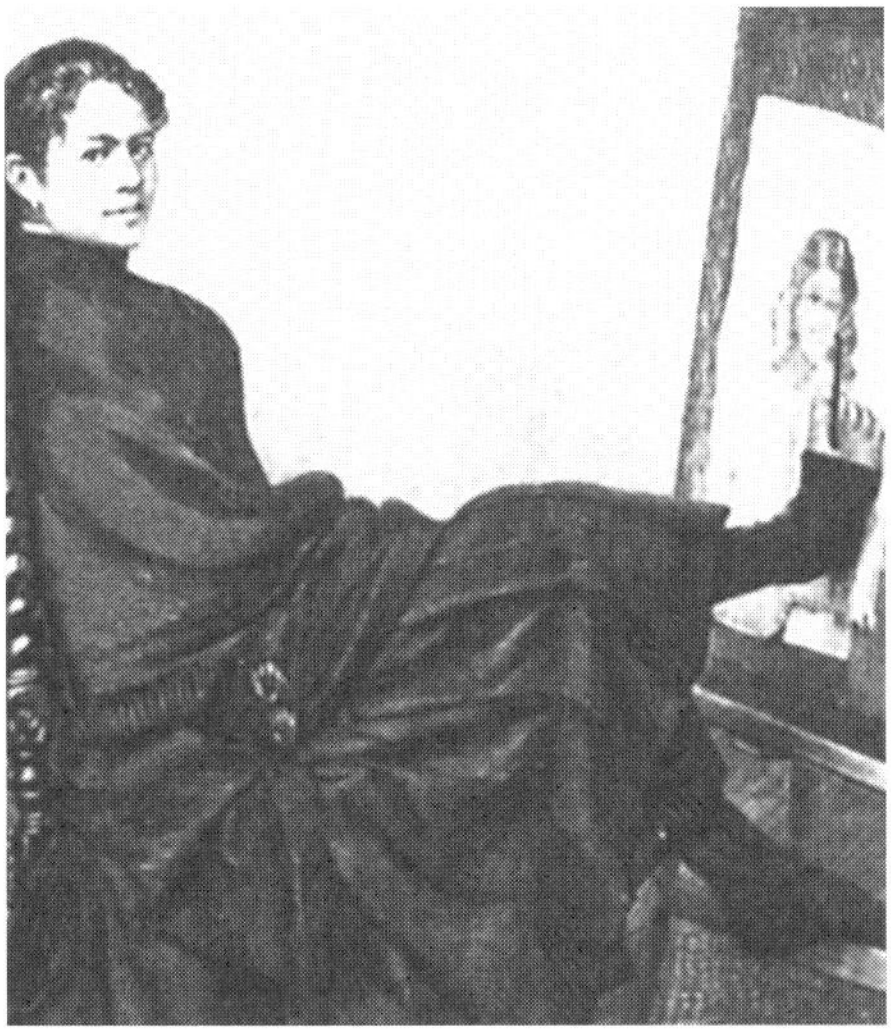

当時、最も偉大な肖像画家のひとりであった、エメ・ラパン

肖像画家として知られたゴットフリート・ディーツは、ザクセンの祭りになくてはならない人物で、国一番のアコーディオン奏者として人気を博した。ルイス・スタインコグラーはたびたびパレットをフルートに持ち替え、一九〇〇年ごろにアメリカ人のジェームズ・エルロイは絵画で名を馳せるいっぽう、トランペット奏者としても有名だった。

その才能によって同業の芸術家たちを顔色なからしめたのは、カール・ヘルマン・フンタンである。彼は小学校教師の息子として、一八四八年にプロシアで生まれた。出産に立ち合った

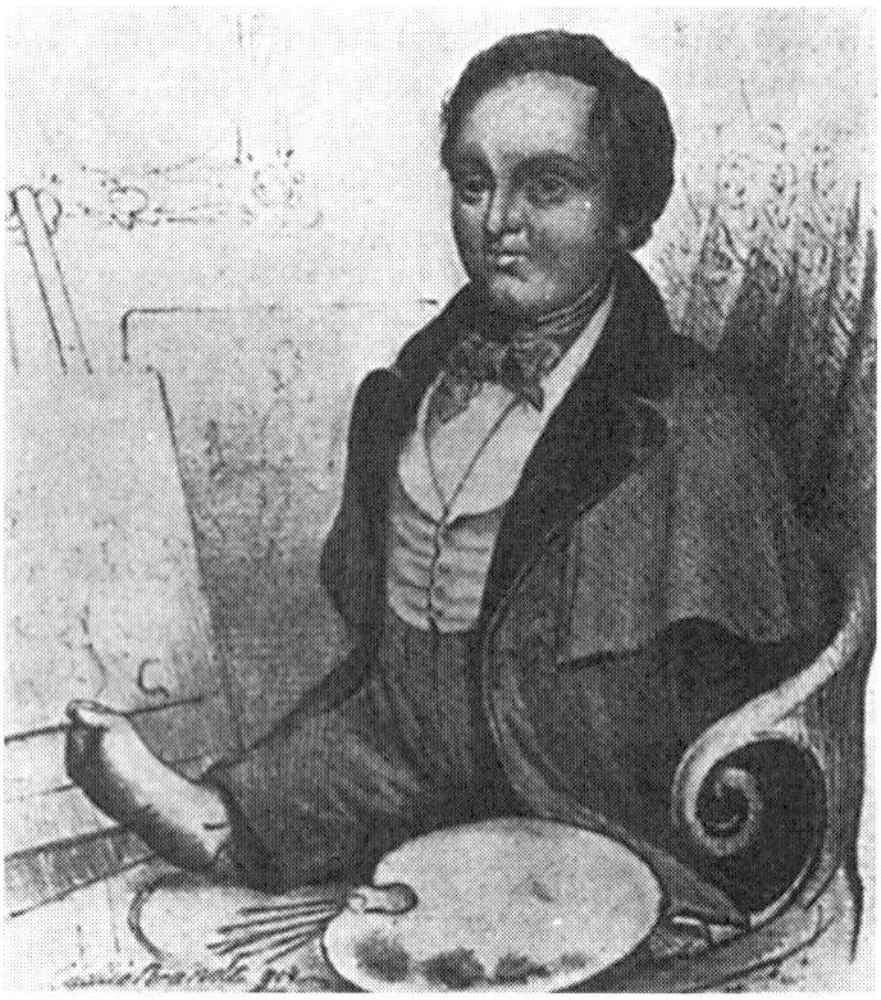

有名なセザール・デュコルネ

迷信深い産婆は、このような赤ん坊が生まれたのに驚き、半狂乱になって、父親に枕で赤ん坊を窒息させるよう勧めた。「神がこの子を与えてくださったのだから、この子を見捨てることはできない」、と父親はきっぱりと答えた。子供は一歳になると本能的に、足を使って食べ物や身の回りの物をつかもうとするようになった。六歳になると、文字を書いたり、同じ年齢の子供がすることはほとんどすべてできるようになった。四年後に兄弟の一人が死ぬと、彼は一家の多くの友人が、主は間違えて兄弟を天に召されたのだと言うのを聞いた。それで彼はますます懸命に生きようとするようになり、普通の人が決して身につけることのないことを学んだ。すなわち限りない忍耐である。彼は安易な生活に流されることなく、ヴァイオリンを独習する決心をした。

二年間、彼はヴァイオリンを正面のスツールに固定し、右足の指で弦を押さえながら、左足の指で弓を操った。息子が熱心に練習にはげむのを見て、父親は彼をライプツィヒの音楽学校に入れた。カールは卒業すると、本物のヴィルトゥオーゾになった。劇場支配人のカール・コロンはヴュルツブルクの演奏旅行に彼をともなった。彼は最初のコンサートで大きな成功をおさめた。聴衆はこの若者に魅了されて目を離すことができなかっただけでなく、彼の演奏もじつに見事で、偉大なヨハン・シュトラウスは一八六八年にウィーンで開いた一連のコンサートにおいて彼をソリストに迎えた。

このヴィルトゥオーゾは自分の並外れた器用さをもっとよく示すため、しだいに、自分のコンサートに別の要素を加えるようになった。そうして彼の舞台はコンサートホールから、演芸場やサーカスへと移ったのである。彼はいまやトランペットやコルネットを演奏し、トランプで手品を行い、タイプライターをたたき、透明のプールで魚のように泳いだり、カービン銃で的を正確に撃ちぬいたり、それ以外にも信じられないようなパフォーマンスをいくつも行った。ヨーロッパを巡業して回り、彼はたちまち国際的なアーティストとして認められるようになった。彼は二六歳になっていた。

カール・フンタンは社交界でも非常に人気があり、引っ張りだこであった。プラハのサロンでベスタ姉妹と知り合い、まもなく姉のアントニアと恋に落ち、二人は一八八三年に結婚した。

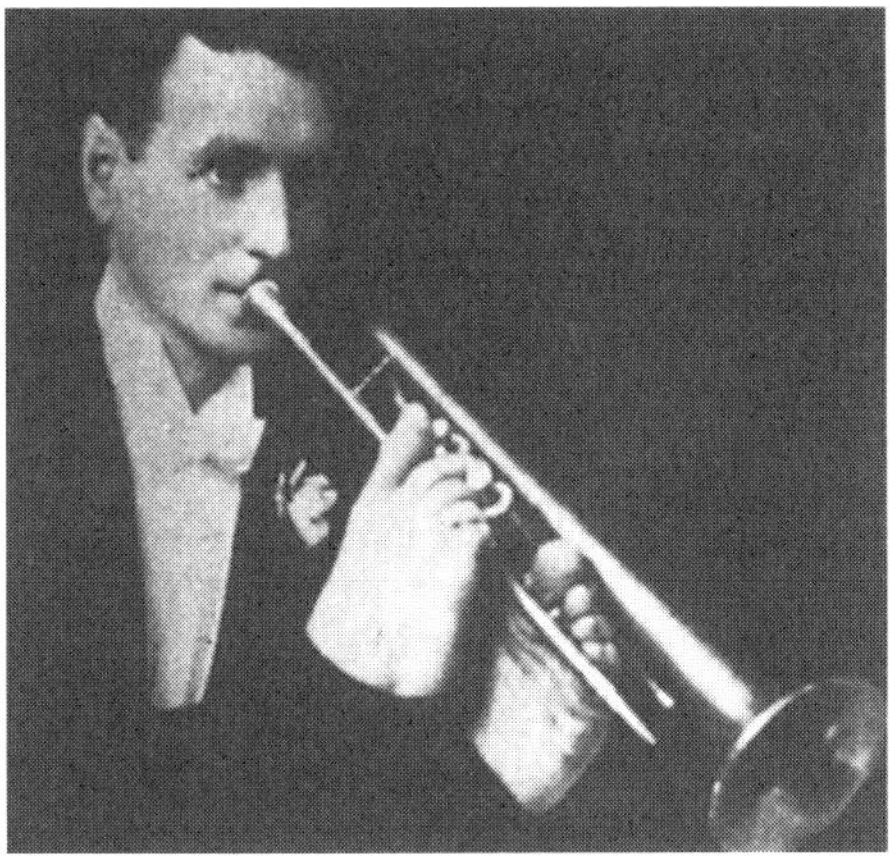

トランペットの名手、ジェームズ・エルロイ

一八九四年にアメリカへ向かったとき、大西洋を横断する船の中で、ドイツの作家ゲルハルト・ハウプトマンと知り合った。彼はちょうどそのころ、あの有名な小説『アトランティス』を書き始めていたところだった。ハウプトマンはカールの人となりに感銘を受け、彼をモデルにしてアーサー・ストフスという登場人物を作り上げた。一九一三年にこの小説が映画化されたとき、カールはデンマークに出かけ、彼がモデルとなった登場人物の役を演じた。ドイツにもどると、カールは実際に映画の主役を演じてほしいとの依頼を受けた。その映画とは、今で

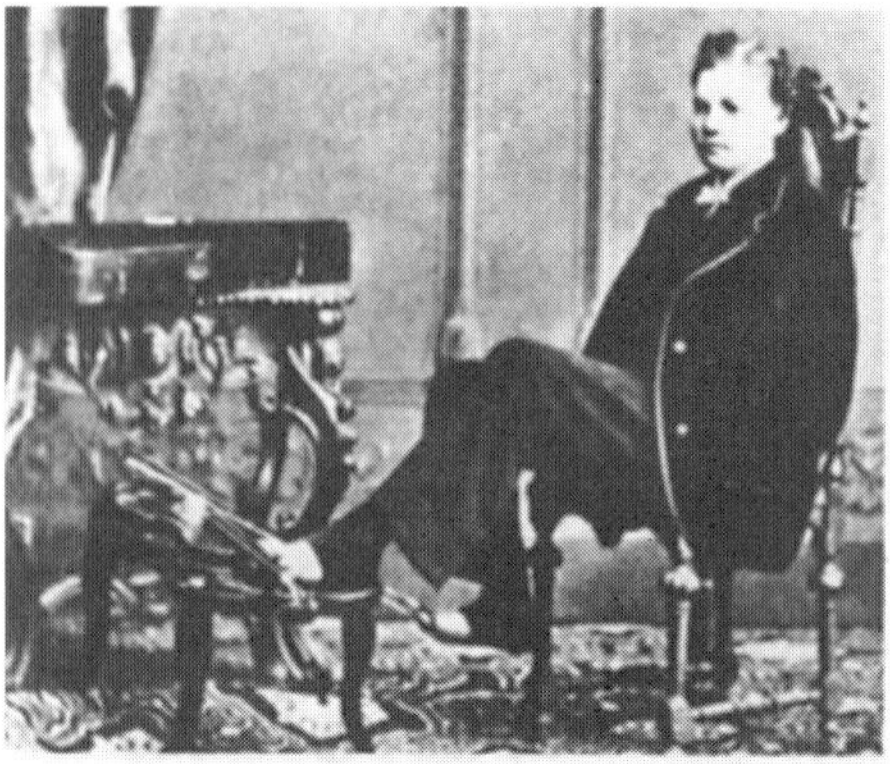

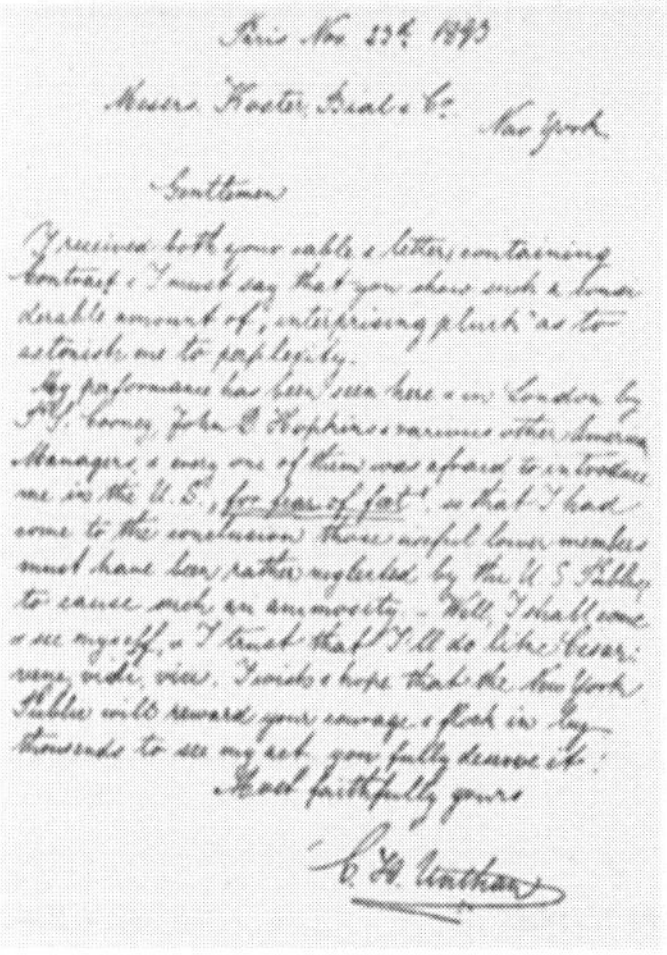

Paris Nov 23rd 1893

Messrs Koster, Bial & Co. New York

Gentlemen

I received both your cable & letter containing contract & I must say that you show such a considerable amount of "enterprising pluck" as to astonish me to perplexity.
My performance has been seen here & in London by J.G. Cooney, John D. Hopkins & various other American Managers & every one of them was afraid to introduce me in the U.S. "for fear of fat", so that I had come to the conclusion those useful lower members must have been rather neglected by the U.S. Public to cause such an animosity. Well, I shall come & see myself, & I trust that I'll do like Caesar: veni, vidi, vici. I wish & hope that the New York Public will reward your courage & flock in by thousands to see my act. you fully deserve it.
Most faithfully yours

C. H. Unthan

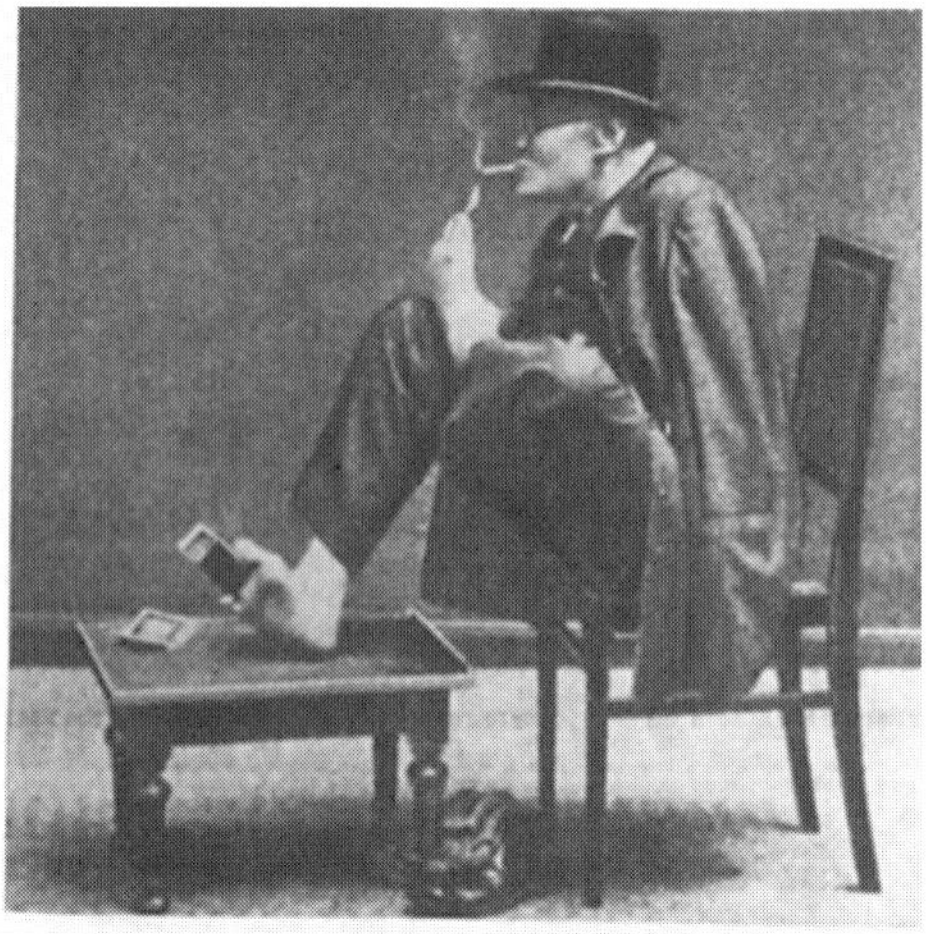

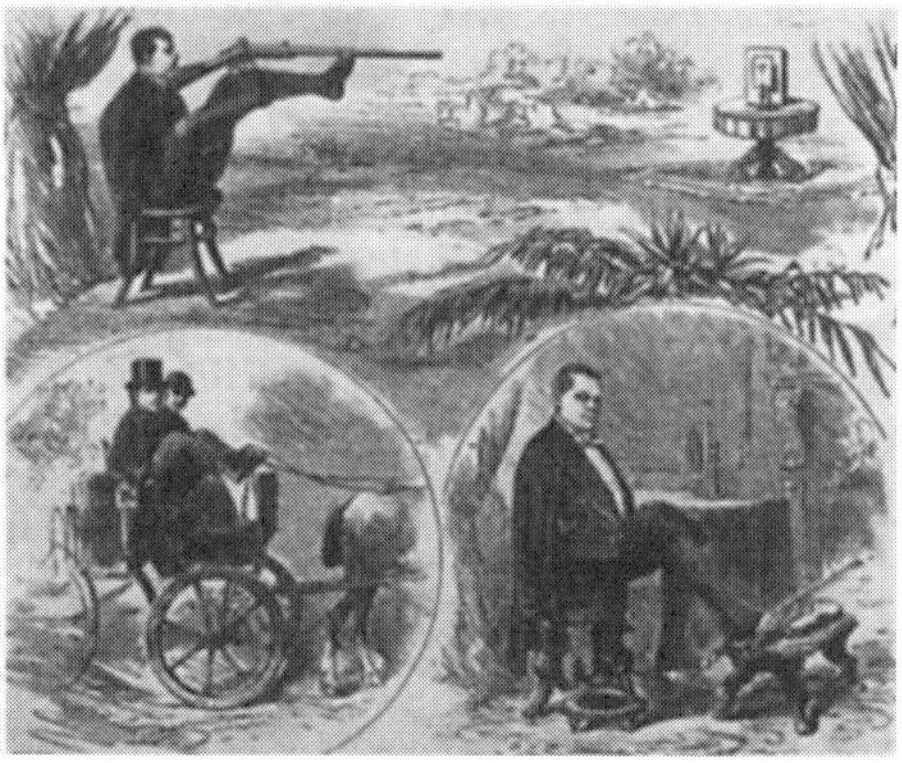

C・H・フンタンはヨハン・シュトラウスの楽団に所属していた。足を使って美しい文字を書くことができ、様々な分野で器用さを発揮した

は古典になっている『腕のない男』である。驚くべきシーンの一つに、ヒーローが水に飛び込んで溺れている女性を救出するという場面がある。

カールは泳ぎがうまく、パリの万博では見事なダイビングを見せて、毎日拍手喝采をあびていたのである。

その数年前に、ベルリンの科学アカデミーは多数の科学者を集め、のちに紹介する胴体だけの人間、コベルコフの症例を研究したが、今度もカール・フンタンを調べるため、ヴィショウ教授が呼びかけて五〇〇人の学者が集まった。教授は参加者たちに、腕のないヴィルトゥオーゾの足指が驚くほど発達しており、あらゆる方向に動かすことができるのを指摘した。参加者は腰の関節がどれほど発達しているか観察し、三日間討論して、次のような結論を導き出した。「自然に備わっているものは、意思によって作り出すことのできるものに比べたら、たいしたことはない」。フンタンの症例が示しているとおり、足の使用は忘れられた能力が発達したものと定義できるかもしれないのである。科学者たちがこの重大な議論をさらに深めようとしたとき、第一次大戦が勃発した。驚くべき腕のない男はそのとき六〇歳だった。彼はすぐに祖国へもどり、ドイツ軍に入隊しようとした。軍は彼の申し出を受け入れ、彼の名声を利用して、手足を失って病院に収容されていた何千人もの兵隊たちを元気付けようとした。彼の活動はかなりの成果を上げ、ヴィルヘルム皇帝が閲兵式でみずから勲章を授与した。

一九二五年にフンタンは回想録を出版した。戦後は世界的なインフレによって、当時最も有名な芸人であった男は八〇歳にして破産したばかりか、極度の耐乏生活を送らなければならなくなっ

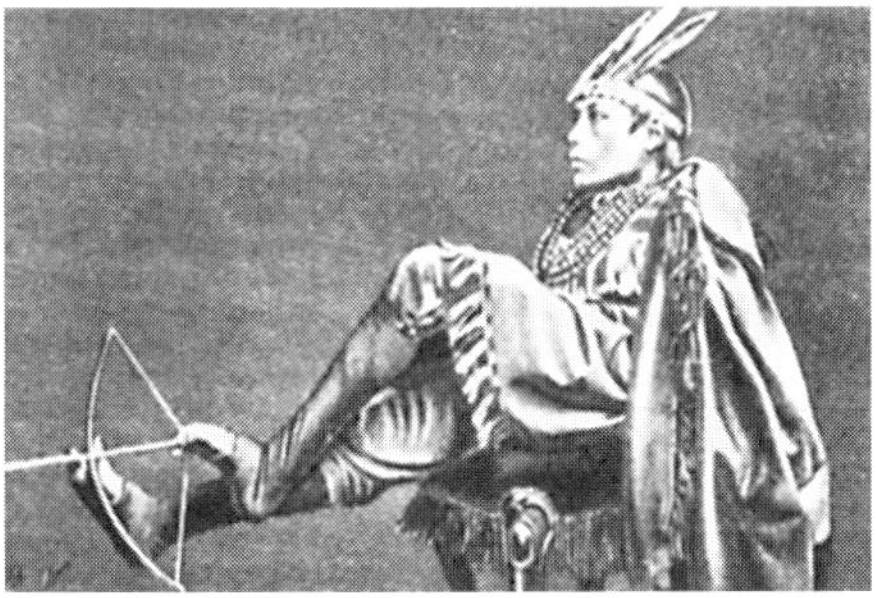

イロコイ族の弓の射手、ウォー＝ボゼス

た。

しかしカールは同時代の人々に強い影響力を持っており、ベルリン市長と帝国議会の議長の発案でブッシュ・サーカスが公演を行い、その収益がそっくり彼に送られた。

そうして彼は、晩年の二年間に悠悠自適の生活を送り、一九二九年に八一歳で息をひきとった。

脚のない人《キュル・ド・ジャット》

脚のない人の移動に関する小史

キュル・ド・ジャットとはやや通俗的な呼び方で、脚や腿から下がない人のことをいう。

彼らの歴史に関して書かれたものはなく、何世紀にもわたって彼らの存在は無視されてきた。

キュル・ド・ジャット（椀の底）というのはただの呼び名ではない。この言葉自体が特別な小道具の使用を意味している。それは障害者が座ったり移動したりするための「椀」で、数世紀にわたり整形用器具の代わりに使われてきた。

椀の起源ははっきりしないが、伝承によると、その使用は一四世紀前半にさかのぼるとされている。それは初め、ただの木製の大きな鉢で、長いあいだ最も便利な器具であった。その丸くなった底は、あらゆる方向に揺り動かすことができ、人によってはそれで前進することもできた。

しかしあるとき、彼らの移動手段に革命がおきた。彼らの一人が、台にキャスターをつけることを思いついたのである。この方法は二〇世紀前半までさかんに用いられることになるが、乗り物の形は時代によって変化し、一五世紀に使われたただの木製の箱から、二〇世紀のゴムタイヤをつけ詰め物をしたビロード製の椅子まで様々である。

戦争と病気、脚のない人を作る大きな原因

アンリ・メージュ教授の言う「下半身だけ死に見舞われた」不幸な人々には、いくつかのカテゴリーが存在する。

事故によって脚のない人になることもある。脚を切断したからといって生きられないわけではないが、戦争は常に様々な障害者を大量に作り出してきた。ジム・ブルノットの話を聞いたことがあるだろう。このアメリカ人は一九六八年にベトナムの地雷で、両脚と左手を失った。何千人もの傷痍軍人にとって一種のシンボルであり、彼らの希望の星となったジム・ブルノットは、主の与える試練に引き受けることのできないものはないと、常に繰り返し述べている。今日彼は、二〇〇ヘクタールの牧場を経営し、車を運転し、特製の鞍のおかげで、一日に一〇時間も馬に乗って過ごしている。インタヴューに来て彼と恋に落ちた若いジャーナリストである妻とともに、多数の馬術競技で二〇〇以上のトロフィーを獲得している。彼は目下、登山に挑戦しているところである。

しかしもちろん、脚のない人々を作り出すのは戦争だけではない。病気も大きな原因である。たとえばらい病は患部をやせ細らせ、変形させ、萎縮させるため、大勢の人々が脚を失うことになった。らい病は一六世紀まで、すべての国でたえず猛威を振るっていたので、超自然の災厄の結果として、膨大な数の脚のない人々が作り出されたと考えられる。

しかし何世紀にもわたり、らい病以外にも様々な病気によって、その病気にかかった人々がいきなり障害者の仲間入りをすることになった。

そのような人々の中で最も有名な、詩人のスカロンは、ひどいリューマチにかかって障害者となった。しかし、

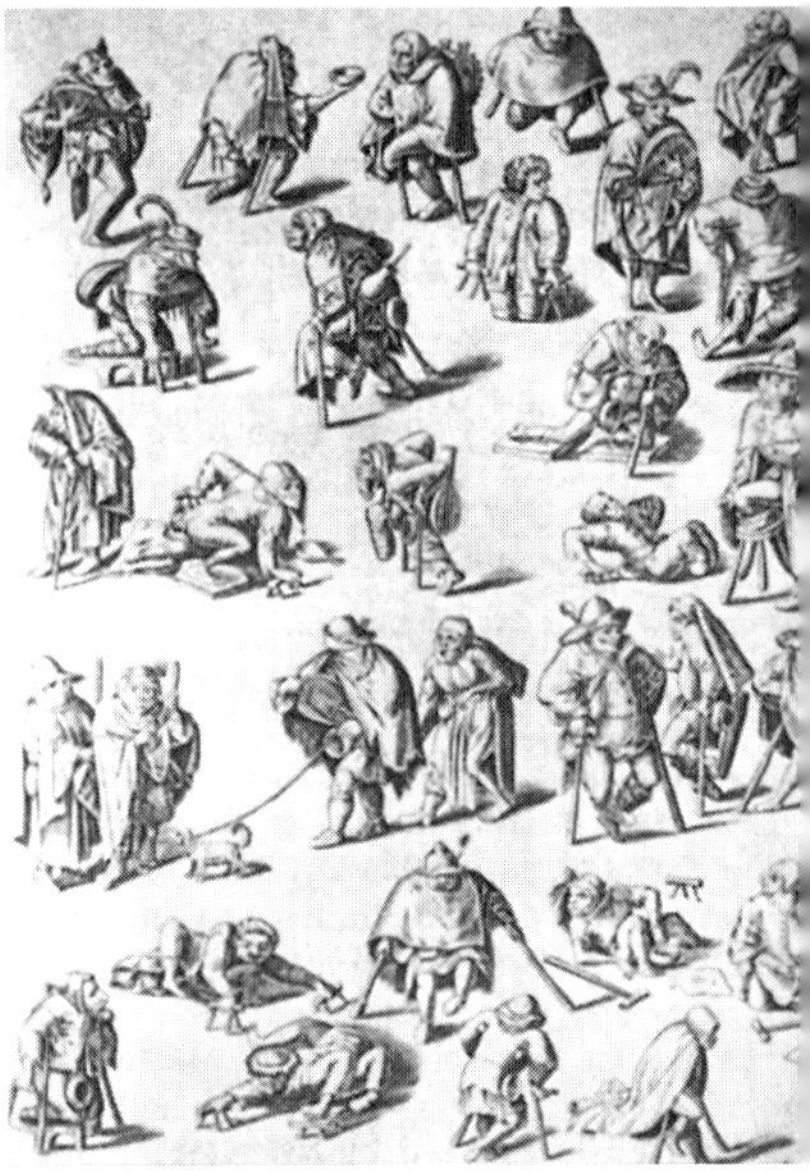

脚のない人々の移動の歴史

その世紀で最も偉大な詩人の一人の精神と魅力は、脚のないことを忘れさせるのに十分であった。彼は、当時最も美しい女の一人とされていた魅力的な女性と結婚したが、彼女はのちにマントノン夫人の名でルイ一四世と再婚した。

最後に、病気や事故や自分で脚を切断する以外にも、奇形に生まれついた者がいる。我々がとくに関心を寄せるのはこのような人々である。

歴史上有名な足のない人々

四世紀にわたってその名声を保ちつづけたカトリーヌ・マッツィーナは、このカテゴリーに入る。今日でも音楽史家たちは、八歳から見世物の舞台に立っていたこの驚くべき女性ヴァイオリン奏者のことを記憶している。カトリーヌは二度、性的な検査を受けており、その点に関する好奇心もあって、同時代の版画家たちが脚のない胴体の下半身を描いている。

ロザリー・フルニエは一八一三年にマルセイユで、腿から下の部分を持たずに生まれたが、上半身にはスターの名に値する見事な胸を備えていた。きわめて美しかったロザリーは、舞台に立つところどこでも大成功をおさめた。彼女のポーズはいつも同じだった。台の真ん中に胴体を置き、四本の指しかない右手を腹にあて、指の六本ある左手でバラをつかんで高く掲げていた。

有名な脚のない人々の多くが見世物で評判をとったとしても、彼らの栄光は束の間のもので、彼らの名はたちまち忘れ去られた。

今日、エリ・ボーウェンを覚えている者がいるだろうか。彼は一八四四年にオハイオ州のリッチランドで生まれ、一六歳のときにはすでに驚くべき軽業師であった。エリは脚がなかったが、一つだけ、腰に直接ついた足を持っていた。彼はその足を手と同じように使って、字を書くこともできた。のちに四人の子供をもうけるマーシー・ハイトと結婚したとき、新聞記者たちが大喜びしたことに、彼はそのようにして、足で結婚契約書にサインした。エリはユーモアがあり、なぜ脚がないのかとか、どのようにして脚を失ったのかとたずねられると、いつも、「どこかの嫉妬深い旦那が私の脚を引っ張ったのでもげてしまったのさ」と答えていた。

一九〇一年、彼は自分の栄光と才能を、腕のない男、チャールズ・トリップのそれと結びつける決心をした。二人は自転車のアクロバット、正確には二人乗り自転車のアクロバットの出し物を作り上げた。二人の半人分の男たちは、あらゆるバランスの法則に挑戦しているように見えた。ペダルを踏む腕のない男と、ハンドルを握る脚のない男は、見る者にユーモアと不気味さの入り混じった感情を抱かせた。しかし出し物の効果は絶大で、そのショーは素晴らしかったため、彼らの成功はアメリカの国境を越え、いくつかの大サーカス団が世界巡業のために高額の金を払って彼らを雇った。

一八五〇年から一九二〇年にかけて、脚のない人、腕のない人など身体に障害のある人々が大活躍した。すべ

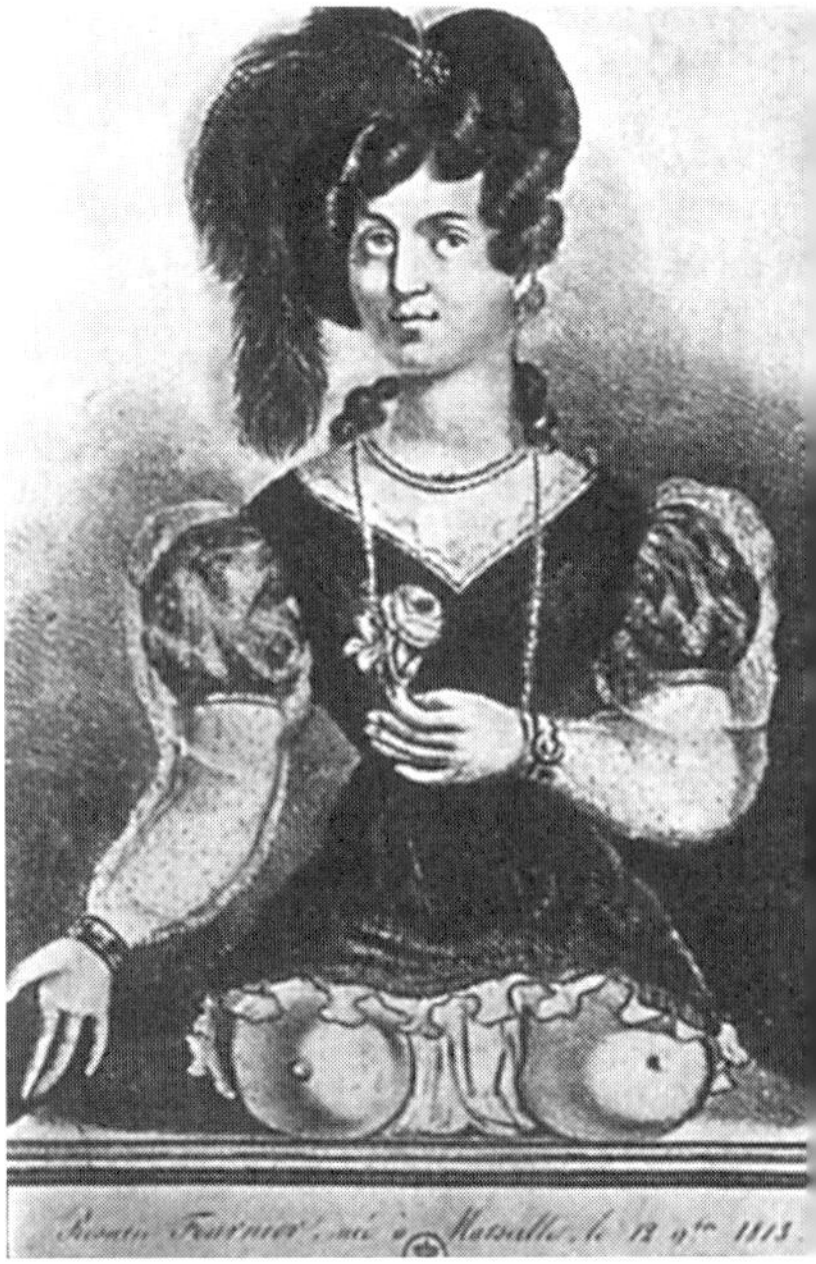

ロザリー・フルニエ

ての興行主が彼らに出演を依頼し、出演したすべての人々が財産と栄光を手にしたのである。

しかしながら、すべての脚のない人々が、センセーショナルな出し物に飢えた観衆にその体をさらしていたわけではない。すでに見たとおり、彼らの多くは様々な趣味や本当の芸術的才能を持っていて、自分の意志の力でそれを身につけてから、嬉々として見事にそれを使いこなした。典型的な例は、ジョニー・エックあるいは「生きている半人間」のあだ名で知られたジョン・エッカートである。二八キロの体重しかないこの芸人は、一九一〇年に双子の兄弟とともにボルチモアで生まれた。双子の兄弟は正常であったが、彼の体は腰のところで成長がとまってしまっていた。彼の性格は驚くほど強靱で、不運にみまわれたにもかかわらず、人生に対して常に前向きであった。一四歳で学校を卒業すると、見世物の舞台にのぼり、そこで驚くべきパフォーマンスを演じた。泳いだり、水にもぐったり、綱渡りをしたり、軽業を行ったりしたのである。ジョニー・エックはたくさんの映画に出演したが、有名な『フリークス』は世界中に彼の名声を広めた。他の奇形者たちとともに両手を使って軽快に動き回っている姿を見て、彼が音楽に熱中しているとだれが思うだろう。彼はサキソフォンやクラリネットの名手で、才能あるピアニストであるだけでなく、オーケストラの指揮者としても有名であった。冬になって巡業が休みになると、生まれ故郷の町でコンサートを開き、オーケストラを指揮した。

胴体人間

半分しかない人々

腕や脚のない人は、これまで数ページにわたって述べてきたようにいずれも強度の奇形ではあるが、彼らよりももっと気の毒な人々がいる。この最も悲劇的な奇形は、俗に「胴体人間」と呼ばれている。

胴体人間を目にするのは非常な驚きであり、記録の残っている限り人類の歴史をさかのぼっても、彼らが奇形の中で特別な地位を占めていたことがわかる。

とりわけ、脚と腕に加えて下半身がそっくり欠けていると、なるほど、最も厳しく恐ろしい自然の気まぐれを目にしていると思うものである。

しかしながら、それら胴体人間の多くが、驚くべき人生、外観からはとても考えられないような人生を送り、中には創意に富んだ粘り強い意志の力によって、不可欠な器官の欠落を補うだけでなく、大多数の健常者がまったく持ち合わせていない器用さを身

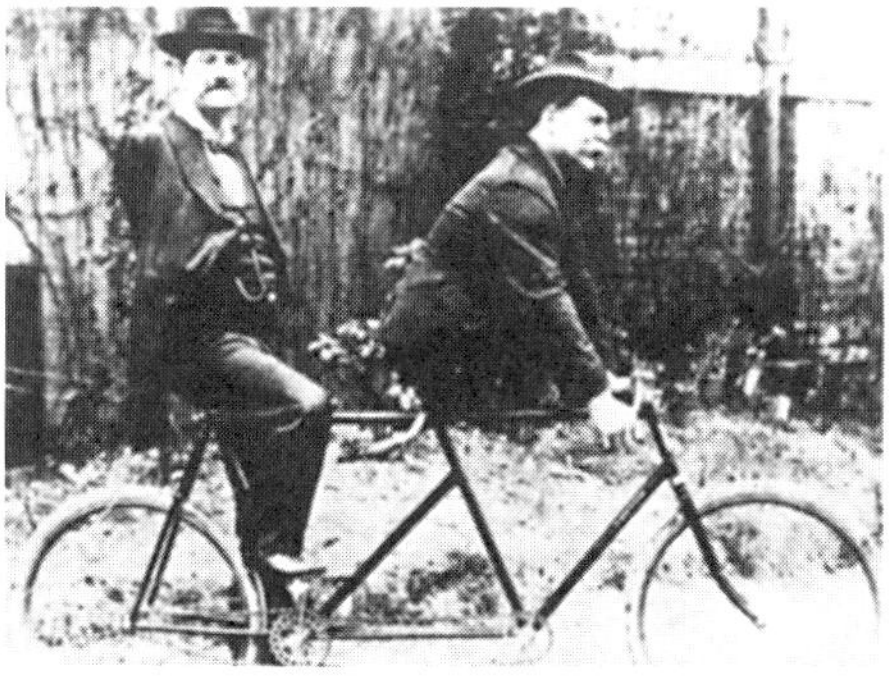

驚くべきアクロバットを披露するトリップとボーウェン

につけた者もいる。もちろん、四肢が不完全な形や断片だけの状態であっても存在していれば、物の操作はそれだけ容易になる。

「脚については、すべての物理教師がよくご存知のとおり
それはまっさきに邪魔になる
腕はといえば、上品な女たちはそれを使わずにすませる
なるほど、彼女たちは正しい
経済的な見方からいっても、社会的な見方からいっても
そのとき腕輪や指輪などなんの役にも立たない
上腕のいれずみや
ナイロンのストッキングやニュールックのドレスだって
だから義務としなければならない
当局の命令によって
貧しい者は胴体だけの女を用いるようにと」。

「ビザール」誌に発表されたこのボリス・ヴィアンの詩は、正確には、記録に残っている最古の胴体女の一人であるマグダレナ・エモーヌに想を得ている。

彼女は一五九六年にオーストリアの村で生まれ、歌の才能で際立っていたが、ヴィアンの忠告をそのまま受け入れると胴体女の利点に関することで、悲しい最期を遂げた。「村の男たち」とのエロティックな行為に何度か身を任せたために、色欲と冒瀆の罪を犯したとして、「罪の果実」すなわち彼女が身ごもっていた子供とともに、生きながら火あぶりにされた。それは一六一六年のある朝のことで、彼女は二〇歳であった。

胴体人間たちの驚くべき器用さ

一七世紀、ヨーロッパの大小の市には奇形の見世物小屋が立ち、センセーショナルなことに飢えた人々がひきもきらず訪れた。ドイツ人のマティアス・ブッヒンガー、またの名「ニュルンベルクの驚異の小男」を間近で見る機会があれば、彼らはおおいに満足したことだろう。彼は一六七四年にアンスバハで生まれ、肘までしかない未発達の腕を持っていたが、脚も手もなかった。しかし彼は、正確な細かい作業をなんでもこなした。読み書きのできる人がわずかしかいなかった時代に、マティアスは読み書きに精通しており、口を使って四ヶ国語を完全に書くことができた。彼は手品師として舞台に立ち、たくさんの楽器を演奏した。また火縄銃を器用に操り、一言で言えば、彼の才能のすべてで同時代の人々を魅了していたのだった。友情を結んでいたオクスフォード伯爵夫人のために、凝った扇を作り、その見事な扇は今日でも大英博物館で見ることができる。マティアスは非常に尊敬されていたので、ジョージ一世とジョージ二世は彼が結婚するたびに心のこもった贈り物をした。彼はたいへんな女好きで、健常者の女性と四回結婚したことは、彼がいかに魅力的であったかを示している。妻の一人はともに暮らしていた二年間に何度も彼を殴ったが、彼の結婚生活はおおむねうまくいっており、妻全員で一一人の子

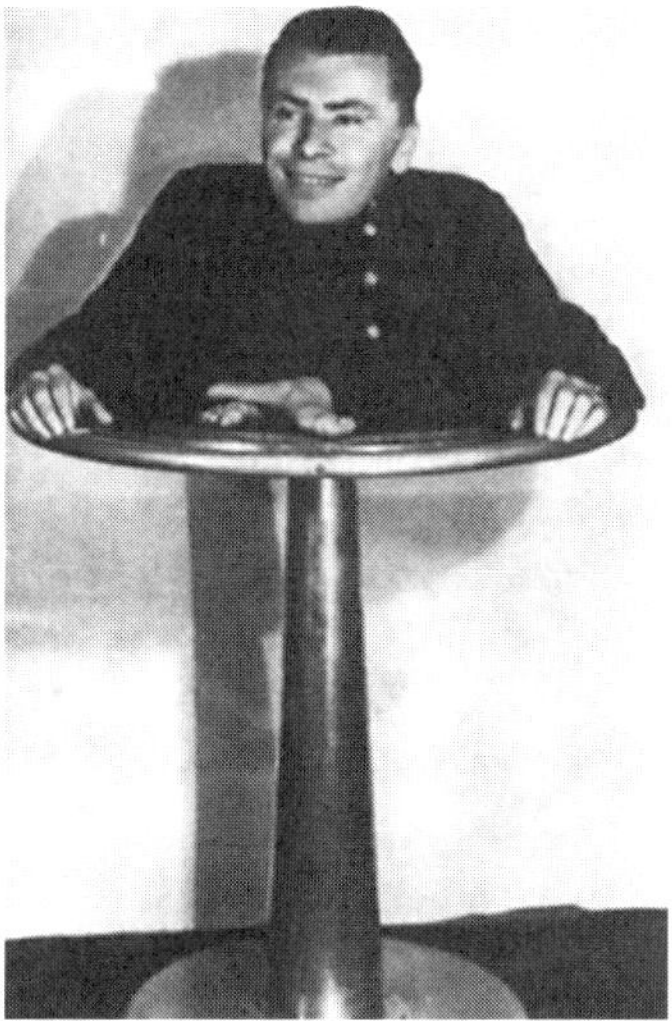

スターにしてオーケストラの指揮者、ジョニー・エック

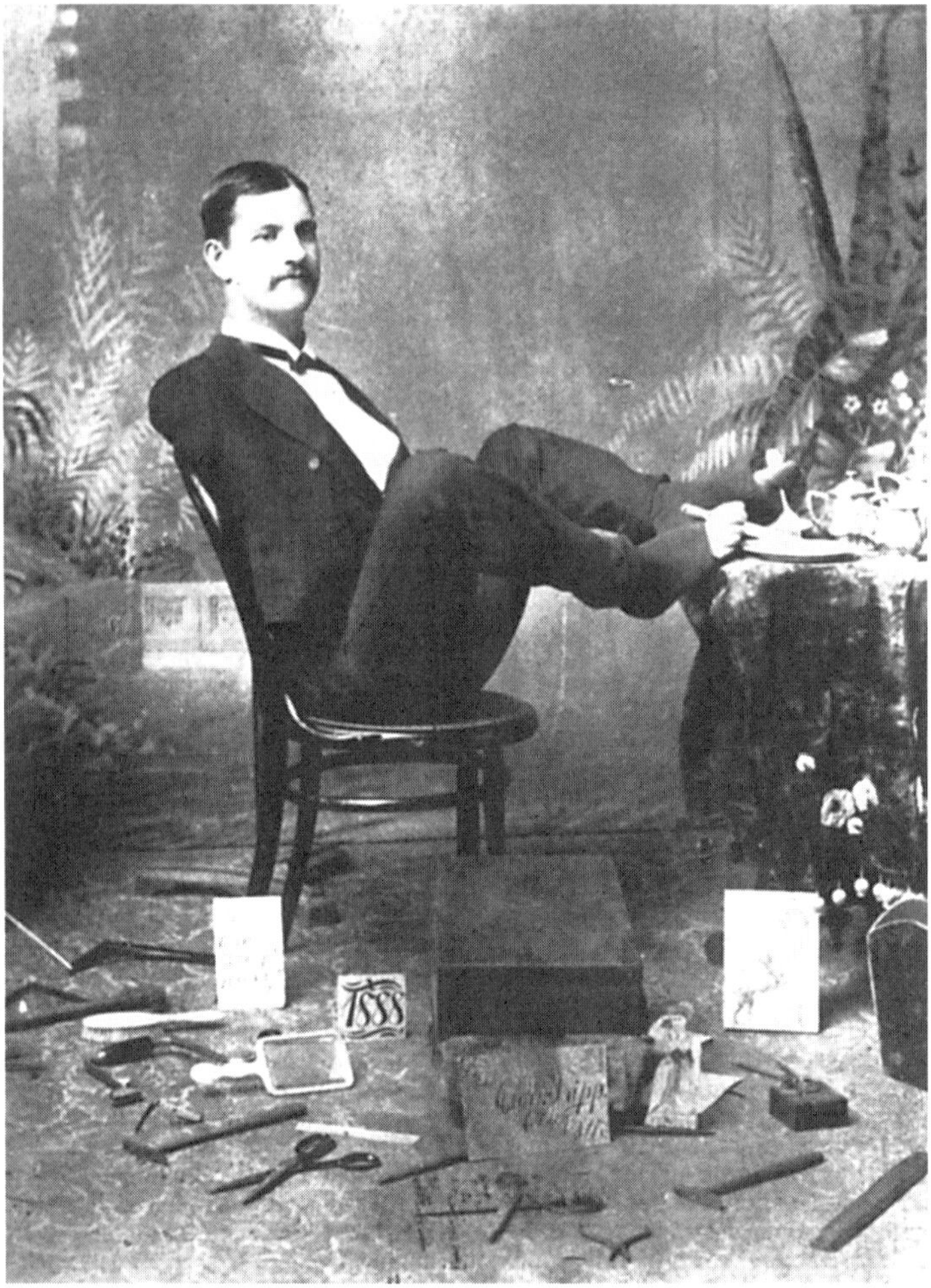

チャールズ・トリップ

供をもうけた。彼は子供たちに見守られて、一七三二年にアイルランドのコークで死んだ。

一七四一年にウィーンで生まれたマルコ・ガゾッテもブッヒンガーと同じくらい有名だった。ブッヒンガーと同様に、彼も未発達の四肢しか持っていなかった。両手は直接肩からはえ、両足は直接腰についていたので、よちよち歩きで一人で移動することができた。特製の鞍に身長八〇センチの体を固定して、彼を見世物にしていた後見人とともに馬でヨーロッパ中を回った。

とうとうガゾッテは、二四歳のときに、自分の運命を自分で切り開く決心をした。最初にそう決心すると、彼はパリへ向かい、ペパンを名乗ってそこに腰を据えることにした。たちまちこの天才的な胴体男は、「プティ・ペパン」のあだ名でパリ中に知れ渡った。ほどなくして彼は、街角や王宮の中庭に設けられた舞台に上がるようになり、宮廷ではときどき道化の役も演じた。しかしとりわけ、当時有名だった数々の色事によって、彼は宮廷の人気者となった。元気一杯の立派な生殖器官を駆使して、彼は王の愛人や特別な趣味を持つ徴税請負人たちを征服したという。「プティ・ペパン」の最期についてはあまりわかっておらず、一八〇三年二月のある朝に死んだというだけである。

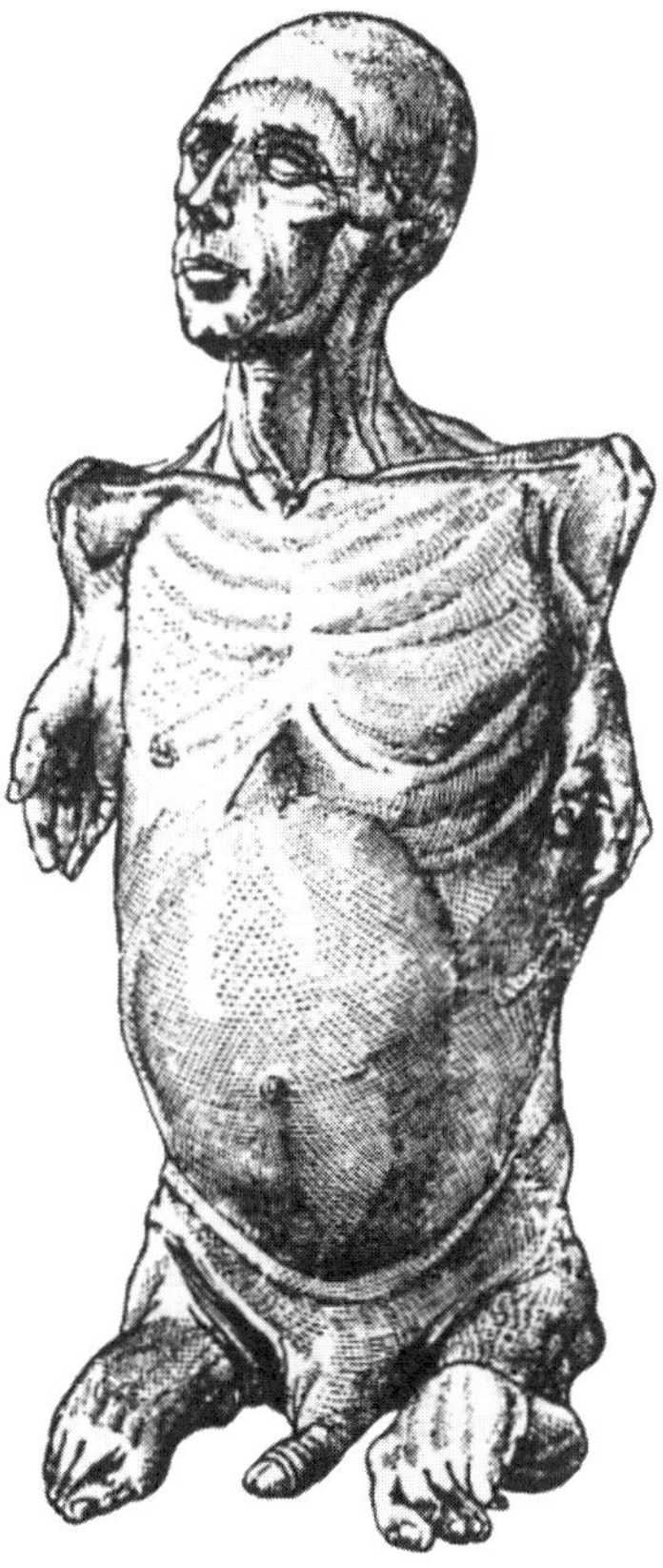

有名な「プティ・ペパン」

このような奇形はかなり珍しいとはいえ、一八世紀から一九世紀にかけて、自分の身体を飯の種にしていた胴体人間たちが大勢舞台に上がっていた。

史上最も有名な胴体人間

一九五八年、ドイツのさる女性ジャーナリストが次のような記事を書いた。「今日の人々は、前世紀の末に生きていたコベルコフのことをまだ覚えているだろうか。それは人間だが、胴体しかなかった。彼は美しく、知的であった。生まれつき腕も足もなく、台座の上で、こっけいだが知性あふれる演技をした。彼は、当時非常に若く美しかった私の妹に、感動的なラブレターを書いた。彼が椅子に上がろうと欲すれば、子供でも軽々とのせることができた。しかし彼がそれを望まなければ、男性二人がかりでも床から持ち上げることができなかった」。

このジャーナリストのノスタルジックな文章は、異論の余地なく最も有名な胴体人間であった男の姿を伝えたいという気持ちにあふれている。

ニコライ・ヴァシリエヴィッチ・コベルコフはまさしく驚くべき人物であった。彼の評判があまり高いので、あらゆる新聞や雑誌が彼の記事をたびたび掲載した。

彼は一八五一年にシベリアのトロイックで生まれた。彼の母親はすでに一六人の子供を出産していたが、のちに「今世紀最大の奇人」となる子供を産み落とした。そのような驚くべき子供が生まれたと知って、国中から、彼を一目見ようと医学界の名士たちがかけつけた。彼らが驚愕したことに、目の前にいたのは、いわば生きている「人間のブロック」であった。最初の驚きがすぎると、彼らは赤ん坊を検査した。頭は見事に形作られ、丸みのある優美な肩の上にのっていた。しかしその肩から奇形が始まっていた。四本の手足がすべて欠けており、右腕だけに未発達の突出部分が見られ、それは数年後に二〇センチに達した。

子供時代をつうじて、ニコライ・ヴァシリエヴィッチは家族の愛情に包まれてすごしたが、もちろん、彼の状態から生じる精神的な問題や実際的な問題をすべてかかえていた。たとえば、彼の母親が初めて子供を家の外へ連れていったとき、隣人たちは二人をじろじろ見ながら十字を切った。それでも彼はやがて、トロイツクの宗教指導者のもとで勉強し、短い腕の断片と頬のあいだにペンを固定して字を書くことを学んだ。彼はついに非常に美しい字を書けるようになり、一八歳になると、父親が勤めていた鉱山会社の帳簿係として雇われた。

一八七一年、J・ベルクが彼の話を聞いて、サンクト＝ペテルブルグの自分の劇場に雇い入れ、彼は二年間その劇場のスターとなった。

コベルコフはその短い腕をあらゆる方向へ動かすことをおぼえ、驚くべきことをやってのけた。彼はスケッチし、もちろんそれに色をぬり、針の穴に糸を通すこともできた。またピストルを取って弾を込め、きわめて正確な射撃でろうそくの炎を消した。彼は自分で飲み物を注ぎ、萎縮した筋肉にグラスをのせて、唇まで運んだ。彼は一人で椅子から床に飛び降り、腰を使って完全に体の向きを変えた。同じようにして、階段を上ったり降りたりした。またコベルコフは非常に力が強く、その腕で大の男を持ち上げてしまうほどであったし、脱出芸の名人としても有名で、大ウーディニがやったように、体を縛っているすべての鎖をはずすことができた。

すべての者がコベルコフを見たがった。彼はスウェーデン、ノルウェー、ドイツ、オーストリア、イタリア、そしてもちろん一八八二年にアメリカを訪れた。しかし、彼に忘れがたい思い出を残したのは、間違いなく、一八七五年のウィーン旅行であった。ザクセン王アルベルト一世は、当時オーストリアにいて、自分の驚きと感激を伝えるため彼を招いた。その謁見ののち、宮廷の測量技師長の妹でのちに彼の生涯の伴侶となる女性、アンナ・ウィルファートと知り合ったのである。

翌年、彼はブタペストでアンナと結婚したが、その挙式はかなり風変わりなものだった。ベールをかぶった花嫁が未来の夫を腕に抱え、祭壇のほうへ静々と進むと、となりのクッションに夫を置いたのである。コベルコフ

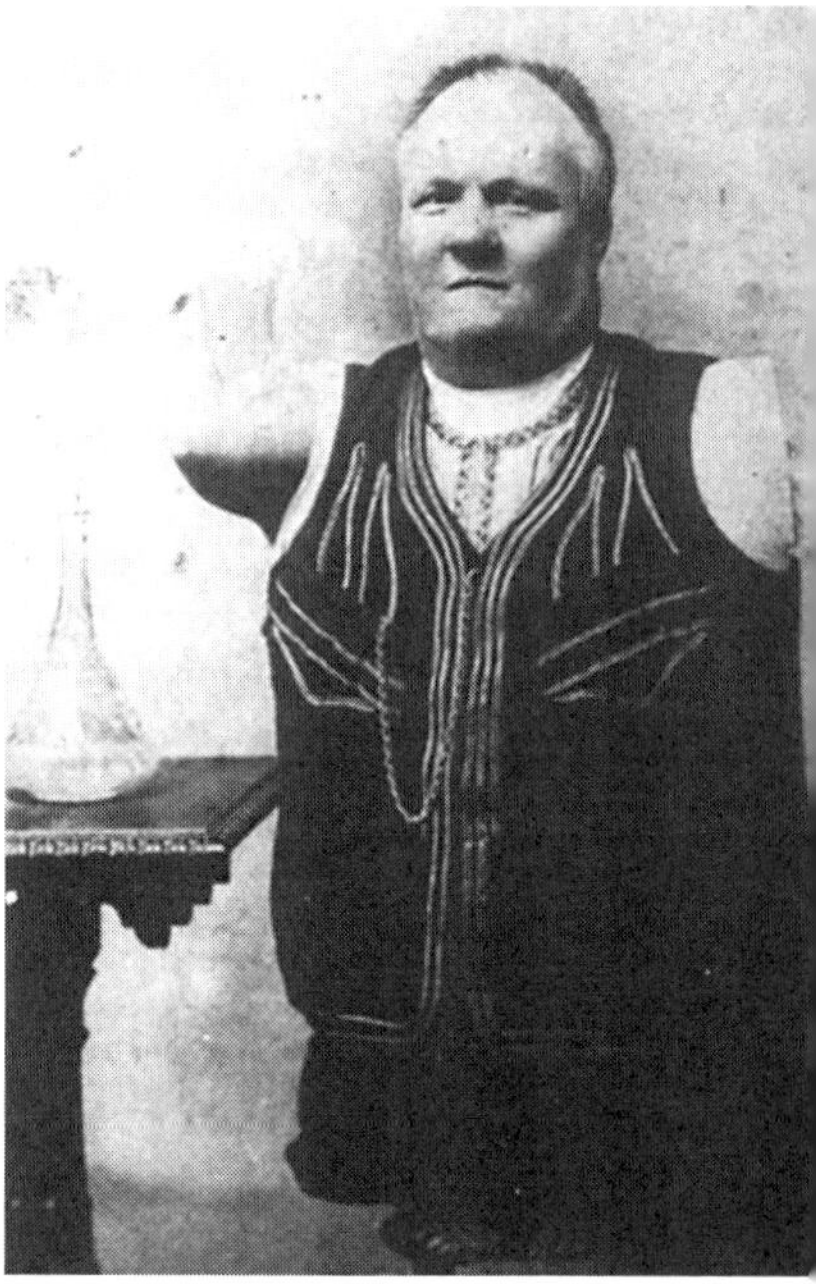
コベルコフ

は式のおわりに、歯を使って新妻の指にリングをはめ、彼女は夫の首にさげた小さな革袋にリングを入れた。一八七六年七月、この恋愛結婚でもうけた一一人の子供のうち、最初の一人が生まれた。

コベルコフははつらつとした、いつも陽気な人物で、そのひたむきに生きる姿が、人々が彼に対して示す誤った遠慮深さをたちまち一掃した。しかし彼はただ陽気なだけではなく、驚くべき器用さを備えている上に、賢く思慮深い実業家でもあった。映画が誕生するとすぐ、この新しい技術が持つアトラクションとしての力を見抜き、映画という新しい娯楽が近いうちに、自分のものを含めてすべての見世物にとって代わるであろうと予想した。そこで彼は映写機を購入し、一八九八年にはもう、自らの映画会社とともにヨーロッパ中を旅して回った。かれはそうして莫大な金を稼ぎ、ウィーンの有名な遊園地であるプラーター公園に多数の遊具を所有することができた。

彼は一九三三年に、家族に見守られて死んだ。

コベルコフの症例は当時きわめて珍しかったので、一八七七年、グラーツで特別な会合が開かれ、ヨーロッパ医学界の名士たちが集まって、様々な報告書をもとに、この奇形の症例について討議した。

「それら科学者たちの見るところ、身体は一つの器官であり、その中に能力のシステムが組み込まれていて、すべてが互いに依存していた。それが切り離されたとき、身体はどうなるのだろうか」。

このもっともな疑問に回答が与えられるのは、さらにのちのことであった。実のところ、たとえば、足や腕に関係した脳の部分が萎縮し、それらが働く必要がなくなると死んでしまうことがわかってきたのである。

戦後の見世物にも登場した胴体人間

今世紀の人々はとりわけ胴体人間に執着し、彼らに対する関心をなかなか捨て去ることができなかったのか、彼らは最後まで舞台に上がっていた奇形者の中に入っていた。

一九五二年になっても、大勢の人々がプリンス・ランディアンを絶賛し、彼の訃報をきくと悲嘆に暮れたものだった。アメリカのマスコミはこぞって、「人間ブルドーザー」とか「生きているトルソ」といった愛称で知られた男の死を詳しく報じ、映画『フリークス』での「蛇男」の見事な演技をふりかえった。というのもその映画では、奇形者たちが一斉に空中曲芸師を追いかける場面で、ランディアンは復讐の追跡に加わるため、腹ばいになってぎこちなく身をくねらせながら、泥の中を這い回ったのである。

新聞は、彼の得意技が唇だけでタバコを巻いて火をつけることであったのを改めて紹介してから、妻のプリンセス・サラと四人の娘と一人の息子が、最愛の夫にして父親を六三歳で失ったことに涙したと書いている。

しかし大国アメリカには、それら胴体人間に関して悲しい話しかなかったわけではない。胴体だけの女性、ジニー・ウィークスが巨人のアル・トマーニと結婚したときには、お祭り騒ぎとなったのである。すでに数年間続いていた純愛のハッピーエンドは、ただの宣伝だったのか、それとも本当の愛によるものだったのか、だれにもわからない。

それは偽物のセイレンがいっぱいいる国アメリカで起きたことだ、アメリカ人は子供っぽく、ヨーロッパには別の価値観があるから、そんなことで馬鹿騒ぎなどしないと言われるかもしれない。それなら、次の話を思い出していただこう。第一次大戦のさなかに、ほかならぬフランスの大衆がドイツ人の胴体だけの女性ヴィオレッタをもてはやし、彼女が台の上でポーズをとった魅力一杯の絵葉書が何千枚も売れたのである。

ポール・ジルソンは一九三〇年においてもなお、たびたびルナ・パークに出かけては、通行人にまじって、この上半身だけの女性を見物したものだと語っている。「人ごみの中で彼女はぽつんと一人、アーク灯の冷たい光に照らされて笑みを浮かべていた。ヴィオレッタは見るからに、屋外のボックスに超然とたたずみ、好奇の目を逃れて、なにかもっと閉じられた世界に逃避しているようだった。彼女は鼻の先で静かにページをくりながら、本を読んでいた」。

あらゆる時代の大衆を引き付け、腕や足のない人や胴体人間を人気者にしているのは、不健全で病的な好奇心にすぎないと言ってしまうのは、あまりに単純すぎるだろう。

そのような人々が見せる限りない忍耐、その力や粘り強さに、大衆は敬意を表してきた。自然が彼らにハンディを与えたにもかかわらず、彼らは万難を排して、かなりの点まで、彼らの問題の多くを解決したように見えるのである。

しかるに、今日、この「マイナーな世界」は我々の目からほとんど姿を消してしまった。

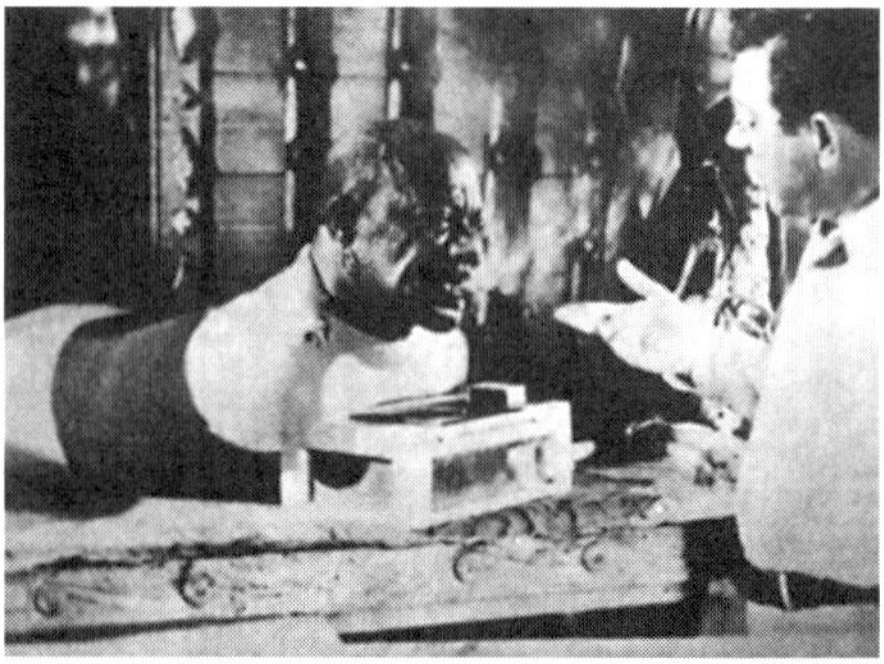

「人間ブルドーザー」ことプリンス・ランディアン

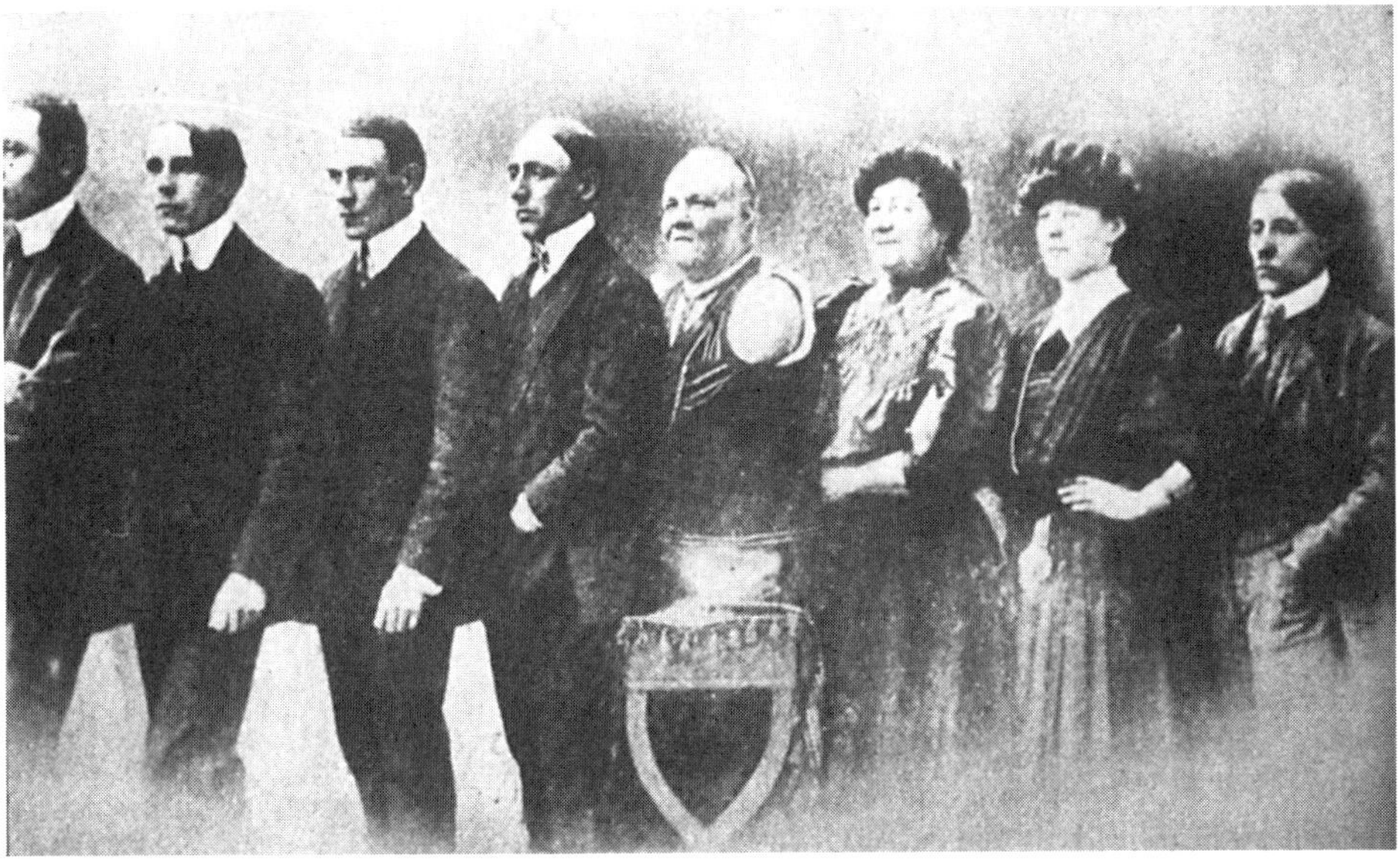

妻、11人の子供のうち6人とともにポーズをとるコベルコフ

しばらく前からいくつかの病気が消滅したこと、物乞いの禁止、専門教育、整形外科の目覚しい進歩、それらはすべて、そのような不幸を解消することに貢献している。

さらに、社会がついに彼らが存在することを認めたということもある。それはおそらく社会の周辺においてということであろうが、その姿をさらして世間の慈悲を請う必要はなくなったのである。

婉曲表現で「発展途上国」と呼ばれている国々を別にして、街路でそのような人々を目にすることはほとんどなくなった。

たとえば、その名に値する胴体人間や脚なし人間《キュル・ド・ジャット》を見たことがあると言える人が、いったいどれほどいるだろう。

しかし彼らはそこにいるのだ！……我々のすぐそばに！……

6　ひげの長い人と毛深い人

ひげと歴史

巨人や小人とともに、毛深い人は、多数の民族の民間神話に出てくる登場人物に最も近い人々である。世界の歴史の始まりから、人間は体毛や毛髪の形態について考察をめぐらしてきたし、人類学者たちはそれを、直毛、ウェーブ、巻き毛、縮れ毛に分類すべきだと信じてきた。

アッシリア人、ヘブライ人、トルコ人、ペルシア人といったオリエントのいくつかの古代民族においては、すべての男がひげを生やさなければならなかった。さらにインド、中国、ギリシアの古代の哲学者たちは、みずからの知恵のシンボルであるかのように、念入りにひげをたくわえていた。

何世紀にもわたって、ひげは勝利と敗北とを交互に経験してきた。しかし、四角く切りそろえたひげ、とがったひげ、ちょびひげ、下唇の下に生やす房状のひげ、もみあげまである顎ひげ、小さな顎ひげ、カイゼルひげなど、いかなる形をしていようと、ひげはいつも、善きにつけ悪しきにつけ、注意を払うべき対象であった。

たとえば、フランソワ一世は、ひげを生やした司祭に追加の税を課した。フランス革命ののち、公証人、俳優、召使、弁護士は、顎ひげや頬ひげを生やすことを公式に禁じられた。ナポレオン一世は、エリートの将校にしか

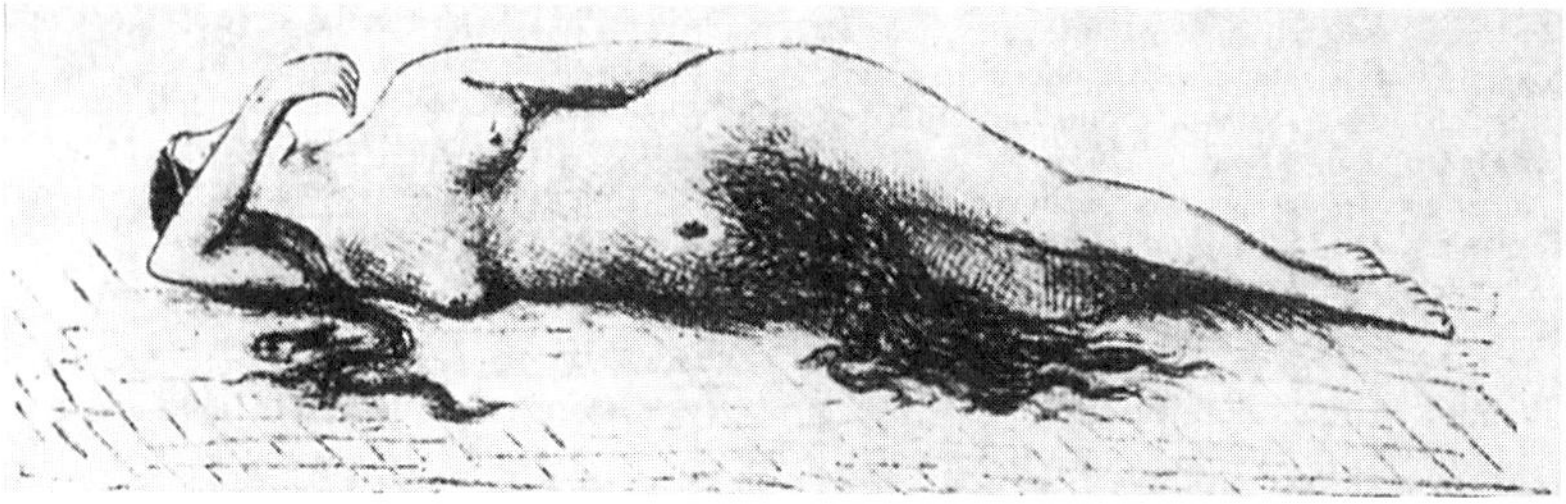

陰部多毛症

ひげを生やすことを認めなかった。

そう遠くない時代でも、フランスとイギリスの教会のお偉方たちが、「髪をのばしたままにしている教区の者に」秘蹟を授けてはならないと命じた。一九七七年一月三日には、アルゼンチンのひげを生やした人々に不幸がふりかかった。政府の命令で、国民がパスポートや身分証明書をとるとき、完全にひげを剃ることが定められたのである。ひげのある写真は、警察が書類にのせる写真を撮影するときでも認められていない。ひげは非合法な存在なのである。

今日、世界中で、ひげを蓄えることはほとんど自由である。ひげに対する関心も以前と変わらず、ひげを「記録の対象」として見ている人々がいても不思議ではないのである。

フランス人のチャンピオン

看守たちのみだらな視線から裸体を隠すため、髪がのびて全身を覆い隠したという、聖女アグネスの奇跡をご存知だろう。マグダラのマリアも、改悛《かいしゅん》したときに身を隠していたのは髪の毛だけであった。同時代の人々にその美しさを称えられたジュリー・ファルネーゼは、老教皇アレキサンデル六世の愛人であったころ、床まで届く髪を持っていた。

一般に、髪やひげの成長はある長さに達するととまってしまう。女性でも、一メートルあればかなり長いとされている。一九一九年、アルフレア・ナルジェオンは一メートル九〇センチ、アデン・ケルファーは二メートル八六センチの髪を持っていた。

男のほうも負けてはいない。パンダラ・サンナディの髪は、一九四九年に測ったときに八メートル二四センチあり、同じくインドの僧侶であったティルヴァドゥ・チュラルの髪は編んだ状態で七メートル九三センチあって、それらはまさに驚異的な長さであった。ブラフマンのマサリヴァ・ディンの話では、一九六二年に、一三年間にわたって念入りに手入れをした結果、彼のひげは最も長いところで二メートル五九センチに達したという。しかし、彼のひげは、ノルウェー人、ハンス・ラングゼスのひげに比べたら「しょぼくれたひげ」にすぎなかった。ラングゼスは一九二七年に死亡するとき、長さ五メートル三三センチのひげをワシントンのスミソニアン博物館に遺贈し、それは今でも博物館で見ることができる。

ひげ女の中の聖女

乳房が母性と女らしさのシンボルであるなら、ひげはすでに見たとおり、知恵と男らしさに対して払うべき敬意を表現したものといえる。そのため、ひげのある女性という驚くべき外観は、常に大きな関心をかき立ててきた。この表象的な価値の逆転によって男性化した女性は、しばしば、神話や宗教で一定の役割を演じてきた。すでにギリシア人はひげのあるアンドロギュヌスを描き、ヘロドトスは、アテナに仕える女祭司の中にひげのある者がいて、祖国が危機に瀕するたびにそのひげが長くのびたと語っている。ローマでは、男がミネルヴァの女祭司に近づくと、その顔にたちまち顎ひげと口ひげが生えてきたといわれていた。

神の罰によって女にひげが生えてくるという話は、中世の多くの宗教説話に見られる。反対に、同じ「全能の神」が、祈りをきいて女にひげを与え、女の身を救うこともある。

ポルトガルに君臨していた異教徒の王の若く美しい娘である、聖女ウィルゲフォルトの伝説がそうである。この王は、隣国の王子に、キリスト教徒であったウィルゲフォルトを嫁がせようとした。ウィルゲフォルトが神に救ってくれるよう祈ると、夜のあいだにひげが生え、それを見て求婚者は逃げ出したのだった。フランスの伝承に見られるもう一つの話では、森で襲われそうになった王女が神に救いを求めると、神は王女にひげを与え、しつこく言い寄る騎士から王女を救う。しかしいずれの話でも、王女の父はこの奇跡に神の怒りを見て、娘を十字架にかけさせるのである。

しかし「ひげのある乙女」が生きている者を救うこともあった。スペイン、ポルトガル、さらにフランスで、そのような女性はリベラーテあるいはリベラータと呼ばれ、意味を広げて聖女デバラ（厄介払い）となった。今世紀初頭にボーヴェの女性たちは、この聖女に名前にふさわしいご利益があると考え、わずらわしい夫を「厄介払い」してほしいと、聖女に祈った。

この聖女はときどき素足で描かれる。伝説によると、彼女は、自分のために十字架の下で演奏したヴァイオリン弾きに履物を与えた。そのヴァイオリン弾きは、彫像がはいていた靴の片方を投げてよこしたのだと報告したが、盗みと冒瀆のかどで絞首刑にされた。この「ひげのある聖女」は破滅しかもたらさないようである！

ひげと愛

同じ主のみ技でも、こちらは大きな苦しみを刻印するために、ひげがいきなり生えてくることがある。

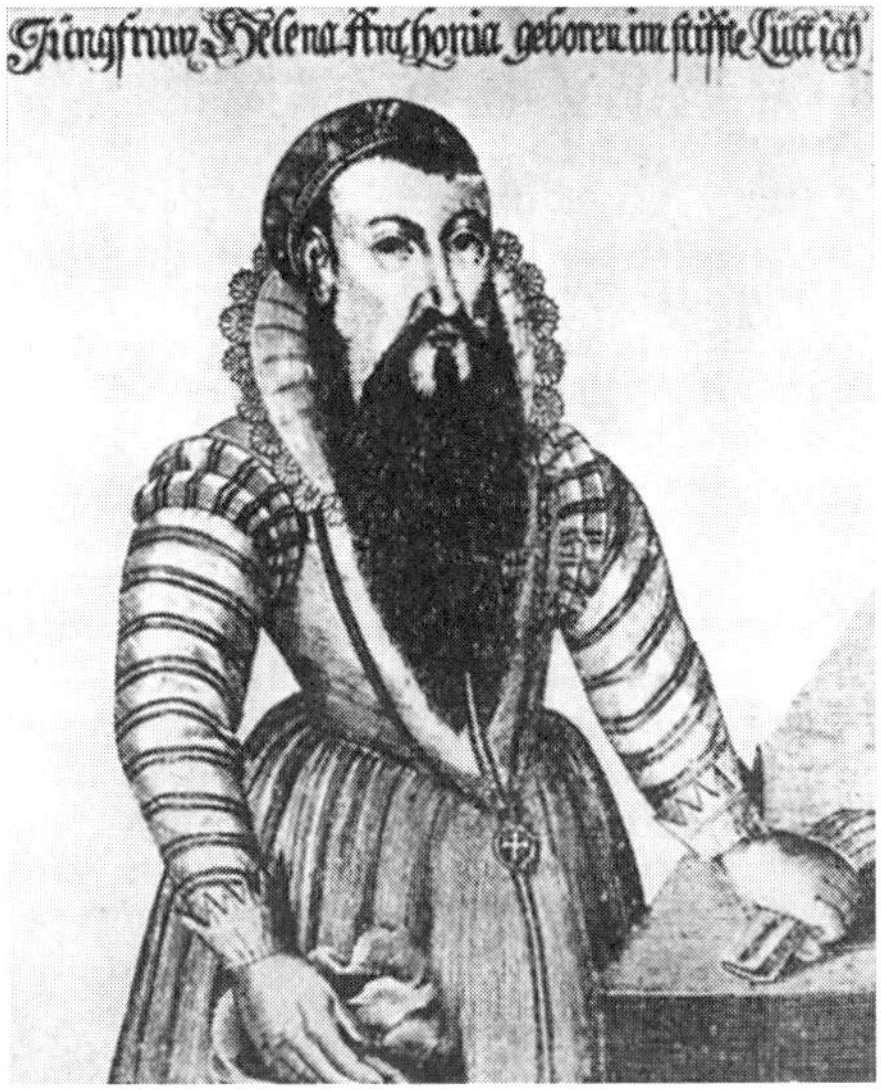

ヘレナ・アントニア

数年前にアメリカで、恋人に捨てられた若い女性がある朝起きると、顎にひげが生えていた。イギリスでも恋人と別れたことが原因で、悲しみに打ちひしがれた若い女性のひげが異常にのびた。高名なロイズ博士を含む、ニューヨーク大学の医者たちによると、失恋がこうした現象を引き起こすのはとくに珍しいことではないという。このような突然生じるしるしに神の意図がはたらいていると信じたがる人々は、教皇大グレゴリウスの証言を引き合いに出す。彼は一五〇八年に、夫が死んで悲しみに暮れていたドーラ夫人の流す涙を神が変えられ、夫人に長く濃いひげが生えてきたと書いているのである。

とはいえ、ひげは愛から身を守る盾ではなく、人を引きつける力や魅力の重要な要素になることもある。たとえばペルシラ・センターは、長さ四〇センチのひげでバーナム・サーカスの鰐男を魅了し、とうとう彼と結婚した。ひげを持つすべての女性が、男性に対して大きな魅力を発揮している。彼女たちの多くはきわめて女性的で、声も非常になめらかであることが認められている。そんな女性の一人であるマドモワゼル・エヴァは、一九〇一年に次のような文章を書いているが、それは彼女たちのだれもが書き得るものである。「もし私が望んだなら、すぐに一財産築くことができたでしょう。多くの男性がひげのために私に関心を示し、たくさんプロポーズをしてきました。彼らはたくさんのお金や高価な宝石をくれました。でも、大金持ちの若い男性の愛人になりたいとは思いませんでした」。

有名なひげ女たち

「あらゆる権力はひげのある方が握っている」というモリエールの有名な一節は、パルマ公妃のマルグリット・ドートリッシュのことを考えると、それなりの意味を帯びてくる。優美で、エレガントで、明敏なオランダのこの女性君主は、ひげを持っており、そのひげで尊敬を集めるとともに、多くの男性の欲望をかきたてた。彼女はもちろん、ひげのあることに非常に満足していた。というのも、彼女の宮廷にひげ係がいただけでなく、医者たちが彼女のために、もっとひげをのばすための特別なローションを作っていたことが知られているのである。

ナポレオンはエカテリーナ二世を高く評価し、エジプトの女王で付けひげをつけていたハトシェプストを引き合いに出して、「彼女は顎にひげをつけるに値する女性だ」と言ったが、医学でいう多毛症の女性君主は、我々の知る限りパルマ公妃だけである。

しかし王侯貴族の宮廷は、小人や巨人と同様に、ひげ女をおおいに愛好していた。ヘレナ・アントニアは一五四九年ごろバイエルン公の宮廷に仕え、メグレット・アルスベールは一五六〇年ごろスペインのフェリペ五世の取り巻きに加わっていた。一七〇九年にスウェーデンのカルル一二世は、ひげのある美女をえり抜きの精兵の中に加えていた。その女はポルタヴァの戦いでロシア人の捕虜になり、ロシア皇帝のお気に入りの一人となった。

軍隊もひげのある女を数人、その隊列に加えていた。オーストリアのマリア゠テレジアの治世に、ひげのある女が長いあいだ軽騎兵で軍務につき、その勇気と能力で大佐の位までのぼった。ある歩兵連隊で軍務についていたひげ女が、イエナの戦いの夜に戦場で出産したことも知られている。

それ以外の多数のひげ女は縁日の見世物に出ていた。バルバラことアウグスタ・ウルスランは一四歳のときに

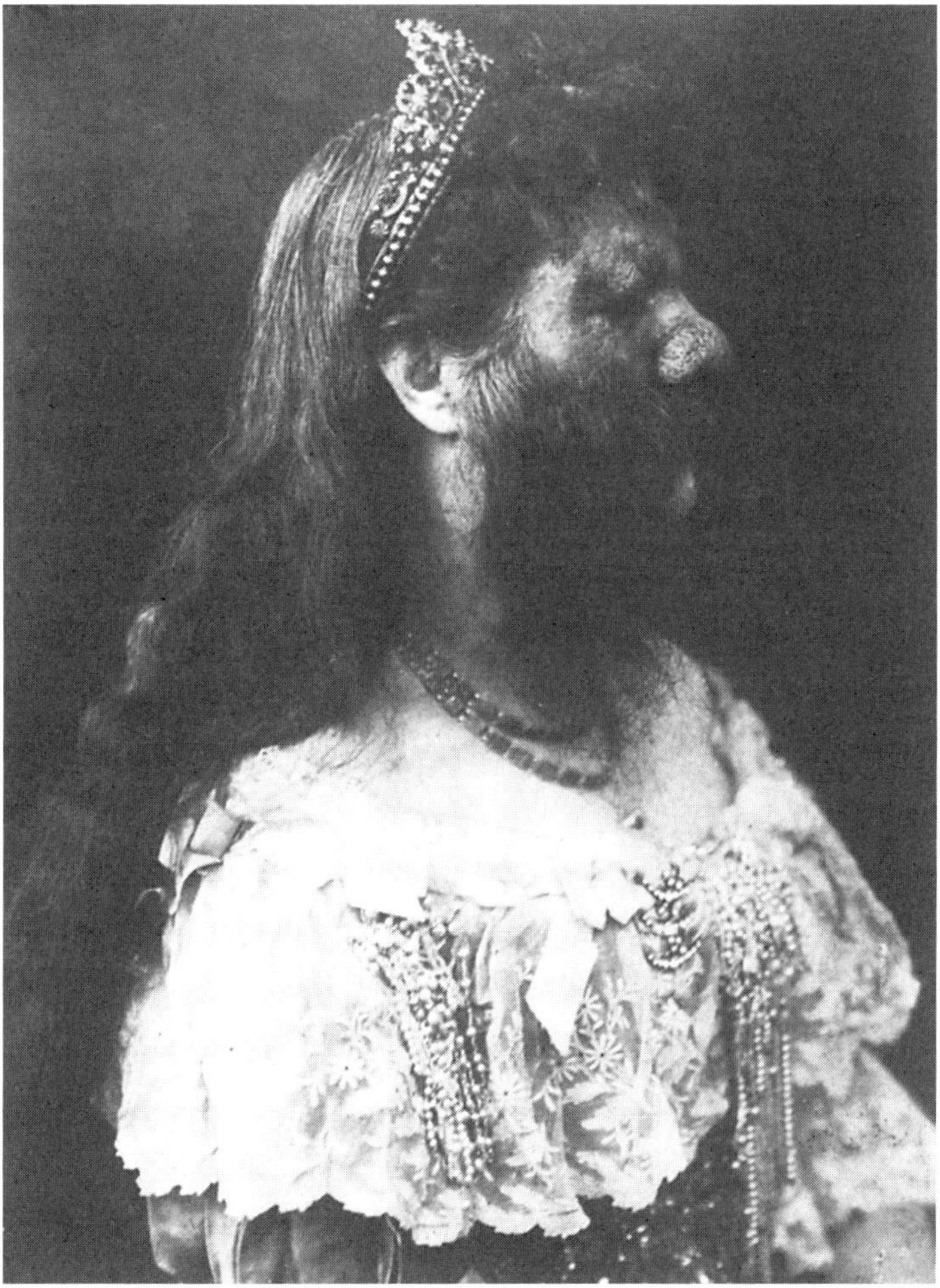

どのサーカスにも、どの縁日にも、1人ないし複数のひげ女がいた

はもう、立派なひげを生やしていた。彼女は当時、最も有名なひげ女で、ヨーロッパ各地の市で舞台に立っていた最初の女性の一人であった。一六三三年二月一八日にアウグスブルクで生まれたバルバラは、麦のようなブロンドで、素晴らしい音楽家であった。ミハエル・ヴァンベックという男が一六五四年に彼女と結婚したが、それは彼女の毛むくじゃらの耳から下がる長いおさげのためでも、鼻の下からのびて顎ひげまでたれた大きな巻き毛のためでもなかった。マネージャーが夫も兼ねれば、金になるアトラクションを自分の生活に結びつけることができると考えたのである。この方法はその後もくり返し用いられることになる。ミハエルはバルバラに正常な子供を生ませ、「アイルランドの犬」という芸名で彼女を見世物に出し続けた。

一八世紀のあいだは、本格的なスターは出なかった。反対に、一九世紀と二〇世紀初頭にはたくさんのひげ女が登場したため、ひげ女の人気はひどく低下してしまった。それでも、ひげに加えてちょっとした特徴を備えていた者は、見世物の世界のスターとなった。一八三二年にリンカーンで生まれたテイラー夫人は、白いひげを持つただ一人の女性であることを自慢していたし、二〇年後にアンナ・クリッチは、注目を集めるためには何でも利用することにして、頬ひげだけでなく口ひげも生やし、そのうえ小人でもあった。

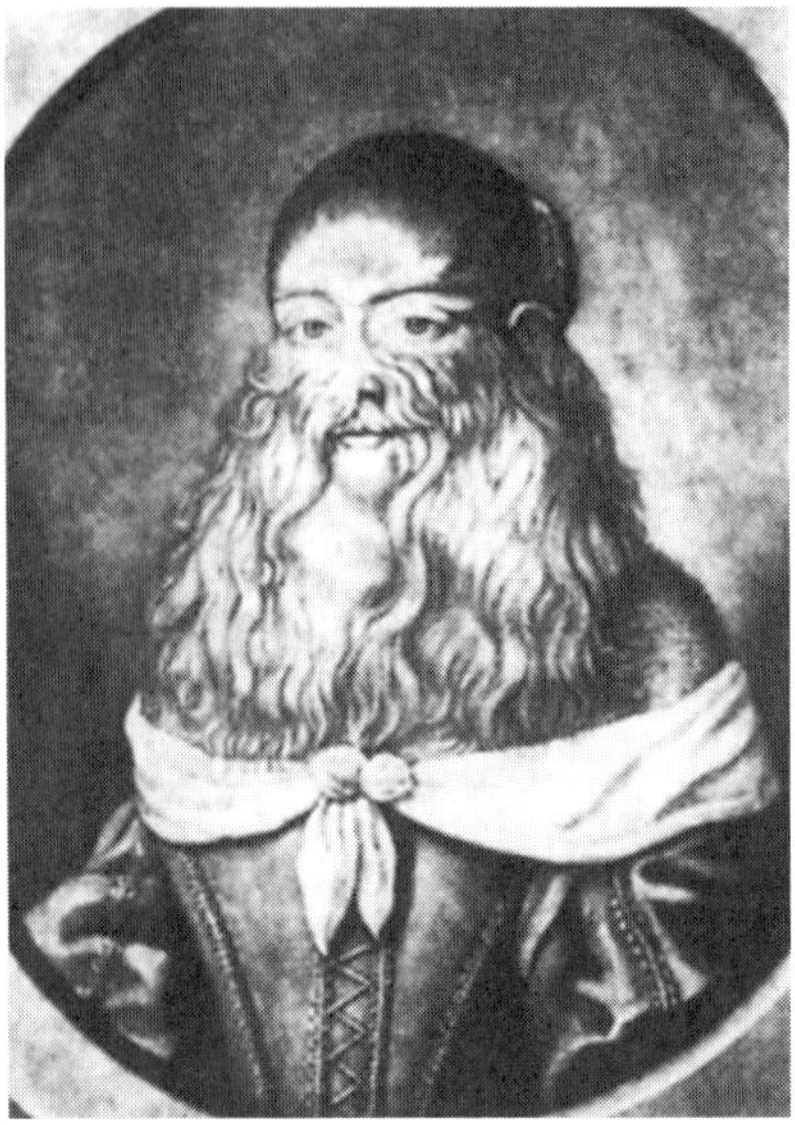
バルバラ

誘拐されたひげ娘

一八六五年、ひげ女の世界に二つの重要な

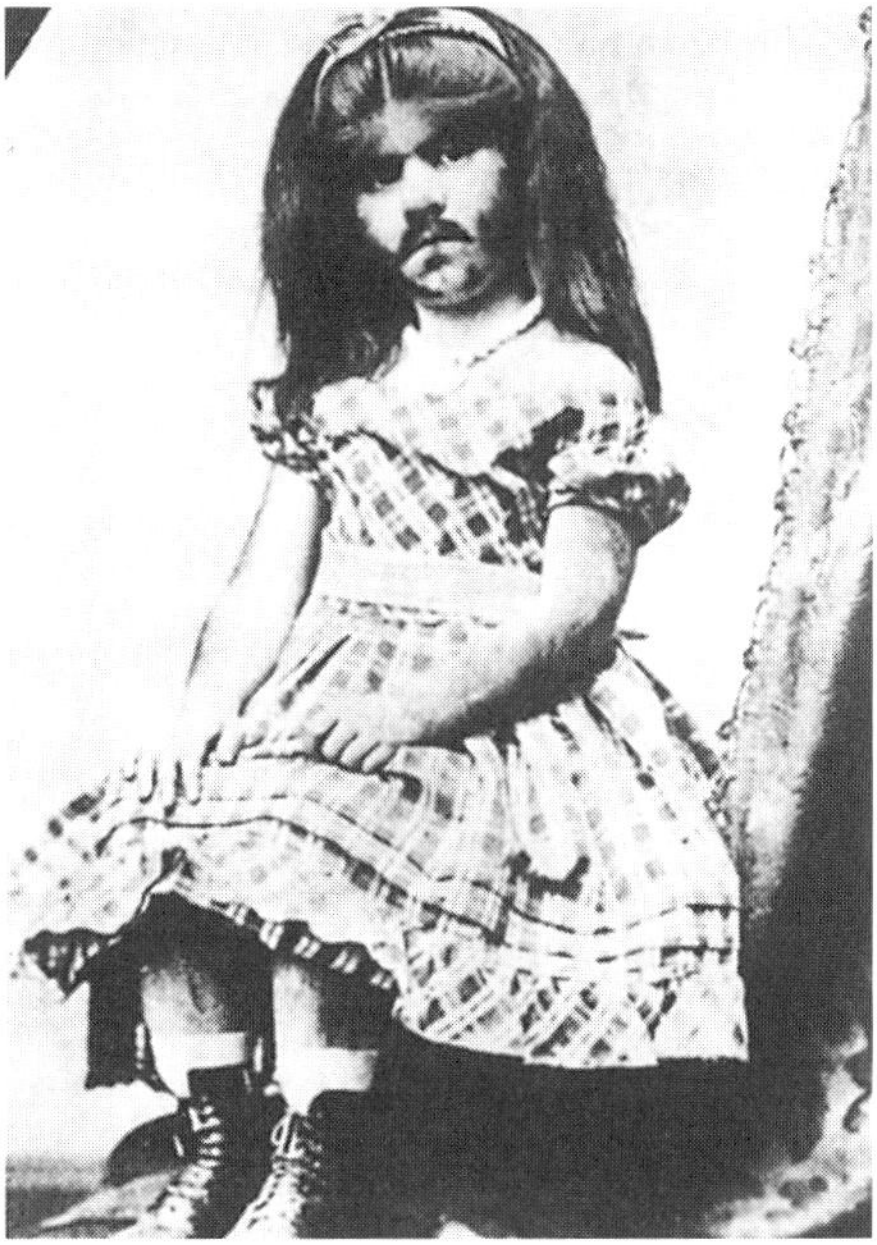

アニー・ジョーンズ、６歳

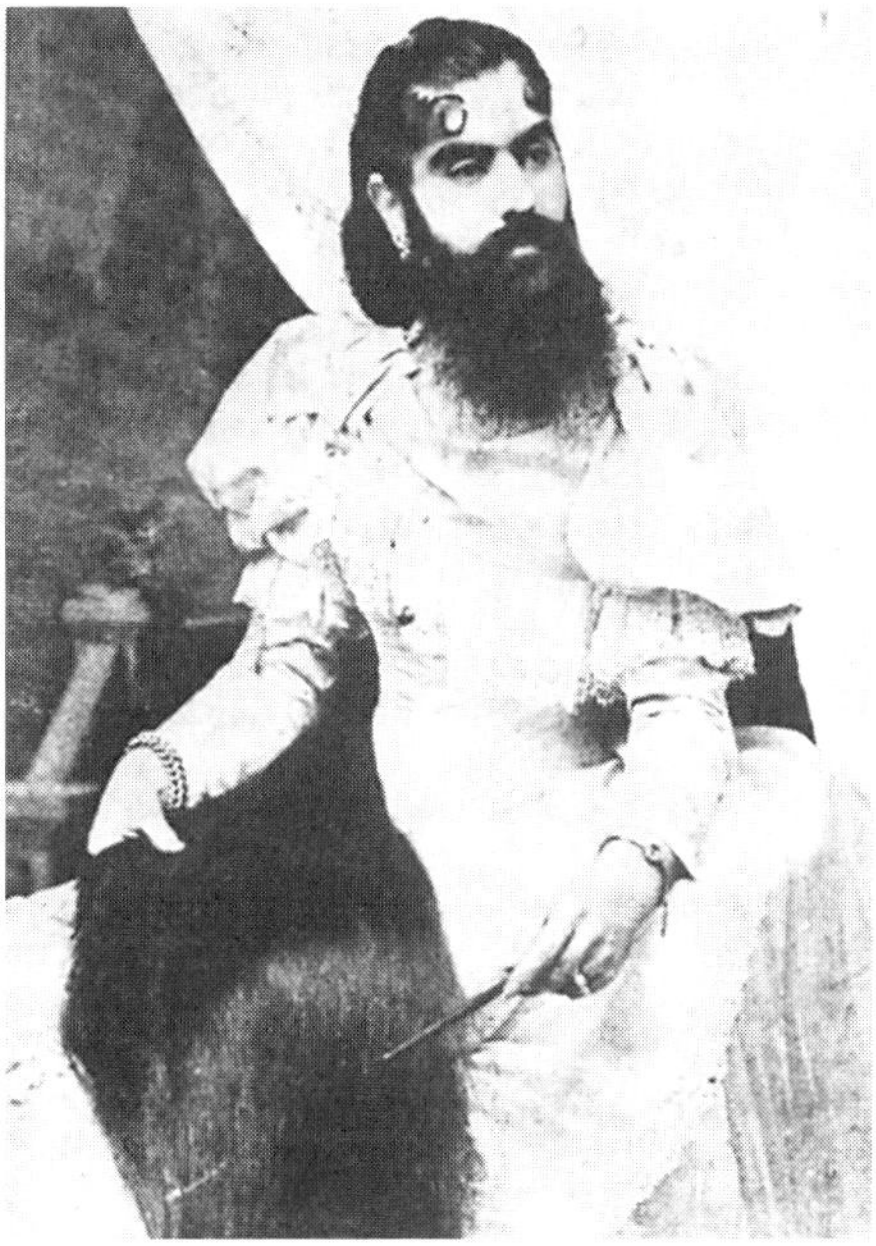

絶頂期のアニー・ジョーンズ

出来事がおきた。一つ目は、ペンシルヴェニアで、のちに「美女ヴィオラ」となる子供が生まれたこと。もう一つは、ヴァージニアでアニー・ジョーンズが生まれたことである。アニーはその毛深さだけでなく、彼女の身におきた思いがけない出来事によって、有名になった。

彼女はマドモワゼル・アブサロンの名で、一八六九年、四歳にして、興行師のバーナムに雇われた。彼女はたちまち人気者になった。ところが、デビューして数ヶ月後、幼いアニー・ジョーンズは忽然と姿を消した。母親、バーナム、そしてアメリカ中の警察が半年後にようやく、ニューヨークのワイクスという男の家で彼女を見つけた。自分の娘であるというふれ込みで、彼女を見世物にして一儲けしようとしていたのだった。司法が介入し、少女はようやく母親のもとへもどることができた。その後も、アメリカのショービジネス界の新しいアイドルであるアニーは、たびたび誘拐の憂き目にあった。彼女は一九〇二年に死んだが、二度の結婚のあいだにロシア皇帝、ドイツ皇帝のヴィルヘルム二世、イタリア国王が彼女に会いたいと申し入れてきたこと、すべての者がそのまれに見る優美なひげや二メートル以上ある髪だけでなく、彼女の幅広い教養に魅了され、感動したと語ってい

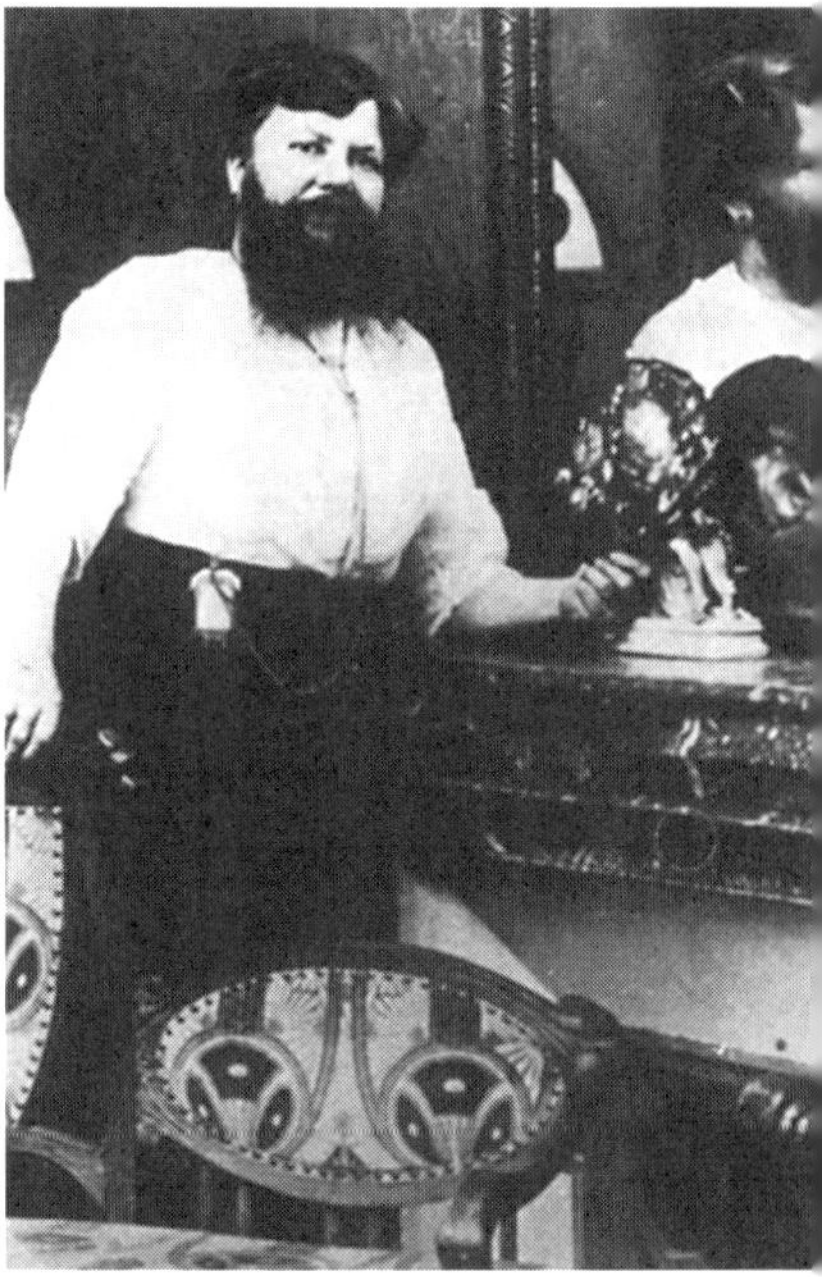

クレモンティーヌ・ドレ

たことが、楽しい思い出として残ったのだった。

二五ルイの名声

さらに、我々と同時代人にはクレモンティーヌ・ドレ旧姓クラトーがいる。彼女の人気はすさまじく、一九三九年四月二一日付けの「パリ・ソワール」が、第一面をさいて彼女の死を伝えたときには、ヒトラーの五十回目の誕生日を祝う大きな祭典が行われたことを報じる見出しよりも大きな見出しがついたほどだった。

フランスのひげ女の中で最も有名になった女性は、一八六五年三月に、モーゼル川のほとりの村で生まれ、そのタオン＝レ＝ヴォージュ村に評判と名誉と栄光をもたらすことになった。一九六九年三月、村は彼女に感謝して、彼女の没後三十周年を機会に、「ひげ女ミュージアム」を作ることにした。何千人もの人々が毎年そこを訪れ、彼女がブルーネットの美女であったこと、一八歳のときにはもううっすらと口ひげを生やしていたことを知るのだった。

一八八五年、彼女は二〇歳になると、パン屋をしていたジョゼフ・ドレと結婚した。二人はカフェを買い取り、クレモンティーヌがその店を切り盛りすることになった。数年間、毎朝、店をあける前に、クレモンティーヌは近くの理髪店へ出かけていった。自慢の顎ひげを除いて、きれいさっぱりひげをあたってもらったのである。ある日、カフェで、ナンシーの市からもどった客たちが、そこで見たひげ女のことを、感嘆をまじえて話していた。クレモンティーヌはこう言わずにはいられなかった。「私がひげをのびるにまかせれば、本当のひげがどんなものかわかるわ」。そこで、オスカー・ペロンという名のレジ係が名乗り出て、彼女が負けるほうに二五ルイを賭けた。もうご存知のように、クレモンティーヌは賭けに勝ったが、レジ係のペロンは賭けに負けた借金を返すことができず、彼の家族は数世代にわたって世間の笑い者になった。理髪師は毎朝やってきた客を失った。ひげはどんどんのび、クレモンティーヌはすっかりそれが気に入ってしまった。彼女はひげをとかしたり、洗ったり、切りそろえたりして、手入れを怠らなかった。カフェの客は十倍になり、その地方全域から、今や男のように見えるマダム・ドレを見物しに人々がおしかけた。

フランス国内で評判になると、カフェの女主人は当然ながら店の名を「ひげ女のカフェ」と替え、内務大臣のエミール・コームから男の服を着用する正式の許可をとりつけた。公式の証明書に署名するとき、大臣は政府の同僚にこう言った。「女性市民は選挙権を持つ権利がないという話だが、ズボンをはき、ひげをたくわえたこの女性を、聖水盤のまわりで騒いでいるあの時代遅れの信心家どもに、よい見本として紹介しようではないか」。フランスはクレモンティーヌを愛していた。人体測定による犯罪者識別の創始者である、著名な医師のベルティヨンは、この患者に関する医学と心理学の報告書の中で、彼女に賛辞を送っていたし、多くの人々がその胸に彼女の顔をカラーで刺青させていた。クレモンティーヌはフランス国民の崇拝の的となり、「ひげの妖精」というあだ名を進呈された。一九三三年、レオン・ヴォルテラが競馬のシーズンに、ヴィシーで「ひげ女グランプリ」を創設した。

彼女は子供ができなかったので、フェルナンドという少女を養子に迎えた。二人は親密に愛し合うようになり、娘はクレモンティーヌが死ぬまでその人生に元気を与えた。

一九二三年、夫の健康を理由に、彼女は有名なカフェを売り払った。一九二八年四月三日、彼女の人生の伴侶は長い闘病生活のすえに息をひきとった。クレモンティーヌはそれまでまったく、舞台に立つ気はなかった。ポール・ドレの存命中から、バーナムじきじきの使者が数百万フランを持参してたびたび訪れていたが、クレモンティーヌは諸般の事情を考えて、とうとう巡業に出ることを承諾した。金儲けのためではなく、愛するフェルナンドに世界を見せるためだった。予想どおり、どこへ行っても彼女は大歓迎を受け、オランダでは、フェルナンドと結婚することになる男性と出会った。こうしてクレモンティーヌは、エピナルで娘夫婦とともにのんびり余生を送ることができ、その地で一九三九年四月一九日に、大勢の人々の惜しまれながら息をひきとった。

一日に五回ひげを剃る

医学が体毛の異常な成長を抑える手段を発見したことから、ひげのある女性は今日、ほとんど見られなくなった。いや、完全にいなくなったわけではない。というのも、現在見事なひげをたくわえているステラ・マクレガーは、ひげの成長を抑えるためにあらゆる方法を試みたが、著名な専門家たちも、この頑固な患者に対してはお手上げであると白状するしかなかったのである。

あきらめたステラは、そこで、「知能指数の高い子供」に関する注目すべき理論を発表し、その教育に生涯を捧げる決心をした。しかしいくら知能指数が高くても、子供は残酷なもので、子供たちにからかわれないように、彼女は一日に五回、つまり二時間おきにひげを剃って、女性らしい顔を保たなければならなかった。ある日、彼

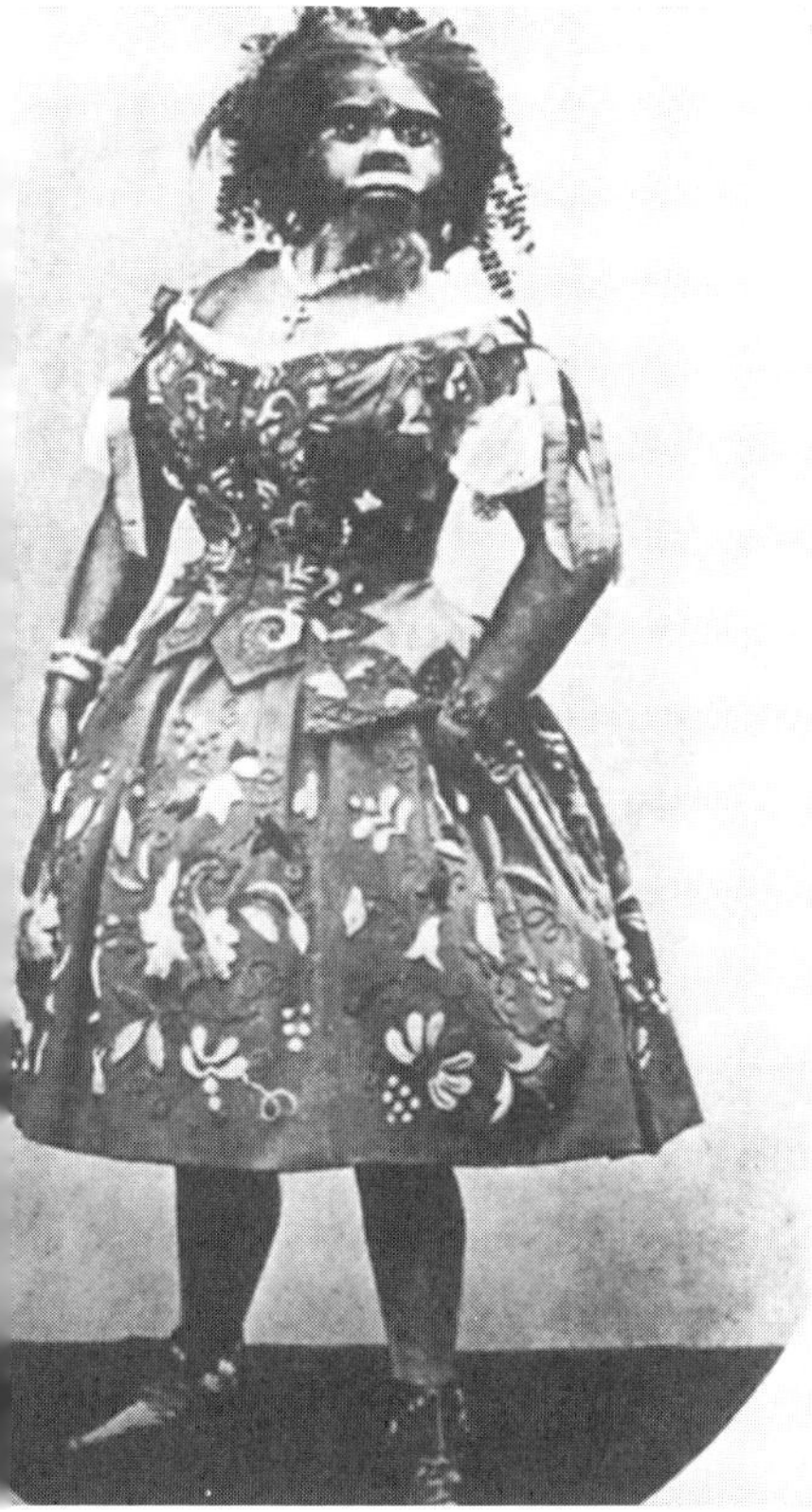

ジュリア・パストラーナ

女がひげを剃り忘れたとき、銀行の警備員が、ならず者が女装して銀行を襲撃しようとしていると思い込み、彼女を取り押さえた。またあるときは、公衆トイレに入ろうとして、妻が出てくるのを待っていた紳士と激しい口論になった。いかなる事情であろうと、ひげをはやした人物が女性専用の化粧室に入ることは許されないというのである。ステラ・マクレガーは、自らに課せられた窮屈な生活に疲れ果て、自分のひげを受け入れることにして、今日見るような姿へと完全に変身した。

世界でいちばん醜い女

ある女性に時ならぬひげが生えてくることもあるが、もっと驚くべき女性も存在する。体中に、長い毛がおびただしく生えているのである。そのような人々は全身多毛症にかかっているのであり、犬男、狼男あるいはライオン男、さらに猿女の名で呼ばれている。

それら動物人間の中で最も有名な女性はジュリア・パストラーナで、広告パンフレットでは、「ゴリラ女！歴史上最も醜い人間」と紹介されている。しかし彼女は、その身体的な外観よりも、その数奇な人生によって有名になった。とはいえ彼女の外観に関しては、学者の専門分野によって多数の仮説が立てられた。チャールズ・ダーウィンは自らの進化理論に従って、ヒトとサルの中間の段階にあると考えた。「彼女は濃いひげがあり、身体と顔、とりわけ額と首が毛におおわれていた。興味深い特徴として、上下の顎に、二列に不規則な歯が生えていて、そのため患者の顎が突出し、猿のような顔つきになっている」。

ジュリアは一八三二年にメキシコで生まれた。若いころは好奇の視線から身を隠し、外国語の読み書きに時間を費やしていた。彼女を発見したセオドア・レントはマネージャーになると、人前に姿を見せるよう説得したのち、ヨーロッパとアメリカで彼女を見世物にした。彼女がいきなり現われて人々をびっくりさせるように、マネージャーは彼女を完全に隔離し、少数の例外を除いて、だれにもその姿を見せないようにした。

実のところ、知的で、教養があり、しっかりした考えを持っていたジュリアは、見世物として身をさらすことを苦痛に思っていた。そのため彼女のマネージャーは、彼女が離れていかないように、あれこれ手を打っていた。ジュリアは愛情に飢えていた。セオドア・レントは彼女が接していたただ一人の男性だったので、さして苦労せずに、彼女を決定的に縛り付けておくことができた。彼は財産目当てに結婚したのである。

一儲けできることはすでに約束されていた。ジュリアが母親と同様に全身を黒い毛でおおわれた男の子を生んだとき、彼はまた儲けることができると考えた。しかし子供は数時間しか生きられず、不幸な母親は、自分とそっくりの子供が生まれたことに打ちのめされていたのだろう、自らもこうつぶやきながら死んでいった。「私は死んでいくけれど幸せだったわ。だって私は愛されていたとわかっているのですもの」。実のところ、哀れなジュリアは、無邪気にも、セオドアに愛されていると信じていたし、彼がただ欲深いだけなのだとは思ってもみなかった。

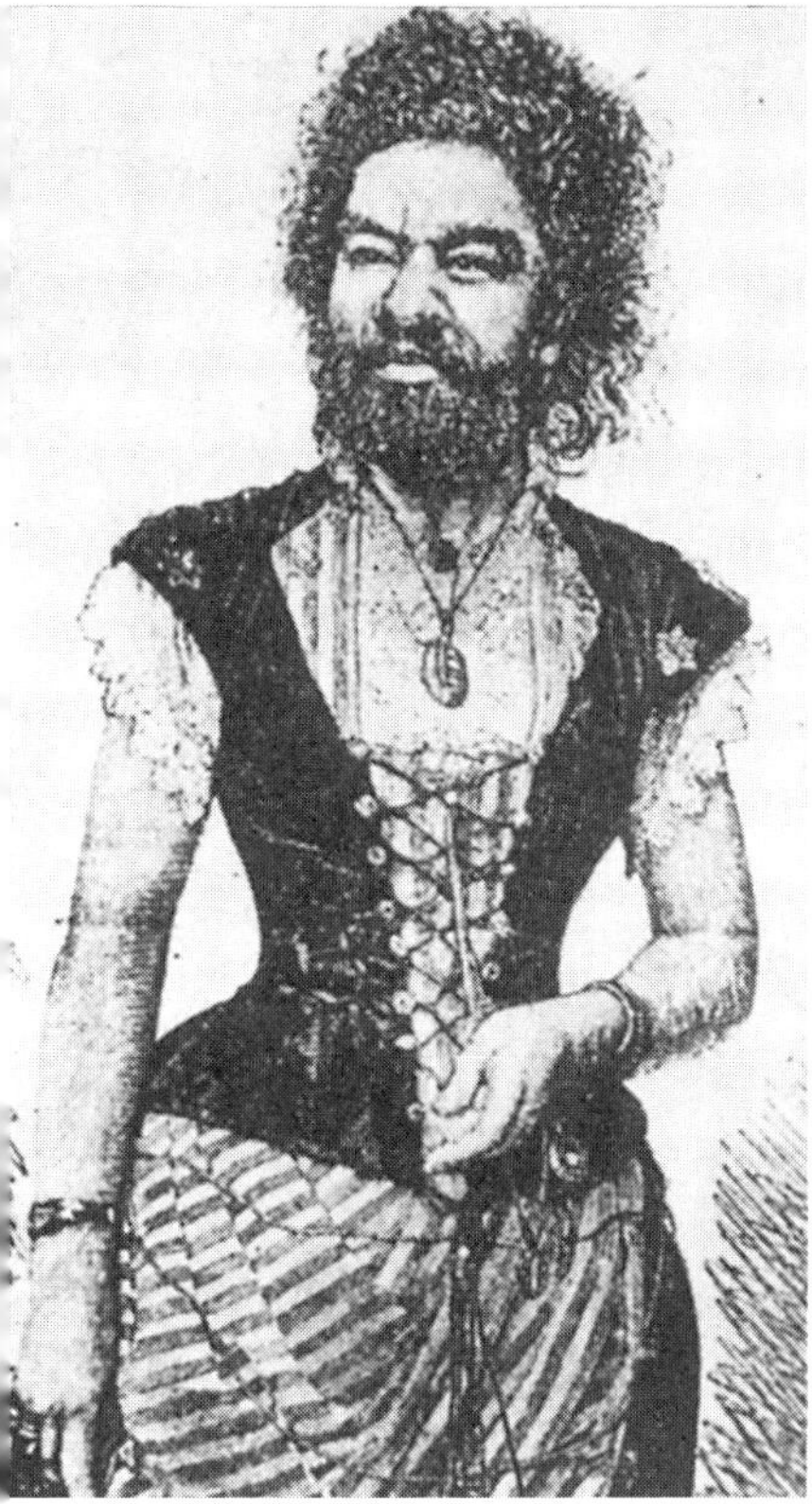

ゼノラ・パストラーナ

その悲しい出来事がおきたのはロシアのクルツにおいてであった。おそらくジュリアは、その後におきたことも愛情によるものだと考えたことだろう。というのも、そのような状況に立ち至ったにもかかわらず、夫は彼女を手放そうとしなかったからだった。大切なアトラクションを失わないようにすることと、深い悲しみを結びつけて、彼は二つの遺体に防腐処置をほどこした。それから、サンクト＝ペテルブルクにある自らの珍品博物館の真ん中に、ガラスの棺に寝かせて展示したのである。

話はまだ終わらない。

セオドア・レントは妻と息子の遺骸を売ってかなりの利益をあげると、また別の猿女を探し始めた。驚いたことに、彼はライプツィヒで、最初の妻ほどではないが一人の猿女を見つけ出した。彼女はマリー・バリエルといい、一七歳であった。父親が娘を見世物に出したがらなかったので、セオドア・レントは過去に実を結んだやりかたを思い出し、彼女と結婚して未来の義父を安心させた。

もちろん、結婚式から数週間後、彼は新しい妻を見世物にする準備にとりかかった。商売をやりやすくするために、彼は最初の妻の姓と、同じような響きを持つ名を与えた。新たな縁日の見世物、ゼノラ・パストラーナが誕生した。セオドアは急いで彼女に子供を作らせ、子供が母親似であるように毎日天に祈った。しかし歴史は再び繰り返しはしなかった。生まれた子供は正常で、落胆したセオドアは、妻を展示するだけで満足しなければならなかった。一八八四年、ゼノラ・パストラーナはその珍しもの好きな夫を失い、二人目の夫を得るとドレスデンに腰を落ち着け、献身的で気のきく妻の役だけを演じ続けた。

毛むくじゃらの人種は存在するか？

セオドア・レントがその前年に死んでいなかったら、この「猿女の求婚者」は、クラオがイギリスにやってき

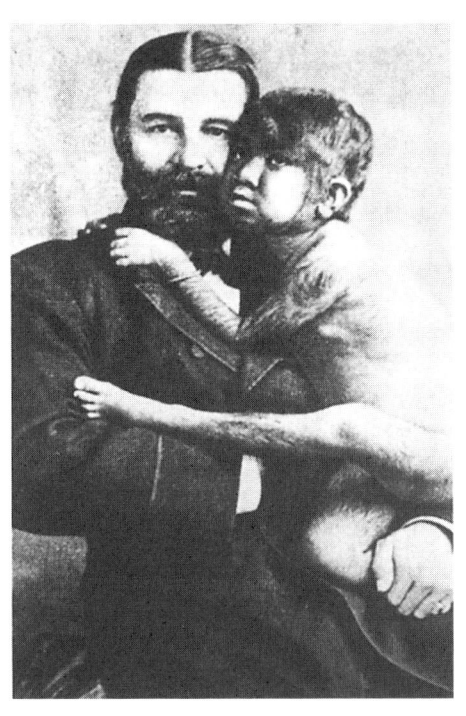

ロンドンに到着したクラオ

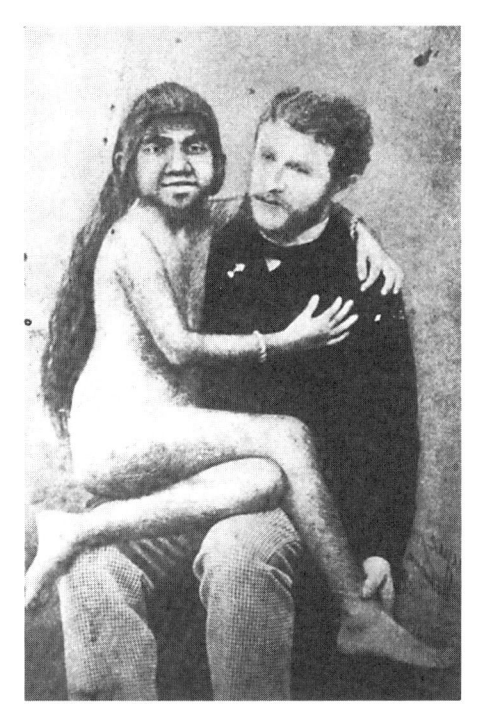

思春期のクラオ

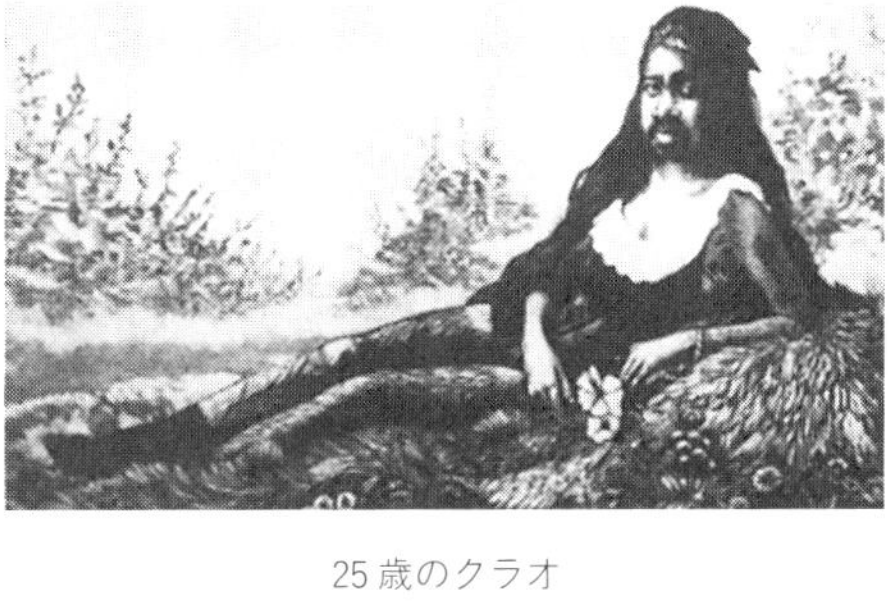

25歳のクラオ

たことに熱狂したかもしれない。

彼女によく似たアフリカの原住民たちと戦って数人の船乗りが命を落としたのちに捕らえられたことになっていたが、実のところ、この少女は一八七二年にラオスのルアン・プラバンの村に生まれ、一八八三年に猿女を探しにきたカール・ボックによってヨーロッパに連れてこられた。またもや科学者たちは自問した。あの長いあいだ探し求められてきた、人間と動物との中間の生き物が、ついに見つかったのだろうか？　クラオは実際、猿に固有の特徴をいくつか備えていた。とりわけ、ものをつかむことのできる足を使って、様々なものを拾ったり、つかんだりできた。さらに、かたくてつややかな黒い毛に全身をおおわれているだけでなく、彼女の唇はチンパンジーと同じくらい前に突き出ていた。

クラオがロンドンにやってきていちばん喜んだのは、人類学者のキーンであった。彼は数年前から、同業の学者たちに、ラオスの中心部に「毛むくじゃらの人間」の種が存在するという説を認めさせようとしていたのである。毛深い少女は彼の説を裏付けるのに、ちょうどタイミングよくやってきた。というのもボックは、クラオの家族が同じ特徴を持つことを示す写真を集めていたのである。彼女は大人になっても背が低く、胸は広く、肩もひどいなで肩だった。頭はよく、数ヶ国語を話し、パリ人類学協会のフォーヴェル博士はかなり上品な娘であるとさえ思っていた。クラオがその後どのようにして縁日の見世物になったのか、くわしいことはわからないが、バーナム＆ベイリー・サーカスのスターの一人となったのち、一九二六年にニューヨークで死去した。

猿女と鰐男

もう一人の有名な猿女であるペルシラは、今もフロリダで、夫や完全に正常な二人の子供たちとともに暮らしている。

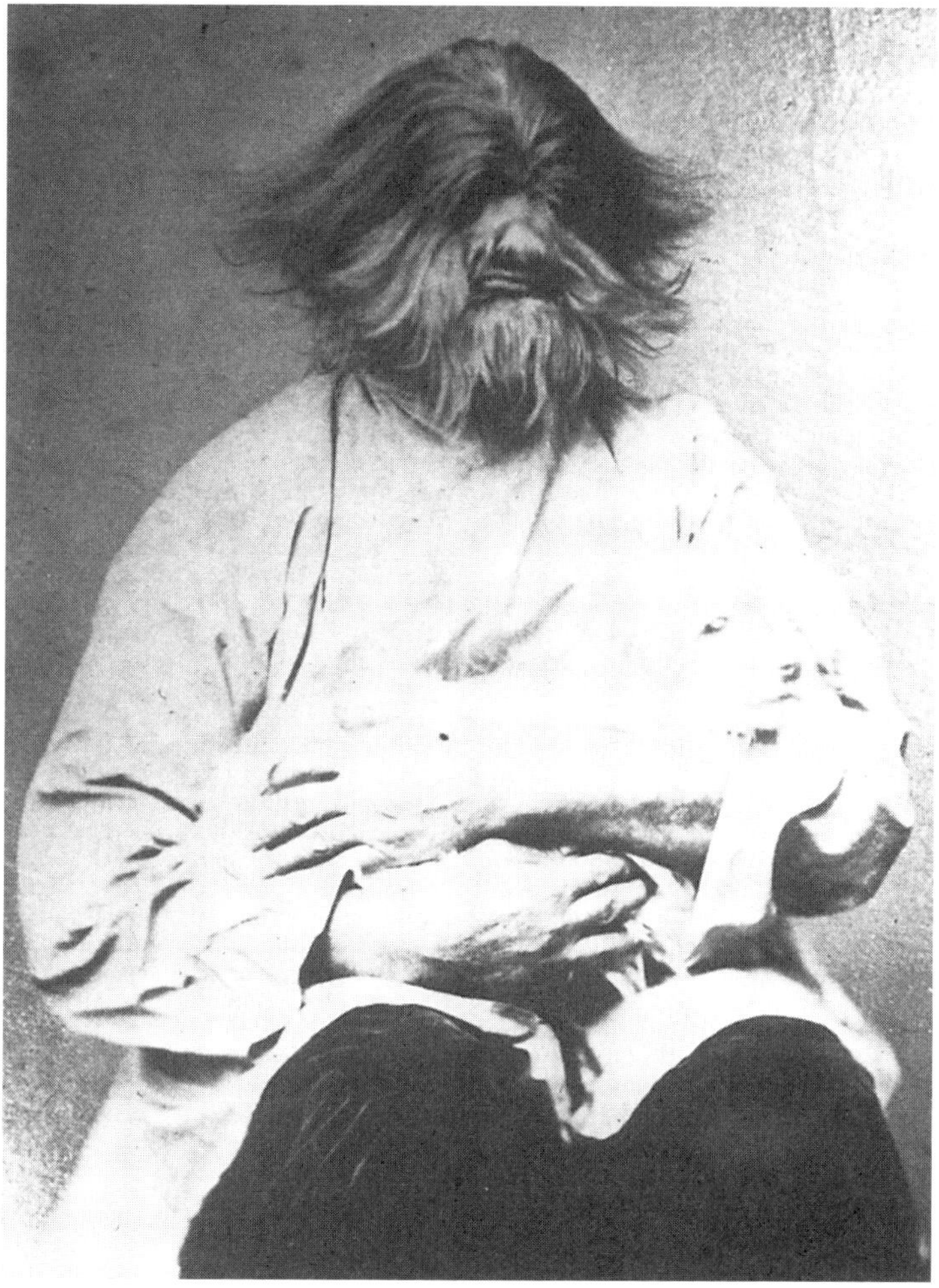

アドリアン・イェフティチェフ

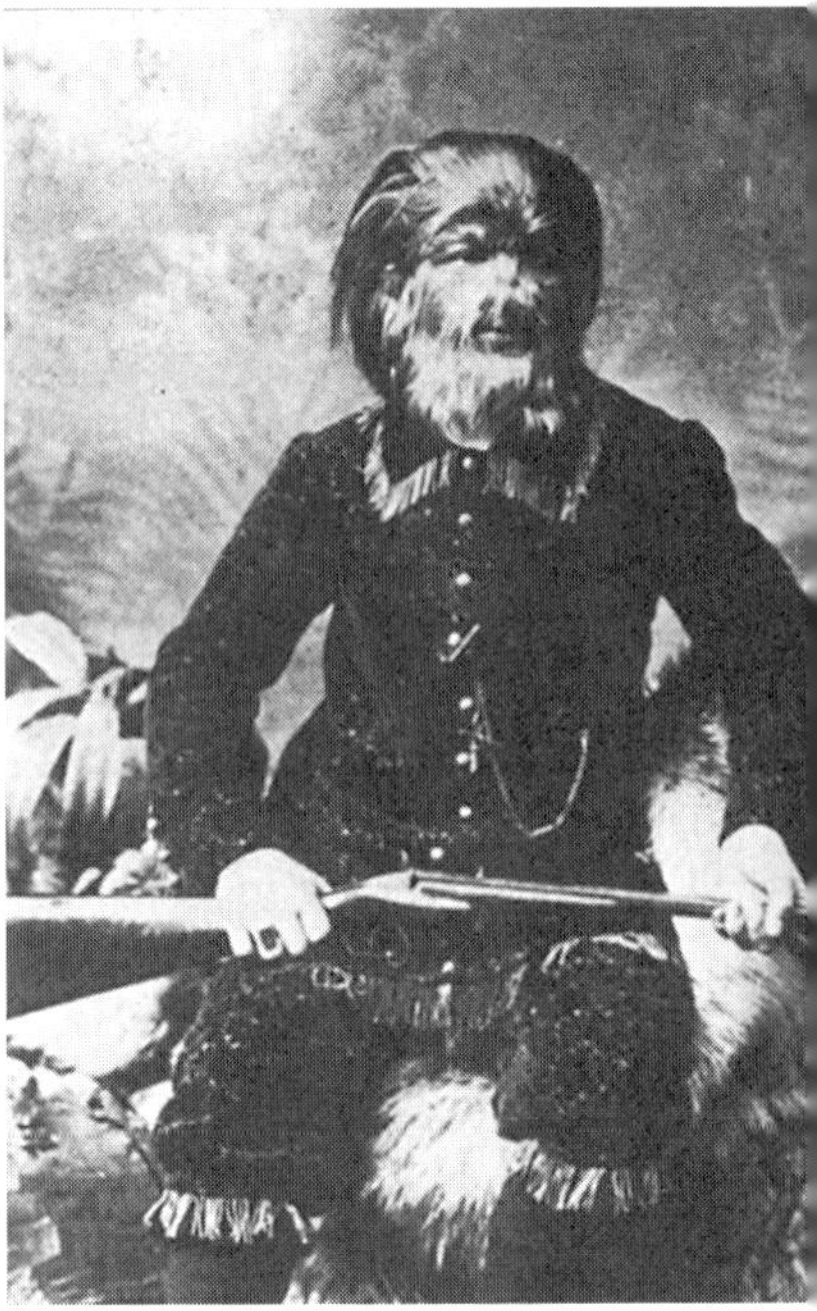
彼の息子

彼女も数奇な運命をたどった。両大戦間のある晩、見世物の一団を率いて巡業していた興行師、カール・ラウターのテントに、外国人の夫婦が訪ねてきた。客はポルトガル語しか話さなかったが、腕に包みをかかえていた。男はそれをあけると、ラウターに、生まれて数日しかたっていない女の赤ん坊を差し出した。興行師は子供を一目見て、将来見世物のスターになると確信した。赤ん坊は全身を長く黒い毛でおおわれていた。ラウター夫妻は赤ん坊を引き取ると、思いやりのある夫婦だったので、正式な養子にして、実の子供のように育てた。夫妻はその子供をペルシラと名づけた。ペルシラが思春期になると、養父母はヨハンナという名の雌のチンパンジーを与えてから、ショーに出演させた。猿娘とチンパンジーはたちまち仲良しになった。ペルシラが一七歳の誕生日を迎えたころ、サーカス団はキューバで大成功をおさめた。

ショーが上演されるたびに、ハバナの近郊に住み、資産家として名の通ったある女性が姿を見せた。彼女はペルシラとそのチンパンジーに魅了されていた。最後のショーが終わると、彼女はカール・ラウターのところへ出かけていった。女性はその名をオブレアといい、堀や高い塀をめぐらせた豪邸で、たくさんの大型猿だけを相手に暮らしていた。裕福なキューバ女性は、ペルシラをかなりの高値で買い取りたいと申し出、養子にして最高の教育を受けさせると約束した。オブレア夫人の意図はおそらくそれほど純粋なものではなかっただろう。ペットの猿の中に猿女を加えるという考えにとりつかれていたに違いなかった。ペルシラが旅回りの生活や養父母を愛していたとしても、かなり迷うところだった。彼女はショーに参加していたエメットという若い男に相談した。男は、鰐のうろこのような厚くてざらざらした皮膚におおわれていたが、しばらく前から密かにペルシラを愛していた。こうして、恋人を失いたくないという思いから、男は彼女に結婚を申し込んだ。ペルシラは申し出を受け入れ、この新婚カップルは「世界でいちばん奇妙なカップル」と名づけられて、一ヶ月もたたないうちに、アメリカで最も人気のあるショーの一つとなった。今日でも猿女と鰐男は夫婦であり、幸せな生活をおくっている。

このように神話の登場人物のような姿をしていたのは女性ばかりではなく、男性の中にも猿や犬やライオンに似ている人々がいた。

人間と動物が魔法の力で結合して生まれたかのような男たちの中で最初の者は、エサウである。聖書によると、ヤコブは手と首を山羊の皮でおおい、盲目の父ヨブに対して、毛むくじゃらの弟エサウのふりをしなければならなかった。

しかしながら多毛症は、いずれにしてもごくまれにしか見られない。バルト博士は、三世紀にわたって統計をとったが、二四例しか集めることができなかった。人数は少ないが、それをすべて列挙するには及ぶまい。しかし、彼らの「黄金時代」である一九世紀後半の人々から、紹介するに値する人たちを何人かあげておこう。

アドリアン・イェフティチェフは、まさに彼のミニチュアである息子とともに、ショーに出演していた。「コーカサスの毛むくじゃら」ことアドリアンは、一八七三年ごろパリで見世物になっていた最初の犬人間の一人だった。彼の人生は悲壮感に満ちている。彼はフランスをあとにすると、世界中を巡業して回り、いたるところでかなりの成功をおさめた。すでに金持ちだった彼は、まもなくトップクラスの資産家となった。しかしこの世で

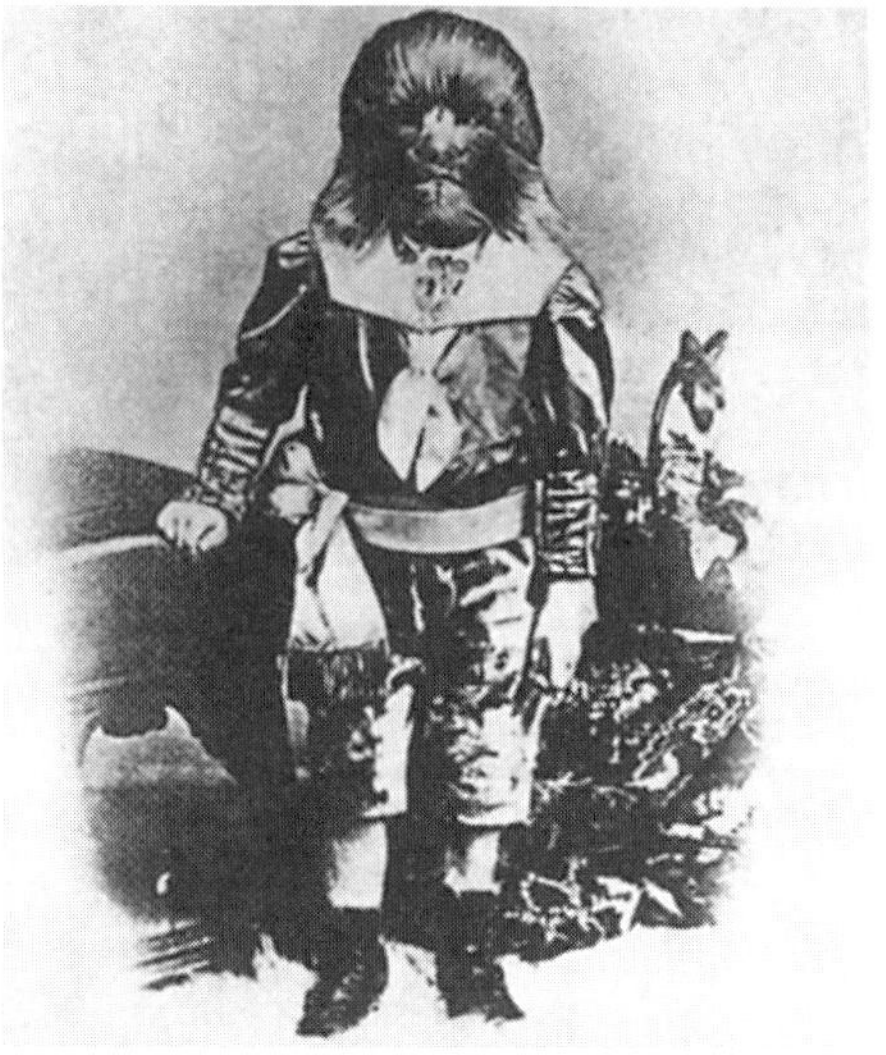

犬人間、ジョジョ

の喜びは、自分と息子を呪われた人間だと信じている犬男にとって、存在しないも同然だった。そのようにして金を貯めるのも、その目的はただ一つ、自分たちの魂を救い、地獄の永遠の苦しみから逃れることができるよう、死後にたくさんの祈りやミサをあげてもらうためだった。

犬人間のジョジョやライオン人間のライオネルは、いずれも劣らぬ人気者であった。その昔、彼らの名声はあれほど高かったのに、彼らに関する資料はほとんど残されていない。

犬人間ジョジョ

毛むくじゃらの名声にはつきものだが、ジョジョもまた、ダーウィンが唱えていたあの欠けている種であるとされていた。彼の若いころについては、たいしたことはわかっていない。彼の出身は謎に包まれたままで、彼のマネージャーのチャールズ・レイノルズは巡業のとき、ジョジョは狼に育てられ、ロシアのコストロマの森で罠猟師によって発見されたと断言していた。レイノルズ以前に、フォスターという名のアメリカ人の興行師が、八歳になったばかりのジョジョを世界中で見世物にしようと企てていた。一四歳のときにはもう、ジョジョは大スターであった。ニューヨーク中の人々が彼を見にかけつけただけでなく、ヨーロッパやオーストラリアでも同様の成功をおさめた。「ニューヨーク・ヘラルド・トリビューン」が名づけた、この「少年の顔を持つロシア犬」

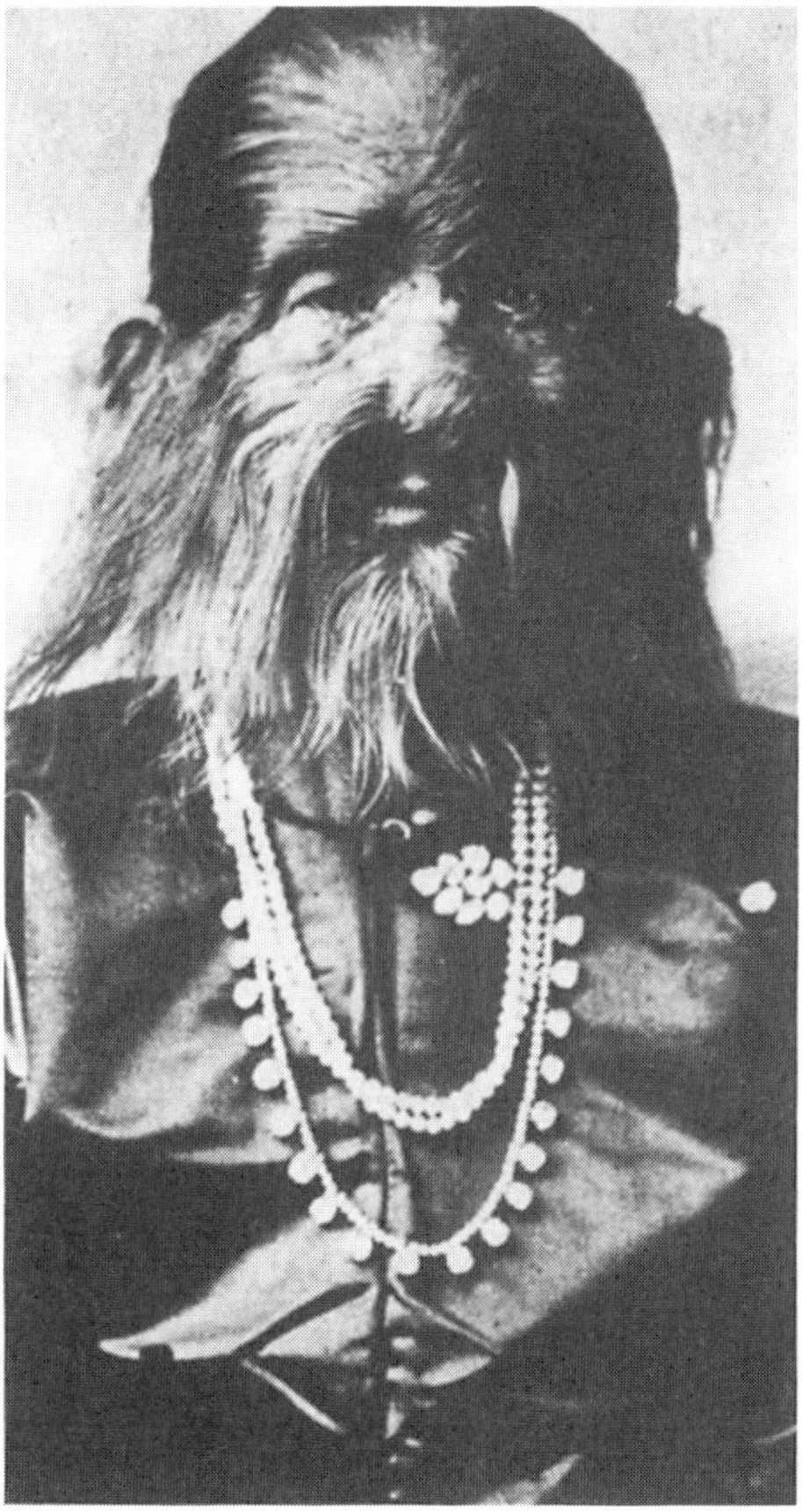

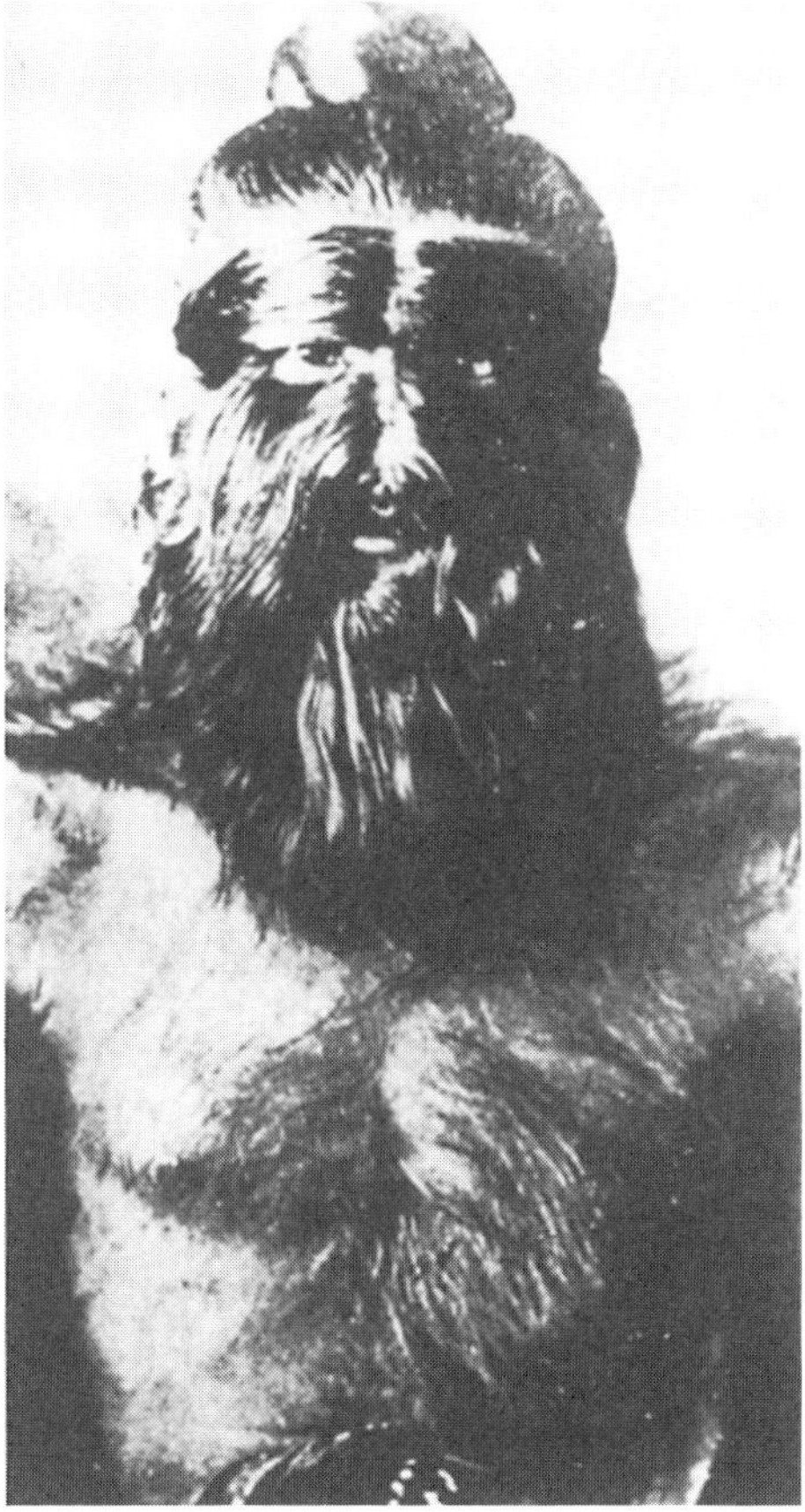

多毛症、3世紀のあいだに24例が知られている

あるいは「スカイ・テリア」は、世界中で人気をさらい、一九〇二年にパリにやってきたとき、パリ市民も熱狂して迎えたのだった。

ロシア騎兵の軍服を着て登場したジョジョは、極端なものを一身に集めた、まさに信じがたい神秘的な生き物であった。灰色がかったブロンドの細い毛が生えていたが、その動物の顔のうしろに明晰な知性を持ち、犬のような唇で四ヶ国語を話した。バーナムは、人々が犬男に期待するように、観客に向かってうなったりほえたりするよう要求した。ジョジョは、一九〇三年一月三〇日にサロニケで、三三歳にして肺炎で死亡した。町の聖職者たちは、科学者たちが遺体を解剖しようとするのに反対し、「イリュストラシオン」の特派員が死んでベッドに横たわるジョジョの写真を撮影するのを許可してから、盛大な葬儀を行って埋葬した。

ライオン男、ライオネル

ライオネルは見世物のスターの中でも希望の星であった。彼の本名はスティーヴン・ビブロウスキといい、旧ポーランド領ロシアの中心部にあるウィルザゴで一八九〇年に生まれた。彼がそのような姿になったのは、農婦であった母親が出産前に強いショックを受けたせいであると言われている。彼を身ごもっていたときに、目の前で夫をライオンに食い殺されたのである。母親はこの光景をどうしても忘れることができず、生まれてくる子供の肉体にそれを刻みつけたというわけだった。ライオネルはまさに、自然が作り上げた傑作であった。彼の姿はなるほど、百獣の王と比べたくなるものであった。足の裏と手の平をのぞいて、全身くまなく長い毛でおおわれていた。しかしその手はきわめて美しく、繊細で、色が白く、ほとんど女の手のようであった。

このような驚くべき子供が生まれたことは、たちまち生まれ故郷の外へも伝わった。そのニュースはついに、見世物の興行師であるゼルトマイヤーという男の耳に届いた。経緯の定かでない取引によって、またドイツ人類

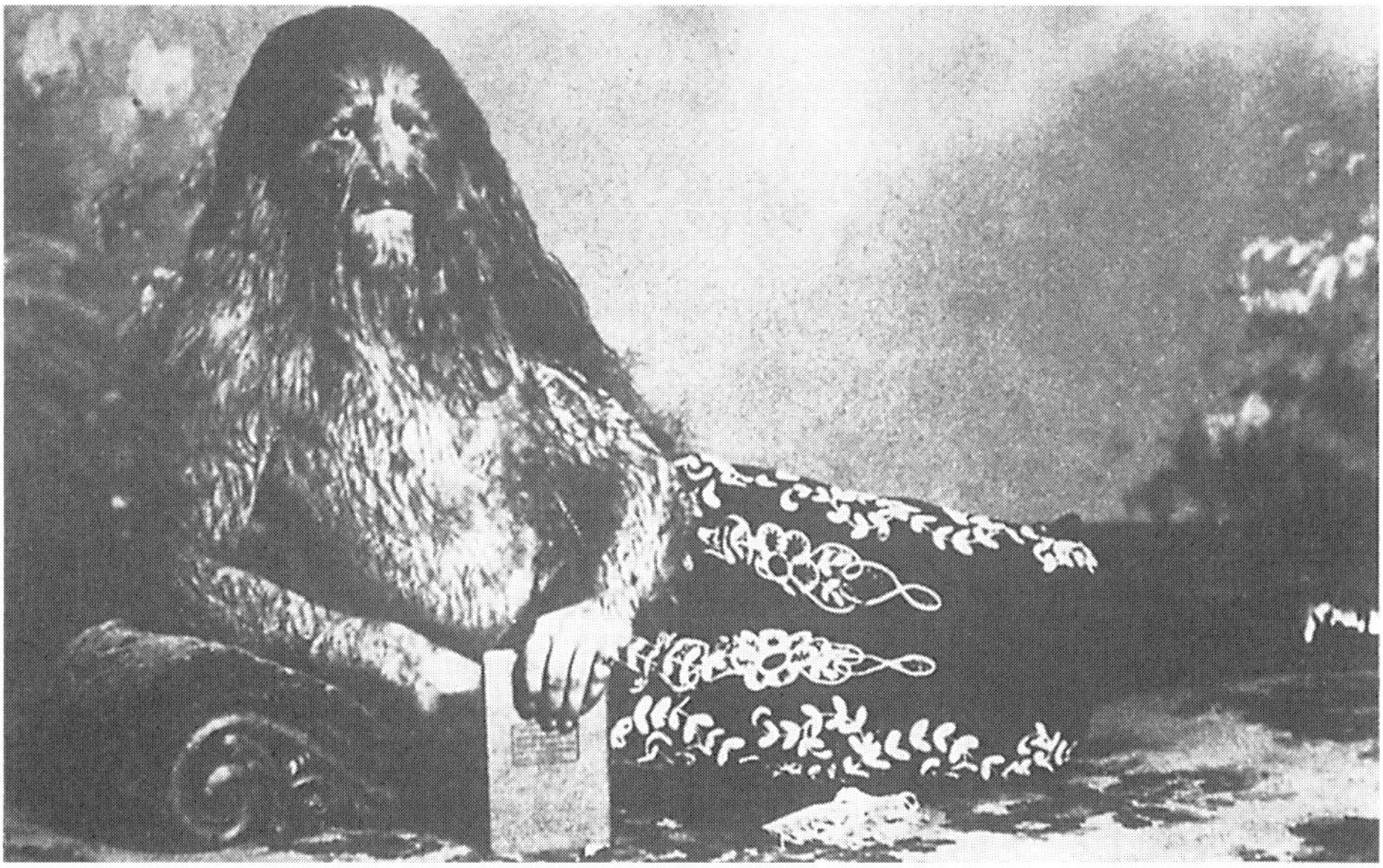

ライオン男、ライオネル

学協会の支援を得て、彼は三歳になったその子供をベルリンに呼び寄せた。子供は母親とともにやってきた。母親は最初、子供を殺したいと思っていたが、とうとうその素晴らしい息子を手放すことができたのだった。

のちに一儲けすることを考えながら、ゼルトマイヤーは彼を教育して、未来のスターの商業的な価値を高めることにした。そうするために、エクス＝ラ＝シャペルに近い小さな村の学校に彼を入れた。しかしこの実業家は辛抱強くなかった。いらいらしながら待つのに疲れ、ライオネルが一一歳になるとすぐに、もう十分に勉強したと決め込んでしまった。いよいよ商売を始めるときが来たと考えたのである。興行師のあこがれの地であるアメリカへむけて、二人はさっそく船出した。ゼルトマイヤーはすでに一年前、バーナムとの契約書にサインしていた。

ライオン男ライオネルの人気はすさまじく、年齢が上がるにつれてそれはますます大きくなった。成人になると、彼の全身をおおっていた毛並みは明るい栗色となり、灰色に輝くようになった。その絹のようにつややかな毛は二五センチから三〇センチの長さがあった。彼はその幻想的な姿を披露するために何度もヨーロッパにわたり、イタリアを巡業していた一九三二年に、心筋梗塞で死亡した。

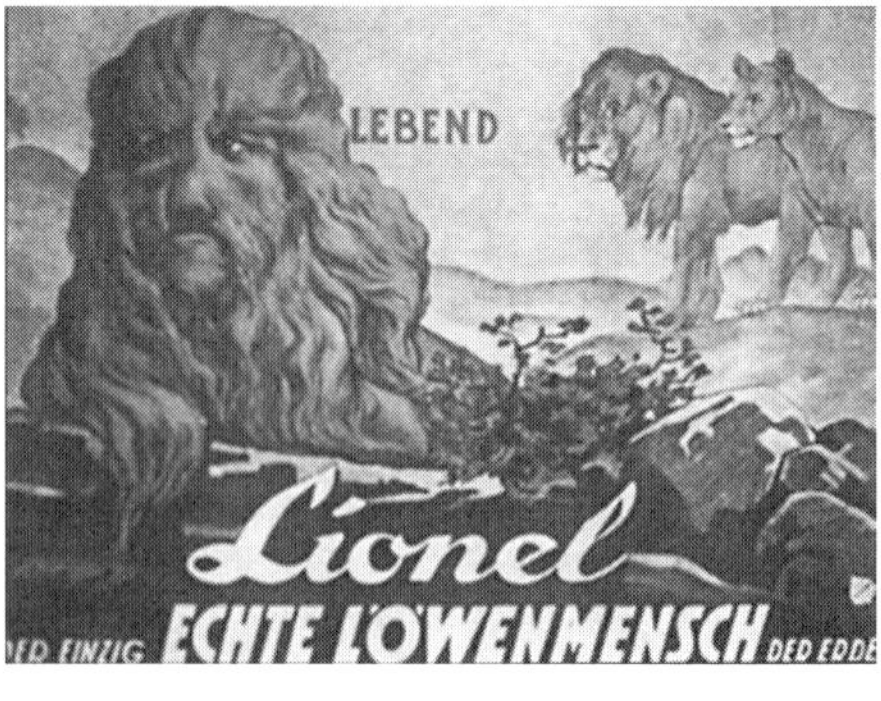

「毛むくじゃら」のあいだではよくおきることだが、体毛の濃さはしばしば遺伝し、そのため一家全員が毛深くなることがある。

このような家族に関する最も古い記録の一つは、一六四二年にさかのぼる。それはカナリア諸島に住んでいたゴンザレス一家のもので、二人の子供と父親が申し分のない毛むくじゃらであった。一家の主人であるペトゥルス・ゴンザレスはアンリ二世のもとへ送られ、何ヶ月ものあいだ、王の大切な宝として仕えた。彼が家族のもとへもどると、彼とその子供たちを「悪魔の子供たち」と呼んでいた地元の人々は、彼を英雄として迎えた。宮廷で暮らしたおかげで、ようやく敬意を払われるようになったのである。

このような遺伝による多毛症はビルマの一家にも見られ、三世代にわたって毛深い人々を輩出した。一八二九年、アヴァの王から政治的使命を託されていたイギリス人の全権代表が、国王の寵を得ようとして、シュエ・マオンという名の変わった男を贈呈した。この男は三〇歳ほどで、マリック医師がラオスのマイノン＝ギ県で発見し、身体だけでなく顔も鼻も耳も、長さ一五センチほどの絹のように細い灰色の毛でおおわれていた。アヴァの王はイギリス人の気のきいた贈り物に感嘆し、魅力的な妻を与えて宮廷に住まわせた。彼の妻は四人の子供をもうけた。最初の三人はまったく正常だったが、四人目の娘マルフォーンは父親と同じく、頭の天辺から足の先まで長い毛におおわれていた。

一八五五年、別のイギリス人ヘンリー・ハイト大尉が、マルフォーンに会った。最初の衝撃が薄れると、彼女が実に魅力的で、穏やかで、愛想がよく、賢いことに気づいた、と彼は書いている。そのような美質を持っていたおかげで、娘は健常者のビルマ人と結婚し、二人の子供をもうけた。一人目のマシュ＝メにはなんの異常も見られなかったが、二人目のムング＝フォセは母親や祖父と同様に、毛むくじゃらの血を引いていた。

一八七五年、ヨーロッパの人々はこのように変わった子供が次々と誕生していることを知り、この犬人間の一家をぜひ見てみたいと思うようになった。当時の大きな絵入り雑誌はビルマに記者とカメラマンを送り、「マルフォーン」一家の素晴らしい写真をたくさん掲載した。彼らの存在が忘れ去られようとしていたとき、今日では考えられないような大がかりな宣伝キャンペーンが繰り広げられたのち、一家がパリにやってきた。彼らは「ビルマの毛むくじゃら」の名で紹介されて大好評を博し、一八八九年いっぱいパリに滞在したのち、ヨーロッパ各地を回った。

このような家族の中には、人が命じて作らせたものもあった。チロルの摂政であった大公フェルディナント二世は、あらゆる形の奇形を収集していたが、とりわけ生きている奇形者がお好みで、自ら、ひげのある小人女と犬男を結婚させて毛むくじゃらの子供を産ませようとしていた。この試みは大成功をおさめたので、二人目の犬男ホレース・ゴンザレスとライオンの顔を持つ娘トニーニャを結婚させた。トニーニャは黒い短毛におおわれた二人の子供をもうけ、大公はこの興味深い一家を、皇帝ルドルフ二世の宮廷画家であったG・フフナゲルに四枚の絵に描かせた。それらの絵は今日でも、インスブルックに近いアンブラス城で見ることができる。

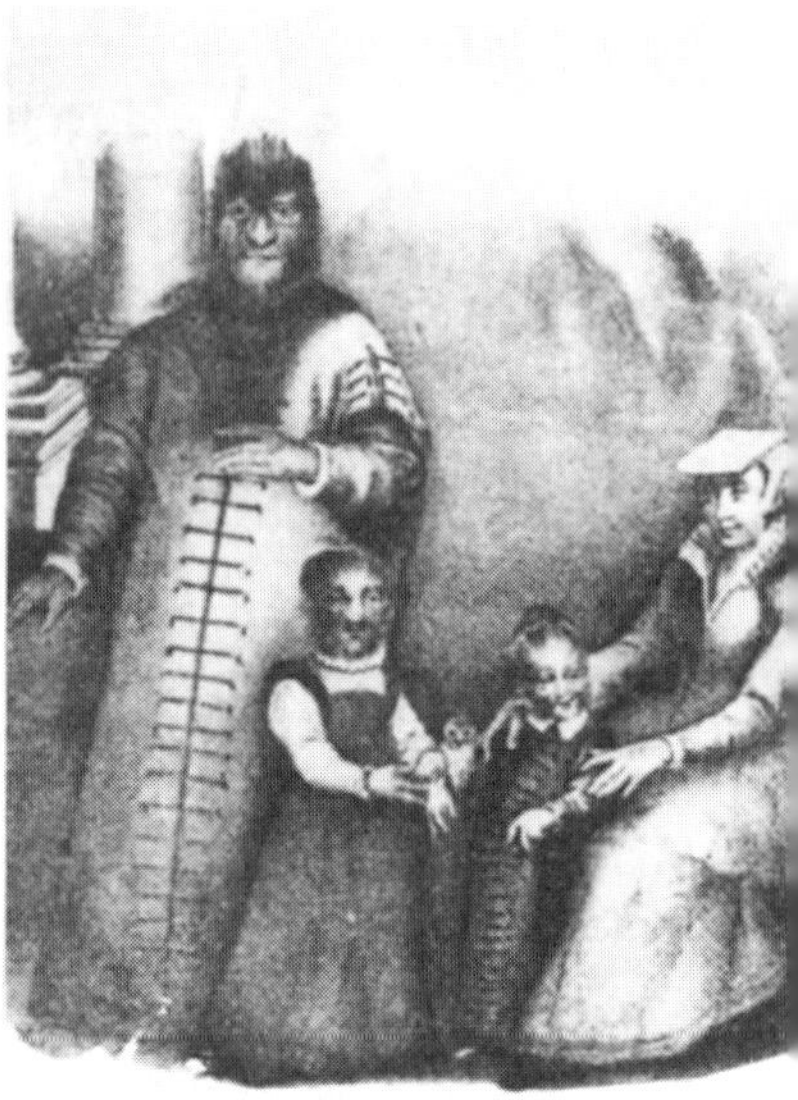

アンブラスの毛むくじゃら一家

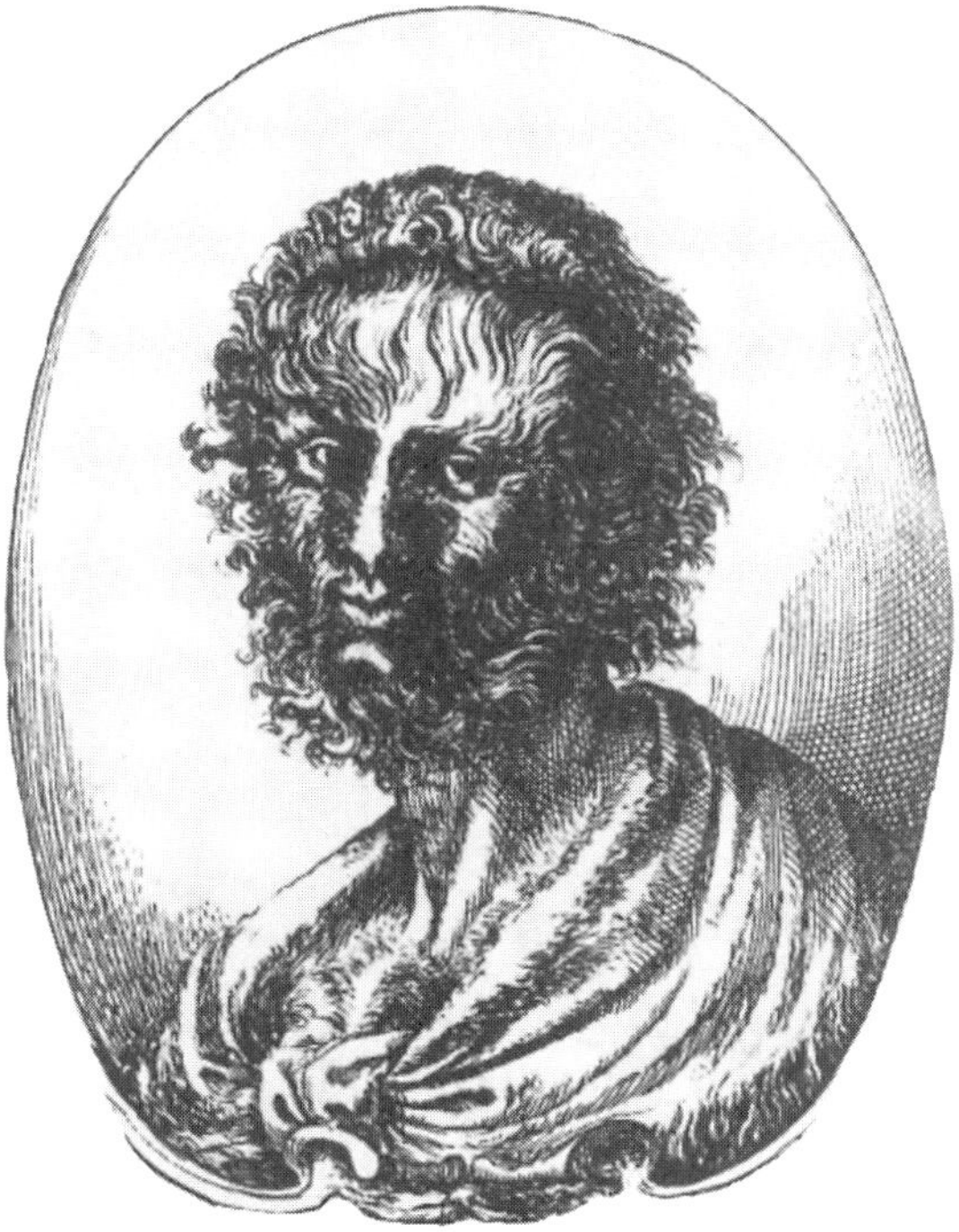

アンリ２世に保護されていたペトゥルス・ゴンザレス

7　巨人と小人

例外なしにどの民族にも、男女を問わず、その民族全体の平均身長からかなりかけ離れた身長を持つ人々が存在していた。このように異常な成長をとげて極端に大きくなった人々を巨人、反対に極端に小さい人々を小人という。その身長差はときにきわめて大きく、最も背の高い人々は最も低い人々の五倍にもなることがある。農夫の娘バベットは、これまでに観察された最も小さい人々の一人で、生まれたときの身長は一六センチ、体重は一五〇〇グラムであった。いっぽう同じ時代に、アメリカ女性のアンナ・スワンは、体重一五キロ、身長八〇センチの赤ん坊を出産した。巨人の子供は五歳のときにはもう、一六歳から一八歳の青年と同じ身長があった。

一生のうちにのびる身長は、どの種族でもほぼ同じで、出生時に約五〇センチ、五歳で一メートル、一五歳で一メートル五〇センチ、それ以降に最大二〇センチから二五センチのびる。人間の平均身長は現在、一九二五年のものより約三センチから五センチ大きい。このように身長がのびたのは、生活が豊かになり、衛生が改善され、食べ物の量が増えたことと直接関係がある。しかし平均身長はのびても、巨人や小人の数はそれに比例して、何世紀ものあいだ変わっていない。

昔から、巨人や小人の存在は人々の最大の関心事であり、数え切れないほどの伝説を生んできた。いかなる文明であれ、あらゆる時代に、すべての国で、巨人と小人は常に人々を驚かせ、その想像力を刺激してきた。

あるときはもてはやされ、またあるときは迫害を受けたが、彼らは常に、力や富で彼らを召抱えることのできる人々や、彼らを見ることのできる縁日の観客たちの、欲望の対象であった。

巨人も小人もまず伝説に取り上げられ、やがて歴史に登場し、さらに科学に支配されるようになった。かつては詩人の語る御伽噺や歴史家の年代記の中で、彼らの冒険物語が語られた。それが今では、研究室や病院で研究されているのである。

しかしながら、世間に認められない周辺世界に追いやられているとしても、小人と巨人は世界中に数十万人も広まっており、今でも、嫌悪感と熱狂との入り混じった奇妙な魅力によって、彼らに近づく人々の心を引きつけている。

著者は以前、小人に関して一冊の著書にまとめたが、巨人に関する資料や証言も多数あることから、巨人についても同じ扱いをする必要があるだろう。この二種類の奇形に関して現在わかっていることを数ページでまとめるのは、無謀な企てとはいわないまでも、かなり困難なのである。

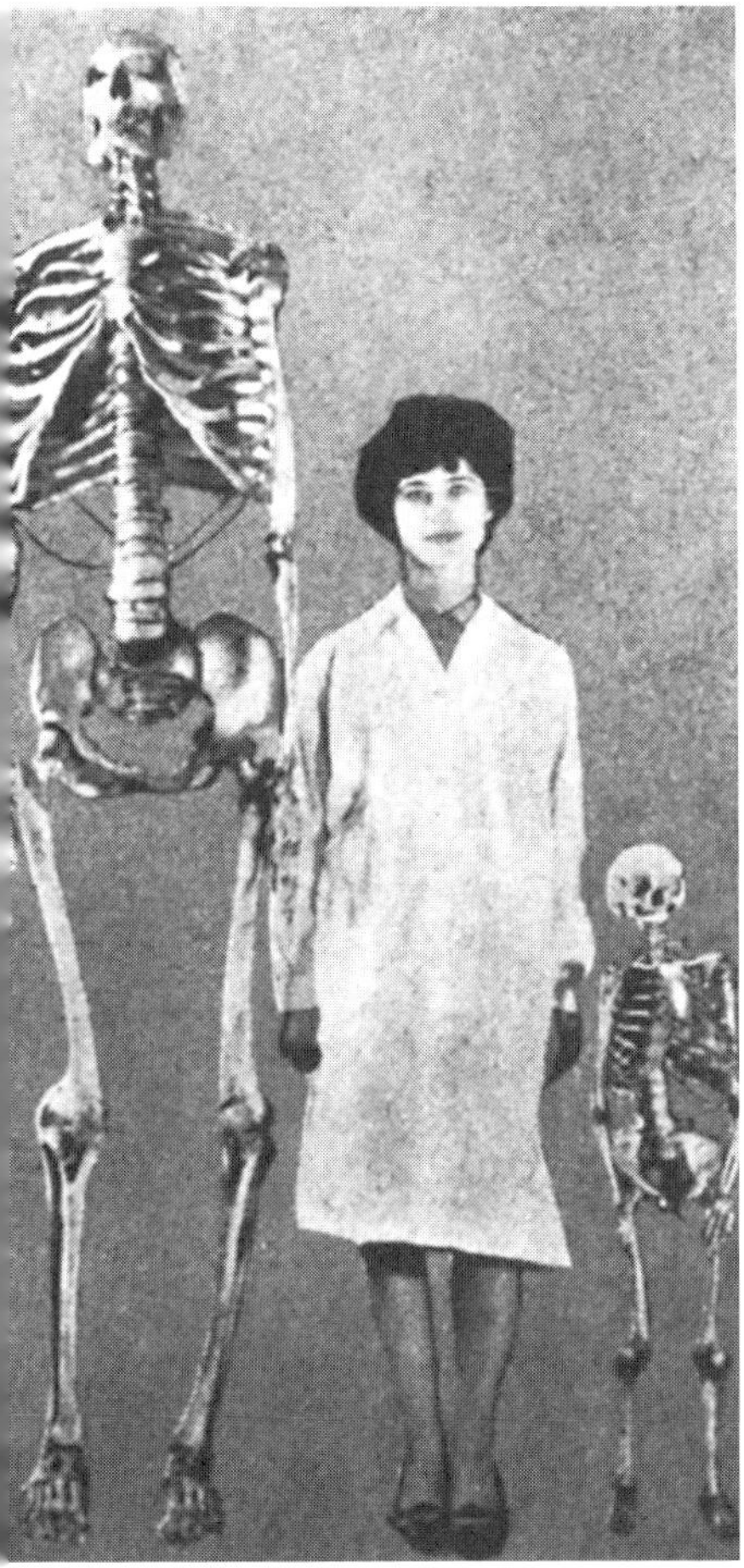

今日の人間は退化したか

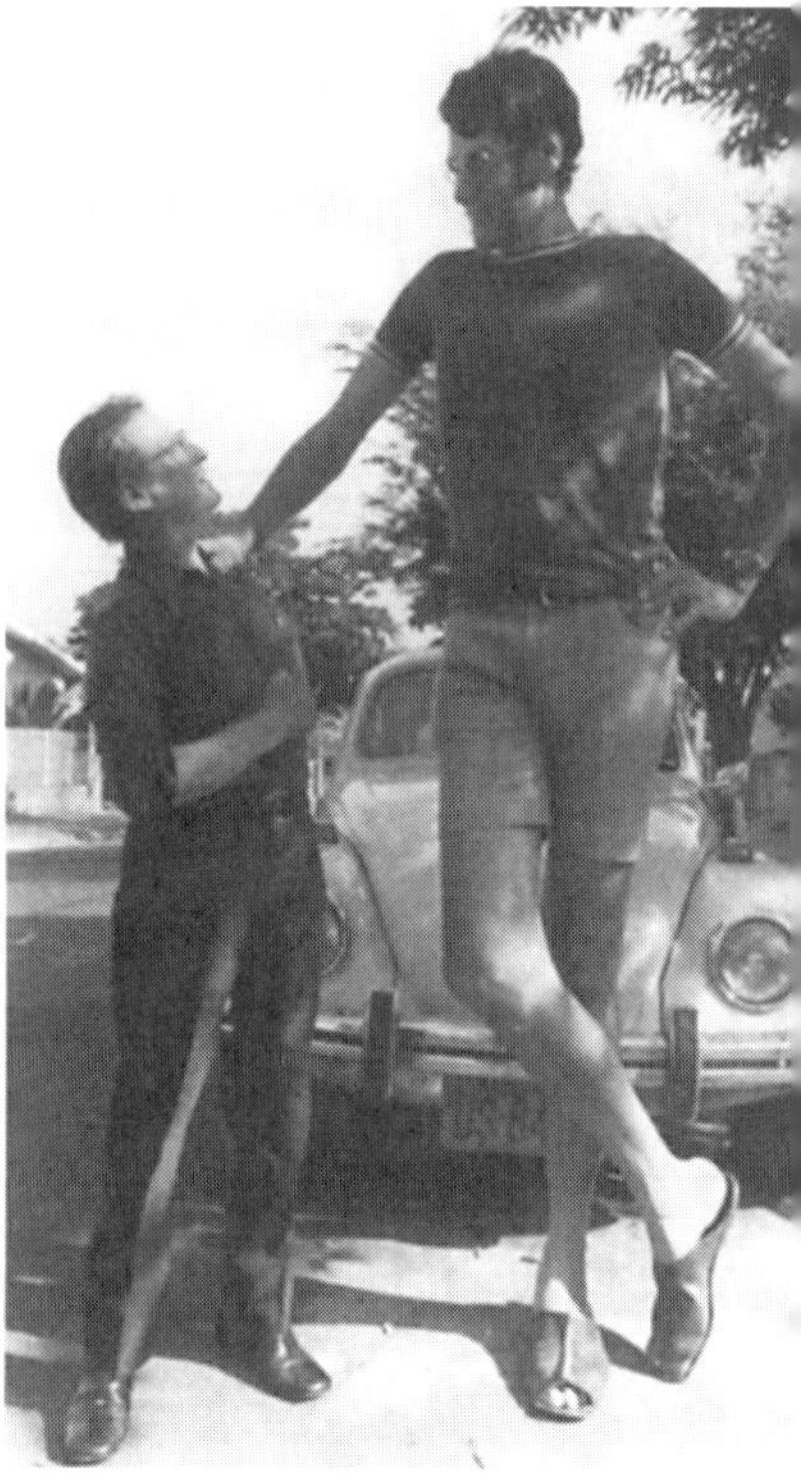

エミール・ラシェド、現存する最も大きい巨人のひとり

巨人

今日の人間は退化したのか？

古代の詩人や歴史家はすでに、人間の退化を身長の減少に結び付けていた。ウェルギリウスはまさしく、農夫が自分の畑で初期の人類の巨大な骨を見つけたときの驚きを描いていた。ユウェナリスは、人類の退化はすでにホメロスの時代から顕著になっていたと指摘した。ホメロスは「今日の人間」と「昔の人間」を比較して、嘆いていたのである。

中世には、たびたびユダヤ教のラビたちが、人類は世界の始まりに数十メートルの身長があったが、時代が下るにつれてしだいに身長が低くなってきたことを証明しようとした。この主張を支持する者はほとんどいなかったが、一七一八年に元聖職者でアカデミー会員のアンリオンがこの説を再び取り上げたとき、大きな反響を巻き起こした。彼は古代人の身長に関して様々な数学的研究を行った結果、人類の始まりから現代までの身長を比較した表を作成した。彼の計算によると、アダムは四〇メートル、エバは三八メートルほどあったと思われた。すでに退化していたノアは三三メートル三七センチで、アブラハムは九メートルに減り、モーセは四メートル二二センチ、ヘラクレスは三メートル、アレクサンドロス大王は一メートル九四センチであった！　人類が一メートル六二センチ——これはユリウス・カエサルの身長である——前後でとどまっているのは、メシアが到来して人間の身長の減少を食い止めてくださったからなのである！　ガルニエがアンリオンの主張と、やはり人間が純粋無垢な心を失うにつれて身長が低くなり、やがて三〇センチにも満たなくなるという根深い信仰とのあいだに類似性を見出したのも、当然のことであった。

一九〇〇年代の初頭に何人かの学者は、地球の気温が寒冷に向かっていると推定されることから、人類がいわば衰退しつつあるという仮説を再び打ち立てようとした。この馬鹿げた説はたちまち放棄された。実際のところ、ドルメンの時代に生きていたご先祖たちは我々よりも小さかった。有名なキュヴィエや、人類学の父の一人であるマヌヴリエ教授の仕事によって古生物学や比較解剖学が発達し、先史時代までさかのぼることができるようになると、昔も現在も巨人の種族などは存在せず、したがって巨人は人類の初期の姿などではないことが明らかになった。

巨人とはなにか

正常な人と巨人の境はどこにあるのだろうか。

一九〇〇年ごろ、医者たちは二メートルを超える人々を異常とみなしていた。しかし今日、かなりのレベルにあるバスケットボール・チームならどこでも、二メートルから二メートル二〇センチの身長を持つプレーヤーをそろえている。

　つまり、人間にはおおよそ決った大きさというものがあり、そこからはっきり逸脱している者を巨人とみなしているのである。体が大きくなるのは、ときに、体を大きくする遺伝子が特別に加わることで生じる。それらの巨人は活発で力強く、異常とされる者に何ら特別なところは見当たらない。通常の人々よりも大きいというだけのこの種の巨人で、本当に異常な者はごくまれである。これはいわば、遺伝的な巨人症である。

　それ以外の巨人の大多数は異常者である。第一に彼らは、足が極端に長いとか、体毛や男性の性徴がないといったことを特徴とする、いわゆる小児的巨人症である。さらに、腺の変調による巨人症が存在する。たとえば性腺は宦官様巨人症を引きおこすが、このトラブルは通常、デカルトが魂の存在するところと考えていた脳下垂体の異常によっておきる。脳下垂体は脳の下部に位置し、えんどう豆ぐらいの大きさで、成長ホルモンを分泌している。そこに変調がおきたとき、骨を成長させる骨幹（骨の本体）と骨端（骨の関節の先端）がまだ活動してい

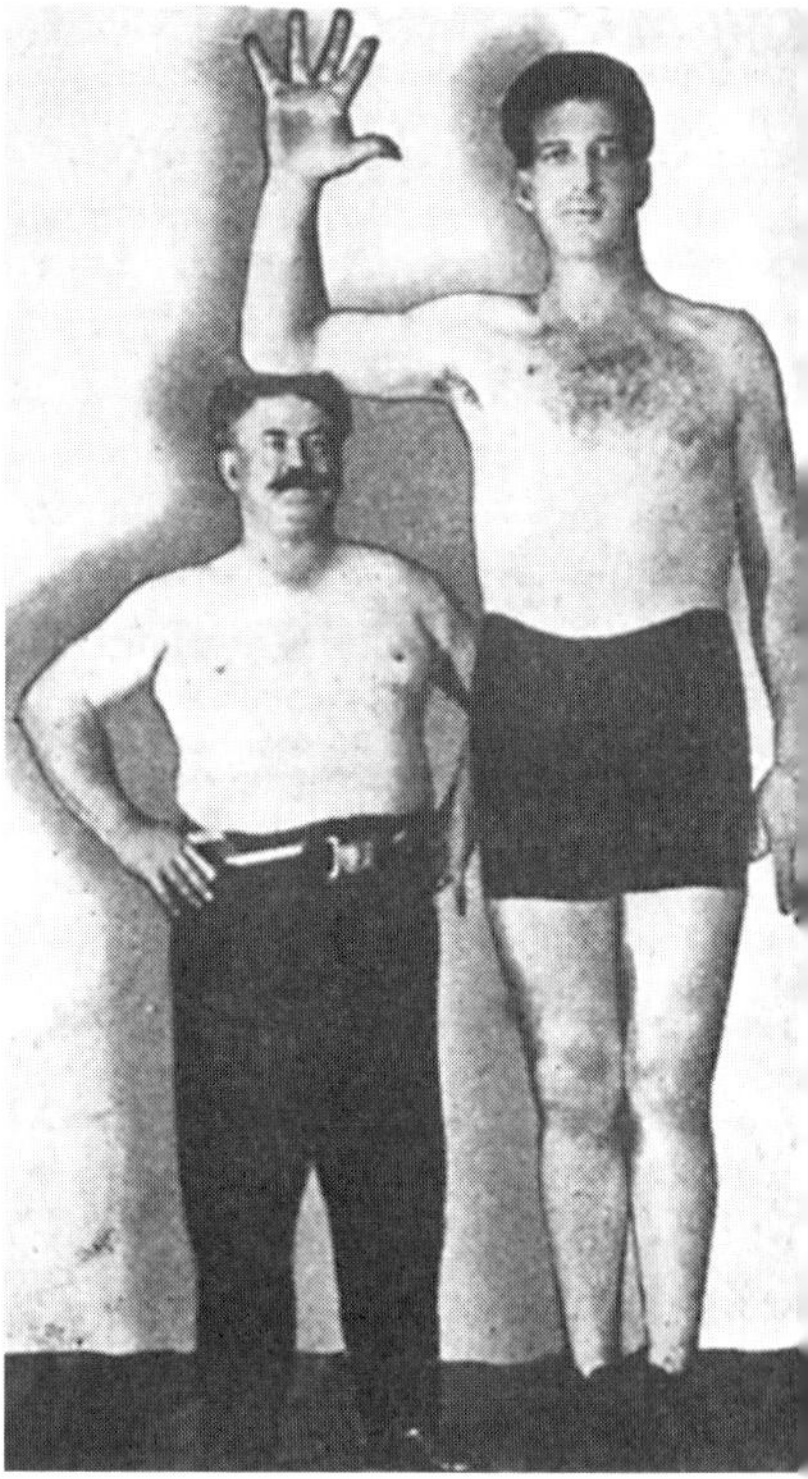
巨人はスーパーマンか

て、骨の成長がとまると同時に変調が停止すると、巨人は釣合のとれたプロポーションを持ち、その体形に不自然なところはない。しかし、その変調が骨化の過程が停止したのちにおきると、先端巨人症になり、手や足、ときには頭といった先端部分がふくらんで大きくなる。

巨人の大半が先端巨人症で、そのため健康な青年期をすごしているうちに、麻痺状態、感覚器官の故障、筋肉や生殖器官の発達停止といった早期の衰えを示すようになる。彼らは結局、体は大きくなっても子供のままで、そのため御伽噺や伝説に出てくる登場人物とはまったく違うのである。

神話の巨人

これまで見てきたように、あらゆる古い伝承と古代の神々の系譜は、はるか昔に巨人の世代や種族がいたことを認めている。ペルシアや中国の神話では、巨人を世界の創造者としている。それらの伝説は二〇世紀前半まで受け継がれ、多くの国ではまだ、民衆の祭りにその名残を見ることができる。

そのような神話の巨人は、最古の多神教の宗教とともに、メソポタミア地域に現われたと思われる。しかし、詳しい記述ではないにしても、彼らの存在に最初に触れているのは、ヘブライの創世記である。「当時もその後も、地上には巨人（ネフィリム）がいた。これは、神の子らが人の娘たちのところに入って産ませた者であり、大昔の名高い英雄たちであった」。

モーセは、アモリ人、エブス人、そして残忍なカナン人のいる土地へユダヤの民を導くとき、斥候たちを送った。「我々が見た民は皆、巨人だった。そこで我々が見たのは、ネフィリムなのだ。アナク人はネフィリムの出なのだ」。

申命記、民数記、ヨシュア記においても、イスラエルの民がそうした巨人族を打ち破り、殲滅《せんめつ》しなければならなかったことが、何度も語られている。

聖書の巨人たちはまた、アラブの伝承にも登場する。たとえば、ダビデの敵であるペリシテ人のゴリアテは、ジアルートの名で、パレスチナの王とみなされていた。ヘブライ人がアナキンという名で呼ぶ者は、エナクあるいはアナクとなった。

ギリシア神話では、巨人は優越した地位を占めている。最も信頼できる著作家たちが、巨人たちと神々の戦いの歴史を伝えているのである。ヘシオドスと古代の詩人たちは、ユピテルがいかにして、地の息子でウラノスの傷口から流れ出た血から生まれたティタン族をオリンピアの神々の足元に屈服させたか語っている。人間社会がしばしば大きな天変地異を目撃していた古代において、人間は、悪意ある神々がもたらす災害を巨人で擬人化したのではないだろうか。巨人の名前の語源から考えて、おそらくそうである。

実のところ、オトスは季節の逆転、アルゲスは稲妻、ブロンテスは雷鳴、ミマスは大雨、エンケラデスは濁流の音、ポルピュリオンは大地の裂け目と亀裂、テュポーエウスは吹き上がる蒸気の恐ろしいうなり、アンタイオ

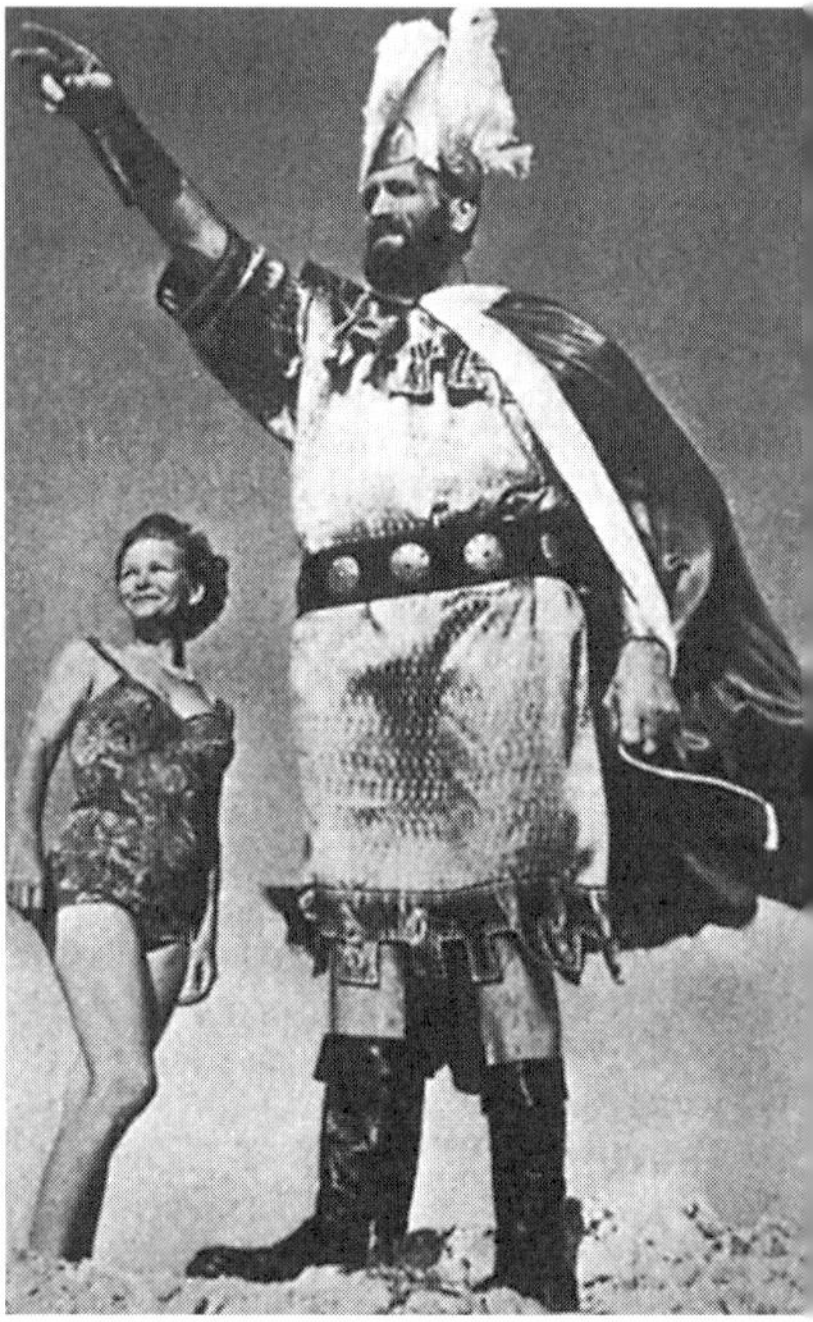

ゴリアテを演じるジョハン・パターソン

スはたくさん食べるを意味し、ブリアレオスは頑強な、オリオンは天の子、ティタンは地下の精、キュクロプスは宇宙を抱く、ポリュペモスは恐ろしい声、エピアルテスは悪夢、カクスは悪い、恐ろしいという意味であった。寓意的な意味のほかに、ギリシア神話に博物学の考え方があるのは明らかである。きわめて詩的な解釈にも、当時のギリシア人の考えがよく現われている。彼らは巨人の中に、神々の力や正義に対抗する、自然の荒々しい無秩序な力を見ており、神々は巨人たちを手なずけて、秩序と調和を回復させるのである。

この考えは、その後も、すべての民族の巨人伝説に見られるようになる。

ギリシア、バビロニア、マヤ、インカなど、いずれの神話においても、勝利はつねに最も小さい者、最も弱い者によってもたらされ、彼らはほとんどの場合、巨人に対して正義を守るのである。

ダビデはゴリアテを打ち倒し、オデュッセウスはポリュペモスを殺し、アルグージュの「やさしき殿」はバイユーの城壁の下で恐るべき巨人のブリュン・ル・ダノワに勝利した。

中世をつうじて、武勲詩や騎士物語には、乱暴で知性のない巨人たちがたくさん登場する。彼らは異教徒の軍隊の戦士であるが、つねに惨めに打ち倒される。

しかしながら、巨人がたくさん登場するのは宗教や神話だけではない。それらの話がのちに詩人や著作家によって誇張されて語られただけでなく、旅行者や歴史家や学者たちも一九世紀まで、彼らのいう発見や確認によって、巨大な身長を持つ種族や個人が存在することをたびたび認めていた。古代より、著作家たちはそれに言及してきた。ポンポニウス・メラは、インドのある地方の

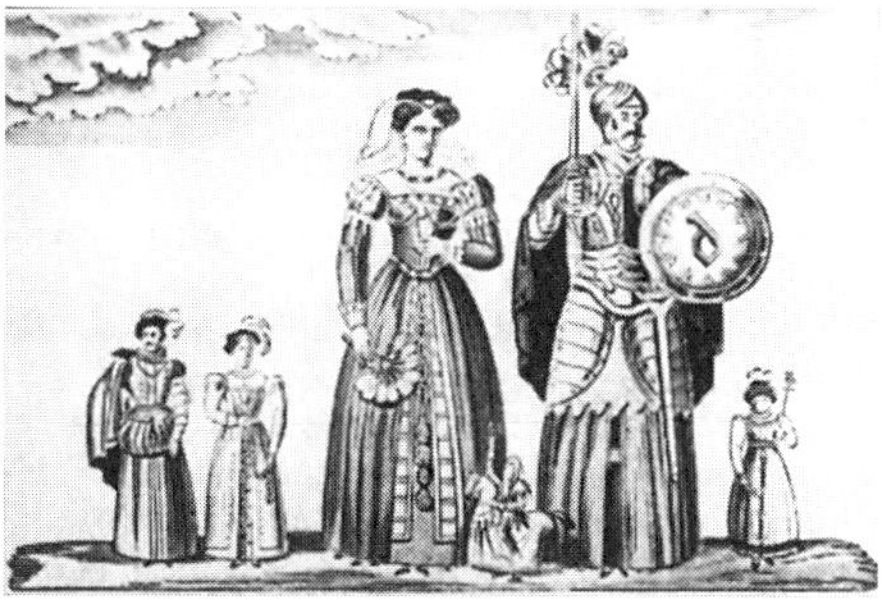

巨人のガイヤンとその家族

住民は長い足を持ち、人が馬にまたがるように象にまたがることができたと書いていた。プルタルコスは、タンジェの近くで見つかったアンタイオスの骨は二三メートルの長さがあったと語っている。彼らの大きさも、聖アウグスティヌスがウッティカでその臼歯を見たという巨人に比べたら、取るに足らないものだった。その巨大な歯は人間の歯の百倍以上あったというのである。

またアヴェンティヌスによると、カール大帝の軍隊にはオエナテレスという名の巨人がいた。彼はシュヴァーベン地方の村チュルガウの出身で、そのように体が大きかったため、戦闘で敵の隊列をくつがえし、何人もの兵士を一度に槍で突き刺して肩にかついだという。

一六七八年、コンスタンティノープルからウィーンへ一本の歯が送られた。それはエルサレムの近郊で、ある大きな墳墓を発掘しているときに見つかったといわれ、その墓にはカルデア文字で「巨人オグここに眠る」と刻まれていた。そこからその墓は、バシャンの王で、モーセによってその国民とともに滅ぼされた有名なオグの墓であると考えられた。オーストリア皇帝は金貨二千エキュでその遺物を買い取った。今日、それら巨人の骨とされたものはすべて、大型動物の骨か化石であると認められている。

巨人の種族

しかし詩的な想像力は、にわかには信じがたい科学を前にしてなかなか弱まることはなかったし、旅行者たちはさらに長いあいだ、その旅行記に明白な証言と称するものを記し、伝承が生き延びるのに手を貸した。一五一九年にはマゼランによって、アルゼンチンの有名な巨人族パタゴンが発見された。ハリスが書いた探検の概要には、次のように記されている。「航海を続けたのち、彼らは、大きな身長を持つ未開の種族が住む、敵意に満ちた国に到着した。探検隊に属する平均的な男の頭は、彼らの腰までしか届かなかった。彼らは、人間の声というより牛の鳴き声に似た、騒々しい音をたてていた」。その後数世紀にわたり、他の航海者たちも、それは三メートル以上の身長を持つ、人食いの巨人族であるとしている。一八世紀末になっても、バイロン司令官の指揮するイギリスの軍艦ドルフィン号の乗組員たちは、探検を終えてイギリスに帰国すると、そのような五、六千人の巨人に出会って調査を行ったと語った。すべての船乗りが、彼らは三メートル以上の身長があると述べており、彼らの報告がどれも同じで、その証言がじつに詳しく信用に足るものに見えたため、どんなに控えめなヨーロッパの学者でも、議論の余地のない真実と思われるものは受け入れざるを得なかった。それらテウエルチェ族が一七三センチ～一九二センチという正しい身長にもどされるには、それから一世紀を要した。

もう一度繰り返すが、このような伝説は正確な観察になかなか席を譲らず、一九世紀末でも、北京の門は身長四・五メートルの兵士たちによって守られていると言われていたし、二〇世紀初頭でもなお、フランス政府のためにチャドを探検した民族学者のドゥコース博士が、報告書の中で次のように書いていた。「チャド湖のそばには巨人の種族が住んでいる……。この種族は沼地で暮らしているうちに、脚がひょろ長くなった。つまり、もっぱら下肢のみが長くのびたのである」。

とはいえ、非常に身長の高い種族は存在する。ケニアのツチ族の多くは、一般に、二メートル二〇センチから二メートル二八センチの身長がある。フランスのアニャックにあるロー村の

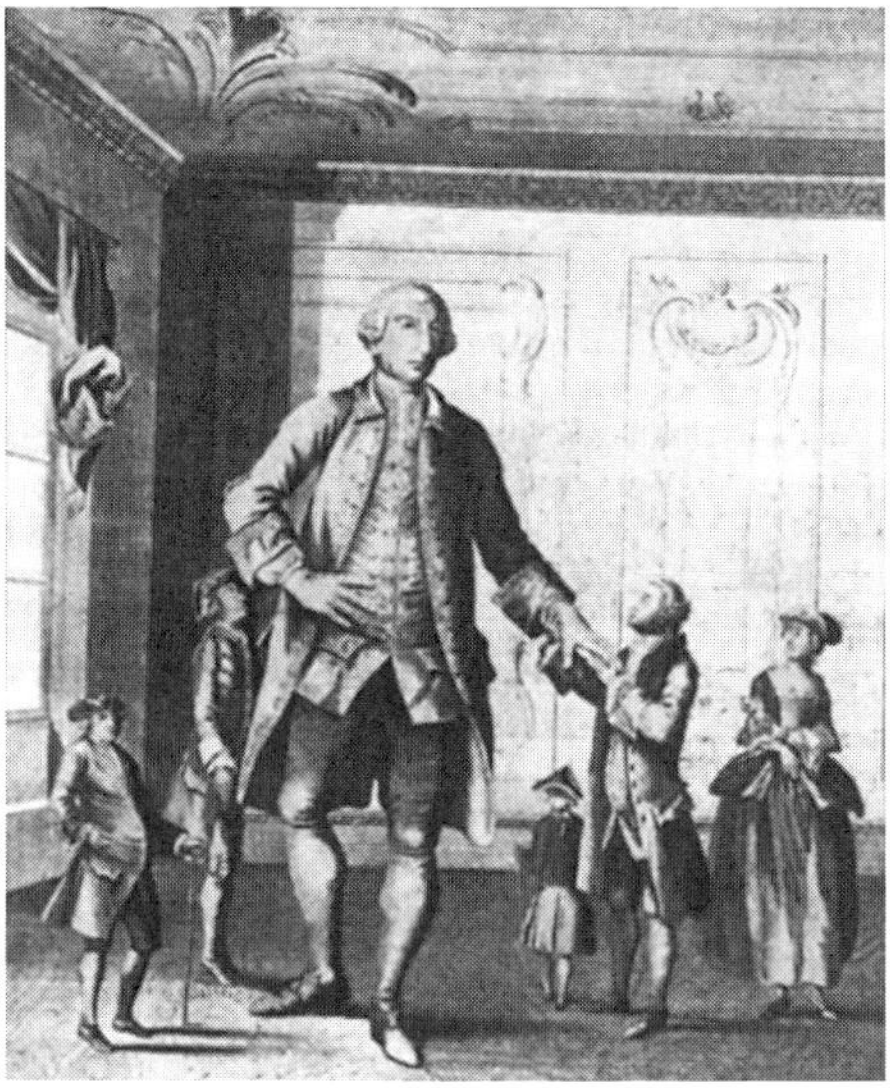
ベルナルドゥス・ジグリ

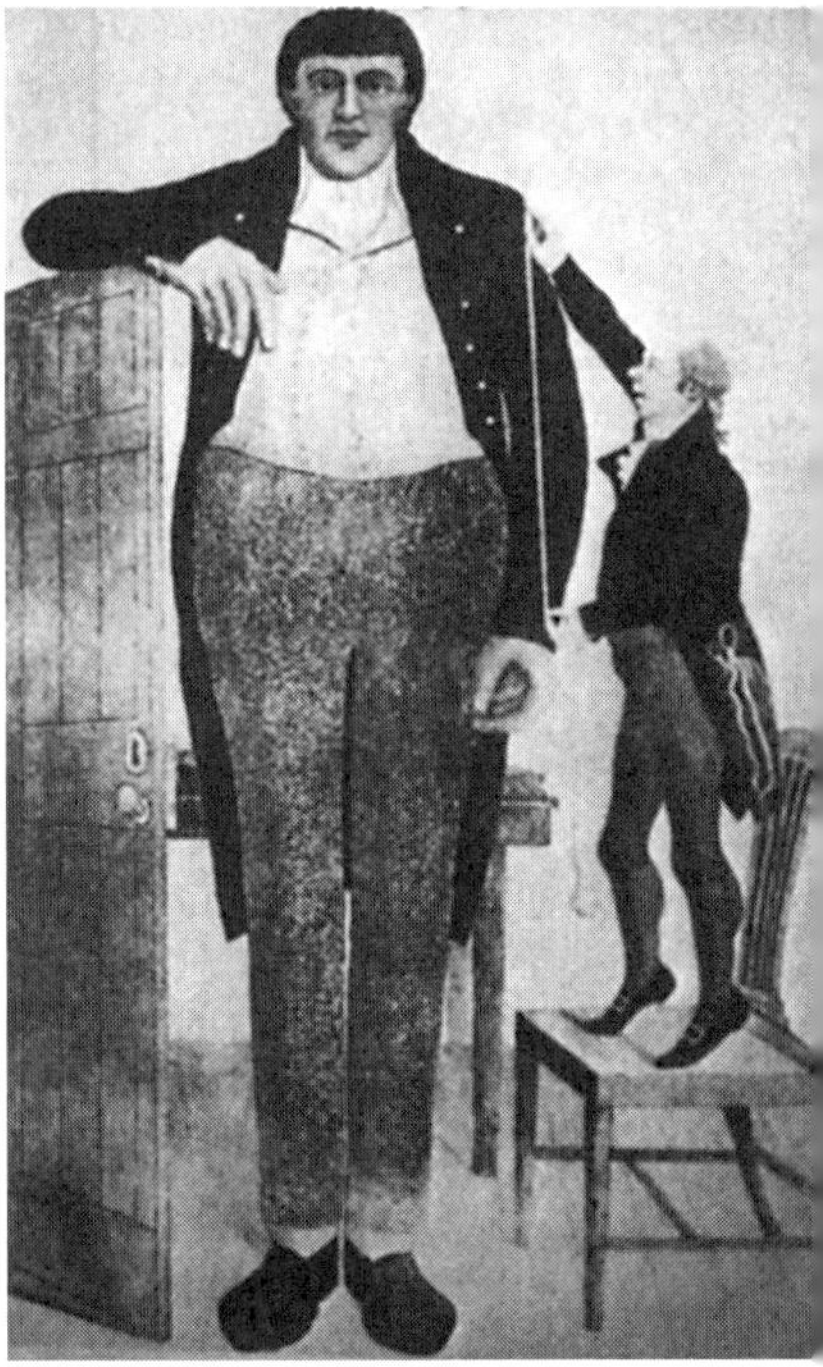

チャールズ・オブライエン

人々は、フランス人の平均身長よりも背が高く、五〇〇人の住民につき五人は二メートルを超えている。

王侯の護衛や寵臣としての巨人

歴史をつうじて、王侯は巨人や小人を、珍奇な品として身近に置いていた。小人は道化の役を演じることが多く、ときに相談役ともなったが、巨人はたいてい兵士や護衛や門番をつとめ、主人の力を象徴していた。

フランソワ一世は、歴史上ボルドーの巨人という名で伝えられている大柄な射手をかたわらに置いていた。アンリ四世に仕えていた背の高いベアルン人は、王が馬に乗ったときと同じくらいの身長があった。エリザベス一世はつねに一人の巨人を居室の前に配置していた。クロムウェルが国政を取り仕切っていたときにも、身長二メートル三〇センチのダニエルとかいう大男を護衛としていた。ダニエルは予言の才も持ち合わせていて、シティの一部を焼き尽くした火災など、いくつかの重要な出来事がおきるのを知らせたとされている。彼はしだいに狂信者となり、世間に予言を説くようになったので、クロムウェルはまもなく、ベドラムの城塞に彼を幽閉することに決めなければならなかった。

すべての護衛の中で最も大きかったのはウィリアム一世の巨人で、二メートル八一センチあった。

他の巨人たちとその身長

歴史上有名な巨人の中から、とくに注目すべき人々をあげておこう。イヴォン・ルシュカインという男は、一六六四年に二メートル八八センチあったとされるが、オルフィラ博物館に保存されている骸骨は二メートル五四センチしかない。それでもやはりたいしたものである。一〇年後、それまで人々が目にしたことのない見事な巨人が出現した。マクシミリアン・クリストフ・ミラーという名の、ライプツィヒ出身の男である。彼は二メートル三二センチあったとされ、フランスのエヴァンタイユの宿屋に姿を見せたとき、ルイ一四世が彼を呼んでくるよう命じた。国王は一目で気に入り、杓と宝石を飾った剣を与えた。彼は六〇歳でロンドンで死ぬまで、そのことを自慢の種にしていた。ミラーは五〇歳以上生きたまれな巨人の一人であった。

チャールズ・バーンは外科医のハンターに悩まされた

チャールズ・バーンはアイルランド王ブライアン・ボルーにちなんでオブライエンの名を名乗ったが、短く不幸せな人生を送った。二一歳でロンドンに出てくると、ロンドン中に、「必見！　二メートル四七センチの男きたる！」などと書かれたちらしがまかれた。まもなく彼は、大劇場や大きな見世物小屋のポスターのトップを飾るようになった。貴族やブルジョワだけでなく、王立科学協会のすべてのメンバーが、コックス・ミュージアムやヘイマーケットやピカデリーに足を運んで彼に喝采を送った。料金は一般の人で二シリング、子供と召使は半額でよかった。

彼はたいそう人気があったので、彼の名を利用して商売をする巨人も現われたため、チャールズはそれらの詐欺師に対して訴訟をおこし、それがまた彼の名声を高めるのだった。

彼は金持ちになったが、その財産を高額紙幣の形でいつも持ち歩いていた。一七八三年八月のある晩、彼がいつものように酔っ払っているあいだに、ポケットから、当時としては大金であったそれぞれ七〇〇リーブルの札束三つを奪われた。そのような悲劇的な出来事のおかげで、彼はさらに酒に溺れるようになり、ある冷え込みの強い晩に胸をはだけて酔いつぶれて家にもどり、肺炎にかかってしまった。死の近いことを知ると、彼は友人たちに、自分の遺体を海に流すよう約束させた。なぜそのような約束をさせたのだろうか。なぜなら数年前から、数え切れないほどの外科医たちが彼の身体を手に入れようとしていたからだった。とりわけ、比較解剖学の創始者であるウィリアム・ハンターは、珍しい動物や人間の骨格を集めた自分のコレクションに、このアイルランド人の骸骨をぜひ加えたいものだと考えていた。

巨人は、それら珍奇な品々の中に自分が置かれることを考えるとぞっとして、生涯、外科医の懇願と、彼の遺体を手に入れようとするしつこさに悩まされた。

しかしハンターは、いつものようにその目的を達した。八〇〇リーブル支払って、埋葬人とそのチームを買収したのである。葬列が海へ向かって進み、途中、昼食をとるために二時間休憩したとき、ハンターがあらかじめ選んでおいた納屋に棺が置かれた。ハンターは遺体を取り替え、代わりに同じ重さの重りを入れておいた。

骨を取り出すために当時行われていた方法に従って、バーンの遺体は輪切りにされ、茹でられた。この死体料理によって、ハンターは巨人の骨を再び組み立て、白く輝く骨格を私設博物館に展示することができた。

張宇興、最も上品な巨人

張宇興は一八四六年に福州で生まれ、一九歳のときにロンドンにやってきた。彼は完璧なプロポーションを持ち、身長二メートル四六センチで体重一八〇キロ、顔はたいそう美しく、表情は穏やかで、彼という人物に固有のアジア的な神秘をただよわせており、たちまち世界中で感嘆の的となった。彼に対抗できるのは、有名な小人、親指トムだけであった。「彼は金製の装身具、黒檀、真珠、赤いビロード、刺繡のある絹の服、豹の毛皮を好んだ」。一緒にいて楽しく、洗練されていて、教養のある張は、巨人の中の貴族であった。フランス語、英語、ドイツ語、スペイン語、日本語、そしてもちろん中国語を流暢に話したり、書いたりした。彼は白いサテンの服を着て舞台に立ち、そのかたわらで、普通の身長の妻が玉座に座っていた。その両側に満州の服を着た二人の護衛、足元にはチュンという名のアジア人の小人がひかえていた。やはり身長二メートル六六センチと信じられないくらい大きかった妹が死んだときには、その痛手からなかなか立ち直れなかったという。

彼の名声はきわめて高く、イギリス皇太子が彼を招いたときには、バッキンガム宮殿の壁に漢字で名前を書い

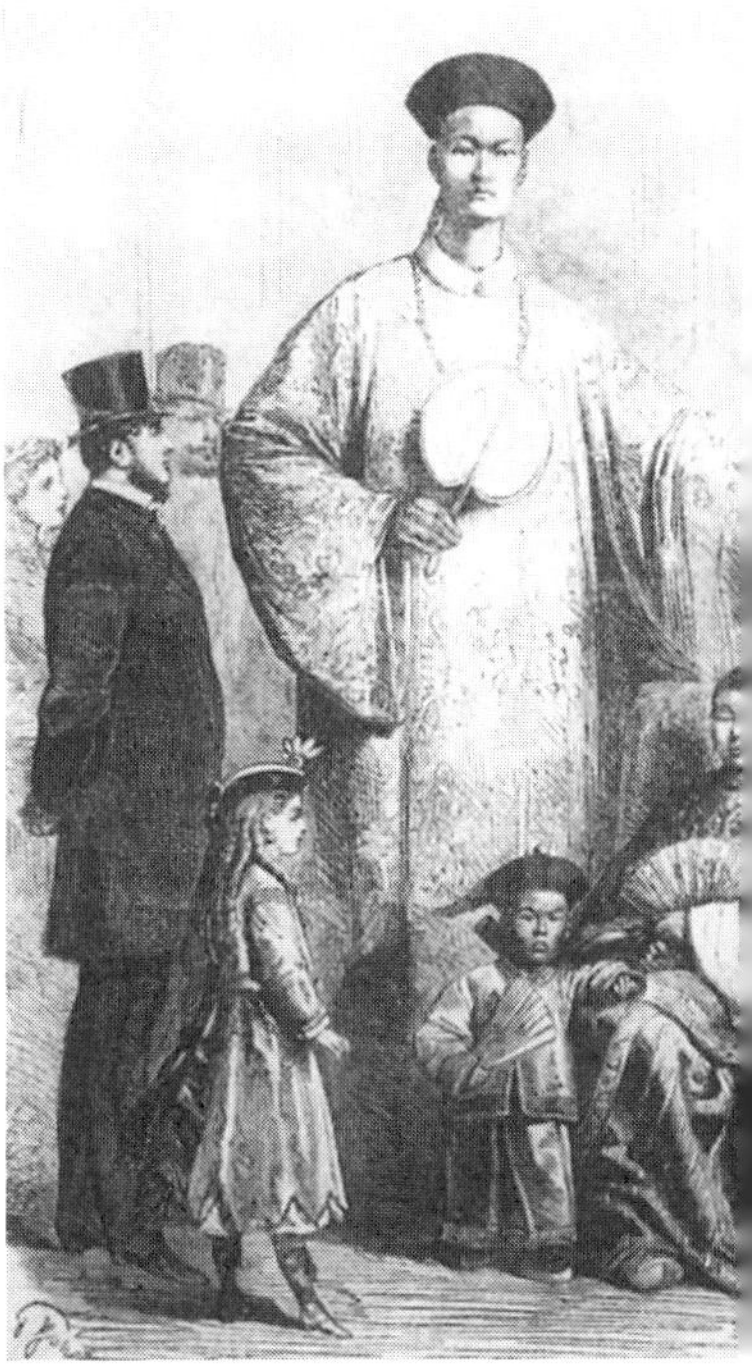

張宇興

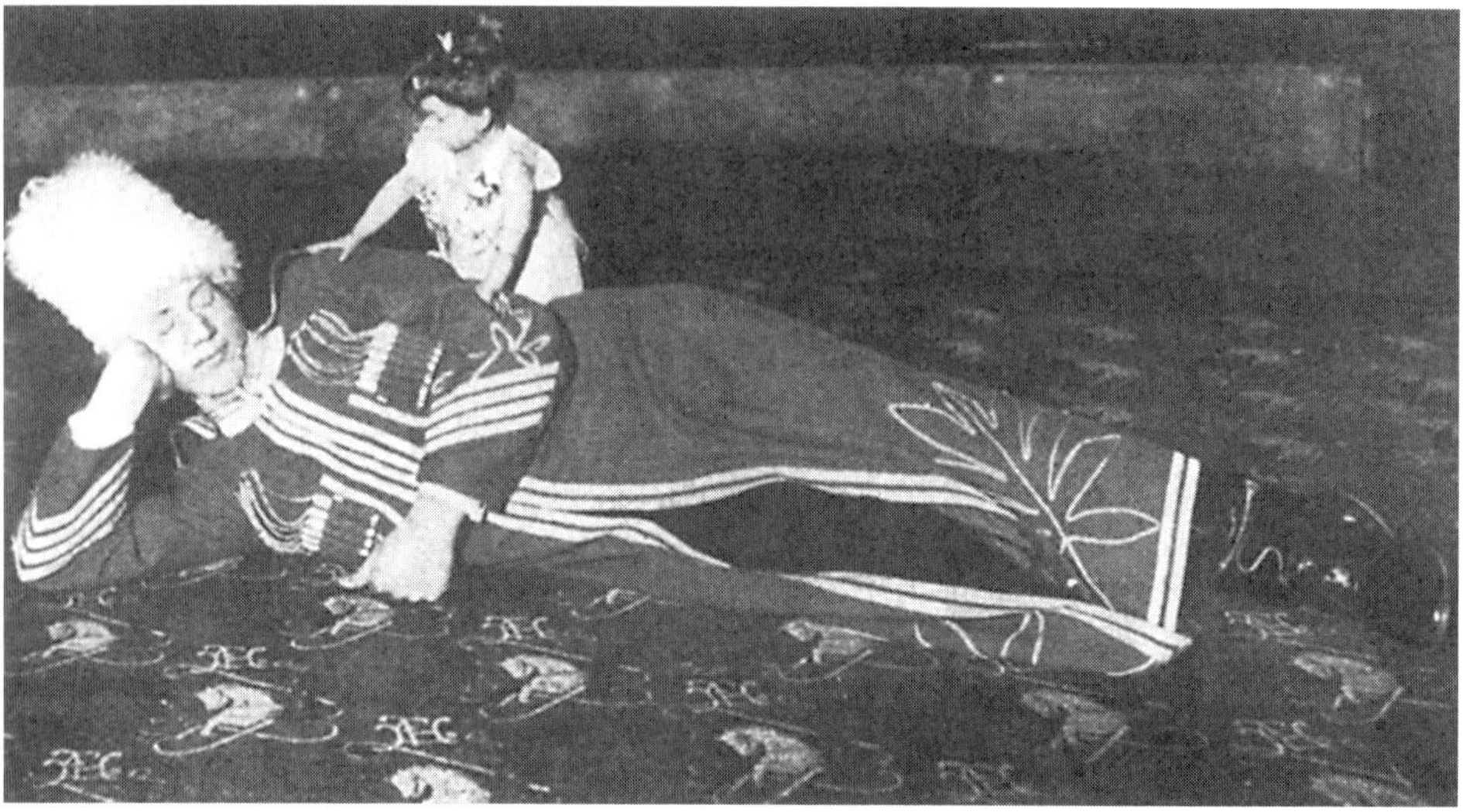

マシュノフ、身長 2 メートル 82 センチ、体重 187 キロ。

てもらいたいと頼み、床から三メートル五〇センチ以上の高さに文字が書かれているのを見て大喜びした。一八七八年の万博では、イギリスが彼をパリに派遣し、フランス人の度肝を抜いた。奇妙なことに、すべてのジャーナリストが報じるところでは、当時パリにいた中国人のだれもがそうだったように、彼も自分の棺を持参していた。ヨーロッパを回ったのち、彼はイギリス南部に引退し、ボーンマスで一八九三年一一月に死んだ。

ヒョードル・マシュノフ、世界最大の男の一人

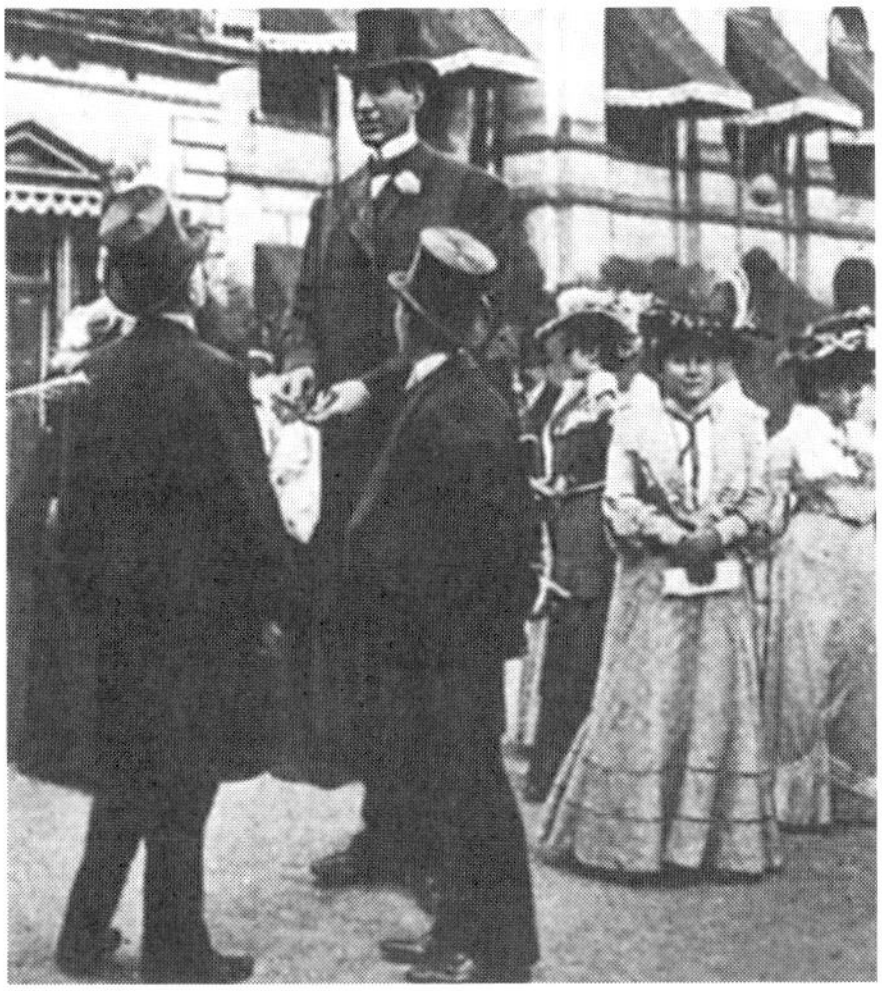

パリの通りを歩くマシュノフ

身長二メートル八二センチ、体重一八三キロのヒョードル・マシュノフは、かつて存在した最も大きい男の一人に数えられる。しかしながら、彼が大きくなり始めたのは二〇歳ごろからで、それまでは、同年代の青年とそれほど変わらなかった。というのも、すでに見たように、巨人の多くは巨人に生まれるのではなく、巨人になるからである。両親はしばらくたって、ようやくそのことに気づいたが、それまでは両親も隣近所の者も、「あの子は年の割には大きい」と思っていただけだった。

マシュノフは一八八一年にヴィテプスクで生まれ、世界中の首都で人気を博し、とりわけパリでは、人類学協会のほとんどすべてのメンバ

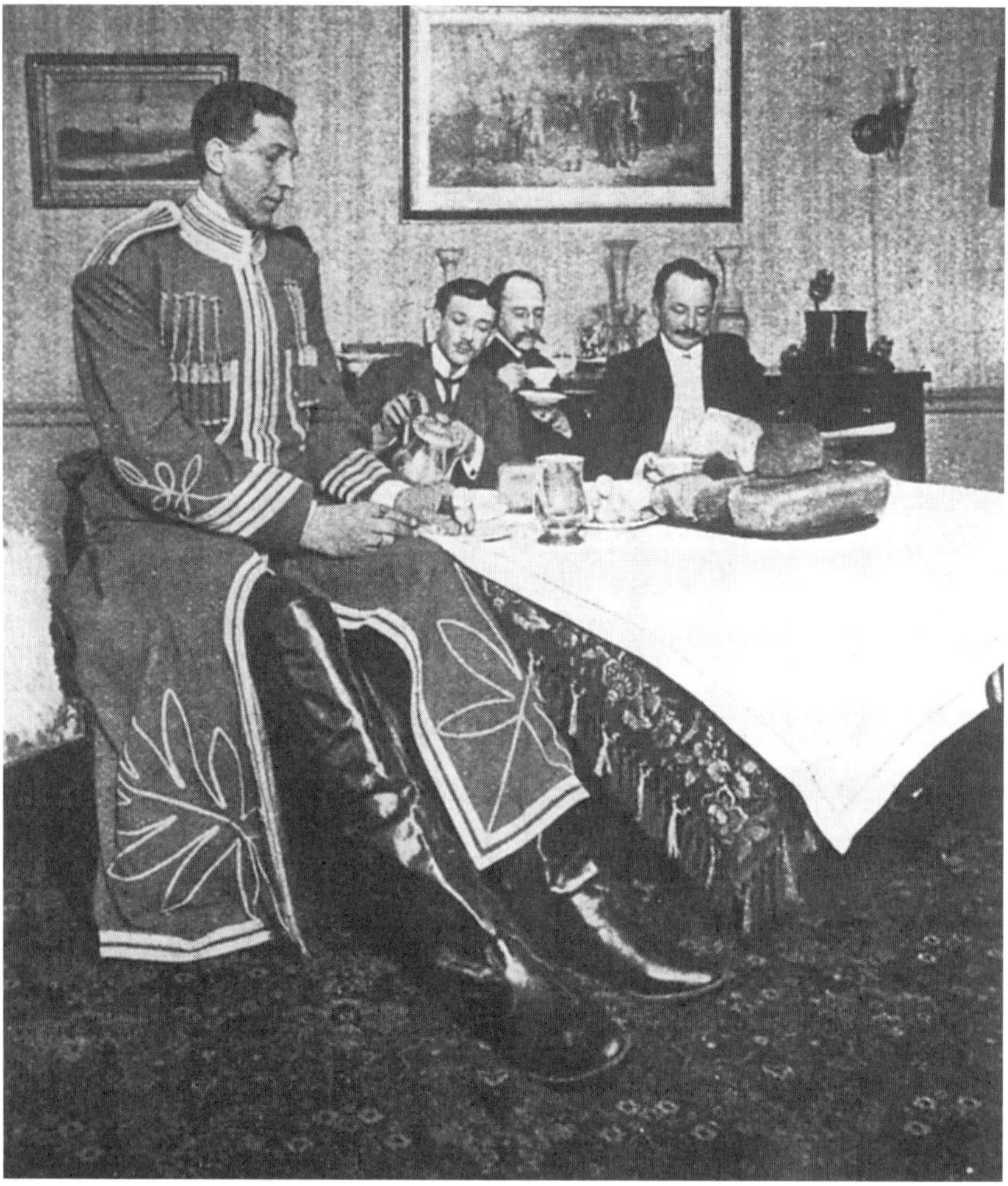

4人分の食事を1日に4回とる

ーが、この特異な症例を熱心に研究した。それら著名な学者たちは、できればじっくりと調べたかったところだが、巨人たちはかなり恥ずかしがり屋で、とくにマシュノフは生涯を通じて医者の前で服を脱ぐのをいやがった。それでも医者たちは、彼の足が四七センチ、手が三三センチであることを測定し、このロシア人の脚がきわめて発達していることを確認した。頭は比較的小さく、そのため体全体がかなり不恰好で、豪華な刺繍のついたコサックの衣装にぎこちなく身を包んでいた。彼は睡眠時間が長く、二四時間ぶっ続けで眠ることもあった。数日休息をとると、疲労した日の最後に測ったときより四、五センチ身長がのびていたが、これは疲労のために脊椎が縮んでいたためであった。

しかし、彼は一日中寝てすごしていたわけではなく、一日に四回食事をとり、朝食だけでも一家族が二日間食べられるだけの量があった。朝は九時に、お茶を二リットル飲み、固ゆで卵を二〇個、バターつきの丸パンを八個食べた。正午の昼食は、肉二キロ半とじゃがいも半キロ、それにビール三リットルであった。五時には、ポタージュをスープ鉢一杯たいらげ、さらに肉を二キロ半、丸パンを三つ食べ、お茶を二リットル飲んだ。そして夜眠る前に、卵一五個とパン、お茶を一リットルとるのだった。知られている巨人の中で最も大きいこの男は、一九〇五年十月に、自分のベッドの中で死んだ。

いわゆる「弱き」性

女性においてはきちんと身長測定が行われることがずっと少ないにもかかわらず、驚くほど大きかった人たちのいたことがわかっている。

あとでその人生について詳しく述べることになるアンナ・スワンは、二メートル三五センチであった。スイスの若い女性カテリーネ・ボックナーの思い出は、その二メートル一五センチの身長とともに、我々の心の中に深

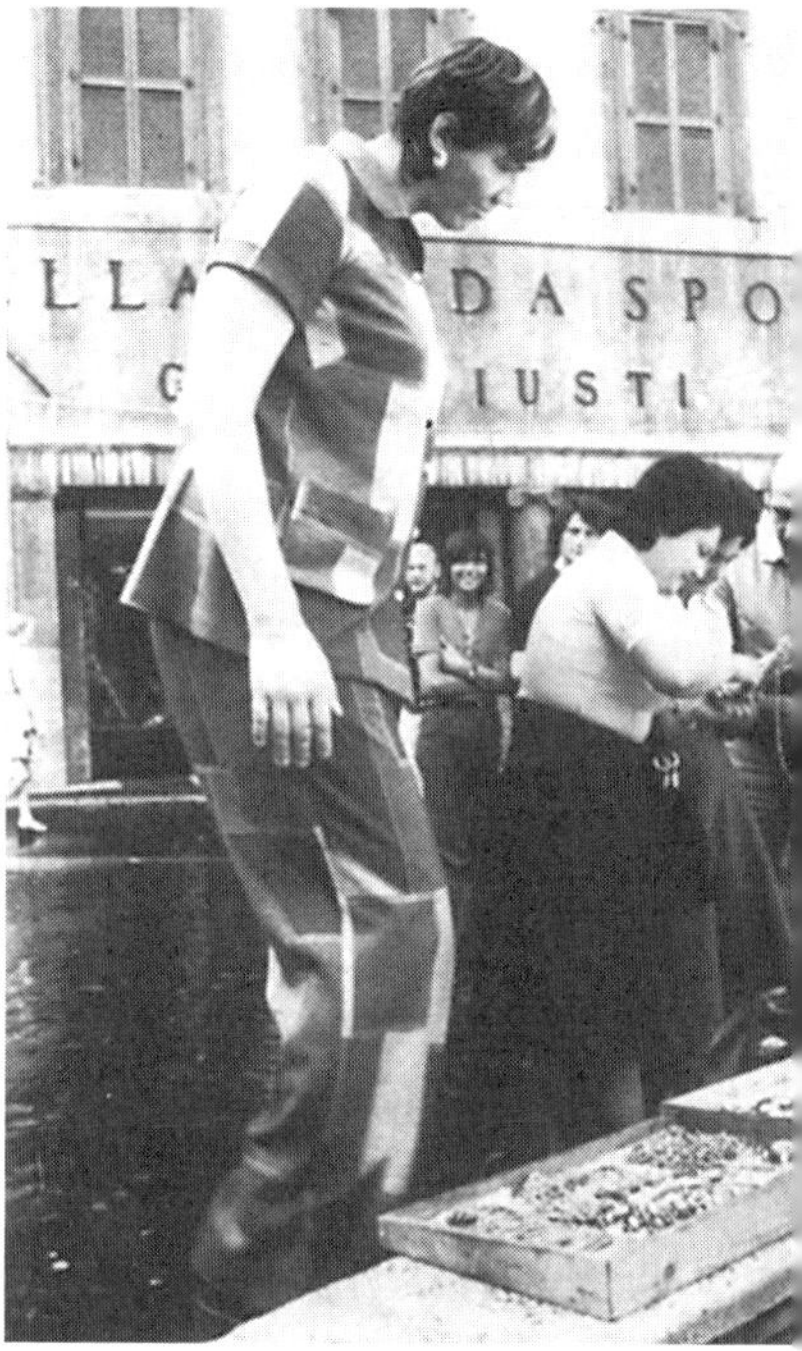

サンディー・アレン、2メートル40センチ、190キロ

く刻まれている。彼女の美しさは、ロシアの宮廷や他のヨーロッパの宮廷でセンセーションを巻き起こした。

一八七二年にミズーリ州のゴーリムで生まれ、一九一二年に結核で死んだ、美しきエラ・ユーウィングは、身長二メートル六六センチ、体重一二五キロで、アメリカで最も大きい女性と認定されているが、その長さ三メートル幅二メートルのベッドに引きずり込んだ男の数でも有名になった。エラ・ユーウィングの前後にも、順不同で次のような有名人の名をあげることができる。「美しきアルジェリア女」、「きれいなヴェネツィア女」、「世界一の美女」、「羊飼い娘の女王」、「素晴らしき巨人女」、「スイスの大女」など、彼女たちはすべて、その巨大な体格で人気を博した。というわけで我々は、ごく自然に、次のような興味深い疑問に行き当たる。巨人の男が巨人の女と出会ったとき、何がおきるのか？　彼らはもちろん巨人の話をするだろうが、ときには情熱的に愛し合うようになる。

その可能性はそれほど多くないとはいえ、そのようにして実に奇妙な夫婦が誕生した。たとえば、アンナ・スワンとマーティン・ヴァン・ビューレン・ベイツ大尉の夫婦がそうである。

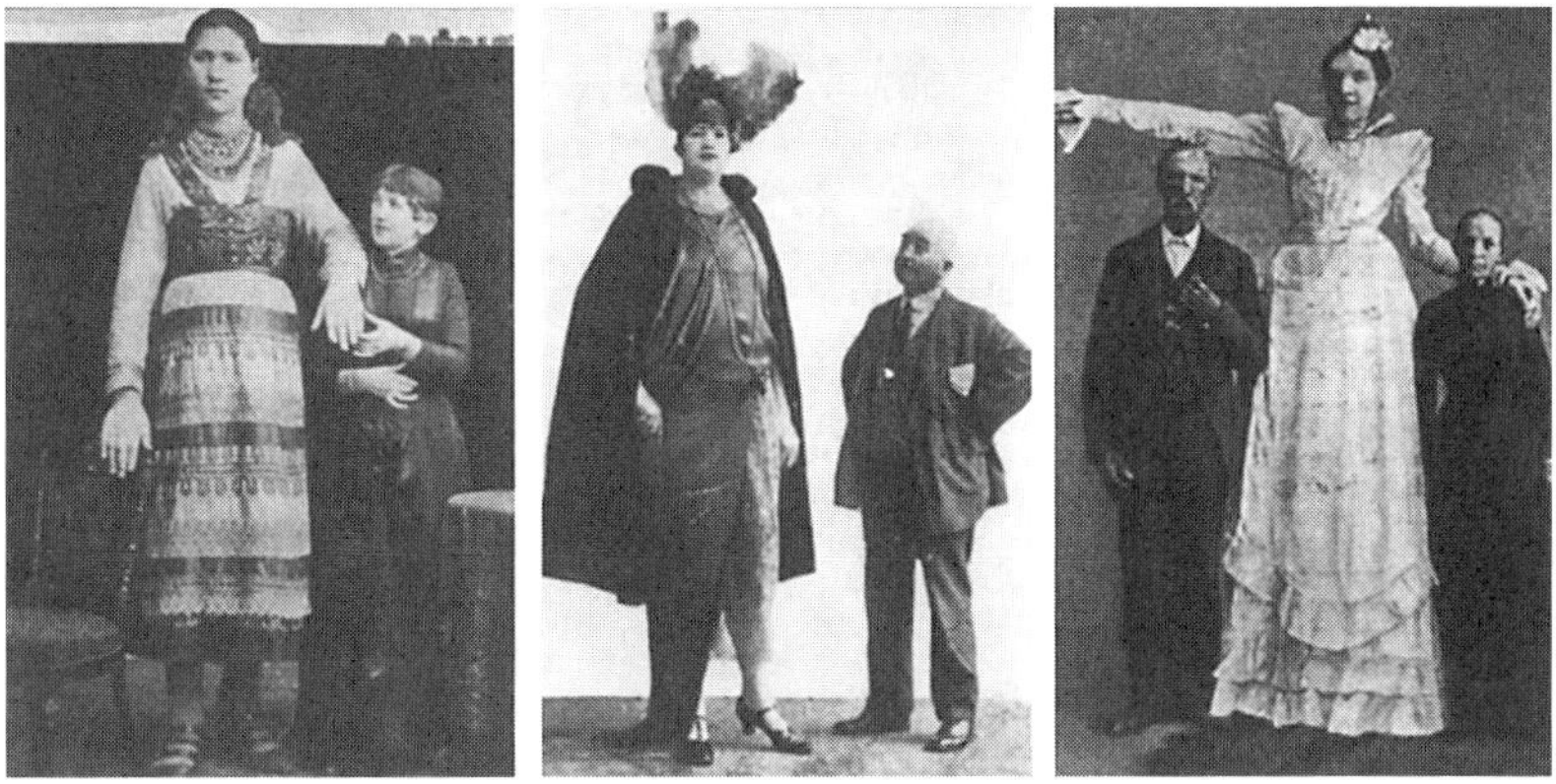

エリザベト・リスカ、11歳、2メートル28センチ、140キロ。ロンディ、2メートル17センチ、129キロ。エラ・ユーウィング、2メートル66センチ、125キロ

スコットランド移民の娘であるアンナ・スワンは、一八四六年にニューアーマンで生まれた。一三人家族の三番目の子供であった彼女は、六歳のときにはもう一メートル六五センチあり、母親と同じくらい大きかった。一四歳で母親を見下ろすほどになり、一九歳で二メートル三五センチに達した。多くの奇人と同様に、アンナも、五大陸を歩き回っていたバーナム・サーカスのスカウトに見出された。彼女はかなりの才能があったようで、とりわけニューヨークで演じたマクベス夫人は当たり役であった。しかし、「グランド・ショーマン」の建物は火災で四度も全焼し、アンナは奇跡的に生き延びたものの、そのたびに貯えを失い、彼女の努力は水泡に帰すのだった。

　アンナは、彼女にとって間違いなく縁起の悪いバーナム社をやめ、新しいエージェントであるジャッジ・インガルスの手に仕事を委ねた。彼はヨーロッパで何度も「怪物ショー」の巡業を行い、一八七一年の巡業で、アンナ・スワンはマーティン・ベイツ大尉と出会って「世界一大きなカップル」を作ることになった。ベイツもまた、身長二メートル三〇センチの大男であった。ヴィクトリア女王はあらゆる「フリークス」に興味を示し、バッキンガム宮殿に彼

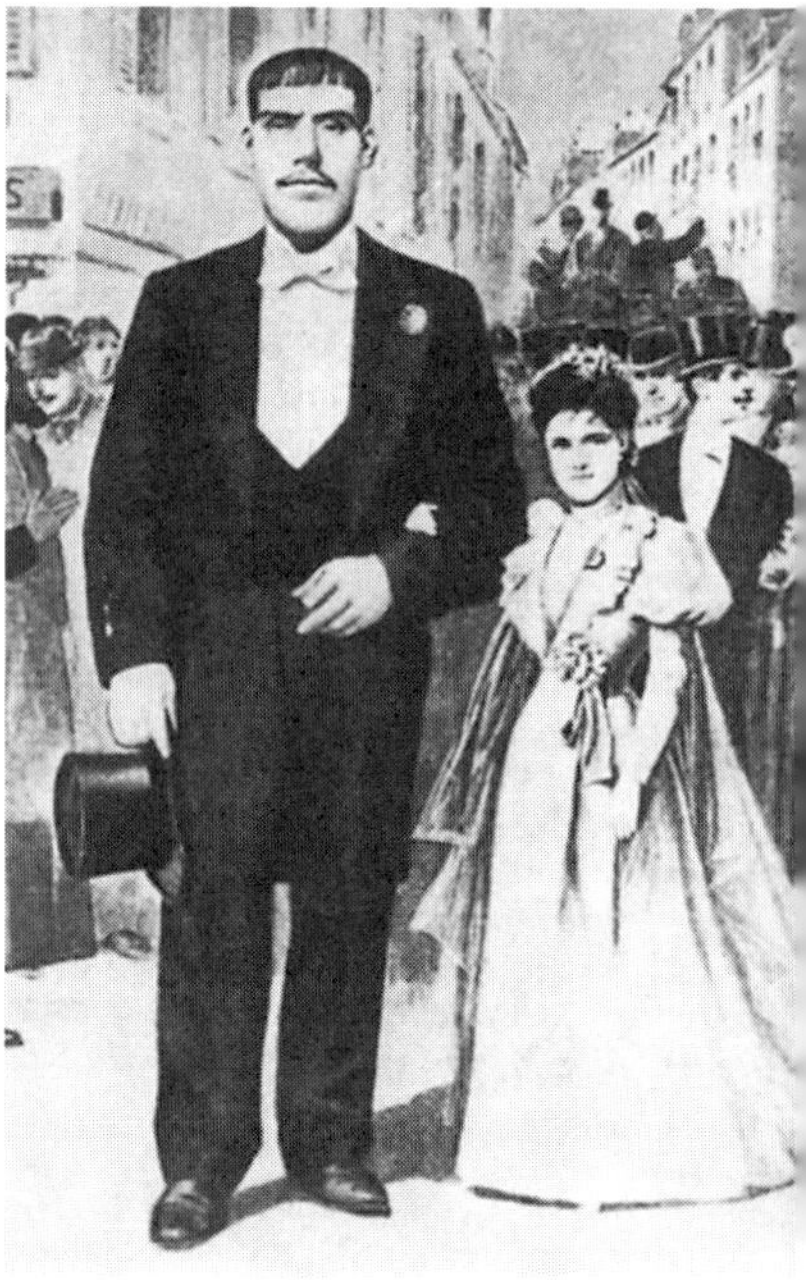

巨人の結婚

らを呼んだ。

アンナとベイツは互いに激しい恋に落ち、二人は一八七二年六月一七日、ロンドンのセント・マーティン・イン・ザ・フィールド教会で、ロンドンのお歴々を招いて式をあげた。女王はベイツに素晴らしい時計、新婦に大きなダイヤとウェディングドレスを贈ったが、そのドレスを作るのに、サテンが九〇メートル、レースが四五メートル使われたという。結婚式の四日後、新婚夫婦はイギリス皇太子に招かれ、ロシアのウラディーミル大公やルクセンブルクのヨハン大公と食事をともにした。こうしていきなり「上流社会」の仲間入りをしても、新婚夫婦は巡業をやめることはなかったが、その間につらい出来事を体験することになった。アンナは体重九キロ、身長六八センチの大きな赤ん坊を出産したが、死産だったのである。

一八七八年、アンナにとってうれしいことに、再び子供を身ごもった。母親が二五リットルの羊水を排出したのち、ようやく赤ん坊の大きな頭が現われた。しかし赤ん坊の大きな肩がつかえていた。医師は坩子を使い、子供の頭にベルトを結んであらゆる牽引を試みた。ついに、赤ん坊の肩が出たので、母親はひどい苦痛から解放された。そして人類の記憶にある限り最大の赤ん坊が誕生した。体重は一二キロ、身長はおよそ八二センチもあったのである。しかし残念ながら、あまりに難産だったため、赤ん坊は生き延びることができなかった。

しかし巨人の妻はまもなく元気を取りもどした。夫婦は地元に多くの友人を持っていたので、彼らの力添えで、不幸な出来事を乗り越えることができたのである。そして二人の生活は、一八八八年八月五日までさしたるトラブルもなく続いた。その日、四二歳になっていたアンナが心筋梗塞で急死したのである。

劇場の巨人たち

このように、劇場にはかなりの数の巨人がいた。しかし、これまで述べたような非常に興味深い人々を除いて、一般に巨人の存在は「ありきたりな」ことであると言わねばならない。彼らは程度の差はあれ体が大きいというだけで、舞台にいくらか華を添えていたのである。一九世紀は、そのような取るに足らない巨人がたくさん現われたことを特徴としており、ヨーロッパのあらゆる劇場の舞台に彼らの姿を見ることができた。

おそらくただ一人の例外は、ミス・マリアンであろう。彼女は本名をマリー・ヴェッデといい、一八八二年にヨーロッパ中が彼女に夢中になった。この若いドイツ女性はベッケンドルフで生まれ、すでに二メートル四五センチあった一四歳のときに、「バビルとビジュー」と題する劇を演じた。お粗末な喜劇仕立てのこの見世物は、演出と衣装の驚くべき豪華さによって、マスコミをにぎわせた。ミス・マリアンは金、銀、羽毛、りんごのように大きな真珠を飾った見事な鎧に身を包み、素晴らしい巨大なマリオネットとなって、「アマゾンの女王」を演じるのだった。マリアンは非常に美しいだけでなく、一六歳にならないうちに二メートル六五センチを越えていたにもかかわらず、見事なプロポーションをしていた。事実、彼女は、当時のすべての巨人女をしのいでいた。栄光に包まれ、人々から女神と崇められて、彼女は一八八四年に一七歳で、謎の死を遂げた。

「巨人カフェ」

種々雑多な見世物小屋のほかに、ヨーロッパには多数の寄席喫茶《カフェエコンセール》があって、そこでも演奏の合間にモンスターたちが出演していた。

ロンドン、ベルリン、そして有名な「ジャン＝ブルー」――「怪物の宿」とも呼ばれたまさに奇人の博物館で、この種のものはこれ一軒きりである――のあったアムステルダムにならって、パリにも一八五二年に同じような店が開店した。旧タンプル大通りにあったその店には、常時巨人たちが出演していたため、まさに「巨人カフェ」と呼ばれていた。当時フランスに暮らしていたあらゆる人種の巨人が、この店に出ていた。ポーランド人、中国人、黒人、ロシア人、そしてもちろんイギリス人やフランス人もいた。ショーといっても、舞台に数人であがったり、二流三流の歌手がひととおり歌ったあとでテーブルのあいだを行進するといった程度だった。彼らは一晩に四回か五回登場したが、いつも歓迎されるとは限らなかった。というのも彼らが登場するのは、「飲食物

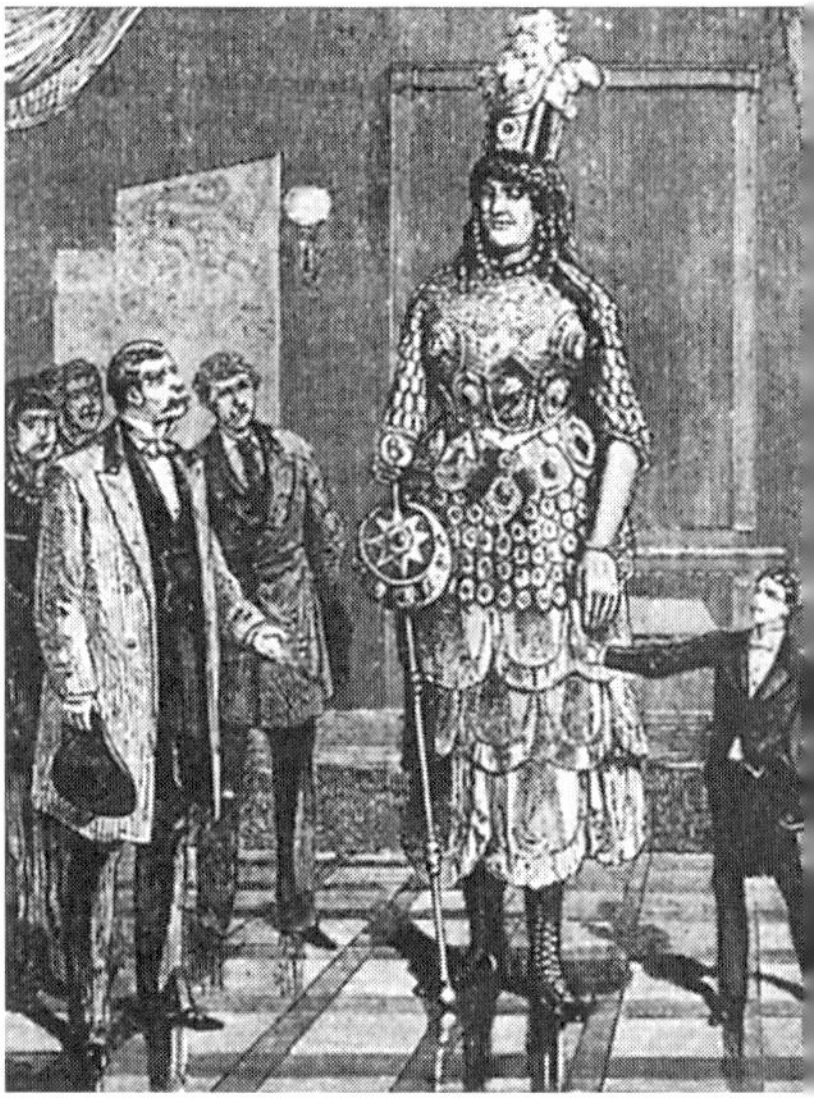

「アマゾンの女王」ことＦ・マリアン、16歳で2メートル65センチ

をおかわりしろ」という合図で、観客にとっては結局、かなり高いものについたからである。

ジャン・ブーレは「エスキュラープ」誌で、「巨人カフェ」についてこう指摘している。その店には大勢の女性客が集まったが、彼女たちの関心事といえば、巨大の男たちのアンバランスな魅力を楽しむことであって、ヒステリックな女性の取り巻きは最初から店の常連であった。店はまもなくローマの公衆浴場のようになった。ローマの貴婦人は公衆浴場に出かけては、情事にふけるためのたくましい剣闘士を物色したものだった。カフェはやがて、「美しいプロポーション」に関心を持ち、話し相手や召使や愛人を探そうとする男女の出会いの場となった。巨人たちと付き合ってみて失望すると、それはそっくり多数の冗談となって、カリカチュアの形で発表された。そのようなポルノまがいのカリカチュアは、美しき女性客たちの失望の表れだったのである。

二〇世紀の巨人たち

二〇世紀前半は、人々が相変わらず市や縁日や博覧会やサーカスに熱中していたため、過去の世紀同様、巨人への関心が衰えることはなかった。

一九〇六年、テキサス州エル・パソの小さな宝石商は不安にさいなまれていた。妻のミリアム・エーリッヒが赤ん坊を出産したのだが、子供はひどく小さくやせていて、医者たちはとても生きられないだろうと語っていたのである。たっぷり手をかけて育てたため、赤ん坊は生き延びて、ジェイコブと名づけられた。ジェイコブの子供時代は普通の子供とたいして変わらなかったが、彼が七歳になったとき急速に大きくなり始め、多くの医者の診察を受けたものの、その不可解な成長がいつとまるのかはっきり述べることのできる者はいなかった。彼は大学にも通ったが、ある珍妙な出来事のおかげですぐに退学してしまった。ある日、学友たちと連れ立って、エル・パソにやってきたバーナム&ベイリー・サーカスのショーを見に出かけた。舞台には、やはりテキサス人のジ

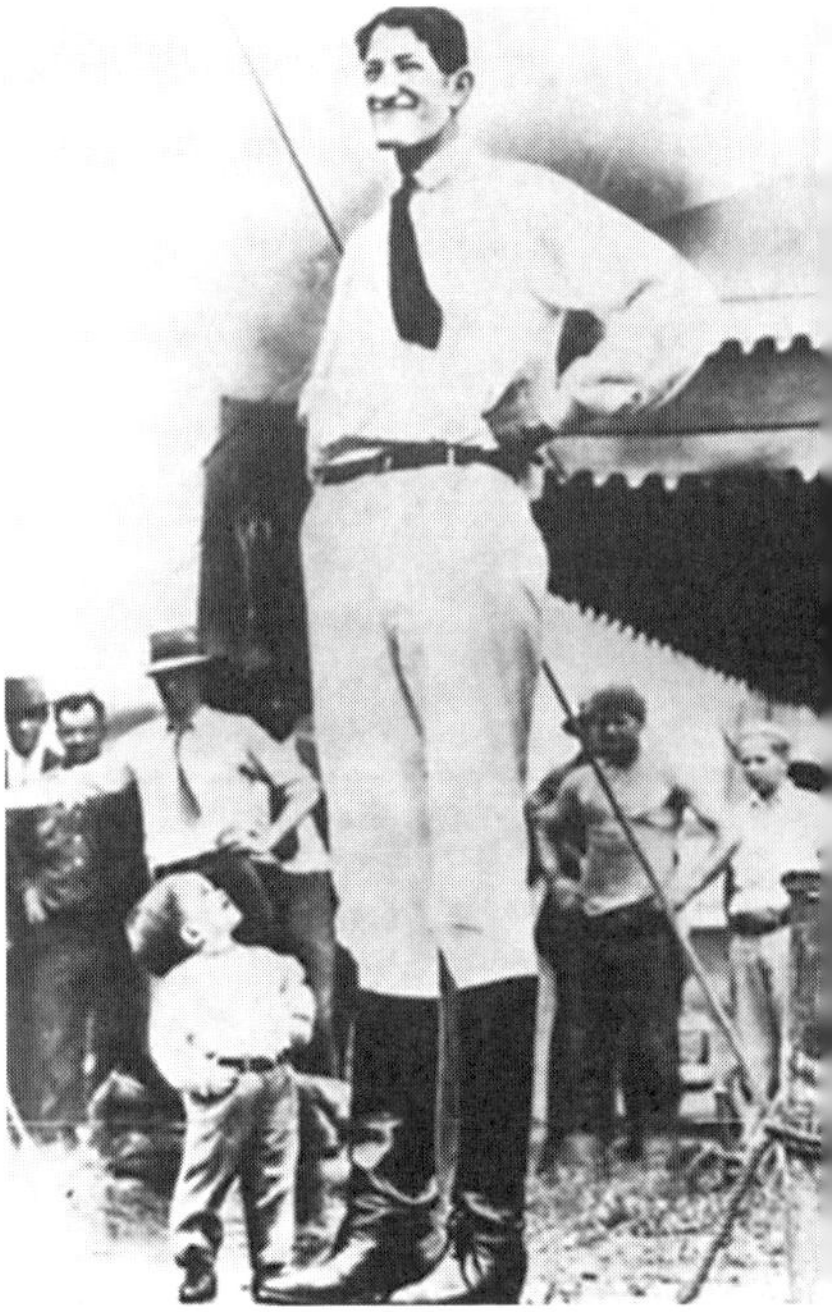

ジャック・アール、2メートル44センチ

ョン・ターヴァーが「世界一の大男」というふれ込みで出演していたが、幕間になるとすべての者が、身長二メートル四四センチのジェイコブ・エーリッヒのほうが大きいことにたちまち気づいた。数分後、サーカスのアトラクションの監督が知らせを受けて、客席に顔を出した。翌日ジェイコブは、一足飛びに大学からサーカスに入ることにして、非常に有利な一年契約を結んだ。ジェイコブ・エーリッヒは名前を変え、ジャック・アールと名乗った。青年はかなりの芸術的な才能があった。一九二〇年から四〇年にかけて、一四年あまり様々なサーカスとともに巡業に出るかたわら、五〇本以上の映画に出演した。ハリウッドで仕事をしていても、絵画や彫刻や詩にも打ち込み、数冊の詩集を出版した。ジャックの身長は相変わらずのび続け、やがて無声映画のスターになったころ、セットの上から数メートル下に墜落した。七二時間後、彼は盲目になっていた。彼の巨人症は脳の下部にある腫瘍によるものだった。墜落でその腫瘍の位置が変わり、視神経を圧迫するようになったのである。半年間、エックス線の治療を受けた結果、奇跡的に視力はもどり、成長もとまった。そのときから、ジャック・アールはショービジネスの世界を離れ、ワインと蒸留酒を販売する会社に雇われて、アメリカの道路を走り回る「最も大きいセールスマン」になった。そのために、五人乗りのフォードのクーペを特別に改造させた。ハンドルは直径七〇センチで、彼自ら後部座席に座って運転した。会社の売上げは当初、うなぎ上りだったが、やがて巨人が一九五二年に四六歳で交通事故のために亡くなると、徐々に低下した。

しかし不可解なことに、二〇世紀を通じて、最も有名な巨人たちは最も大きい者ではなかった。それはあたかも、大衆の好みが過去の世紀に見られたような、三メートルに達する、あるいはそれに近い巨人を見たいという期待を捨ててしまったかのようであった。

二つの大戦間に「ポーランドのゴリアテ」の異名をとっていたウォルター・タバンは、二メートル一八センチしかなかった。かの有名なプリモ・カルネラは、多数の映画に出演し、一連のボクシングの八百長試合でチャンピオンにまでなったが、二メートル一〇センチもなかった。フランスの巨人、アルマン・ブルーナーや、「カイロの巨人」ことイブラヒム・ボガディは、二メートル二七センチあるかないかであった。

しかし一人だけ例外がいる。当時世界一の大男だったロバート・ワドローは、一九一八年二月二二日にイリノ

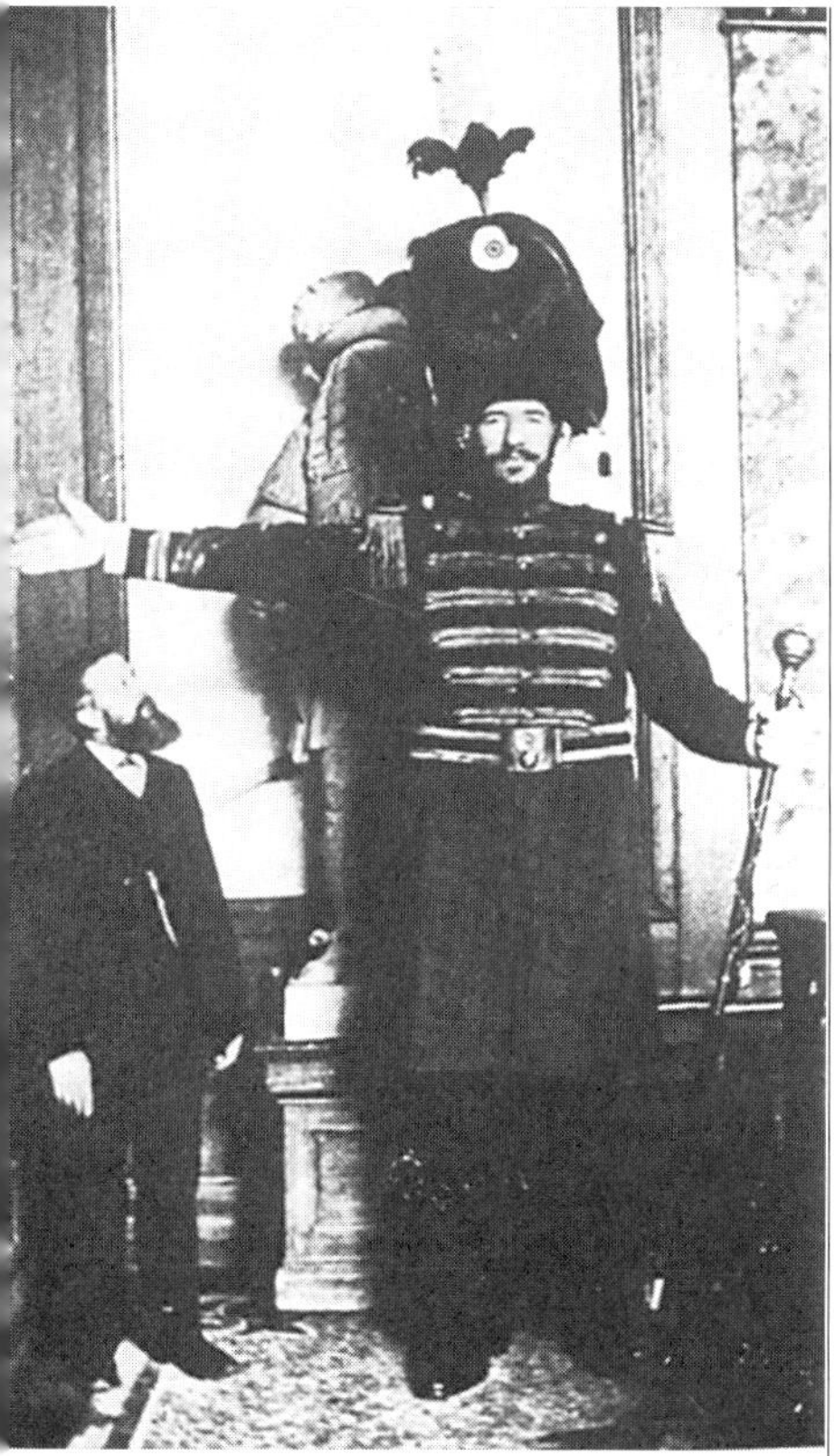

フランス人デュソルク、2メートル48センチ

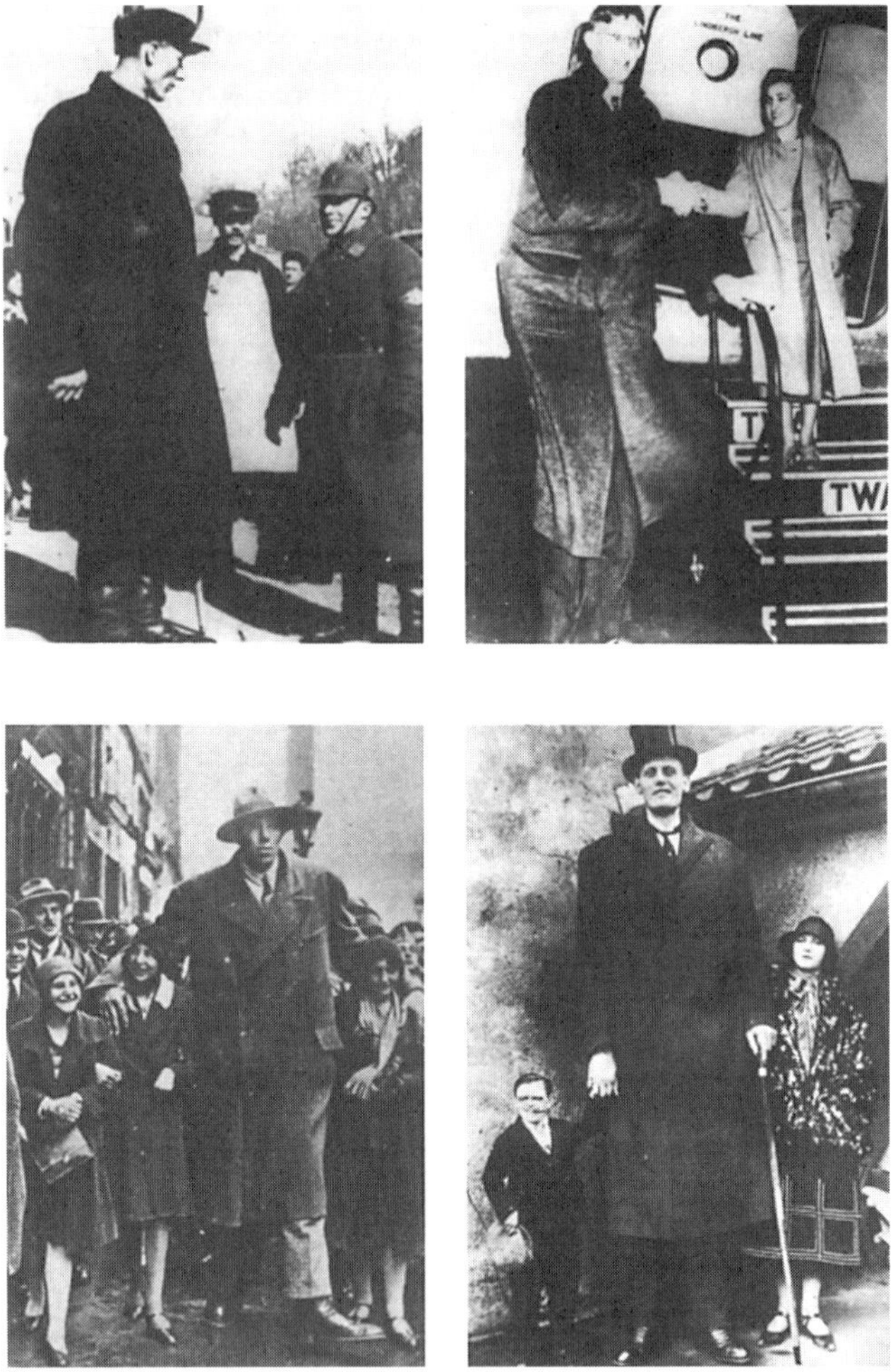

ロバート・ワドロー、２メートル72センチ

イ州のアルトンで生まれた。彼は一歳にして体重が二二キロあり、これは同い年の子供の二倍であった。五歳のときには、体重が五二キロ、身長は一七〇センチあり、そのため彼の姿は小さい子供というよりれっきとした大人に見えた。九歳で父親よりも大きくなり、一〇歳で体重一〇五キロ、身長は二メートルを超えた。

マスコミが彼に興味を示し始め、彼はたちまち有名になった。ロバートは記録をのばし続け、一三歳で二メートル二九センチ、一四歳で二メートル三八センチ、一九三六年に一六歳の誕生日を祝ったときには、身長二メートル七二センチ体重二〇〇キロに達した。そのころ、彼は大学に入る決心をした。しかし彼の目にはなにもかもが、子供向けに作られているように見え、あらゆることが障害になると思われた。一番大きな万年筆でも、彼の巨大な手の中では爪楊枝のように見えた。タイプライターも、彼の太い指がいくつかのキーを同時に押してしまうため、とても使えそうになかった。彼はとうとう大学を中退し、しばらく前から熱心な勧誘を受けていた、ニューヨークの「リングリング・ブラザース」サーカスに入った。一九四〇年、二二歳になっても彼はまだ成長していたが、身長が二メートル七二センチにもなると、杖を使わなければ動くことができなかった。この年の七月四日、ミシガン州のフェスティバルに出演していたとき、彼は病に倒れ、一一日後に早発性老衰で死亡した。

現在、事態はほとんど進展していない。ジャン・ブーレは一九五八年にこう書いていた。「今日の白痴化した集団主義の社会において、巨人はいったいどのような居場所を確保できるだろうか。この社会はあらゆる例外を敵視しており、自然の誤りを罰しようとし、つねにそれを笑い、有罪とし、抹殺しようとしているではないか」。この問いかけに対しては、「いかなる居場所もない」と答えるしかないだろう。

巨人は小人と同様に、匿名性の中に押しやられ、ほとんどの時間を、身を隠してすごしている。我々の知っているブルガリアの巨人は、バスティーユにある安ホテルのみすぼらしい部屋で暮らしている。彼が外出するのは夜になってからで、その大きな人影が古びた町並みの漆喰のはげた汚い壁をなめるように、ごみバケツをさらって歩く。彼はだれとも付き合わず、友人もなく、パンと、毎日六〇個から七〇個の卵を、オリーブをつまむよう

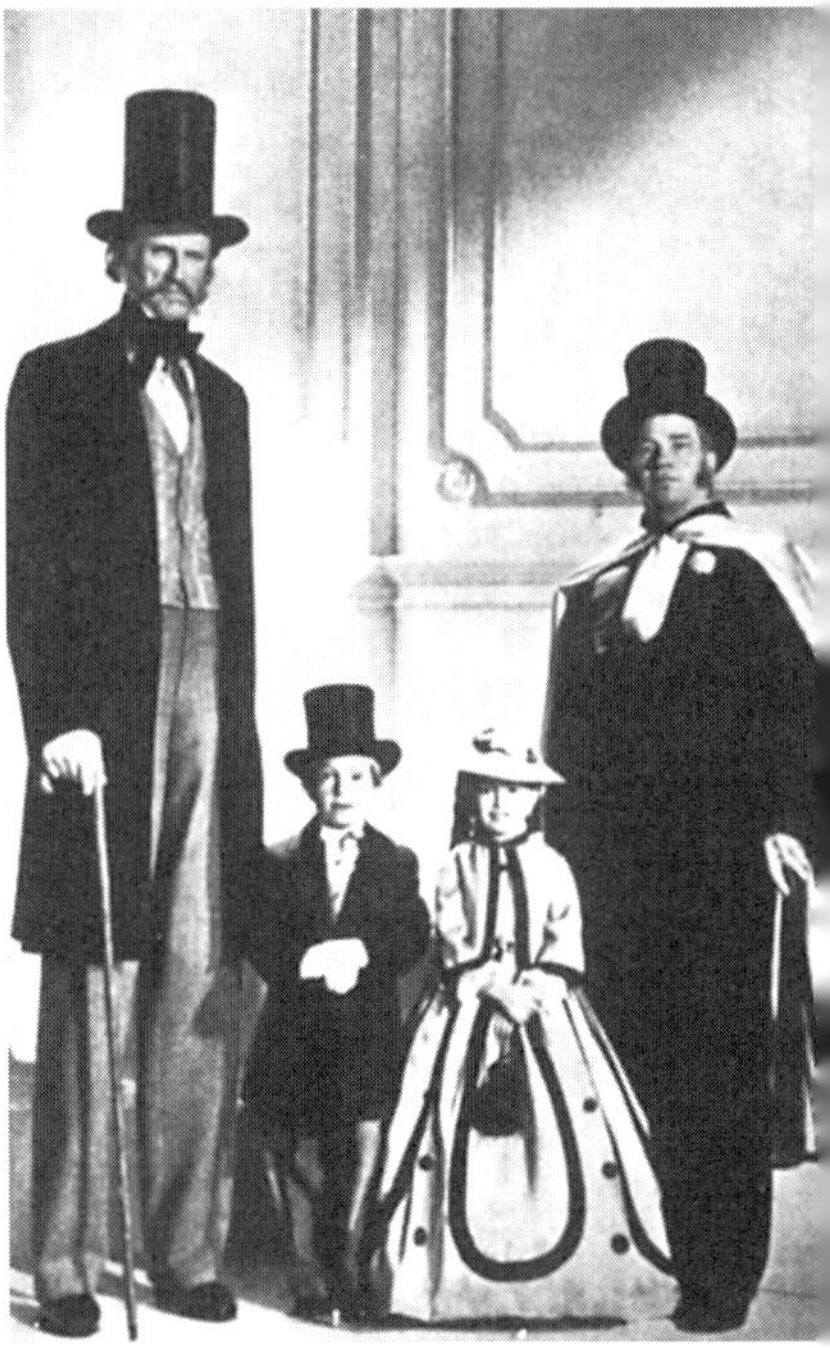

正反対の異常

に食べて生きている。ブルガリアの詩の大家なのだが、年に一回、トローヌ市で舞台に立つとき、だれがそれほど驚くべき学識を身につけているだろうか。その大きなポケットにはどれも、詩の本が入っていて、出番の合間に赤い幕のうしろでそれを開く。冬は、毎日の生活におわれ、週に二回、深夜に酒場で歌い、数十フランを稼ぐ。その声を聞くと胸をえぐられるようで、思わずナイフとフォークを取り違えてしまいそうになる。

彼のような人々は十人、百人、いやおそらく何千人もいるだろう！

万難を排して自己の個性を確立した巨人はごくまれである。たとえば、アメリカのテレビで真のスターとなったマックス・パーマーがそうである。「彼らに合った役があるとき」テレビに出演する他の巨人たちとは反対に、一九五六年に彼を有名にしたあの「キラー・エイプ」のシリーズのように、彼に対しては、その大きさに合った役が用意されていた。さらにクリフォード・トンプソンは、さる大きなビール会社の営業マンだったが、マーケットの大学に通い、とうとうオレゴン州のポートランドに事務所を開いて、身長二メートル四四センチの世界一大きい法律家になった。

日常生活の苦難

すでに見たように、巨人の日常生活は非常に困難で、克服しがたいと思えるほどである。身体の問題はもともと解決不可能で、それは我々にも十分予想できるが、その点を別にしても、彼らの人生は終わりのない苦難の連続だと思われる。自動車の床は彼らの重みでたわみ、公共交通機関は使用不能である。椅子やテーブルなど、あらゆる種類の家具や道具は、まったく小さすぎるか弱すぎる。食事のときはいつも遠慮していなければならない。身につけるものにしても、他の人と同じようにデパートに出かけて買うことができない。シャツのボタンは別にして、足の長さが四五センチの靴や、頭の周りが七〇センチもある帽子など、どこにも売っていないのである。その多くが貧しい巨人に対して、小部屋や地下室に住んでくれと頼むことはできない。普通のアパートでも、浴室を使うのは難しい。壁や、ドアの上や、シャンデリアにぶつかる危険が常にある。窓から外を見るために身をかがめなければならないのも一苦労だが、巨人でいることが高くつくのもたしかである。彼らの一人はこう言っている。「私の生活は、すべてのものに二倍の金を払わなければならないという計算の上に成り立っている。レストラン、ホテル、仕立て屋、洗濯屋、交通機関、どこに行っても常に二倍の料金がかかるのだ」。

いつの日か、すべての巨人が、六〇年代にスウェーデンの若い女性が行ったように外科手術に頼って、彼らの問題を解決しようとするようになるのだろうか。そのスウェーデン女性は毎年、異常な成長を続けていた。一六歳で九〇センチものびたため、彼女はいわば劣等感を感じるようになり、そのためまもなく重症の鬱状態に陥った。家族の支援を得て、ストックホルムのさる外科医が身長を縮めてくれることになった。大腿骨を切断し、銀のプレートで骨をつないだのである。今では身長二メートルとなり、これは五〇センチ小さくなったことになる。

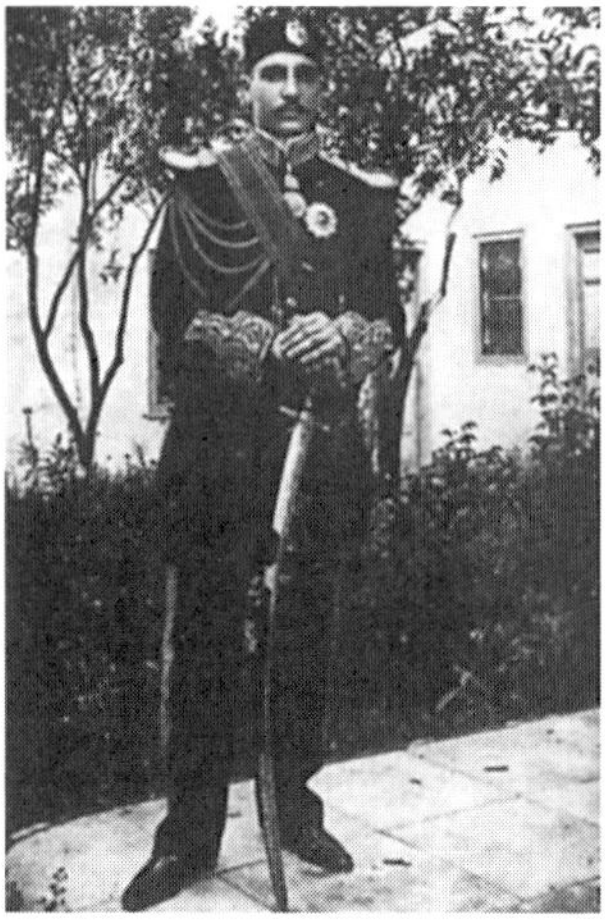
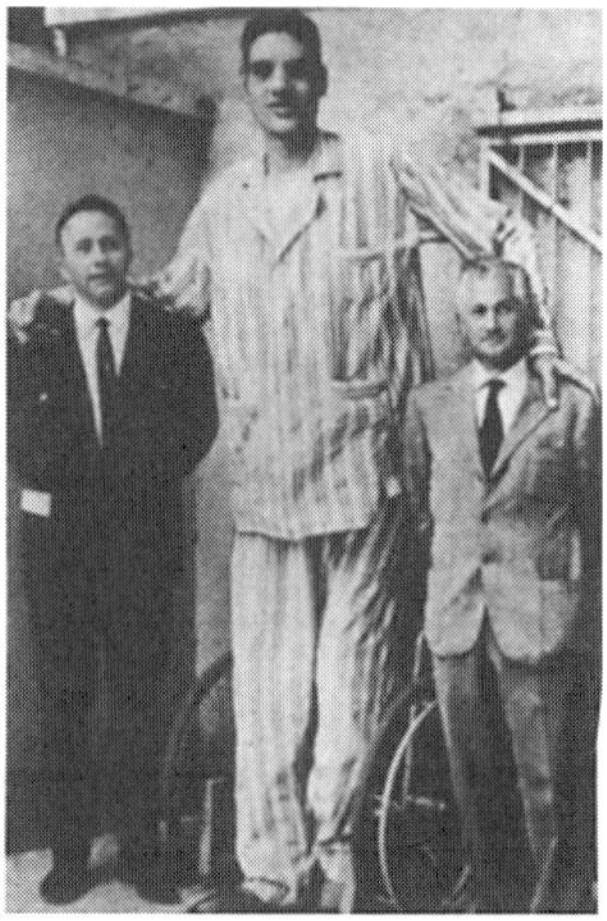
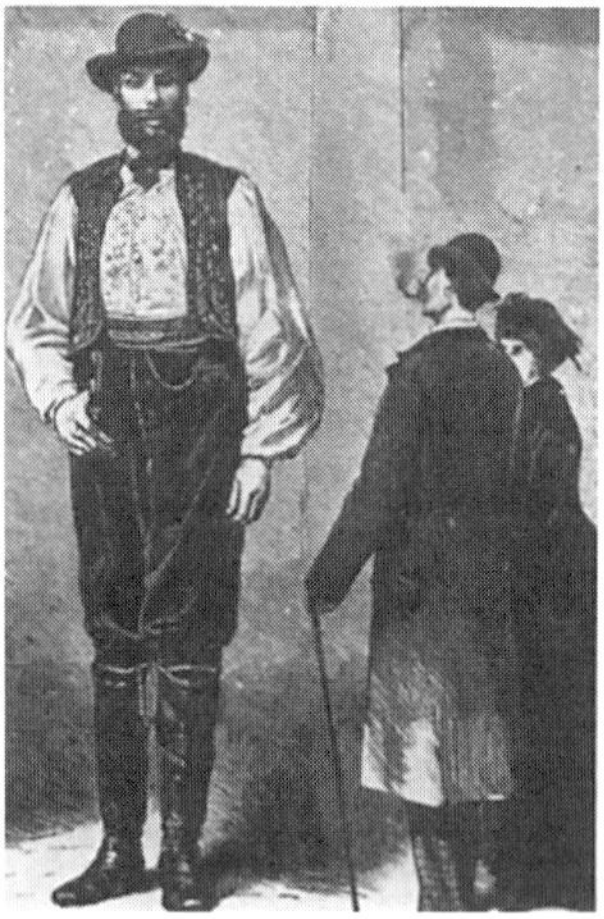
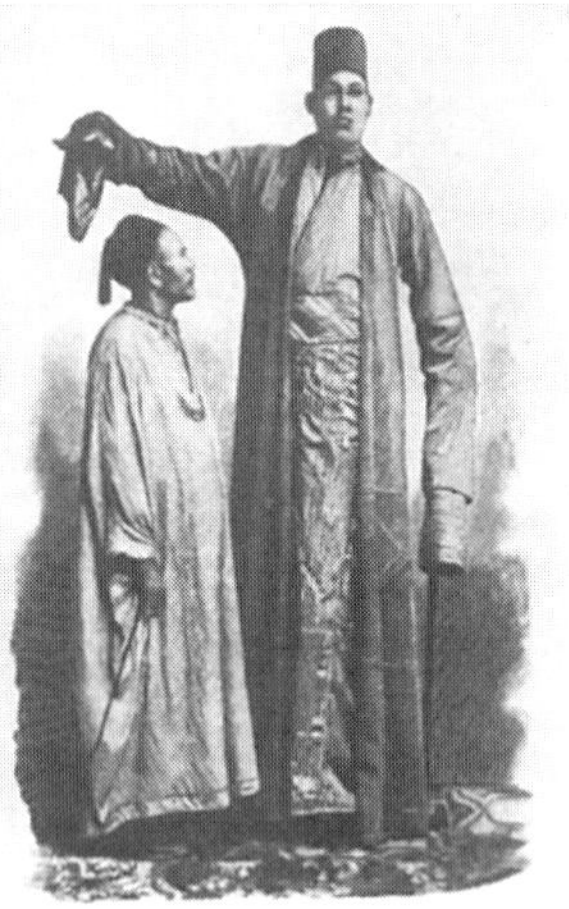

(左上) プリンス・タカク、2メートル32センチ。(右上) シリマン・アリ・ナシュナシュ、2メートル45センチ。(左下) ジョゼフ・ドラサール、2メートル37センチ。(右下) ハッサン・アリ、2メートル29センチ

小人

小人とはなにか？

極端なものはつながっている。巨人症と小人症は、外見は正反対だが同じプロセスから生じたものである、といっても過言ではない。

あらゆる馬鹿げた説明が退けられ、小人症を生じさせる真の原因が明らかになったのは、二〇世紀初頭のことである。しかし科学の発見は、様々な障害を定義する前に、周知のようにまったく形態の異なる二つのカテゴリーに分けられることを明らかにした。一つは均整のとれた小人、もう一つは均整のとれない小人である。

一般に、非均衡性の小人は普通の状態で生まれるが、成長が突然とまり、そのため発育不全になる。彼らはた

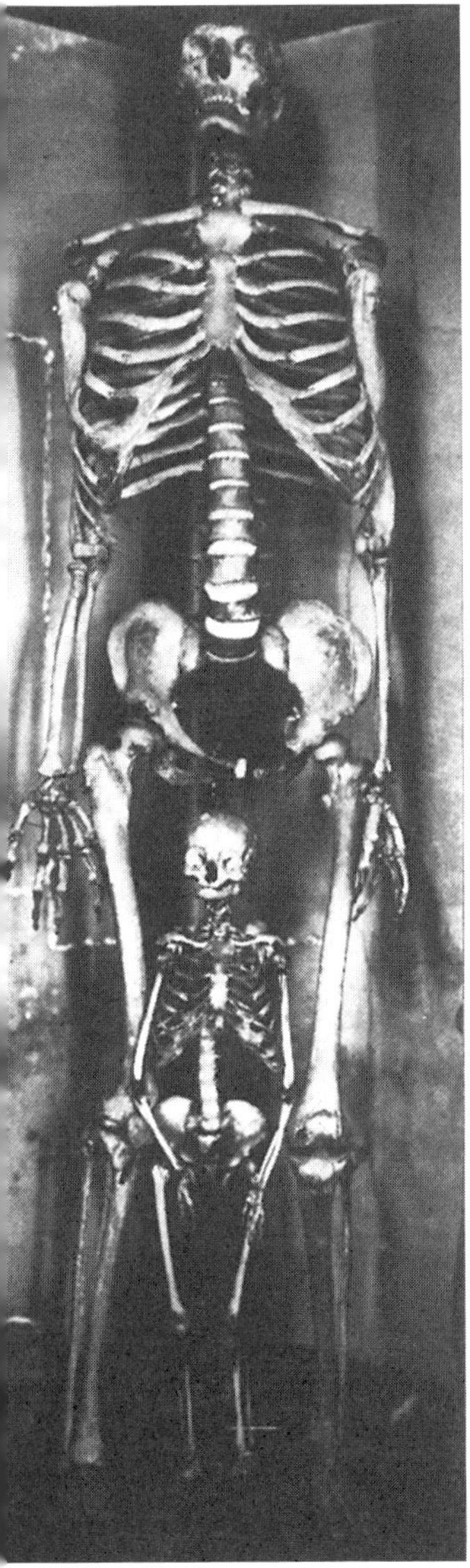

小人とはなにか

いてい、身体に比べて大きい頭を持つ。足は短く、がに股かX脚で、腕は短いか極端に長い。多くの者が色素欠乏症である。

均衡性の小人は、ミゼットやリリパットと呼ばれ、生まれたときから小さいことを特徴とする。大人になると、まさに人間のミニチュアといった外観になる。

世界中におよそ八〇万の小人が存在し、フランスには五千人から六千人が住んでいる。小人はそれぞれ固有の症例を示しているので、小人を全体として論じるのは困難である。

今日、小人症の原因は大きく分けて五つあると認められているが、各原因はさらに多数のカテゴリーに区分され、それぞれ固有の遺伝的特徴を持っている。最も大きいカテゴリーには、骨の欠乏（多数の要因によっておきる）による小人症と、甲状腺や脳下垂体など内分泌腺の異常による小人症がある。次に、腎臓の未発達によっておきる小人症と、代謝の異常に原因のある遺伝的な小人症がくる。最後はいわゆる「子宮内」小人症で、その原因は今日でもなお謎に包まれている。しかし、改めてことわっておくが、科学は決定的な分類を作り上げるのに

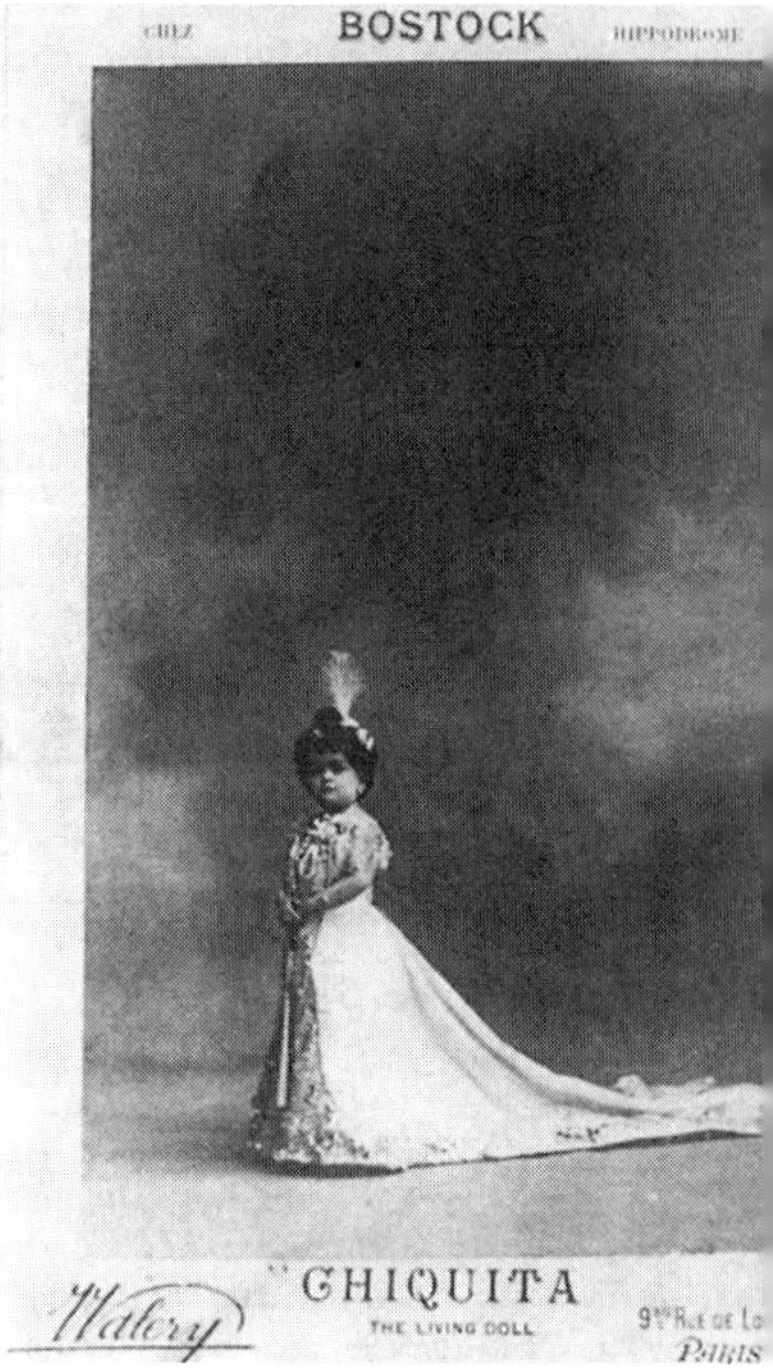

均整のとれた小人、リリパット

まだきわめて慎重な態度をとっている。観察される小人はそれぞれ固有の症例を示しており、独自の異常と、その人特有の遺伝的な特徴を持っているのである。

神話の中の小人

太古の昔から、小人の存在は人々の好奇心をかきたて、無数の伝説を生んできた。エジプト人は彼らの姿を神格化し、主要な神々の中に二人の小人を加えた。妊婦の守り神で、他の神々を楽しませる役目も持つベス神と、最古の神で万物の創造主と考えられているプタハ神である。ユダヤ民族の語るグノームは、知性を意味するギリシア語のグノメから派生した語で、奇形の人間であった。多くの神話において、小人は大地と土の精霊である。

距離はそれぞれ遠く隔たっているのに、小人を英雄や神々の使う魔法の剣を作る鍛冶屋としている国がいくつかある。鉄が、小人の領域である大地の内部から出てくることからいって、そのような考えがあちこちに見られるのは別に驚くにはあたらない。炉を動かす火は地下世界の魂なのである。ジェランドとも呼ばれる小人のウィーランドは、カロワ山の他の小人とともにローランの魔剣デュランダルを作ったことで、大いに名をあげた。別の小人も、マイヤンスのドーレンの剣といった有名な剣や、ジークフリートの武器である無敵のバルムンクを作った。オーディンの魔法の槍グングニルが作られたのも、小人たちが作った地下の鍛冶場においてであった。雷の神トールが持つ魔法の鎚も同様である。

ほとんどすべての文明において、小人は禁じられた世界の守護者であった。彼らは複雑怪奇なオカルト科学を知っており、洞窟や地下世界の秘密と結び付けられ、そこは彼らの領域であると考えられていた。もう一つ、彼らに与えられた特別な役割は、隠された無数の宝の守護者である。彼らはその宝のありかを知っていて、密かに守っているのである。アルベリヒは、文字どおり「霧の息子」という意味の、ニーベルンゲンの小人族の宝を守

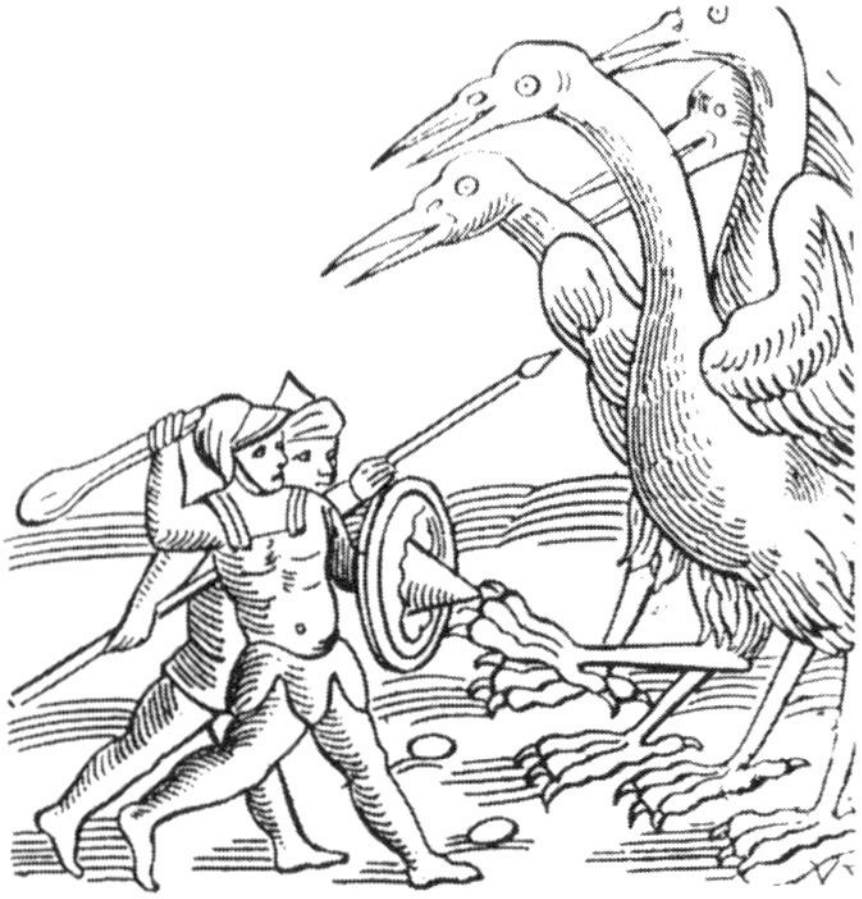

鶴と戦う…

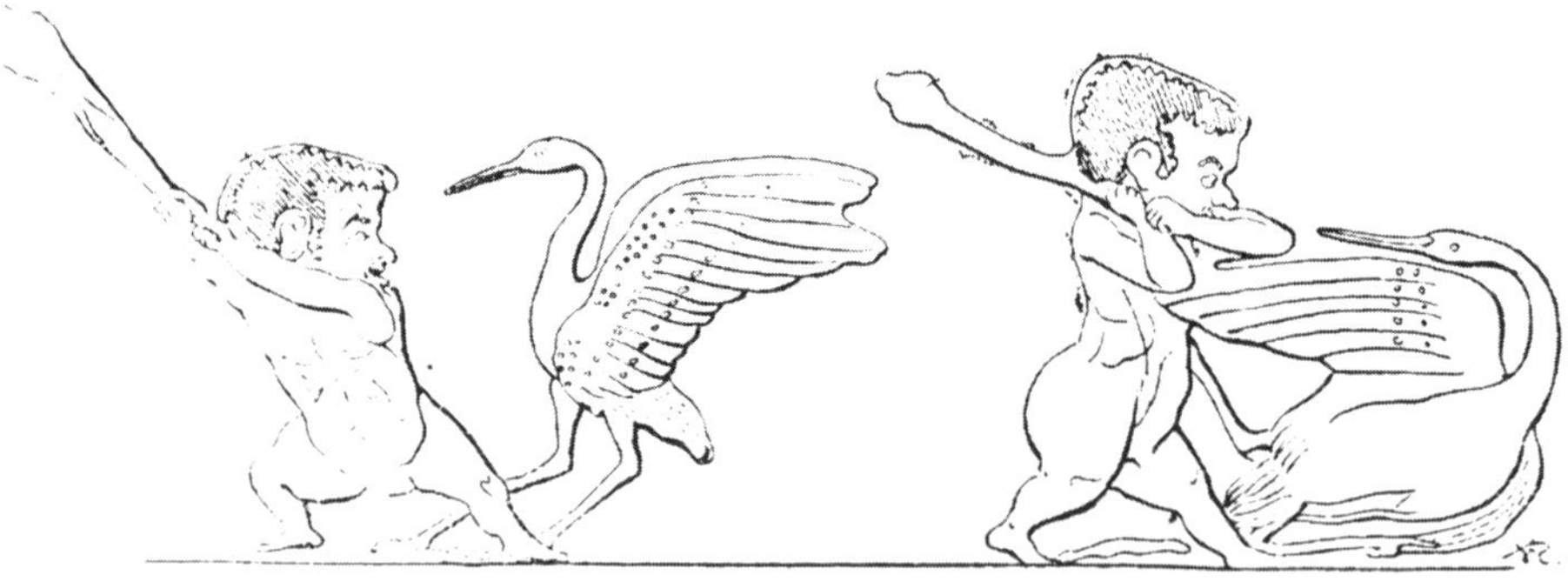

…小人族

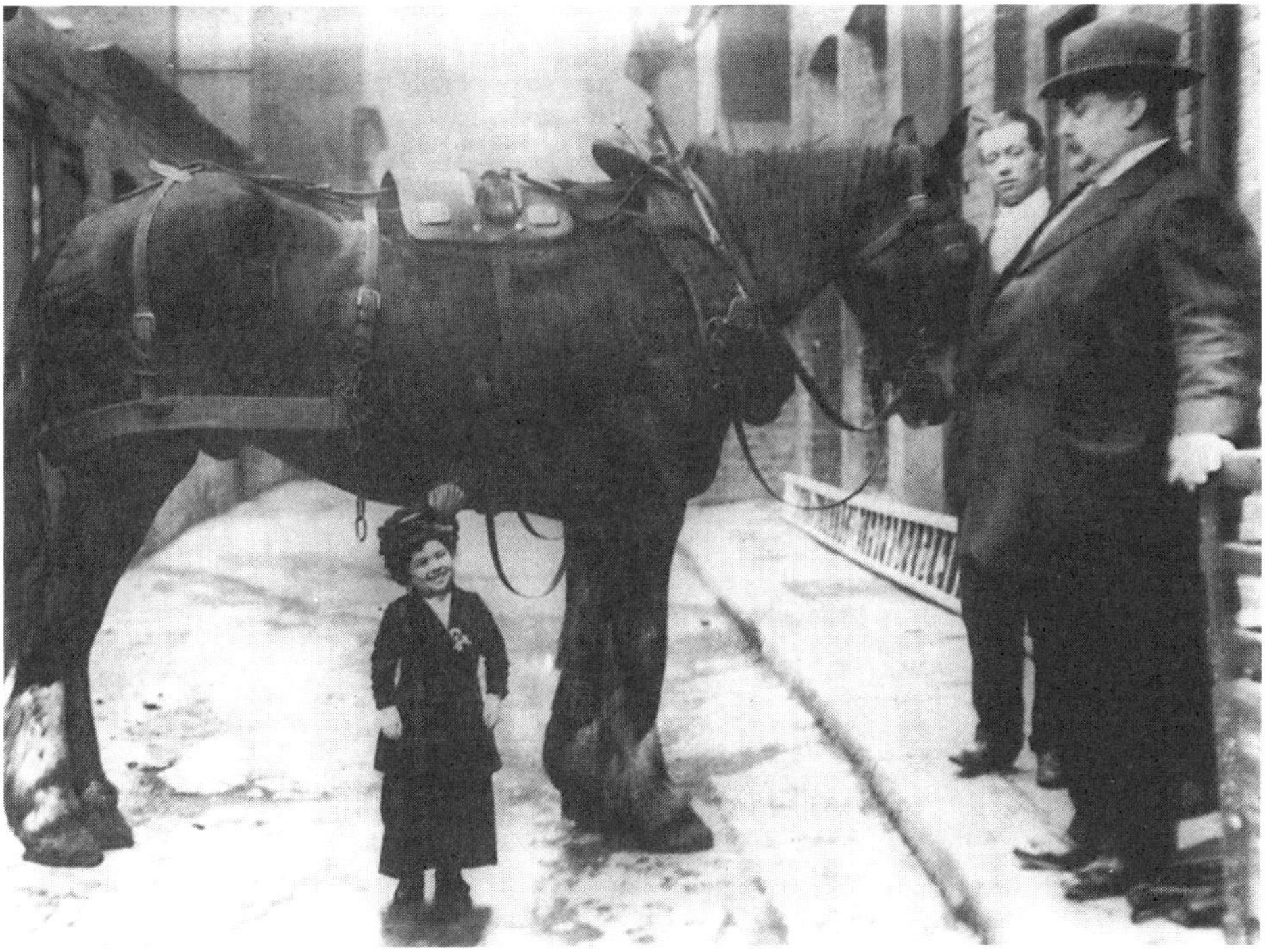

例外なしにすべての民族に小人がいる。イギリス人

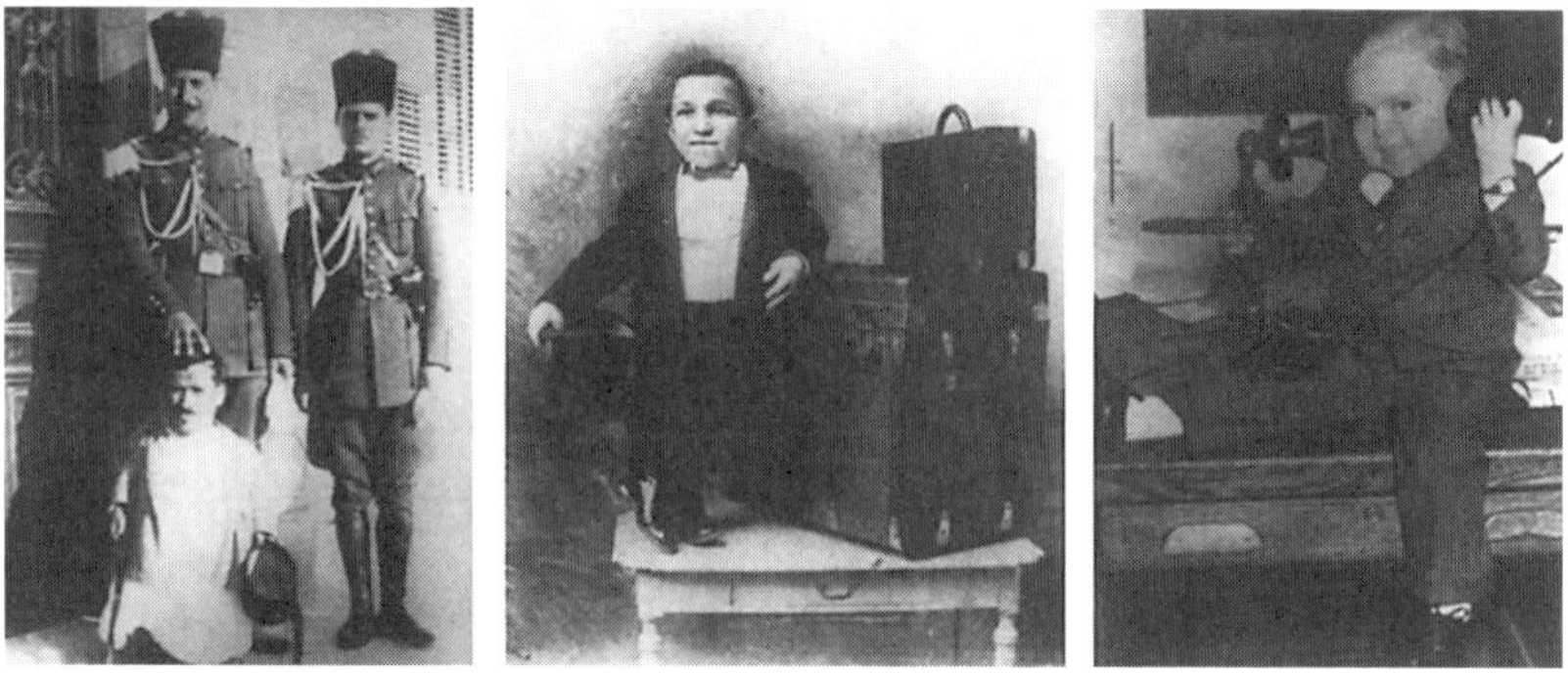

シリア人、イタリア人、スペイン人

っていた。ブルグント族は、自分たちの富は小人族から受け継いだものであると主張していた。

他の大陸にも小人はいる。アメリカ・インディアンは、彼らが地の怪物をすべてやっつけたと信じている。アフリカのウバンギ川流域やコンゴには、肌の白い小人がいて、水浴をする女を妊娠させる。ギニア湾では、それは肌の赤い小人である。ガーナの小人は森の精霊で、彼らに出会った者を狂わせる。それとは別の、身長三〇センチほどの小人は、病を癒す植物の秘密を知っている。

小人族、神話から現実へ

すべての神話は例外なく、小人族について語っており、それはまるで、太古の昔に実際に生きていた背の低い種族のはるかな思い出を、よみがえらせようとしているかのようである。

ギリシア人は小人族が存在すると信じており、とりわけミュルミドネスという種族を作り上げた。

プリニウスは、小人族が小アジアのあちこちに住んでいると考えたし、ゲリウス、クテシアス、クセノフォンはインド、フィラストラトス、ヘロドトス、アリストテレスはナイル川の水源、ポンポニウス・メラはエチオピアとしていた。学者たちの中でストラボンだけが、そのような人々が存在することについてやや懐疑的な態度をとっていた。

ところが、近代の探検家、民族学者、科学者たちの発見により、それら神話や伝説の話が真実であることが、しだいに明らかになっていった。一九世紀に、ホメロスやヘロドトスやアリストテレスがその時代に彼らの住んでいるところとしていたまさにその場所で、ピグミー族が発見された。他の古代の作家たちも、アフリカの中央に小人族が住んでいるに違いないと考えていた。後世の発見は、彼らの説の正しさを裏付けることになった。一九世紀になって、シュヴァインフルト、シャイル、モリアン、グラント、そしてもちろんリヴィングストンやスタンレーのような探検家によって、彼らの話の正しいことが確認されたのである。

別の非常に古い伝承では、小人族はスカンジナビア諸国の北限に住んでいるとされていた。それらの伝説が生まれて数世紀後、実際に、「その土地に住む小さな人々」が発見された。彼らはヤクート、クヴァーク、スクリュフィニエ、あるいはラップ人と呼ばれた。

のちに、別の小人族がいくつか発見された。一九三六年六月、中国中央部のある村に、身長が一二二センチに満たない男女が八〇〇人ほど住んでいるのが見つかった。

地球上に住んでいた最も小さい種族は、インド洋のアンダマン諸島にいたオンジュ族であるとされているが、残念ながら、現在では数人しか残っていない。しかしながら、一九七〇年一〇月、ブラジルとペルーの国境で、身長一メートルの小人族が見つかった。

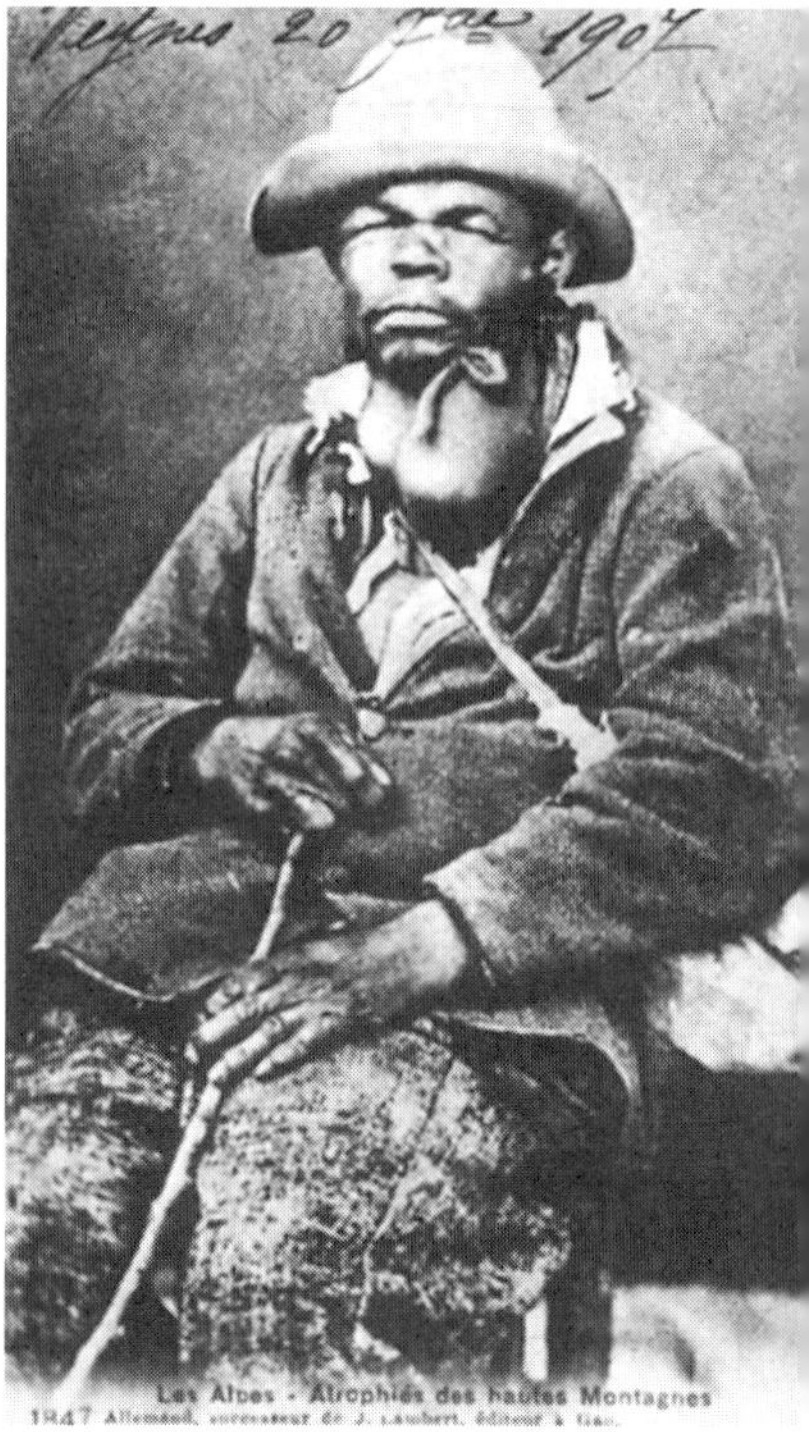

有名な「アルプスの白痴」

小人は頭がよいか

四年前に死んだ著名な俳優マイケル・ダンは、演劇学校の教授をつとめ、オペラのバリトン歌手でもあり、知能指数が一七八もあったが（一五〇以上は天才とみなされる）、身長は九三センチしかなかった。マイケル・ダンは例外ではない。かなりの数の小人が疑う余地のない資質を示し、注目すべき才能を発揮しているにもかかわらず、多くの人々はいまだにはっきりした根拠もなく、小人症になると精神的な能力も衰えるとかたく信じている。

このような考えは次のような事情で広まったと考えられる。フランス、スイス、オーストリア、イタリアのアルプスには、これまで何世紀も、深い谷や高い山腹に幾多の羊飼いが暮らしていたが、彼らはみな背が低く、甲状腺腫にかかっていて、知能が低かった。それらの小人が、人々の頭に、小人はもともと知能が低いという誤った考えを植えつけたのである。ところが、彼らの症例はきわめて特殊なもので、それらの欠陥はすべて、栄養状態の悪いことが唯一の原因であった。彼らがその場で見つけたものを食べ、雪解けで流れ出た水を長年飲んでいたため、彼らの食事には、体の成長に必要不可欠なヨードがまったく不足していた。ごく若いころから羊飼いだったので、彼らは子供時代に甲状腺の機能障害に陥り、そのため軟骨形成異常の小人症になって、顔は丸くて青白く、目は細く、大きな甲状腺腫ができ、強度のクレチン症（白痴）になったのである。彼らの数は非常に多く、ヨーロッパ諸国の大部分は一九一〇年まで、彼らの写真を印刷した絵葉書を販売していた。それら「アルプスの白痴」と呼ばれた人々が徐々に姿を消し、ほとんどいなくなったのは、ただ栄養状態がよくなり交通が便利になって、生活条件が向上したからにほかならなかった。しかし、人類博物館の人類学研究所の助手をつとめていたラウル・アルトウェッグは、一九五五年以降、とくにヴァレ地方のアルプスでは今からほんの数年前でも、そうした人々がたくさん見られたと断言している。

今日、このような事実に反する考えがまだまかり通っているのは、多くの小人が大きくて不恰好な頭を持っているからであると思われる。この点に対しては、きちんと反論しておかなければならない。普通の人々と同様に、彼らも様々なレベルの知能を持っている。さらに歴史は、明確な例をいくつも提供している。すでに古代において、小人は気まぐれな皇帝のおもちゃや犠牲者になっていたわけではなく、思いがけず敬意をもって扱われていたことが知られている。ローマでは、小人の騎士マルクス・テュブリウスとマルクス・マクシムスがローマの議会に議席を占め、その知恵によって一目置かれていた。アテネでは、身長三ピエ（約一メートル）の演説者キキウス・カルヴスが、たびたびキケロを弁護して有名になった。

時代を下るに従って、このような例はさらに数多く認められ、事業の才や政治のセンスを持つ小人がいたことが明らかになってくる。

カール大帝が最初の妻ヒミルトルードとのあいだにもうけた息子は、本物のグノームで、おまけに奇形であった。当時の呼び方に従えば、この「ちびのせむし」は小人であったが、七九一年に父に対する陰謀を扇動したときには、多数の支持者を集めることができた。カール大帝は陰謀のことを知ると、息子をプリュムの修道院に生涯幽閉したが、皇帝はその後も様々な難問に対する意見を聞くため、囚人に相談したという。

もう一人、政治的な大人物といえば、小人のベルトルドがいる。彼は六世紀に農夫の家に生まれ、一二〇センチの身長しかなかったが、ロンバルディア人がそれまでに持つことのできた最も優秀な総理大臣となった。偉大なるサラディンも、小人のカラキュスを高く評価して信頼を寄せており、たびたび適切な助言を得ていた。

小人は体が弱いという思い込み

科学者たちは長いあいだ、この問題に関して対立してきた。ある者は丈夫であると説き、別の者は反対に、きわめて体が弱いと主張した。実のところ、若死にした小人は変性の疾患にかかっているか、重症のくる病患者であることが多く、あるいは小人症に関連して、別の身体的なトラブルにみまわれていた。小人の多くは反対に、長生きすることが多く、それは彼らが完全に健康であることを示している。小人であること別にすれば、彼らはときに、健常者よりも丈夫である。それら「小さな人」の多くは、何世紀にもわたって、野営地での厳しい生活をともなう軍事的な働きで注目を集めてきた。思えば、ドミティアヌス帝は国中から小人を集めて剣闘士の部隊を作り、彼らのあいだで戦わせたり、女戦士と対決させたり、激戦に送り込んだりしたものだった。

小人の中には恐るべき戦士となった者もいた。エドワード・ギボンなど何人かの歴史家によると、五〇万人の騎兵隊を率いてヨーロッパを転戦し、西欧を震撼させたアッティラは小人であったという。チンギス・ハーンの軍隊を率いる身長一一五センチの指揮官カザンは、二〇〇万の兵士を意のままに動かしていた。彼は北京に攻め入った最初の人々の一人であった。ポーランドとハンガリーの遠征に参加したのち、彼はタタールの大ハーンを打ち破った。

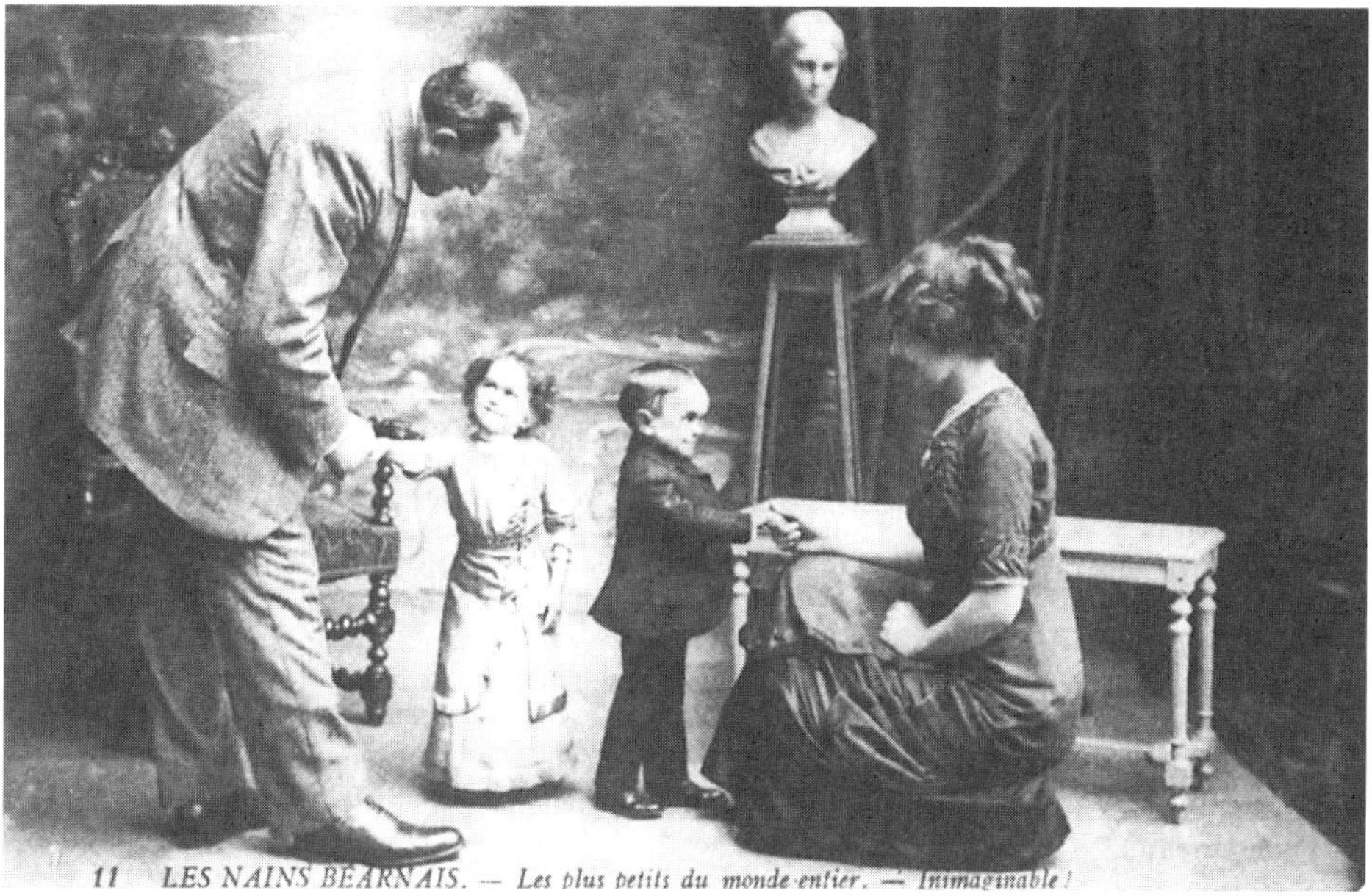
11 LES NAINS BEARNAIS. — Les plus petits du monde-entier. — Inimaginable!

小人の夫婦

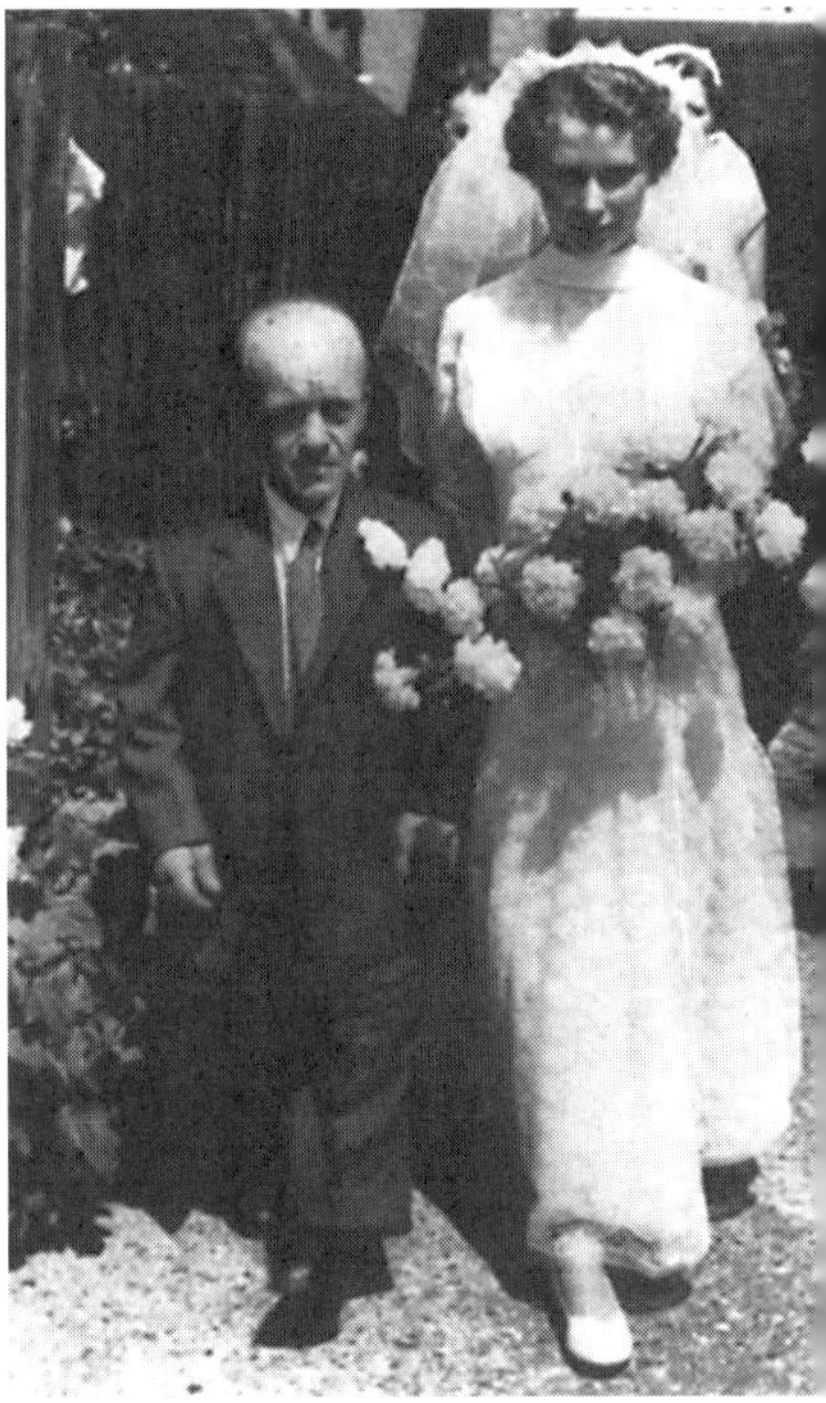

多くの小人は普通の女性と結婚した

ルイ一四世の治世に活躍したルノー・デリカガライは、小人であっても、海軍の偉大な戦術家であり、国王の信頼を得ていた。彼は国王のためにかの有名な小型砲撃艦を考案し、アルジェを砲撃するよう進言した。

身体の強さが不可欠であるように見える状況で、体の小ささを忘れさせるような働きをした小人の例は、まだいくつもあげることができるだろう。スペイン最高の貴族であったアスカリ大公は、身長一メートル足らずであったが、革命議会を主宰し、ナポレオン一世の最も手ごわい敵であった。

小人の子供は小人になるか

一九世紀までの民間信仰では、小人は子供を作れない、いずれにしても「子供を作ると体力を消耗し」(当時の表現による)、早死にしてしまうという考えが広まっていた。今日でも、大多数の人々は、小人の子供は必ず小人になると考えている。

満足すべき答えを得るには、まず均衡性小人と非均衡性小人という二つのタイプをはっきり区別する必要があり、特殊なケースを一般化してはならない。

実際、非均衡性小人の様々なカテゴリーでは、妊娠する者もいれば、不妊の者も見られる。しかしいずれにしても、どのような組合わせであろうと、うまくいった場合の二つに一つで、生まれた子供に同じ障害が生じる。均衡性小人の場合、二人に一人が結婚していて、しばしば大家族を作っているが、妻の骨盤が狭いことからたいてい帝王切開が行われているにしても、その子供はすべて正常である。

小人は一般の男性よりもよい愛人になるか

その昔、アウグストゥスの孫娘である美女ユリアは、ことのほか小人を好み、コノパスという名の小人を保有しており、小人は彼女を「こよなく楽しませた」。色情狂で新奇なものならなんにでも興味を示した彼女は、さらに、ジルソンの言う「人間の怪物」からなる部隊を作らせ、彼女一人の楽しみとしていた。何人かのラテンの著作家によると、ドミティアヌス帝の治世にはもう、多くのローマの貴婦人がこの奇妙な趣味にふけっていた。彼女たちは剣闘士の養成所へ出かけていった。そこでは小人の戦士たちが、闘技場で戦うため、素裸で訓練をしていた。自分の姿を見られないように特別に作られた桟敷席で、貴婦人たちは様々な戦いや訓練を見物した。そうすることで、最も大きな満足を与えてく

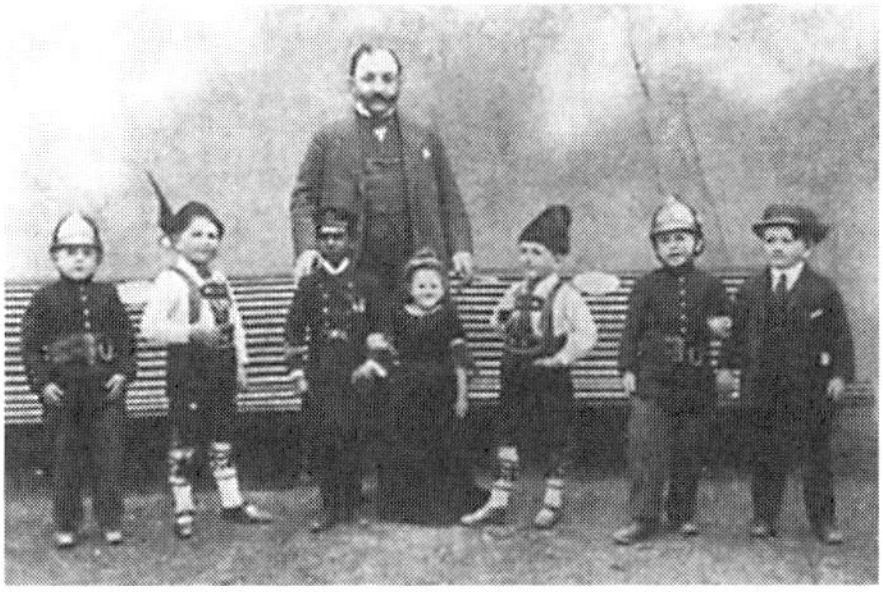

小人の一団

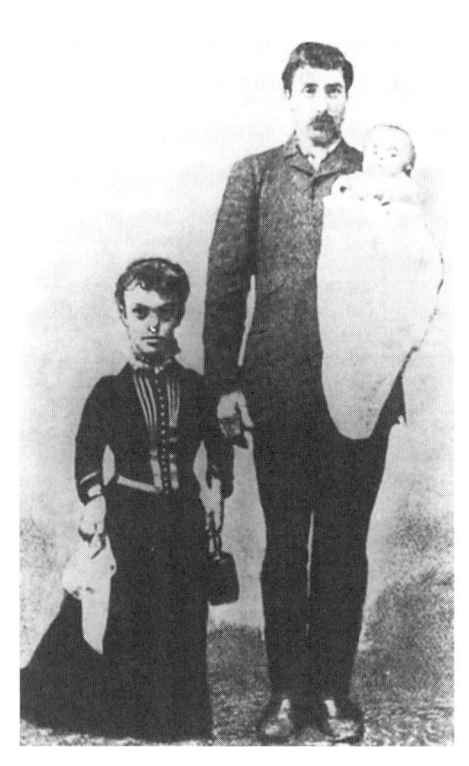

小人でも２回につき１回は…

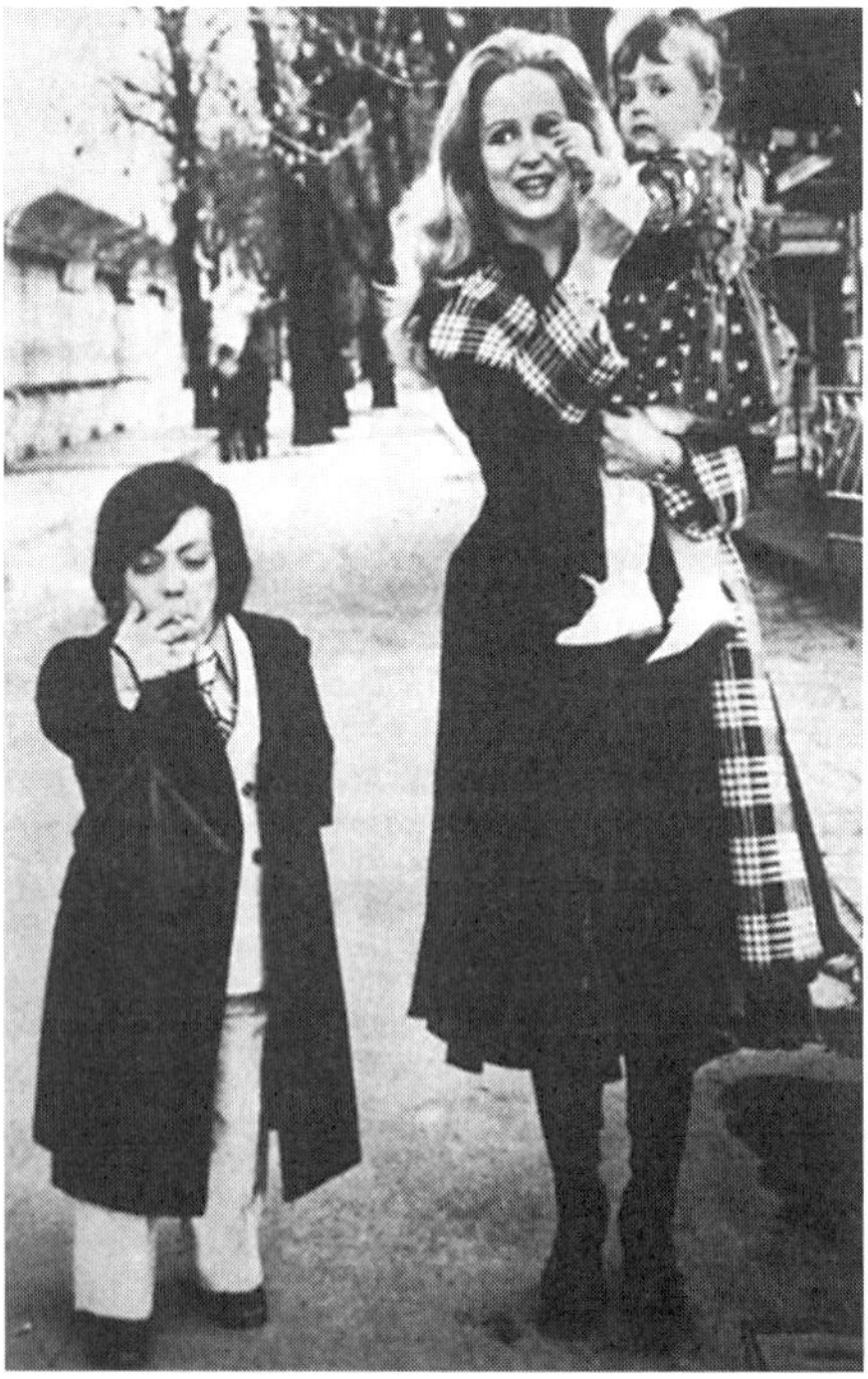

…正常な子供を生む

れそうな者を選ぶことができるのだった。それから、一晩か二晩彼らを自宅に呼んだあと、再び闘技場へ送り返すのだった。

頭から足までいわば人間の「ミニチュア」である小人は別にして、今日でも小人は、一般の男性より自然の力に恵まれていると見られている。つまり、彼らはなによりもまず、性的能力が高いといわれているわけである。

奇形と結婚するという考えから生じる興奮は別にしても、女性たちが小人と結婚したがるのは、それら普通の男とは異なる愛人たちが格別色好みであることからきていると思われる。最近でも、ジェニー・リンド、ファニー・エスラー、コーラ・パールといったショーの花形たちが、有名な小人親指トムと情熱の一夜を過ごしている。フランスの喜劇俳優ピエラルやイタリア人のドラゴは多数の女性と関係があったことを自慢してはばからなかった。イタリア映画界随一の女たらしであるドラゴは、フランス人のダンサーと結婚した日に記者たちに向かって、「俺の手にかかって落ちない女はほとんどいなかったな」と豪語したものである。過去の時代と同様に現代でも、驚くほど小さな体に人もうらやむ精力を備えた愛人たちは、すべてにあきあきした退廃的な社会の売春宿の呼び物になっている。現在、上流のパーティーにたびたび呼ばれる小人が二人知られている。彼らはそれぞれ、その奉仕と引き換えに、五〇〇フランの金をとっているようである。別の小人は、多くの女性がいわゆる特別な体験をするために、自分たちのサーヴィスを利用していると語った。

反対の立場として小人の女性も、マルセイユの二人の小さな娼婦を見てもわかるように、特別な性的楽しみを提供しているようである。彼女たちは二年前にもなお、スターとして君臨している街路で最高の「収益」をあげていた。注目すべきなのは、彼女たちの客に若い男性が多いことである。

というわけで、小人の男女が「背の高い人たち」のあいだに熱狂を巻き起こしていることは認めなければなるまい。すでに取り上げたフランコ・ドラゴにしても、エレーヌ・テロンが二一歳で彼と恋愛結婚し、二人の子供をもうけた。身長一八三センチでムーラン・ルージュの美女の一人であったロマーナ・オースティンと身長一一二センチのダヴィッド・ローナも、熱烈な愛情で結ばれ、一九六二年五月一九日に教会で式をあげた。小人の男女と正常な男女が結婚している例は、世界中で、一般に考えられているよりずっと多いのである。

古代世界の宮廷

小人は他の奇形者から急速に切り離され、巨人とともに、中世の宗教裁判所の火刑台にのぼるのを免れていた。何度か短い期間、姿を消していたことはあったが、彼らは数世紀にわたって、あらゆる宮廷で熱狂を巻き起こし、ときに優勢な地位を占めた。中国、インド、ペルシア、トルコおよびヨーロッパで、小人は気晴らしになっていた。彼らは生きた玩具、ペット、慰み者、小姓の役を演じ、とりわけフランスとイタリアのルネサンス期に、主人の快楽を一手に引き受けていた。

しかしすでに古代の初期から、お偉方や権力者は小人に夢中になっていた。すべてのファラオが数人の小人を保有していたし、料理人、衣装係、香水係といった特別な役職についている小人もいた。

宮廷における小人趣味は、純粋な美にとりつかれていた古代ギリシア人を文字どおり飛び越えて、ローマの皇帝たちに受け継がれ、小人たちは皇帝の気まぐれに付き合わされることになった。ネロ、アウグストゥス、ティベリウス、カリグラ、ドミティアヌスらは小人を保有しており、アレクサンデル・セウェルス帝の治世になって、ようやく小人たちは一時的に玉座の間から遠ざけられた。

道化の小人

すでに指摘したように、ヨーロッパではとくにルネサンスが、小人の「黄金時代」となった。王侯であれ、公爵であれ、高位の聖職者であれ、大小にかかわらずどこの宮廷でも、当然のこととして小人を保有していた。さらに小人は宮廷で、道化という、人気のある、しかし手に入れることの難しい役職についていた。

道化は小人でなければならないというわけではないし、小人が必ずしも、直感や、当意即妙の才や、できれば鋭い政治感覚を備えた、鋭敏な知性を持っているわけではない。

道化の小人はあらゆる権利を持ち、それはゲームの一部であった。おどけた調子や突拍子もない外見の下に隠して、小人は賢明な意見や辛辣な意見を述べた。その言葉はときに毒舌となったが、それは無分別な態度を装って耳に痛い真実を示そうとするもので、宮廷人たちは大笑いしながらそれを受け入れた。それらの小人は王の部屋に最初に入り、王の身内に対して王を兄弟のように扱い、求められなくても口をきくことができた。要するに小人は、まったく自由に話したり行動したりする特権を持っていたのである。

小人は非常に人気があり、本格的な小人の市場ができていたほどである。エジプト、とりわけカイロは取引の中心であった。商人たちは、その時代における世界の果て、つまりインドの中央部まで、小人を探しに出かけ、エジプトに連れ帰った。小人は展示され、礼儀作法を教えられたのち、ローマの密使や、トルコやペルシアのカリフやスルタンに売られた。カリフやスルタンは、せむしや手足の曲がった者を求めた。その上、耳が聞こえなかったり口がきけなかったりすると、普通の小人よりもさらに高い値がついた。生まれつき耳や口の不自由な小人はなかなか手に入らないので、普通の小人を買い、その舌を切ってから、赤く熱した金属の棒で耳に穴をあけた。スレイマン一世、サラディン、さらに一八五八年にスルタンとなったアブデル・マジドも、つねに小人をかたわらに置いていた。

そうした小人に対する熱狂はあらゆる大陸に見られ、小人を手に入れようとする地上の権力者たちに大きな喜びをもたらした。

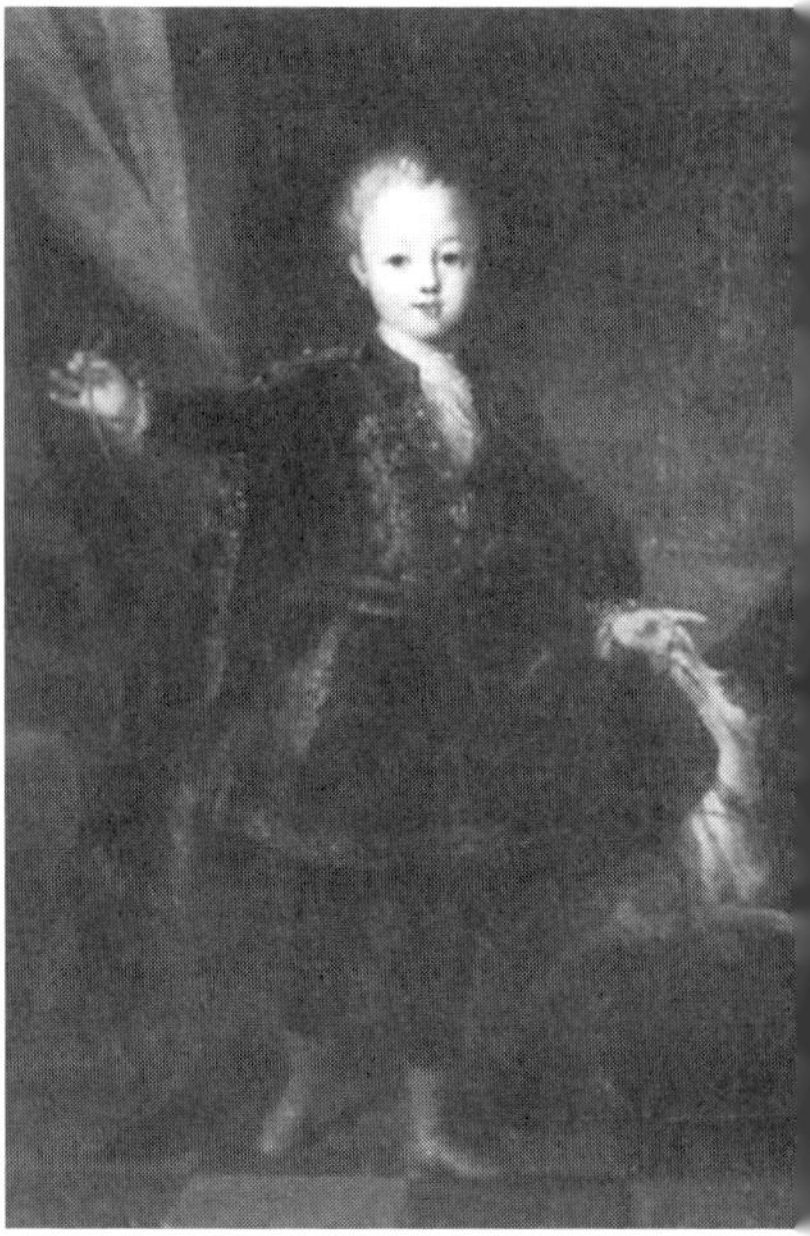

「べべ」こと、ニコラ・フェリー

ヨーロッパの宮廷の小人たち

道化ではなく、ただ宮廷に仕えている小人であっても、彼らは非常に重要な役職についていた。教会の鐘を鳴らす、騎馬槍試合で角笛を吹く、訪問者の到着を告げる、祝典のとき犬の綱を引いたり馬のくつわをとる、などである。ルネサンス時代の陰謀では、当然ながら、毒や短剣の使われた多数の事件に彼らがかかわっていた。彼らはスパイになり、姦通や陰謀をあばいた。

意外なことに、それら宮廷の小人で最も有名な者は、完全な白痴であり、きわめて性格のよくない男であった。それはニコラ・フェリーで、べべの名で後世に伝えられており、リュネヴィルに住んでいた元ポーランド王のロレーヌ公スタニスラフに仕えていた。当時の年代記作者たちは一致して、「べべ」はきわめて鈍感で、判断力も理性ものばしてやることができなかった、と述べている。彼の能力はよく訓練された犬ほどもなかった。彼の立派な保護者がどうしてこんな男に熱烈な愛情を注いだのか、理解に苦しむところである。ニコラ・フェリーは生まれたとき二一センチしかなく、一七四一年一一月一三日に教会へ洗礼を受けに出かけたときには、糸束を敷き詰めた皿にのせられていた。やがて国王が、ヴォージュの農民だった両親から彼を引き取った。一七六四年六月九日、二三歳で身長七〇センチのべべは、早期の老衰により、長い苦しみのすえにこの世を去った。国王は盛大な葬儀を行い、リュネヴィルの教会に素晴らしい霊廟を建てさせた。

フランスでは中世から、宮廷で報酬の支払われる役職を与えていたルイ一四世の時代まで、すべての王侯が例外なく小人をかかえており、彼らはいつも、公式の行事や王家の儀式に参加していた。コンデ公はといえば、バイエルンで小人がパイ皮包みのパテの中から現われたときくと、自分が催す祭典でも、小人を大きなパイナップルに入れて出した。

それ以前でも、カトリーヌ・ド・メディシスの治世に、ルーヴルの小人社会は二四人を数え、小人たちが宮殿の廊下を走り回っていた。

スペインではアラブの征服以降、グラナダ、コルドバ、トレド、サラゴサの宮廷で、多数の小人が見られた。キリスト教徒の国土回復によっても彼らの境遇は変わらず、カトリックの国王たちは彼らを身近に置いていた。フェリペ五世は小人をとくに愛好し、小人の数は彼の治世に、ヨーロッパ一の規模に達した。宮廷画家のベラスケスは、王やその家族と日常生活をともにしている小人たちをキャンバスに描いた。

愛と美が支配し、芸術の趣味がおそらく最も高いレベルに達していたイタリアの宮廷でも、熱心に小人が求められ、それは熱狂的といってよいほどであった。宮廷には文字どおり小人がうようよいたし、すべての王侯と裕福な者が小人をかかえていた。オルシーニ、コロンナ、フェラーリ、ヴィスコンティ、ゴンザーガ、メディチ、ボルジアといった有力な貴族は小人を保有し、宮殿の壁を飾る絵に自らとともに小人を描かせた。教会の有力者も同じように熱中していた。枢機卿のヴィッテリが饗宴を催したとき、できるだけ不恰好な小人の中から三四人を選んで、客の給仕をさせた。そのような晩餐はそれまで行われたことはなく、数ヶ月にわたってローマ中の語り草となったが、あまりにスキャンダラスであるとして、前任者たちよりも厳格な生活を送っていた教皇のマルケルス二世が、以後教会の人間は小人を使ってはならないと命じた。

はるかロシアの宮廷も、他の国と同様に小人を保有しており、そのことは多くの古い資料によって裏付けられているが、とりわけ一六世紀以降、小人はまさしく宮廷になくてはならない存在となった。ピョートル大帝、エウドキア皇后、皇女エリザベート、皇帝の妹ナターシャは、小人を好み、どこへ行くにも小人を連れていった。いっぽうイギリスではつねに、小人がたいそう愛好された。中世の宮廷に小人はつきもので、その状態は一九世紀まで続いた。フランス、イタリア、ドイツの小人が大勢、「主人と保護」を求めてイギリスへ渡った。

一八世紀に、イギリスは驚くべき小人、ジョゼフ・ブラロウスキを迎えた。彼は一七三九年一一月に、ポーランドの都市シャリエで生まれた。生まれたときは身長二二センチ、六歳で四五センチであったが、七七センチに達したところで、生涯それ以上のびることはなかった。高い知性に恵まれ、一八歳にしてすでに五ヶ国語を話し、『ある名高い小人の回想録、小人自らの手で書かれた、その出生と結婚と旅にまつわる興味深いエピソード』と

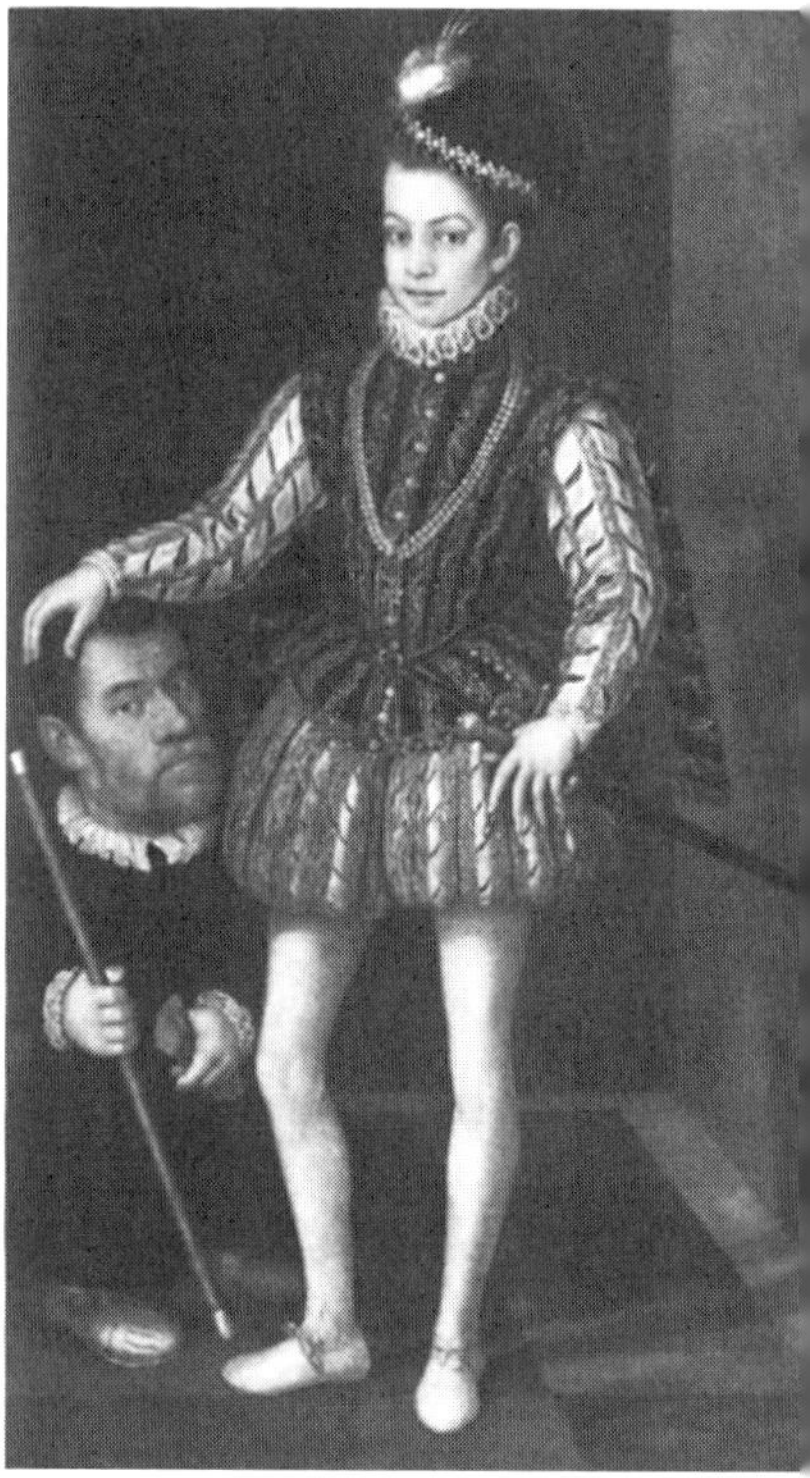

サヴォワ公カール＝エマニュエルの小人

題する回顧録を書く決心をしたときには、彼の才能を見抜いていたイギリス皇太子がポケットマネーからその原稿を出版するための金を出してくれた。ジョゼフは実際に素晴らしいピアニストでもあり、普通の身長を持つ魅力的な女性と結婚したのち、ヨーロッパ中で演奏会を開くために出発した。彼はまず小人であり、アーティストとして見られているわけではないと知っていたが、演奏旅行をするというのはなかなかよいアイデアに思えた。どこへ行っても、ジョゼフは上流の人々に迎えられ、彼らを魅了した。名高い小人がフランスにやってきたときサント＝フォワ氏が発した言葉が、あらゆる場所で繰り返された。「自然は意地が悪いどころか、人間のミニチュアを作り上げるのを楽しんだかのようだ」。ジョージ四世自ら彼をバッキンガムに招いたのち、バークハムの名士たちがその美しい町で余生を送るよう勧めた。彼は申し出を受け入れ、一八三七年九月五日、九八歳でその地で死去した。

「近代の」宮廷の小人たち

二〇世紀になっても、小人を身近に置くという習慣はかなり残っていた。人々は小人の存在によって、自分たちの成功を永遠にとどめようとしたのである。そのようにしてスターリンは、皇帝たちをまねて、エジョフという名の小人を使っていた。スターリンはほんの冗談で、一九三七年に彼を秘密警察の長官に任命した。彼は社会主義の警察を指揮した最も恐ろしい長官となり、一千万人もの人々の命を奪った「大粛清」を指示したのは彼であるとされている。そのため彼は、「血塗られた小人」というあだ名をつけられている。エジプトのナセル大統領は存命中、アーメド・サレムというお気に入りの小人を雇っていたし、レイ・シュガー・ロビンソンなどの有名なボクサーは、マスコットの小人を連れていた。

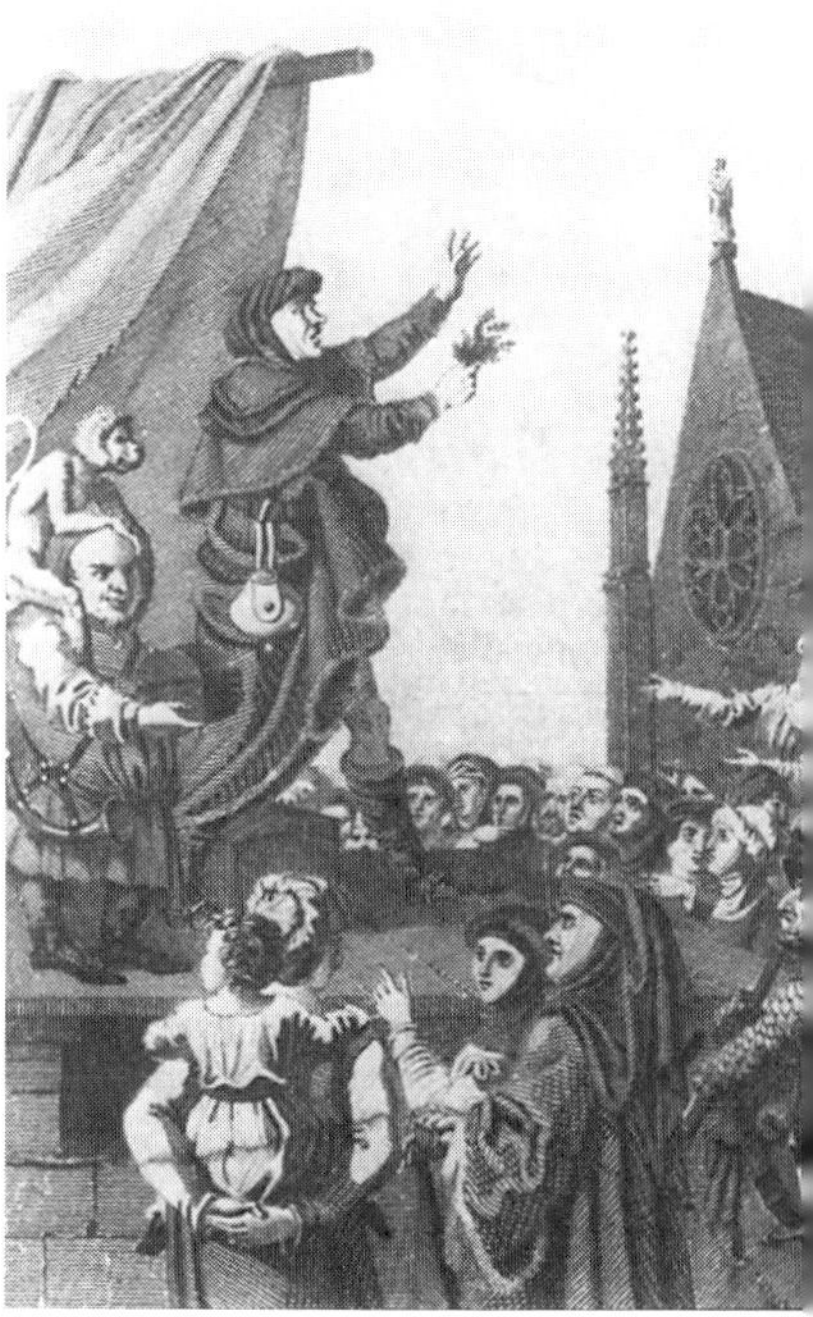

縁日の小人たち

見世物の小人

個人の所有物となり、人々の慰み者となり、一部の者には快楽の対象ともなった小人は、縁日の観客相手に自ら金を稼いでいた。縁日の客は小人を保有しないまでも、やはり小人を見たがっていたのである。一五世紀から一九世紀まで、見世物の小人は珍奇なものが大好きな人々の前で定期的に姿をさらしていたが、やがて本物の人気者となり、絵画や歌で称えられるようになった。

背は低いが姿の美しいホプキンとその妹は、舞台に上がるたびに喝采を浴びた。それ以外にも、ナネット・ストシェールやジョン・ハプトマンのように、音楽家として舞台に立つ小人がいた。

すべての小人は、自分自身が必ず金の稼げる商売道具であることを知っていた。ヨーロッパ中のどんな片田舎の縁日に行っても、モンスターの小屋があって、小人が踊ったり歌ったり、虎のしま模様を描いた猫で猛獣使いのショーを行ったりしていた。白痴の小人や奇形の小人、さらに八ヶ国語をしゃべる小人、両足のない小人、片腕で二人の男を持ち上げることのできる小人も登場した。生きている者だけでなく、骸骨の状態であっても見世物にされた。

フランス人は幸運なことに、世界一小さい小人とされていた「ポーリーナ王女」を見ることができた。彼女は本名をポーリーヌ・ミュスターといい、一八七六年にドイツのオッセンドレヒトで生まれ、四歳のとき身長が二八センチしかなかった。一九歳で肺炎で突然死んでしまったときには、身長五九センチ体重三・五キロであった。彼女の父親が自ら娘を、パリのフェルナンド・サーカスに連れて行き、テーブルのワインボトルのとなりに立たせたが、小人の娘はびんより数センチ大きいだけだった。ふくらはぎは最も太い部分で、平均的な男性の薬指の太さしかなかった。

男性で、これまでに知られている最も小さい人間は、間違いなくウォルター・ベーニングであろう。彼は第二次大戦後に死んだが、体重九キロ、身長五六センチであった。

最も有名な小人

人々がどれほど小人に熱中していたか示すため、有名な親指トムを取り上げて、この話をしめくくることにしよう。異論の余地のないサーカスの王で、生涯を通じて世界中で風変わりな人々を探し求めていたフィネウス・テイラー・バーナムが、コネチカット州のブリッジポートで身長六四センチ、体重八キロのチャールズ・C・ストラットンを見つけたのは、一八四四年のことだった。

バーナムは彼と契約を結び、ニューヨークへ連れてきて、最も有力な新聞の一つに広告をのせた。それから一週間、あらゆる階層の三万人もの人々が、小人を見るために行列を作った。アメリカ全土を回ったのち、バーナムと彼が「親指トム」と名づけた小人は、ヨーロッパへ船出した。ロンドンの有力な新聞はこぞって、彼らを第一面に取り上げた。小学生までもが両親に連れられて見物に来た。親指トムが何度もバッキンガム宮殿の門をくぐるのが見られた。宮殿ではヴィクトリア女王とロイヤル・ファミリーが全員で彼を迎えた。前評判どおりにイギリスを征服すると、親指トムはパリにやってきた。ルイ＝フィリップ王とマリー＝アメリー王妃がただちに、イギリスの女王一家と同じく小人を宮殿に招いた。

一八九五年、小人たちのあげた収益は当時の金で三七五万フランにのぼった。

親指トムは、新聞をにぎわせた数々の色恋沙汰を経て、ラヴィニア・ウォレンという小人の女性と恋に落ちた。栄光の頂点に立ち、億万長者となった親指トムは、興行に出るのをやめた。彼は二度も地球を一周し、ドイツ皇帝フランツ＝ヨーゼフやイタリア国王ヴィットーリョ＝エマヌエーレといった高名な君主たちに招かれた。エジプト、中国、日本の君主も彼を歓迎し、教皇のピオ九世まで彼に謁見を許した。一八八三年七月一五日、彼はブリッジポートの豪華な邸宅で死去した。彼の妻はその家で一九一九年一一月まで暮らした。彼の思い出を永遠にとどめるため、ブリッジポートの本通り八〇四番地にあるバーナム・ミュージアムでは、彼のために大きなスペ

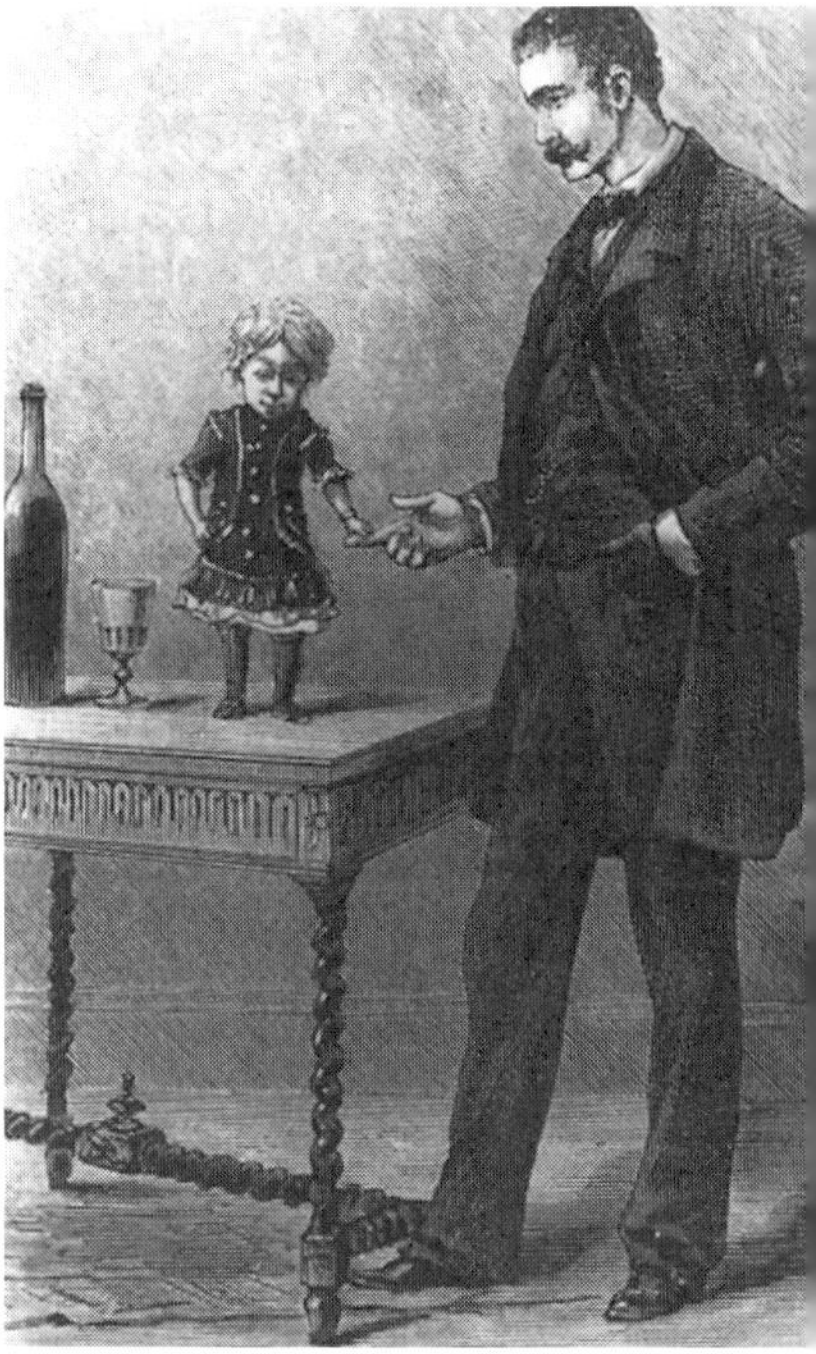

ポーリーナ王女

ースをさいている。今日もなお、彼に関する品々、写真、遺品を見るため、多数の見学者が訪れている。

今日の小人

もてはやされ、大切にされ、探し求められ、しばしば尊敬されていた小人は、今日、人々の心の中で、ただの身体障害者やおぞましい怪物のレベルに落とされてしまった。その時代で最も有力な人々が身の回りに小人を集めようとし、様々な人々が不純な動機とはいえ好奇心をもって彼らを見にやってきたが、かつて小人は一般社会にかなり受け入れられており、人々を楽しませる役割の中に、自分たちのアイデンティティーと存在意義を見出していた。

正常さを渇望する現代は、彼らからその役目を奪い、彼らと健常者の世界のあいだに真の溝を作り出している。侮辱や屈辱を耐え忍び、あるいはただわずらわしい好奇心の的となって、彼らも、日常生活で様々な問題に直面している巨人と同様の状態にある。彼らの問題とは、浴槽につかったりそこから出たりする、洗面台を使ったり窓の鍵をかけたりする、電車などの乗り物に乗る、公衆電話を使う、椅子に座る、階段を上がる、テーブルにつくといったことである。型どおりに作られているものは、彼らにとって真の悪夢となる。

さらに悪いことに、世界は彼らに対して敵意を持つようになってきている。過去の世紀に、ヴェネローゼ、ベラスケス、ラファエロ、ティツィアーノ、ゴヤ、マンテーニャ、ボッティチェルリ、ルーベンスといった著名な画家が彼らを取り上げ、名画に彼らの姿を永遠にとどめたのに、今日、地方やパリの一部の地区では石を投げられる始末である。

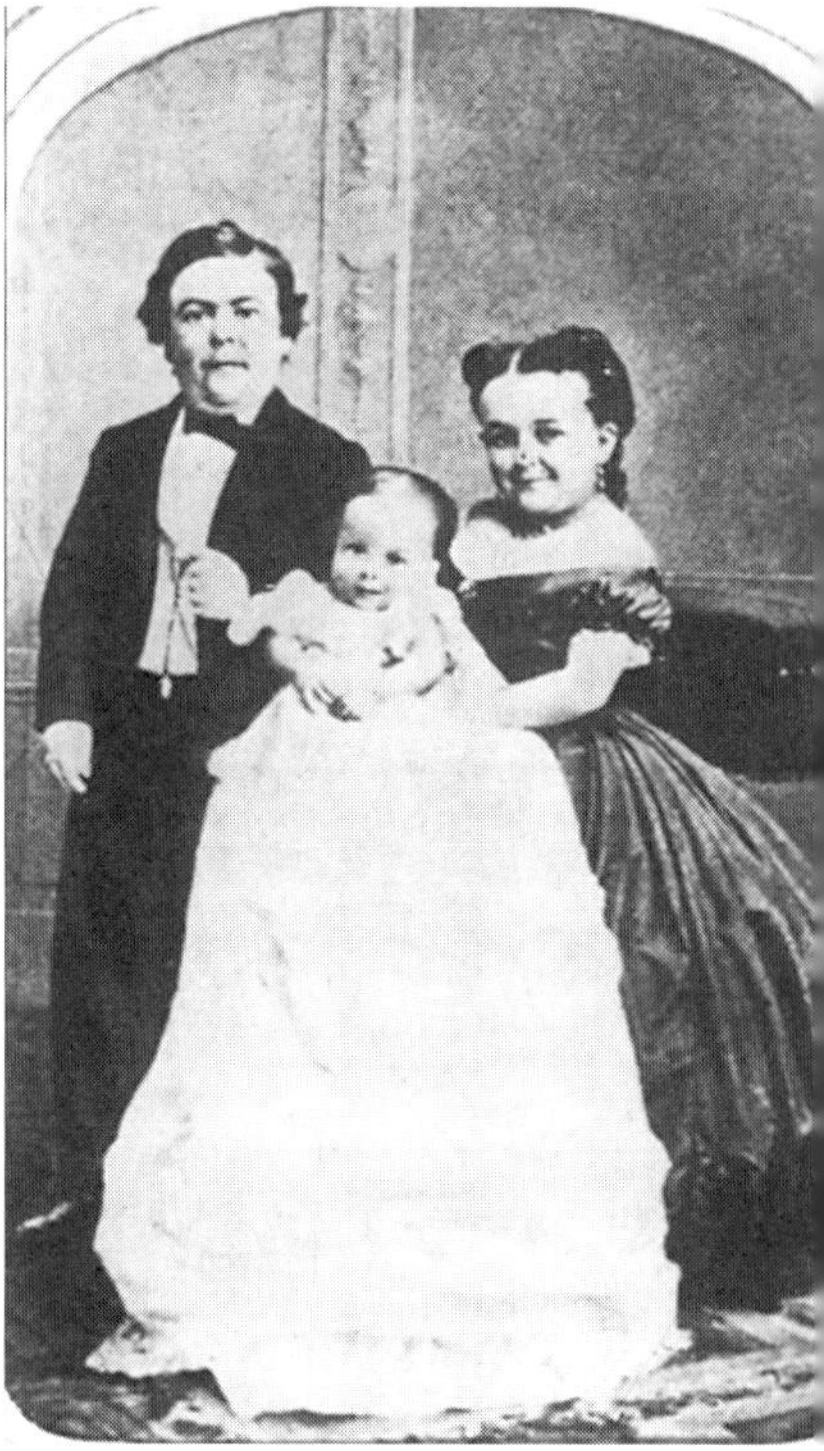

親指トム、その妻ラヴィアナ・ウォレン、彼らの子供

ショーは一つの解決策

生きるために惨めな見世物に出ている者もいるが、ショーの世界で高い評価を得ている人々もいる。あの小人たちの伝説的な仕事ぶりを思い出そう。フォリ＝ベルジェールの小人マルヴァル、メーテルリンクの『青い鳥』の初演俳優であるデルフィン、大衆演劇で成功をおさめたモロー、万人が認めるミュージックホールの王の一人であるリトル・ティッチ。これら昔のスターに代わって、ジョニー・プエロ、ジェリー・オースティン、マイケル・ダン、『永遠の帰還』の忘れがたい役者ピエラルといった、素晴らしい才能を持つ小人の俳優が活躍するようになった。

小人協会

しかし、それ以外の無名の人々はどうしているのだろうか？　多くの者は人目を避け、病的に自殺に走りやすくなる。小人の世界は何度も行動をおこそうとした。今日、おそらく彼らを束ねるいくつかの協会の活動もあって、かなりの小人が自分の価値を認めることができるようになった。人数はまだ少ないが、ドイツ、ブラジル、フランス、イギリスでは、たしかに、小人が大学で教えたり、化学者、数学者、エンジニア、整備士、企業の社長になったり、さらには精神分析医にもなっている。このような成果の一部は、一九五七年に史上初の小人協会を設立したアメリカの小人、ビリー・バーキーの活動によるものである。彼のおかげで、アメリカの三五〇〇人の小人がアメリカ政府から多くの優遇措置を得られるようになった。現在彼らは、プレタポルテのブティック、法律や医療のサービス、結婚相談所、養子斡旋所、野球やゴルフやボートのチームを持っている。

他の多くの国もまもなくこの例に従い、のちに同じようなクラブがドイツ、イタリア、オランダ、イギリス、パラグアイ、ブラジルに作られた。ブラジルのクラブには、ド・ゴール将軍がブラジルを訪問したとき、将軍から祝賀のメッセージが届けられた。

しかし、彼らがどんなに努力しても、現在の小人が必ずしも私たち一人一人の心の奥に、常ならぬものに対して生じるあの好奇心をよびさますわけではない。王侯の倒錯した精神や知恵の最後のよりどころ、コントロールできない無意識の表出や自然の変調を小人が象徴しているとしても、彼らが我々を熱狂させたのは、今世紀まで、縁日や神々や伝説を通してだったのである。

だからこそ、彼らの引き起こす恐怖と嫌悪の入り混じった好奇心は、一般の人々と同様に偉人たちも引きつけたのではないだろうか。

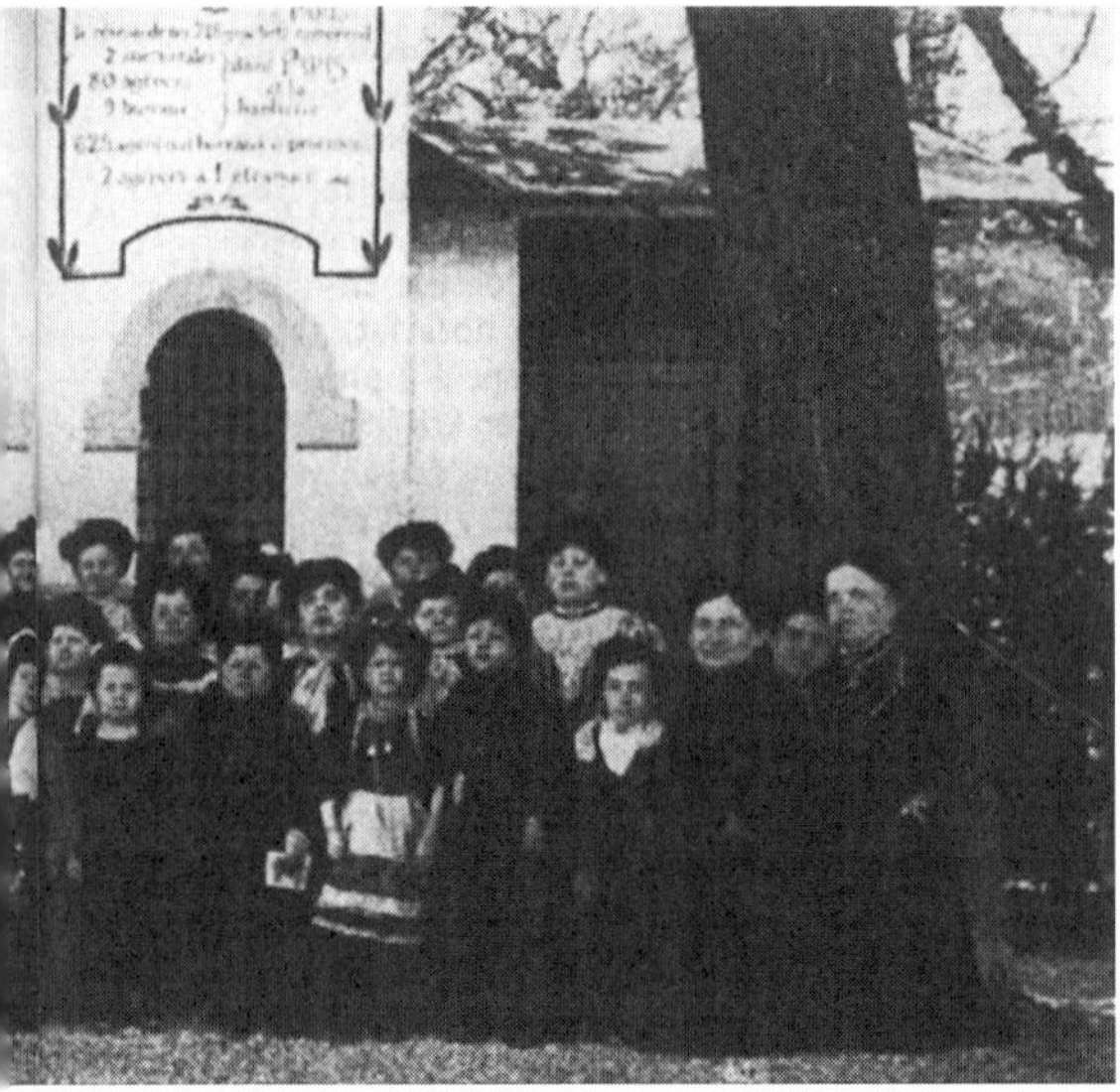

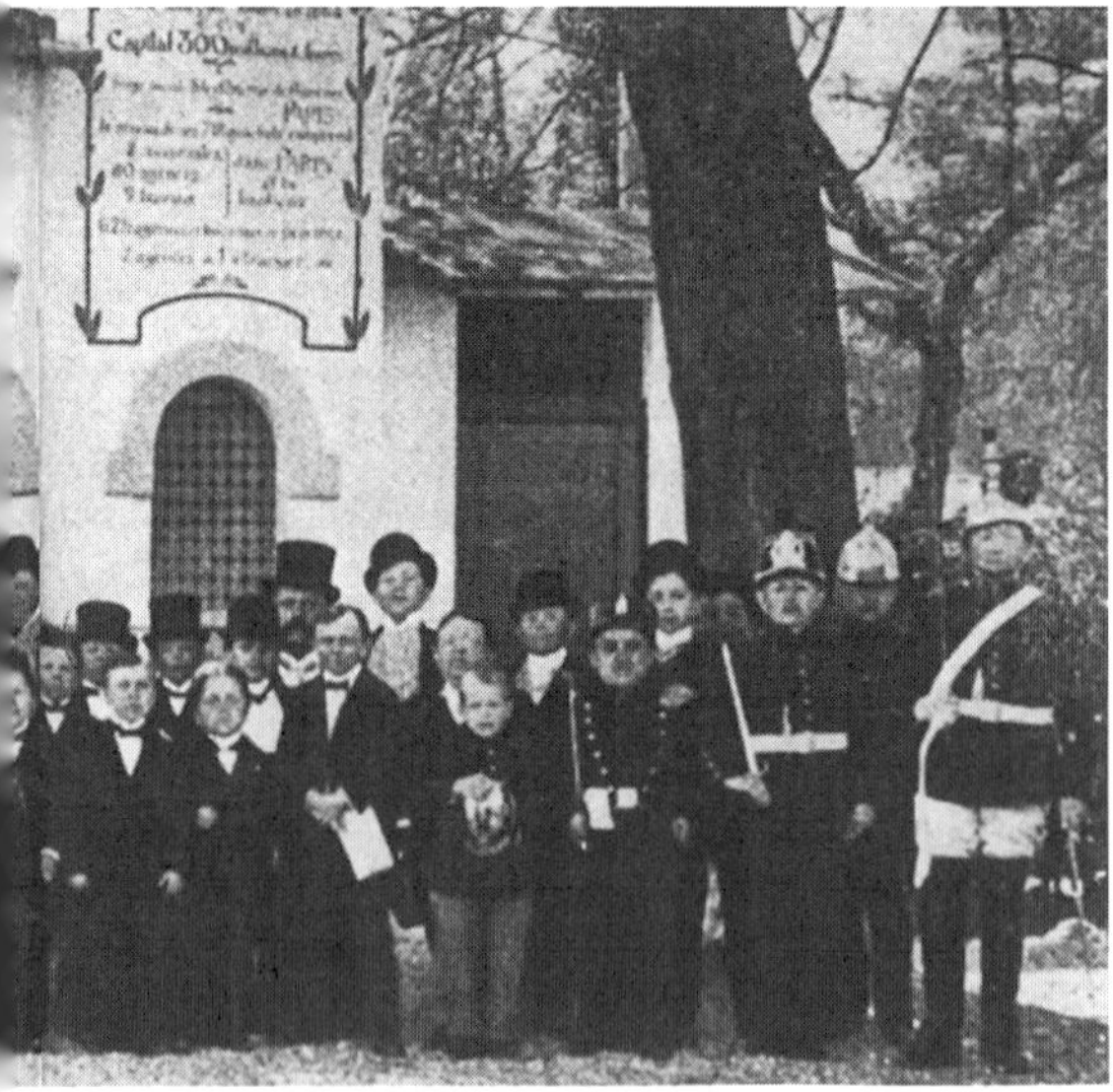

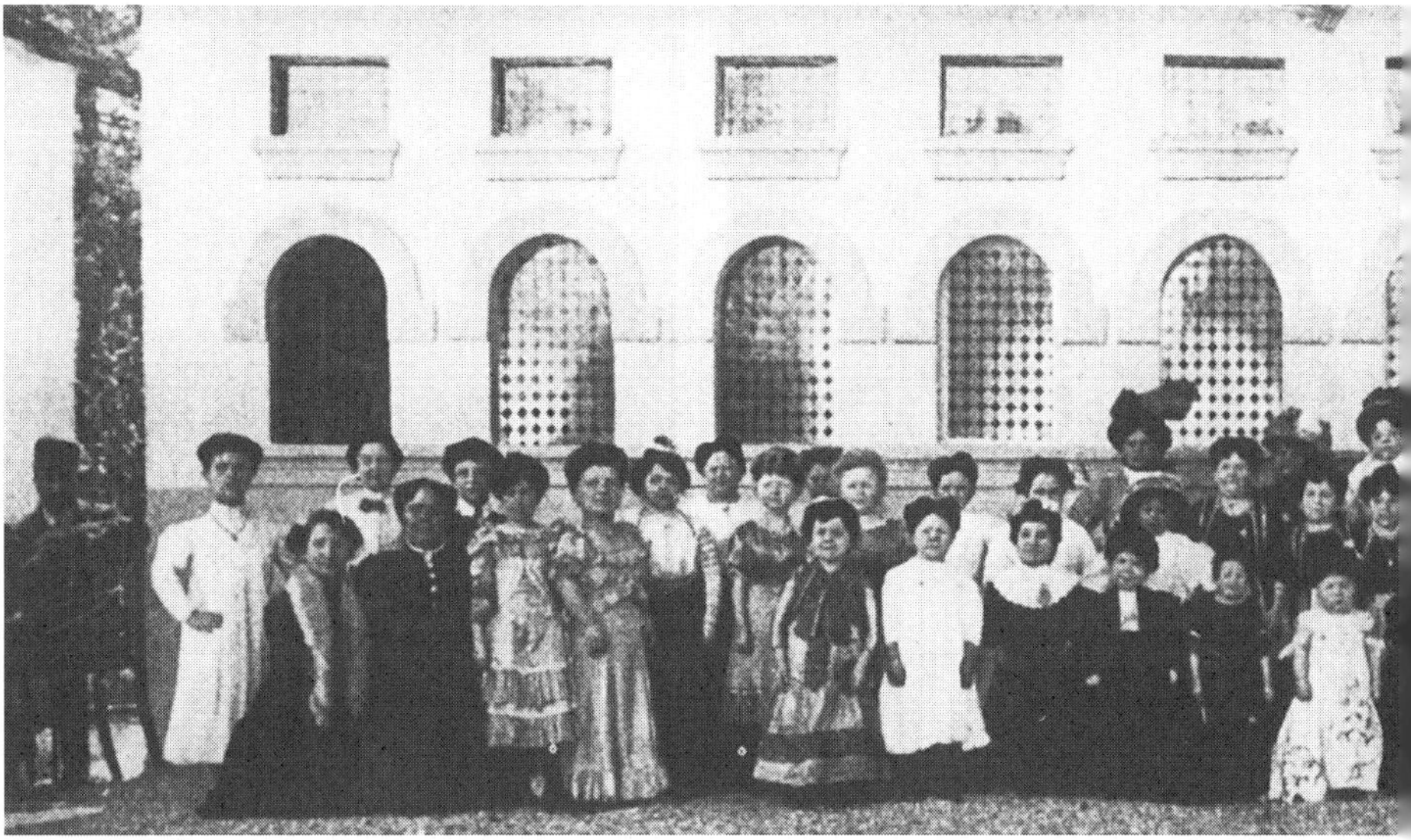

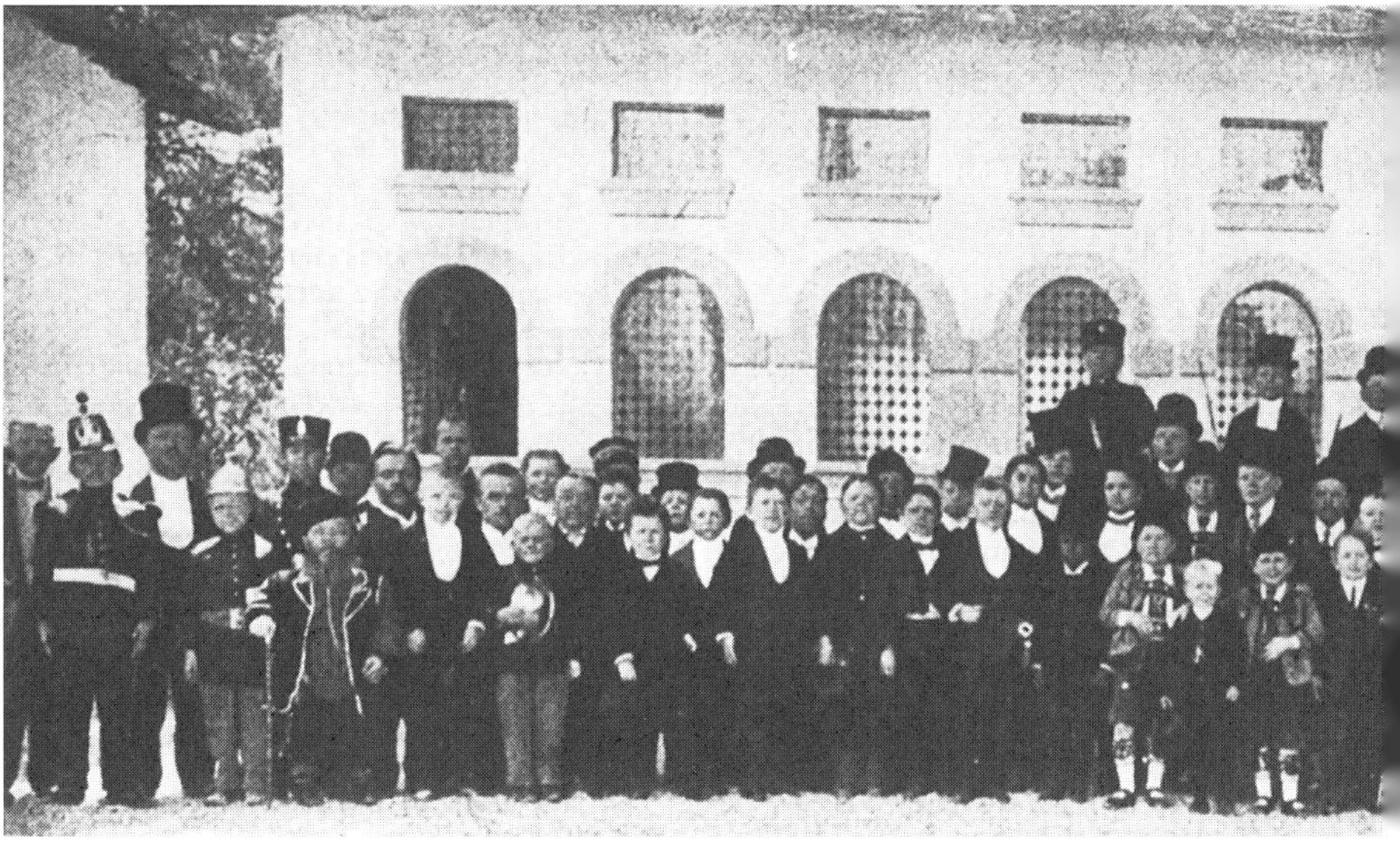

パリ、1907年、それまで見たことのない大勢の小人が集まった

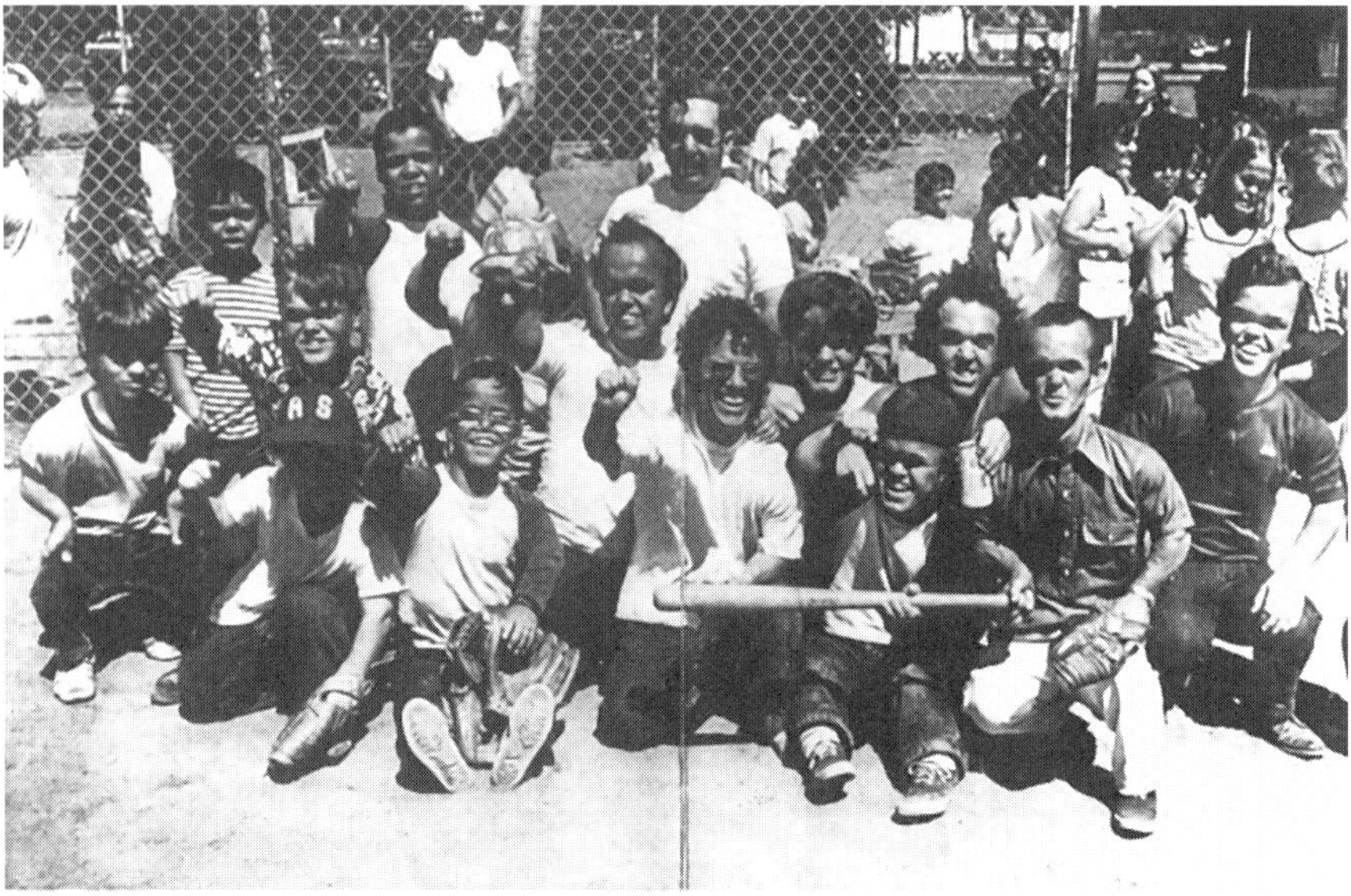

協会の野球チーム

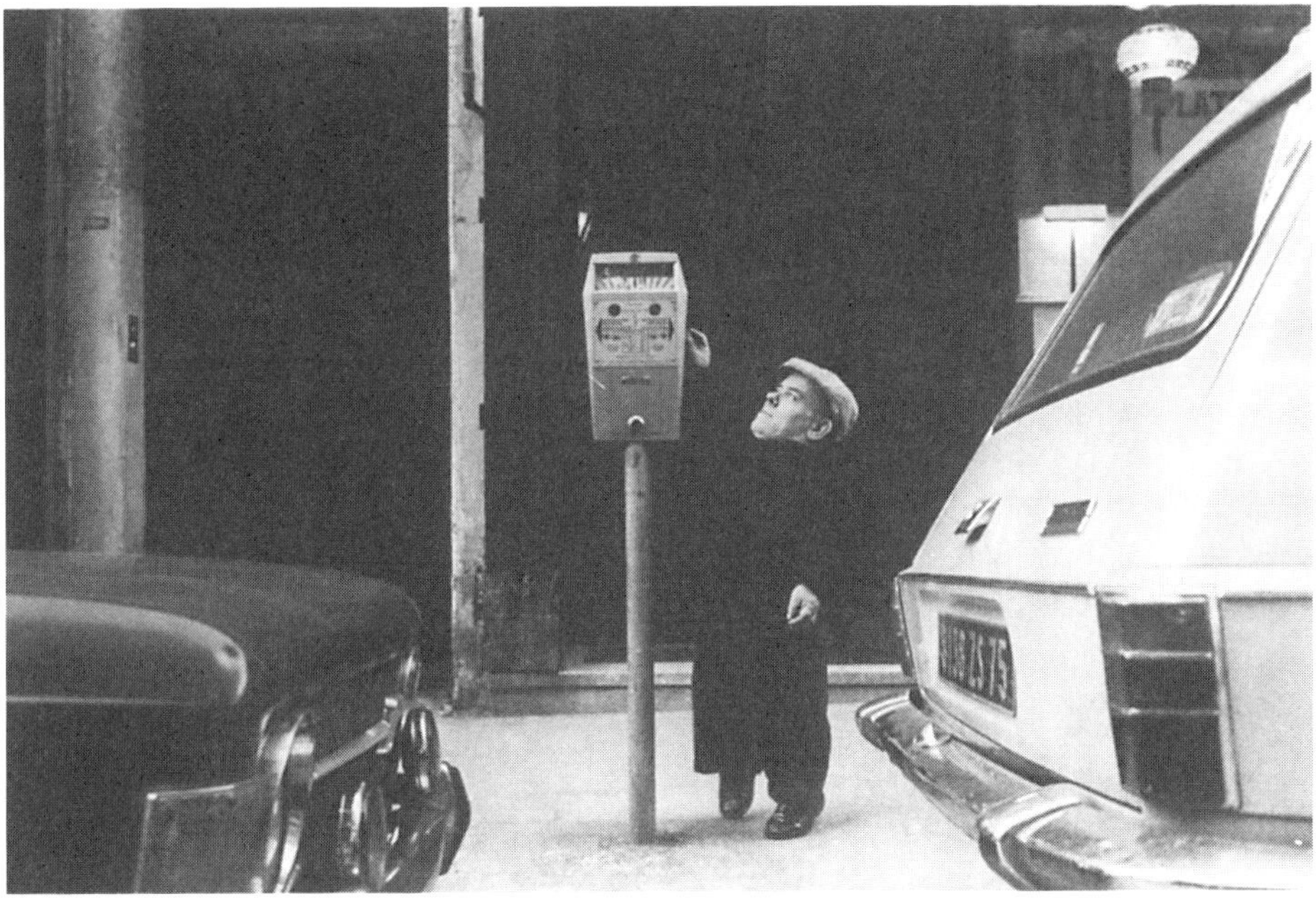

日常生活の試練

8　両性具有

庶民の言葉や医学の俗語はときに、いくつかの用語を混同して使用しており、それがある種の人々の正確な呼び方を困難にしているため、その心身の特徴が誤って定義されている。ゲイはトランスセクシュアル（性転換症）と同一視され、ホモセクシュアルはアンドロギュヌス（両性具有）と混同され、ヘテロセクシュアル（異性愛）はヘルマフロディト（両性具有）と同一視され、ヘルマフロディトはしばしば擬似ヘルマフロディスムの意味で使われている。というわけで、まず、それらの言葉の意味をきちんと定義しておく必要があると思われる。

トラヴェスティスマン

トラヴェスティ（ゲイ）は、ホモセクシュアルであることはまれで、ただ女性のある形に自分を同化させたいという欲望を持っているにすぎない。ゲイの男性は決して自分を女性であるとは認識しておらず、ただ女性の形をまねているだけである。

彼らの男性生殖器はまだ、他の男性と同様に性的欲望の中心になっている。ゲイの九九パーセントが、ふだん、普通の男性のように行動しており、彼らの生活の女性的な面を慎重に隠している。統計によると、公称のゲイの

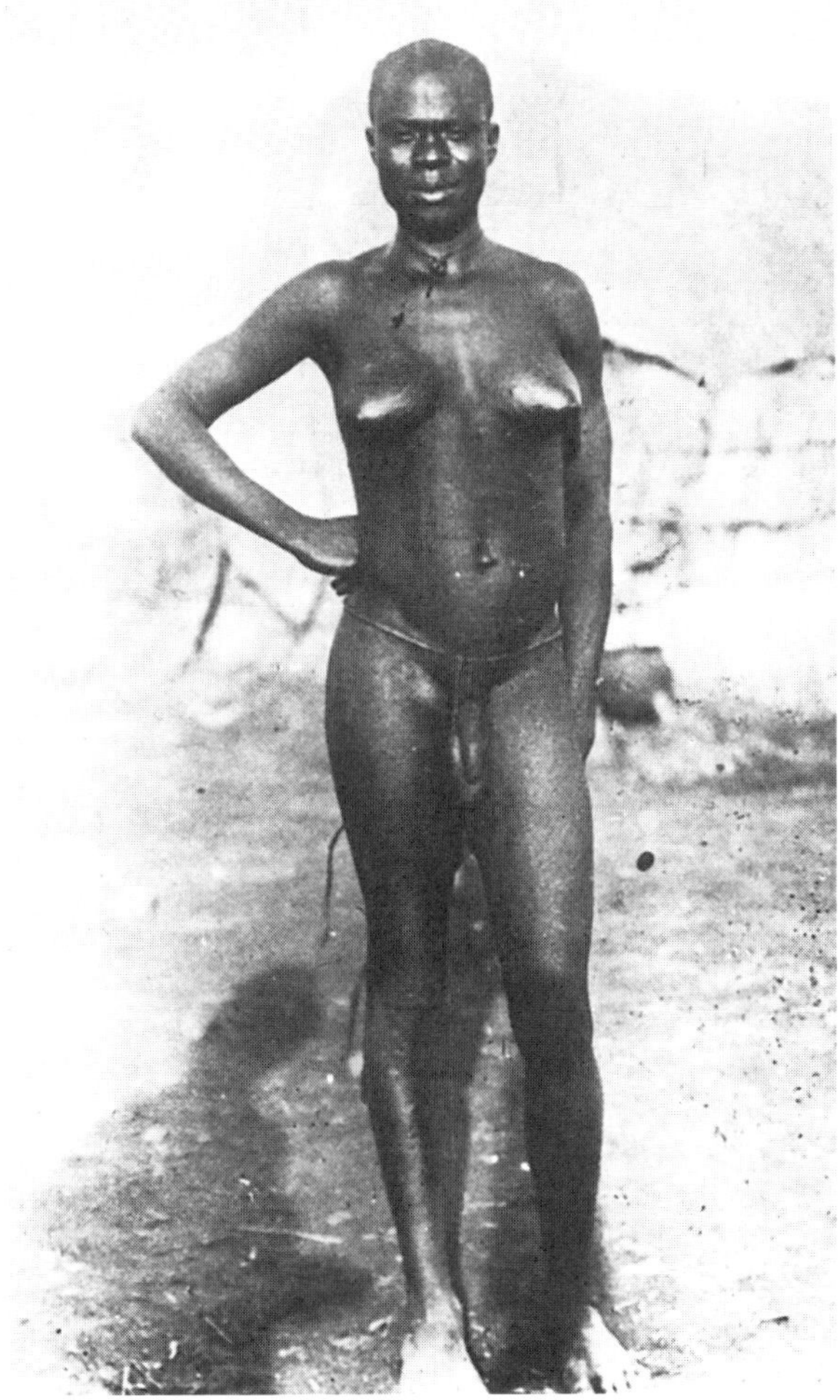

非常に美しいヘルマフロディト

うち七〇パーセントが結婚しており、しばしば一家の父親になっている。

ホモセクシュアリテ

ホモセクシュアルは、自分と同じ性の人にしか性欲を感じない者である。

ペデラスティ（男色）

古代ギリシアでは少年愛をこのように呼んでいた。今日、ペデラストはホモセクシュアルと同義で、男性の性的倒錯を示す。

トランスセクシュアリテ

トランスセクシュアルな男性は、自分の男性的な性徴に対して深い恐怖心を抱いていることを特徴としている。トランスセクシュアルは女装するが、女性の服を着るだけでは満足できず、女性になりたいと心から思っている。その欲望にとりつかれるあまり、自分は、本当は女性で、自分の生殖器は自然の忌まわしい気まぐれにすぎないと、考えるようになることもある。そのため中には、女性の性的な外見を手に入れるために外科手術の助けを借りる者もいる。

ヘルマフロディスム

ホモセクシュアル、トランスセクシュアル、トラヴェスティ、部分的な去勢以外に、自然が男性と女性の性的特徴を与えた様々な人々が存在する。彼らはアンドロギュヌスと呼ばれているが、これはギリシア語のアンドロ（男）とギュネ（女）から生まれた言葉である。

いずれの人間の胚も、その中に、男女どちらの性にもなれる要素と可能性を持っている。この胚は女性になるのが自然の傾向だが、母親の体内で成長するあいだに、染色体の影響を受けて、同じ器官が卵巣ないしは精巣となるために、子供は男性か女性のいずれかの性へと成長する。

染色体や生殖腺のホルモン異常といった様々なトラブルがおきると、このプロセスに混乱が生じ、成長が変化する。もちろん、男性と女性の完全な形のあいだには、様々な組み合わせが考えられる。話を簡潔にするため、ここでは三つの形が存在すると言っておこう。一つは「真正」ヘルマフロディスム、あとの二つは「擬似」ヘルマフロディスムである。

真正ヘルマフロディスム

植物は一つの個体に二つの性が結合している。二枚貝やかたつむりや蛭といったいくつかの下等動物も、完全な雌雄同体で、自ら繁殖し種を再生産することができる。このような状態は、高等動物や人間では起こり得ない。せいぜい、一人の人間にペニスとヴァギナ、精巣と卵巣が備わっているのが見られる程度である。しかし、それらの人々はもちろん一人で子供を作ることはできないし、たとえ二つの器官が備わっていても、そのうち一つは機能しないことが多い。しかしながら、男女いずれとも性的関係を結ぶことのできた特別なアンドロギュヌスがいたことも、指摘しておかなければならない。この人物は、一四センチのペニスと八・五センチのヴァギナを持っていた。ニューヨークの医学雑誌はさらに次のように書いている。「この人物は陰嚢と卵巣を持ち、月経になっただけでなく、勃起して精液を排出することもできた」。この真正ヘルマフロディトの信じがたい症例は、警察を通じて学者たちの知るところとなった。この一八歳の男性は売春で逮捕され、いったん釈放されたが、数日後に今度は強姦を行ったかどで再び逮捕されたのである。

擬似ヘルマフロディスム

日常語においてヘルマフロディトの名は、生殖器官が異常な形で発達したために実際の性に違和感をおぼえる人々に対して与えられている。実際のところ、それは擬似ヘルマフロディスムのケースである。これは男性にも女性にも存在する。内部の性的特徴ははっきりしているのだが、外性器は一見して反対の性のものである。たとえば、女性の場合、大きなクリトリスがペニスの形をしているとか、男性の場合は睾丸が未発達で変位しているため、陰嚢が二枚の葉のような形で結合し、大きな陰唇のように見えるといったものである。

このように、男性の擬似ヘルマフロディトは精巣を持っているが、外性器は部分的にせよ全体的にせよ、女性の性器に類似している。それら男性の擬似ヘルマフロディトの中には、ある程度の生殖能力を持つ者がいて、それはひげや体毛があったり乳房がないといった、はっきりした形をとることがある。また別の極端なケースでは、完全に女性である。形態は女性のそれで、完全に正常なのだが、唯一の異常は睾丸と精巣が存在していることである。それを切除すれば完全な女性の外観になるが、もちろん子供を産むことはできない。

女性の擬似ヘルマフロディトであるギュナンドロイドは、男性よりもずっとまれにしか生じない。遺伝的には完全な女性で、卵巣と卵管と子宮を備えているが、ペニスを持つため、外性器は男性の特徴を示している。

このような子供が生まれると、男性ないしは女性に属する二次的な性的特徴が混在しているため、しばらくのあいだ性別が判然としないままである。子供なので、乳房はなく、上半身にも下半身にも体毛はない。子供の形態は中性である。子供が生まれたとき、外性器の形だけで法的な性が決定されるだけに、どれほど混乱が生じるか想像に難くない。そのためときに、実際の性とは反対の性で育てられ、それが性的行動や精神活動の様々な異常を引き起こすことがある。

女性の特徴を持つ男性が、遺伝によるのではなく、偶発的な睾丸の萎縮によって生じるケースを、いくつかあげておこう。

古代スキティア人のあいだには、すべての男性が女性的な身体の構造を持つという部族が存在した。ヘロドトスとヒポクラテスは彼らを「アナンデス」と呼び、そのような特別な体つきをしているのは、生殖器が発達する年齢に激しい乗馬の訓練をするからだと考えていた。

今世紀初頭、アメリカ人のハモンド教授はニューメキシコのアステカ人の子孫であるプエブロ・インディアンに強い関心を持ち、「彼らのあいだには、女性の二次的な特徴をすべて備えたミュジェラドスと呼ばれる男たちがいた」、と書いていた。アンリ・メージュ教授もこのインディアンに注目して、次のように述べている。「彼らはよく発達した乳房と、小さな生殖器官と、か細い声を持ち、体毛はほとんど生えていなかった」。そして彼はこう付け加える。「それら姿のよい若者たちは、年頃になって、オナニーと乗馬のやりすぎにより、人工的に〝女性〟に変えられたものである」。

ヘルマフロディト、伝説から現実へ

男でもあり女でもある人間は、つねに、太古の昔から、見る者に衝撃を与え、古代人の想像力をかきたててきた。ヘルメスとアフロディテの息子である両性具有のヘルマフロディトスという有名なモデルにならって、二つの性が混ざり合っていることがはっきり認められる者をすべて、ヘルマフロディトと呼ぶようになった。

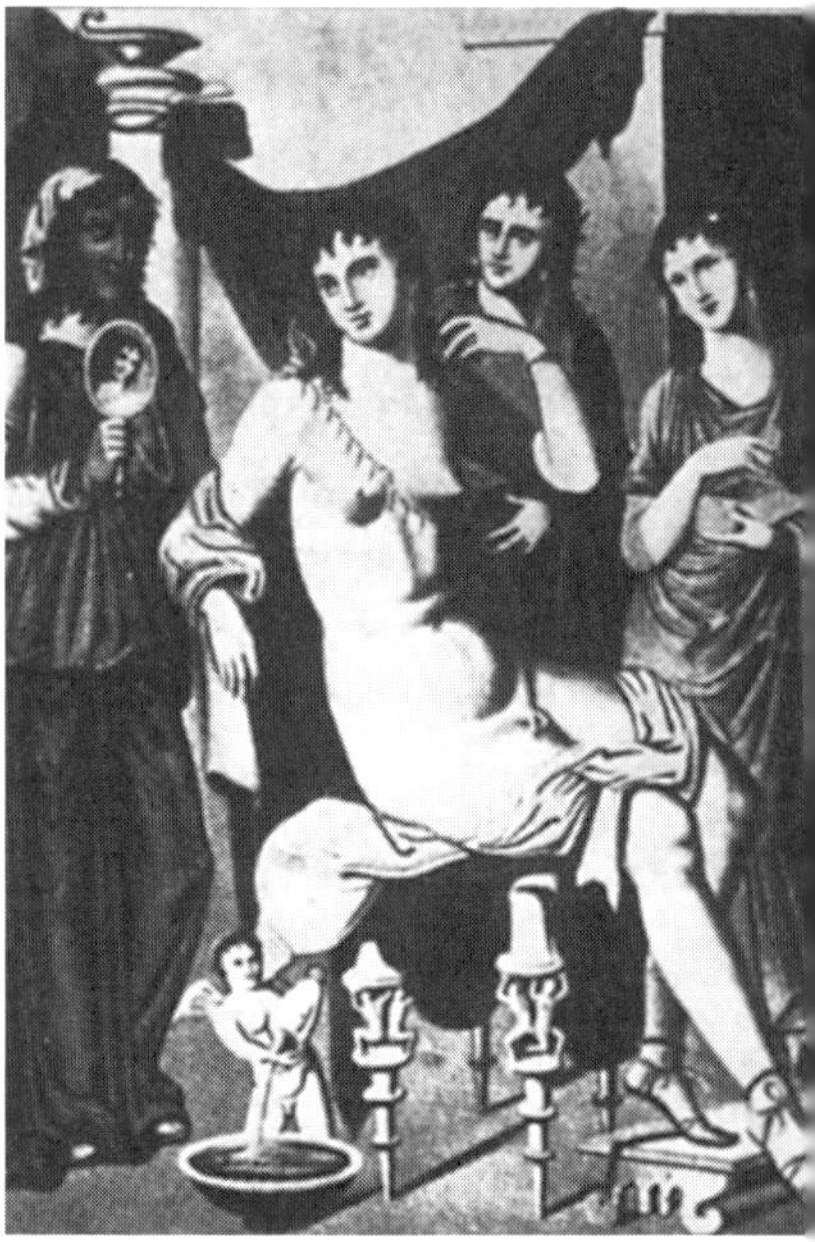

ヘルマフロディトの身繕い

ギリシアの伝説によると、ヘルマフロディトスは一四歳で、カリアのハリカルナッソスへ旅立った。旅が終わるころ、ある泉で裸になって水浴していると、ニンフのサルマキスが彼に対して激しい恋心を抱いた。しぐさや愛撫などあらゆる方法で彼を誘惑しようと試みたのち、彼女はメルクリウスとウェヌスの二人の神に、二つの体を結合して一つの体にして欲しいと祈った。彼女の祈りは聞き届けられたが、そうしてできた人間は二つの性を持つようになった。のちに、その泉で水浴した者はすべて、同じような変身をとげたのだった。

ギリシア神話には、このような男女両性を持つ人々がたくさん登場する。テーベの占い師テレシアスは、オイディプスが出生の秘密を知る手助けをするが、伝統に従って、男になったり女になったりする。神々もしばしば両性具有であった。たとえば、ディアロスはアンドロギュヌスであったし、アルセノテリスは男であり女であった。ギニスは女性的であったし、オルペウス教の創造主パネスも同様であった。ゼウスの精液から生まれたアドジスティスは二つの性を持ち、バッカス、つまりギリシアのディオニソスのあだ名は「プセウダノル」、偽の男であった。

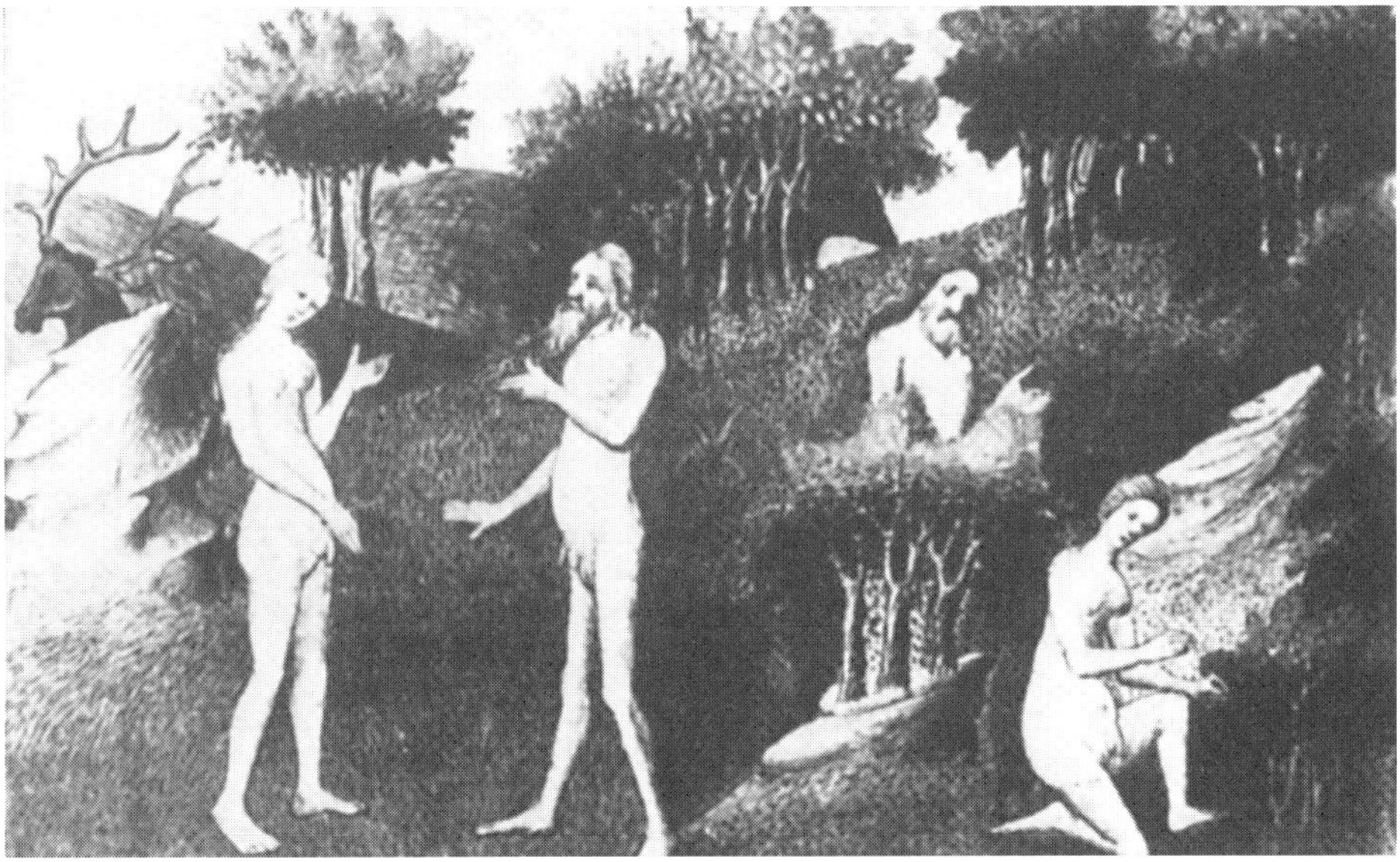

アダムとエバはヘルマフロディトか

人間のあいだにヘルマフロディトが存在する理由について、寓話作家のイソップは次のように書いている。人間の体を作っていたプロメテウスは、人間の性も決定していた。ある晩、彼は酔っ払ってバッカスの家からもどってくると、二つの性を与えてしまうなど、たくさんの取り違えをしたというのである。プラトンは『饗宴』の中で、大昔、人類にはアンドロギュヌスしかいなかったという仮説を立てた。彼らは男性と女性の二つの体を持っていた。反対を向いた二つの顔が、一本の首に支えられた一つの頭についていた。この人間たちが神々と戦おうとしたので、ゼウスは彼らの力を弱めるため、男と女の二つの部分に分けた。プラトンは男と女が性的に引かれ合う理由を、そのときから離れ離れになった部分がまた一緒になろうとするためであると説明した。この自然な動きは、祖先の状態に関するかすかな記憶であり、完全なアンドロギュヌスにもどろうとする試みにほかならないというのである。

中世キリスト教の神学者の中にも、アンドロギュヌスに人間の起源を見る者がいた。「神は御自分をかたどって人を創造された。神にかたどって創造された。人から抜き取ったあばら骨で女を造り上げられた」という聖書の文章をもとに、聖書の注釈者たちは、アダムも両性具有であったに違いないと考えた。最初の人から女が分かれるときまで、二つの性は共有されていた。神学者のある者は、両性具有によって、処女マリアが懐胎した謎を説明した。アンボワーズの神秘家、聖マルタンは、アダムが二つの人格を持っていたという考えを再び取り上げた。「人間は、過ちをおかす前の罪のない状態では、創造主と同様にそれ自体で十分であった。手本となる神の凝視によって、自ら子を産みふえることができた。彼は〝霊的なヘルマフロディト〟であった。彼のおかした過ちにより、人は半分ずつ二つに分けられ、それは外見だけでなく、魂の性向によっても、はっきり区別されるようになった。弱き性（女）は結婚によってしか慰めを見出すことができず、したがって結婚の目的は、二つの性に分けられた能力を一つにすることにより、人間の性質を再び神に近づけることである。知性と賛美はとりわけ男のものであり、崇拝と愛は女のものである」。

ユダヤ教のラビはこの説を支持した。一七世紀に最も高名なラビであったマナセ・ベン・イスラエルは、こう主張していた。「神がエバを造ったとき、その体を二つに分けるだけでよかった。男の部分がアダムとなり、女の部分がエバとなった」。他のラビも、アダムとエバが罪をおかす前に、二人ともヘルマフロディトだったと説いていた。罪が、神のお造りになったものをゆがめてしまった。二つの性を備えた人間になるべきところを、不完全な二つの性に分かれた奇形となった。それは一人で子孫を作ることができず、反対に苦しみと不幸を背負うことになった。

有名なパラケルススにしても、生殖に必要な部分は罪をおかしたのちに作られたと信じていた。

とはいえ、中世を通じて、世の終わりに二つの性が結合して元のように一人の人間になると説いた者がたくさん火あぶりになった。それでも数人の神学者はこの説をたてに、両性具有者への迫害をやめるべきであると主張した。しかしこの良識ある法解釈は優勢になることもなく、教会の法令集には、今日まで、「両性具有者は自らの優勢な性を知り、それに従わなければならない」と書かれている。この規定はすべての世俗裁判所に影響を与えている。

プラトンや、キリスト教やユダヤ教の一部の神学者が唱えていた最初の人間と同様に、ペルシアの伝承における最初の夫婦はアンドロギュヌスであった。マスヤとマスヤナは一本のルバーブの形で結合していたが、のちになって二つに分かれ、最初の男と最初の女になった。フリギア人、カルデア人、フェニキア人にも、最初の人間は二つの性を持っていたという考えが見られる。この伝説はインド、小アジア、スカンジナビアなどにもある。ヒンズーのヤーマ、ペルシアのイーマ、スカンジナビアのイミル、ゲルマンのトリュスコがそうである。

両性具有者の社会的身分の変遷

神に起源を持つにもかかわらず、アンドロギュヌスは何世紀にもわたって様々な境遇を経験した。古代の民族の多くは、性別のはっきりしない子供を殺した。ギリシア人は人種の身体的な基準を守ろうとしたし、ローマ人はそのような子供を凶兆と見ていた。エジプト人はプタハやベスのような奇形の神を崇めていたにもかかわらず、そのような子供が生まれるのは自然に反すると考えていた。ティトゥス゠リウィウスは、アンドロギュヌスが災厄の原因であるとしてテヴェレ川に投げ込まれた出来事を伝えているが、ローマ人は西暦の初めごろ、ヘルマフロディトを迫害するのをやめていた。

そのころになってようやく、古代の人々は、それを自然の愉快ないたずらと見るようになったのである。プリニウスは『自然誌』の中でこう書いた。「性別が決まる前に生まれた子供をヘルマフロディトスという。かつてはアンドロギュヌスと呼ばれ、自然の驚異であると見られていた。今日ではただ奇妙な人々とみなされている」。プリニウスはのちの聖アウグスティヌスと同様に、ヘルマフロディトはアフリカの遠い国に住む特異な種族であると考えていた。しかし一部の人々からは、この上なく完全な人間とみなされていた。最高の快楽を得るには二つの性が完全に一致しなければならないという基本的な考え方に基づいて、この哲学の信奉者たちは、超人とは一人の人間に男女の性が結合している人のことだと考えていた。さらに、古代の美術にはヘルマフロディトが多数描かれている。

この危険な考えは、自然に反するあらゆる性的倒錯を正当化するのに利用された。ヘリオガバルス帝が男色にふけったのも、この考え方のおかげであり、彼はそうして、二つの性を備えた完全な身体を作り上げようとしているのだと主張していた。

のちに見るように、物語作者たちはヘルマフロディトを使って、退廃した性愛を生み出す社会風俗を描くようになった。たとえばアンリ三世治世下のパリに、「新たに発見されたヘルマフロディトたちと、当地の住民の風俗、習慣、規律」と題するパンフレットが広く出回っていた。これはまさに、アンリ三世の宮廷に対する風刺で、ドービニェは国王をあからさまに、「女の王あるいは王妃になった男」と呼んでいた。さらにのちには、ヴォルテールが、ベネディクト会修道女の息子であるアンドロギュヌスの登場人物を作り上げた。彼は二つの性を持ち、夜は女に、昼は男になるのだった。

火刑台と修道院のあいだ

中世を通じて、あらゆる奇形に対して誤った考えと偏見が横行していたとしても、アンドロギュヌスに対する警戒心はとりわけ強かった。教会は彼らを悪魔のしわざと見ていたので、彼らの多くは宗教裁判にかけられ、処刑された。典型的な例はアンティード・コラのケースである。彼女は一五五九年にヘルマフロディトであるとして告発され、牢獄に入れられたが、彼女を調べた医者たちは、この異常な形態は悪魔と取引した結果であると報告した。不幸な女性は拷問にかけられ、サタンと性的関係を持ったと白状し、広場で生きたまま火あぶりになった。

一七世紀にはローマの下町に、本物の「ヘルマフロディトの巣窟」があって売春が行われていることが発覚した。彼らは宗教裁判所に告発され、やはり火刑に処せられた。

自分の子供がこのような災難にあわないように、多くの両親はヘルマフロディトの子供や擬似ヘルマフロディトの子供を修道院に入れた。彼らの一人の驚くべき生涯は、一五世紀末に大きな反響を巻き起こした。その子供は遺伝的には女性で、卵巣が下降しているため、睾丸がついているように見え、クリトリスがひどく肥大していてまるでペニスのような外観を呈していた。陰唇は癒合しているため、穴は狭まり、小さな開口部だけしかなかった。こうした特徴全体は、むしろ男性のものであり、この擬似ヘルマフロディトは、オーヴェルニュ地方のイソワールにある、ブルボン枢機卿が主宰する修道会で修道僧となった。この「修道士」は、男と性的な関係を持ったようで、妊娠して子供を産んだ。修道士は父親でもあり母親でもあるとして、告発された。国王ルイ一一世の司法官は、その報告書でこう書いている。「当修道院の修道僧は男と女の二つの性を持っており、自らをその両方であると信じ、よって子供をはらんだ。以上の理由は法廷で審議され、正当と認められた」。

ヘルマフロディトは一人で子供を作ることができるという考えは、中世を通じて多くの文献に見られる。一六七六年にはガブリエル・ポワーニュが、難破して南の大陸に流れ着いたときのことをこう書いている。「すべてのオーストラリア人は二つの性を持ち、一つしか性を持たない子供が生まれると、奇形として殺される」。一七世紀になってようやく、この種の奇形の解剖学的な構造が研究されるようになった。しかし医者たちにはまだ、その原因は知られておらず、議論は空想的な生理学をめぐって展開していた。

アンドロギュヌスがすべて公衆の面前で火あぶりにされることはなくなったとしても、複雑な法制度が確立されると、彼らはどうしても性を選ばなければなくなり、いったん性別が決まると、自然に反する行為は厳しく罰せられ、再犯の場合は死刑になることもあった。

有名なものとして、ルイ一四世が仲裁に乗り出さなければならなかった、ヘルマフロディトのマルグリット・マロールの事例がある。孤児となり、乳母に育てられたが、乳母が子供の異常をだれにも明かさなかったため、マルグリット・マロールは二一歳になっても、すべての女性が自分と同じ体つきをしていると思っていた。一六八六年に病気になって、ようやく、入院先のトゥールーズ市立病院の医者が、彼女が「かつて見たことのないヘルマフロディト」であることに気づいた。医者は報告書の最後で、「少女というより少年に近い」と結論付けている。

町の司教総代理は知らせを受けると、マルグリットに以後、男の服を着るよう命じた。彼女はトゥールーズから逃げ出し、一六九一年にボルドーで、さる裕福な家に家政婦として雇われた。しかし、トゥールーズから来た旅人に見破られ、マルグリットは監獄に入れられて、同じ年の六月二一日、町の裁判所が、マルグリットの名を以後アルノーに改め、女の服を着ることを禁じ、それに違反すると鞭打ち、それでも従わない場合は死刑に処すと命じた。

それからというもの、彼女は自分の状態に違和感を持つようになった。というのも、彼女の身長も、顔も、性向も、病気も、女性固有のものだったからだ。それでも彼女は男としての仕事を探した。しかし、男のように強い身体を持っていなかったので、彼女は乞食をするようになった。彼女はパリにやってきて、医者のエルヴェシウスに相談した。彼は、パリ市立病院の外科医であるサヴィアールに彼女を委ねた。サヴィアールは、多くの誤った判断を正し、彼女の本来の状態に関するあらゆる疑問を退ける証明書を作成した。つまり、彼女は女であるというのだ。しかし医者たちも、トゥールーズの裁判所も、彼らの所見やいったん下した評決を見なおそうとはしなかった。そうすると、彼女は男であるという、彼らが最初に犯した判断の誤りを認めることになるからだった。

アルノー＝マルグリットの状況に同情して、ローティエという名の弁護士が、ルイ一四世にあてて嘆願書を書き、自然が彼女に与えた性と洗礼によって授けられた名前にもどすよう願い出た。弁護士は最後に、「嘆願者の貧しさ」について触れ、彼女が控訴しても、きっとまた不幸な目に合うだろうと述べた。彼は嘆願書をこうしめくくった。「陛下に心よりお願い申し上げます。なにとぞ英断をもって、トゥールーズ市庁の命令を取り消し、無効にし、破棄して、嘆願者個人の状態に関する事実誤認を認めさせるようにしていただきたく存じます。嘆願者が再び女性の服を着られるよう命じてくだされば、嘆願者は陛下の健康と繁栄をこれからもずっとお祈りすることでしょう」。

一八世紀以降もアンドロギュヌスたちは、貴族であれ平民であれ、様々な苦難を体験することになった。それより一世紀前に、モンテーニュが伝えるところによると、あるヘルマフロディトが女として結婚したとして、「自分の器官を誤って用いた」かどで絞首刑になった。一七六八年、アンヌ・グランジャンは男として結婚したために、同じようにして晒し刑に処せられた。その首には、「結婚の秘蹟を冒瀆した者」という札がさげられた。しかしながらこの時代、何人かのヘルマフロディトはだれからもとがめられず、一生のあいだに、優勢な性の暮らしにすっかりなじんでいるかと思えば、やがて反対の性の暮らしを始めるようになった。エオンの騎士、またの名マドモワゼル・ジュヌヴエーヴ・ド・ボーモンの生涯は、そのうちでもとくに有名である。

エオンの騎士

シャルル・ジュヌヴエーヴ・ルイ・オーギュスト・アンドレ・ティモテ・デオン・ド・ボーモンは擬似ヘルマフロディトで、一八世紀の政治に深い影響を与えた。彼が男の特徴である外的な器官を持っていたことがわかったのは、その遺体が解剖されてからのことであった。彼は八二歳で死んだが、生涯を通じて、フランス国内においても外国においても、彼の性別が問題にされてきた。というのも、ときに同じ社交界で、男の役を演じたり女の役を演じたりしたが、死ぬまで、彼の正体をあばこうとする人々にしっぽをつかまれることがなかったからである。男たちは、彼の秘密を探ろうとして、彼のもとへ妻や娘を送り込んだが、なんの成果も得られなかった。彼に関して、色恋沙汰は一つも知られていないのである。

竜騎兵隊長になると、彼はたいそう勇敢なところを見せた。同僚たちは彼を男だと認めていたが、それでも、彼があの奇妙な「感覚の苦悩」にとりつかれているらしいことに驚いていた。彼を女だとみなしていた人々の中から、彼と結婚しようとした擲弾兵隊長のポムルーの名をあげておこう。偉大なボーマルシェも、彼に夢中になり、その新しい女友達を「女騎士」と呼ぶようになった。その世紀で最も知的な作家のナイーブさには、驚くばかりである。彼はそのことについて、国王にこう書いている。「あの不当な扱いを受けている女性のことを考えると、彼女のような性を持つ人に対してはすべてが許されてしかるべきだと思います。彼女には心からの同情を禁じ得ません」。

エオンの騎士の生涯は驚くべきものであった。三歳まで女の子として育てられ、士官学校にも行かなかった。大人になっても、身長は少女のままで、顔立ちはほっそりとしてひげはなく、声も女性のようだったが、ヨーロッパで最も手ごわい決闘相手とみなされていた。宮廷に入ると、国王は秘密のエージェントとしてエオンを可能なかぎり活用した。ロシアのエカテリーナ二世に対する任務では、リア・ド・ボーモンとして、侍女に取り立てられることに成功した。

エオンのあげた功績には、かの「パリ講和条約」があった。このフランスに有利な条約を結ぶさい、ジョン・ウィルクスは苦々しげにこう言った。「これは神の平和［教会が発する非戦闘員や私財の加害禁止令］となるに違いない。なぜなら、彼女は人間の理解をこえているからだ」。一七四五年、フランスの国益になるという理由で、エオンは、イングランドと戦っていたスコットランド人たちと手を組んで陰謀をめぐらした。彼の役割は決定的なものだったので、ボーマルシェは「エオンはジャンヌ・ダルクの再来だ」と叫んだ。ヴォルテールはそれに応えて、この「男でも女でもない者――エオンはこう呼ばれていた――はジャンヌ・ダルクと同じ最期をとげるに違いない」と語った。

この時代、ロンドンの新聞、パンフレット、版画は、フランスの全権公使の性別に疑問を投げかけていた。驚くべき金額の賭けが、この問題に関して行われた。エオンは剣を振るって、男としての立場を守った。しかしながら、ルイ一六世が王座にのぼり、フランスがスコットランドの蜂起に加担したことを示す、ルイ一五世と交わした手紙を公にするといって、エオンが国王を脅したときには、彼が女の服を着てロンドンの上流社会を駆け回っている姿が見られた。とうとうルイ一六世は、一二〇〇〇リーブルの金を彼に支払い、以後女の服だけを着て、サン・タントワーヌ・デ・シャンのダーム・ベルナルディーヌ王立修道院などの女子修道院に隠棲することをはっきり約束するなら、フランスにもどってもよいと認めた。

エオンは約束し、パリにもどった。一七七七年八月、国王は侍医のリュトーに彼を診察させた。奇妙なことに、この検査ののち、エオンは「女騎士」とだけ呼ばれるようになったが、聖ルイ十字章をつけることは許された。彼の家族の中では、姉妹の一人を別にして、だれもがこの最後の変身を真剣に受けとめるふりをしていた。それでもこの「女騎士」は、有名なアンジェロの道場に通い、ペチコートとかつらをつけて剣術の練習を続けたのだった。

フランス革命がおきると、エオンは軍務につくことを申し出たが、彼の申し出は退けられ、広く世間に女として認められたまま、剣術の実技指導を続けながら、一八一〇年にイギリスで八二歳の生涯を閉じた。

しかしながら、「ボーモンの女騎士」の遺体を最初に調べた医者は、「これは男だ」と叫んだのだった。

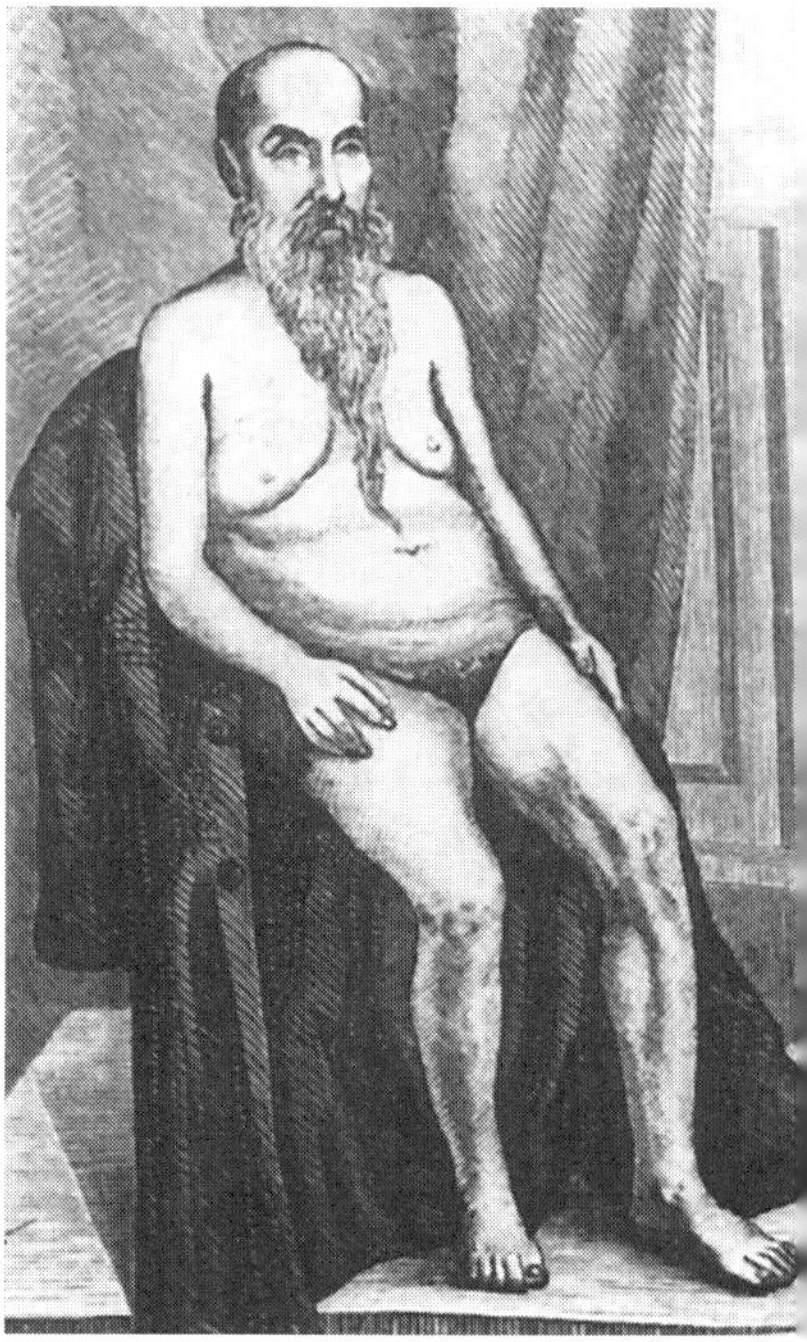

ジョゼフ・マゾ

有名なヘルマフロディトたち

一九世紀になると、両性具有者に関して、信頼の置ける科学的調査が初めて行われるようになった。とうとう、この異常な形態の構造的な真実が明らかになったのである。しかし診断はまだ微妙であった。その証拠として、一八二三年におきた、アメリカ人のメアリー・ドロシーの事件があげられる。メアリーは女の服を着ていたが、ヘルマフロディトであった。裕福な家庭に生まれた彼女は、ある日、ただ一人の遺産相続人となった。ところが、遺言の制限条項に、男子であれば相続できるが、女子の場合は相続の権利を失うという項目があった。

この事件は大きな反響を呼び、当時の名医たちが彼女を検査した。二人の医者は「女である」と発表したが、三人の医者は「男である」と断言し、六人目の医者は「異論の余地なく男女の両方である」とみなした。相談を受けた裁判所は、賢明にも、偉大なソロモンでも反対できないような判断を下した。メアリーの男の部分が遺産の半分を相続できるとしたのである。

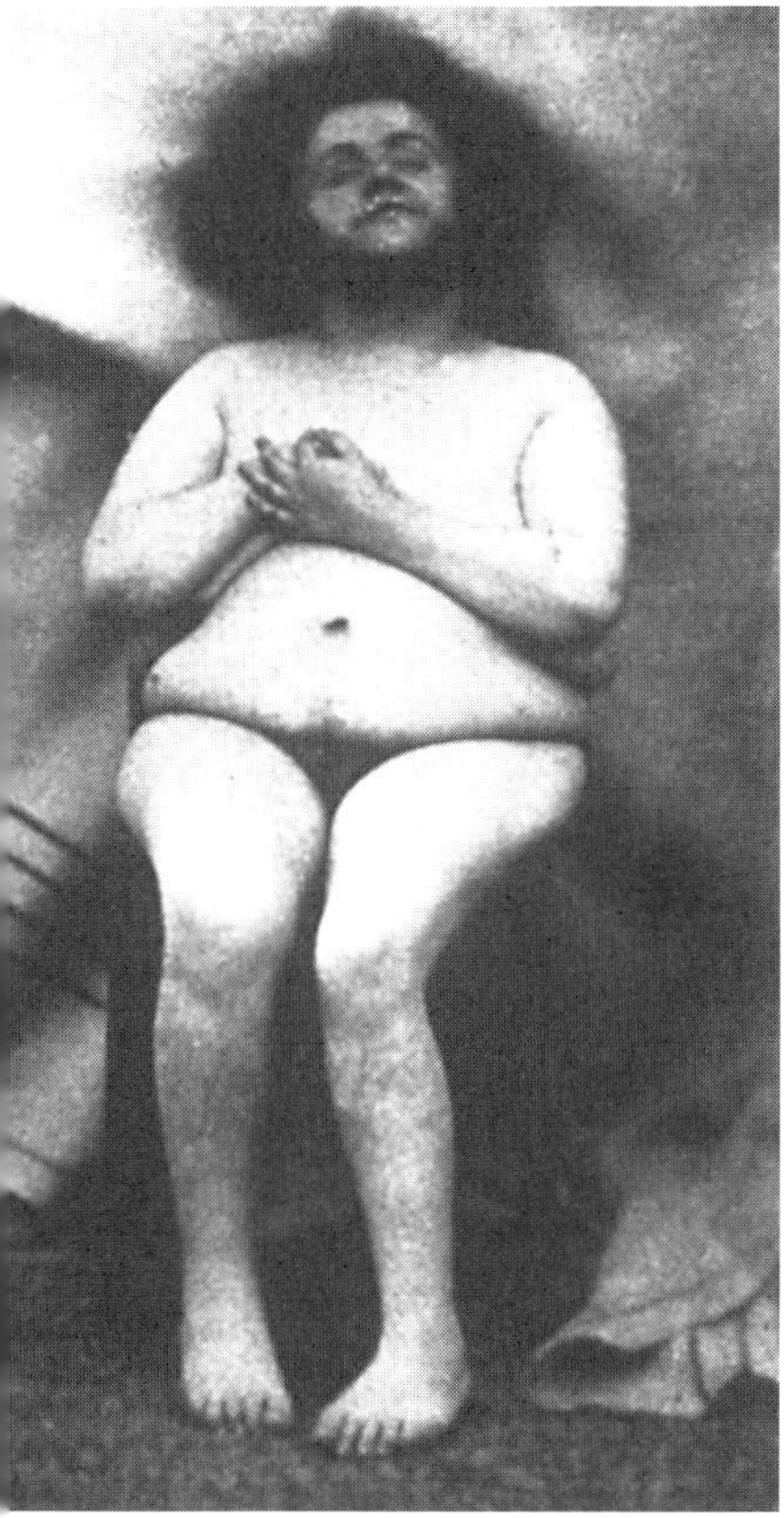

見世物のヘルマフロディト

身体の異常は成長しないとはっきりわからないことが多いので、当人の気づかない誤りは医者が偶然に発見することになる。重要にして重大な事実が明らかになった結果は、患者の年齢が高くなるほど、ますます深刻になる。教育、習慣、衣服、社会における役割は、人生をやり直すことを非常に難しくしている。

一八三八年にサン＝ジャン＝ダンジュリーで生まれた子供は、アレクシナと名づけられ、修道院で育てられた。一八六〇年、アレクシナは、しばらく前から監督をしていた寄宿舎の若い娘たちとの接触で、心引かれるものを感じて驚いた。彼女は有名なタルデュー医師の診察を受けた。きわめて女性らしい外見を持っていたが、男性の生殖器が体内にあり、アレクシナは男性であった。戸籍は訂正されたが、男性としての新しい人生は長く続かず、自殺を遂げた。

いくつかの驚くべき事例は、身体の成長における誤りが性向や行動様式においても同じような混乱を引き起こすことがあるのを示している。この分野で特徴的なのは、マリー＝ジョゼフ・マゾの生涯である。彼は一八三〇年、産婆によって女であると認められ、一二歳までそのようにして育てられた。一二歳のとき、外科医たちがマリーを男であると診断し、そのときからジョゼフと呼ばれるようになった。学者たちによると、精巣が腹部に残っていて、陰嚢は二枚の皮膚のひだになっていた。彼らがペニスだと考えたものは、クリトリスが異常に発達したものであった。一八六四年に彼が死ぬと、解剖が行われ、頭部と身体は男性の形をしており、それが男性固有の外観を作っているが、実際は、子宮と卵巣につながるヴァギナを持つ女性であることが明らかになった。マリー＝ジョゼフ・マゾのケースは、その男性的な外見が、自称の性と完全に結びついた生活習慣に補われていたという点において、例外的なものである。彼はたくさんの女性と付き合い、酒を飲んだり、煙草を吸ったり、トランプをしたり、政治に関心を持ったり、要するに、つねに本来の性とは反対の行動をとっていたのである。

このようにして、一九世紀と二〇世紀初頭には、ショーや見世物小屋の舞台で、ヘルマフロディトがたくさん見られたし、今日でもしばしばヘルマフロディトと混同されるゲイのショーが人気を博している。ショーの興行主たちは口癖のように、彼らのいう「ふたなり」がいると、ショーは間違いなくあたると言っていた。

一九世紀以降、二つの性を持つからといって、見世物として秘すべき部分を公開するのは禁じられた。とはいえ、法律違反はあとを絶たなかった。一八〇七年にもリュビーヌで、「男の部分は完全に発達し、女の部分もこれ以上望めないほど柔らかくてぴちぴちした、完全なヘルマフロディト来たる」などといったポスターがはられた。これはのちに問題を引き起こした。なぜなら客たちが、それらヘルマフロディトに、ふたなりのしるしを見せろと要求したからである。性器は隠されたままだったので、呼び込みの言ったことが間違いでないことを示すために、トリックを使わなければならなかった。

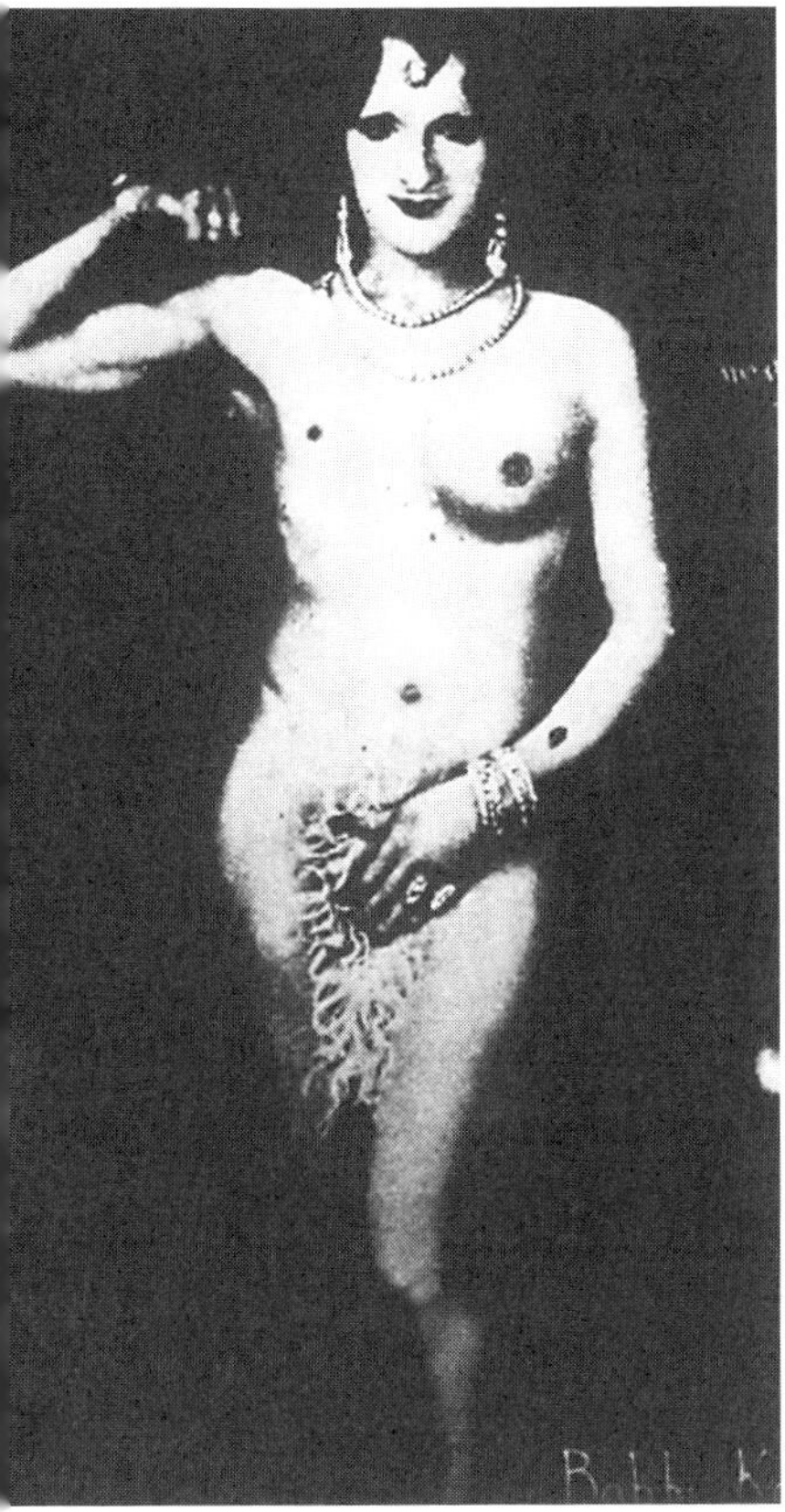
有名な半陰陽のひとり

古い民衆の信仰では、人間の右半分に男性の本質つまり力があり、左半分に女性の本質つまり弱さがあると考えられている。そのため、それらの見世物は、片側は男性、片側は女性で登場したが、自然は決して人間を半分に分けたりはしない。男性の側は毛深く、髪は短く刈ってなでつけてあったし、そちらの腕に筋肉をつけるために、トレーニングを怠らなかった。女性の側は、髪を長くして、肌をそり、対応する顔の半分と片手に化粧をほどこしていた。シリコンを注入して片方の乳房を膨らませるようなことも、しばしば行われた。それら見世物のヘルマフロディトの中には、かなりの成功をおさめる者もいた。ベリー＝クリスティーヌ、ディアーヌ＝エドガー、「ロンドンの不思議人間」ことベイビー＝カークは、両大戦間に舞台に立っていた。さらにアルバート＝アルベリア、ジョゼフ＝ジョゼファ、ドナルド＝ダイアナは、一九五〇年以降も見世物に登場した。

ヘルマフロディトと愛

それらふたなりの中には、抗しがたい魅力を持ち、激しい恋心をかきたてる者もいる。

ジョゼフ・ヒルトンはヘルマフロディトだったが、非常に魅力的だったため、アメリカ在郷軍人会のある老人が妻と子供を捨て、彼とともに暮らした。

またフランシス＝フランシスカ・マーフィーは、ニューヨークの地下鉄で水兵たちに強姦された。

あるフランスの高官は、シンシアという名のヘルマフロディトと第二の家庭を営み、二重生活を送っていた。モンマルトルの肉屋の息子（娘）であったシンシアは非常に美しく、筆者もこの目で、検針にきたフランス電力の若い職員を誘惑してベッドに引き入れるところを目撃したことがある。美容師として六年暮らしたのち、彼女はキャバレーに移り、五年前からくだんの高官が毎日欠かさず彼女を送り迎えしているのである。

今日もなお、人生の一時期に自分の性別をなかなか決めることのできない人々がたくさんいる。現在、外科や心理学が進歩し、また世の中がずっと寛容になったことから、それら擬似的な男や女が人生のある時期に、突然反対の性に移る決心をすることができるようになった。そのとき彼らは、自分の本当の性とまったく一致しない社会状況の中にいるわけである。ヘルマフロディトの男性が助産婦や人妻や売春婦だったりするかと思えば、ヘルマフロディトの女性が司祭や夫や兵士やスポーツ選手だったりするのである。

第二次大戦前のこと、マルセイユのオペラ座バレエ団の女性ダンサーが、事故に遭って入院したとき、男であることが判明した。彼女はその後、男性の戸籍をとり、舞台を去った。

記憶に新しいところでは、エヴリーヌ・F・Sという女性が四〇歳のときに性別を変え、自分の子供の女性家庭教師と結婚した。

六〇年代に、パリのバスの後部にはられたポスターで、魅力的な若い女性があるメーカーの女性用下着を宣伝していた。その若い女性は擬似ヘルマフロディトで、この広告キャンペーンののち、パリのモデル組合ともめることになった。ジョルジュ・W・ヨルゲンセンは一九五二年に、二六歳で性を変えた。彼の主治医であるデンマ

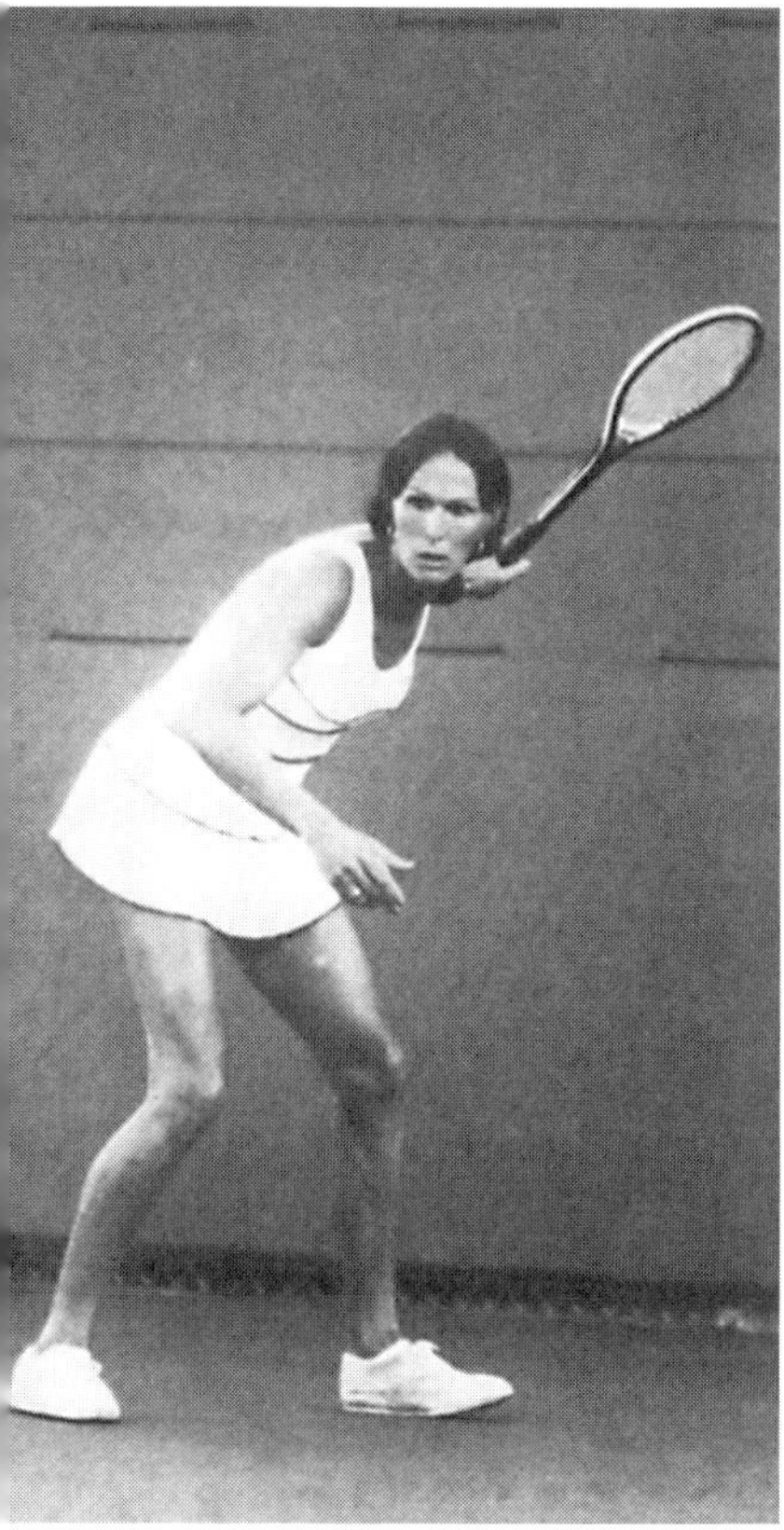

ルネ・リチャーズまたはある性転換の物語

ークの医者は、困難な手術を六回行い、二千回のホルモン注射をして、ジョルジュがクリスティーヌという名でキャバレーのダンサーとして働けるようにした。デンマーク空軍の伍長がクリスティーヌと関係を持ち、こんなに美しい女性の体を見たことがなかったと語っている。一九六六年にヨーロッパ陸上選手権大会が開かれたとき、ある女子選手たちの実際の性別に関するうわさが絶えなかったため、スポーツ連盟はそれらの選手に身体検査を受けさせせなければならなかった。数人の選手は、そのような辱めを受けるより、出場を辞退するほうを選んだ。反対に別の者は、バイセクシュアルであることを認め、社会の不寛容と戦おうとした。

高名な眼科医で、アメリカを代表するテニスプレーヤーの一人とされていた、ビル・ラスカムのケースもそうである。一九七五年、ビル・ラスカムは四二歳でルネ・リチャーズとなった。その年、彼女はアメリカの女子テニス選手権に登録した。性別検査を受けることを拒否して、彼女は試合を放棄し、裁判所に訴えた。もっとも、スポーツ選手の性を確認するときは、性的な特徴を観察して羞恥心をかきたてるようなことはせず、唾液腺からとった細胞の性染色体の組み合わせを調べるのであるが。ルネ・リチャーズはきわめて美しかったが、身体測定を行うと、体重八〇キロに身長一八三センチという驚くべき数値を示した。実のところ、男子プレーヤーとしてビルは勝利を重ねていたが、女子プレーヤーとして、バックハンドの力でも女性の対戦相手を圧倒してしまうのである。アメリカのテニス連盟は、それをおもな理由として、ルネが国内試合に出場する資格を完全に無効とした。「遺伝的に女性と認められない人物を女子の大会に出場させることは、不平等と不公正の原因になる」からである。しかしながら、ルネ・リチャーズは女性として選抜され、世界四大テニストーナメントの一つである全豪オープンに出場した。

今日、両性具有者は多くの人々に、劣った人間であるとみなされている。

しかしながら、いくつかの社会学の調査によって、我々現代人が再び、古代のある時代に見られたような性的未分化への道をたどっていることが明らかになっている。ある人はそれを退廃という紋切り型の表現で片付けているし、また別の者は反対に精神の進歩であると考えている。実際、髪の長い男の子や腰のほっそりした女の子の数がふえ、ユニセックスのモードや完全な自由を求める風潮がしだいに目につくようになってきたのは、意味深いことである。そのような風潮は、男あるいは女はこうあるべきであるというすべての束縛に対する、絶え間ない挑戦なのである。

ドミニク・フェルナンデスはその著書『ポルポリーノあるいはナポリの秘密』で、このような人々が生まれる原因と変遷について深く分析した。歴史上の人物であり、天才にして夢想家であるサンセヴェロ王子に、アンドロギュヌスの章の結論となる文章を語ってもらおう。「性別はあいまいにしておくのがよい。形式的に男あるいは女でいるのは、民族の習慣、家族の要請、社会的地位、男性らしさの文化といった生物学的な法則によって決められているにすぎない。

「それらすべてにおいて、それぞれの人をただ一つの性に所属させることに限界があるのは明らかである。しかし、唯一の性でなければならないというのは、硬直した考え方とみなされるようになるに違いない」。

9　奇妙な人あれこれ

しっぽのある人

一九一〇年に旅行家のW・スローンは、ニューギニアの奥地で、四肢に加えてしっぽのある部族を発見した。公式発表によると、それはしっぽ状の突起物で、ヒヒのしっぽと同じくらいの長さがあった。その原住民はピロティの上に住居を建てており、念入りに作られたその床には、一定の間隔で円形の穴が設けてあった、とその探検家は語る。それらの穴は、住民が横になって眠るときしっぽを入れるためのものであった。さらにユブシュ博士が、コンスタンティノープルの奴隷市場でそのような人々をたくさん見たと語っていた。

このような報告に対して、フランスの人類学者たちが下した結論は、次のようなものだった。「しっぽのある人間の話はすべて、伝承から生じた伝説にすぎない。彼らの話は直接の観察によって、次々と無価値なものとなっている。そのたびに、それらの人々がいたとされる地方の秘密が暴かれているのである。中国や日本の伝説もそうだったし、最近でも、インドのライプタナに伝わるしっぽのある人間の伝説が同じ運命をたどった」。

こうした精神状態のおかげで、そのような子供の誕生に関するいくつかの観察は、ほとんど無視され、まったくといってよいほど取り上げられなかった。

しかし、新たな報告が三つなされている。その内容はこれまでに述べたものとほとんど変わらなかったが、この報告をきっかけに、ヨーロッパ各地でしっぽのある人間の問題が再び取り上げられるようになった。一つ目は、フィリピンのルソン島に住むブトク族について、フォルバン医師が一九二六年に収集した観察に関するものである。この部族の者は、著者が撮影した多くの写真が示すように、たびたび長いしっぽを備えていた。二つ目の報告は、一九二八年にさかのぼり、最もよく引用されているものである。インドシナに派遣されたネデレック博士が、両親とともにサイゴンの監獄に入れられていた、一二センチのしっぽを持つ、八歳の中国人の子供を見つけたのである。ネデレックによって撮影された子供の写真は、世界中に配信され、大きな反響を巻き起こした。

しっぽのある人間に関する論争に火をつけた三つ目の情報は、サン・ペロドのヴェラスケス博士が発表したものである。それは次にような文章で始まっていた。「ホンジュラスのトルヒーヨ市の近くで海水浴をしていたとき、カリブ族の中年の女性が海岸にやってきた。彼女が無造作にすべての衣服を脱ぐと、長さ一六センチのしっ

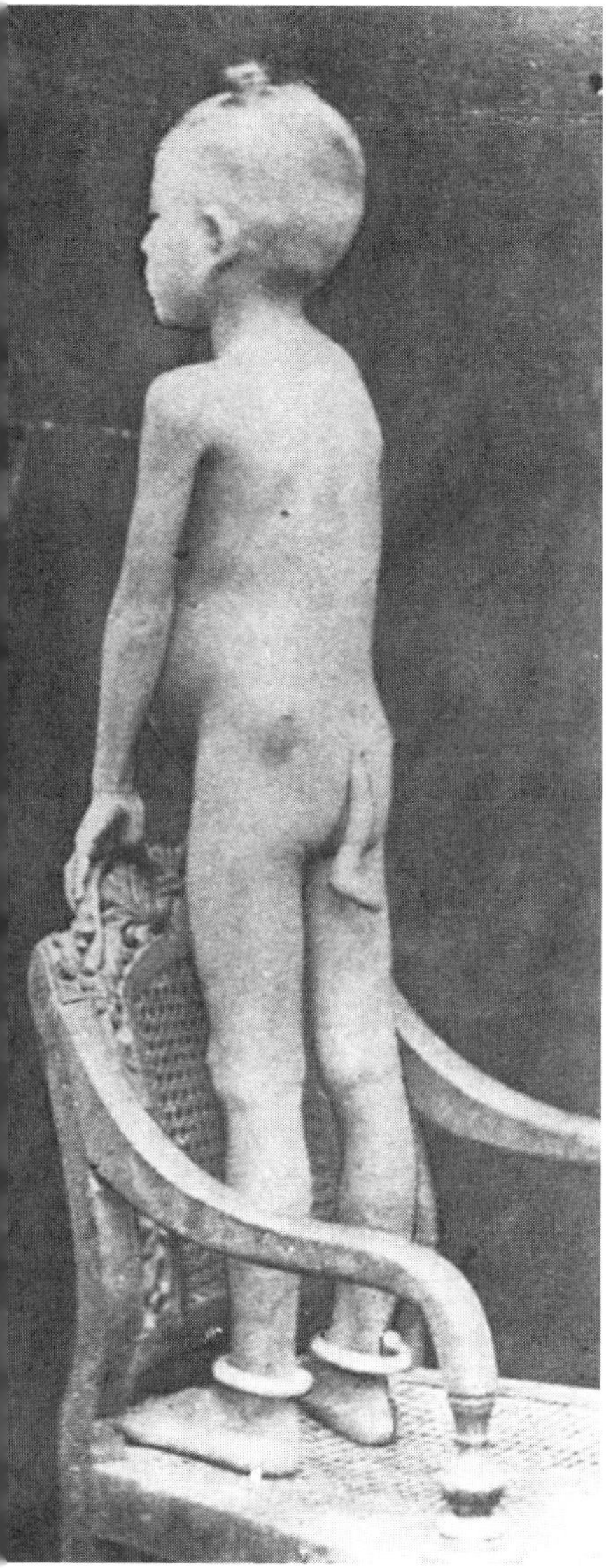
ネデレック博士が発見した、しっぽのある中国人

ぽがついているのが見えた。その先端は、すでに短く切ってあるようだった」。

これらの話をもとに繰り広げられた多数の論争を経て、今日でもなお通用している科学的な理論が導き出された。すなわち、しっぽのある人間という特別な種族は存在しないということである。それはただ、どんな種族であれ同じ家族の中で代々伝えられる奇形にすぎないのである。今でもよく知られている遺伝のケースに、しっぽによる耐えがたい苦しみを訴えてアウェリセフ博士のもとを訪れた女性の例がある。彼女は診察のときに、「家族の秘密」を明かした。彼女の母親と祖母、そして家族の言い伝えによると女性の先祖はすべて、しっぽを持っていたというのである。無情なことにそれは、女の子が一六歳から一七歳になると生えてくるのだった。

この事例においても、また別の事例においても、科学者たちはそれが単なる自然の気まぐれではなく、先祖返りの一つであると考えている。今日ではなんの役にも立たなくなって、しっぽは消滅してしまったのである。人間の胎児では、最初に尾骨が長くのびて、脊髄を完全におさめるようになっている。脊髄と尾骨はしだいに短くなり、生まれるときには、通常の最小限の長さに縮んでいる。進化論者たちは、この余分な突起物の名残はヒト

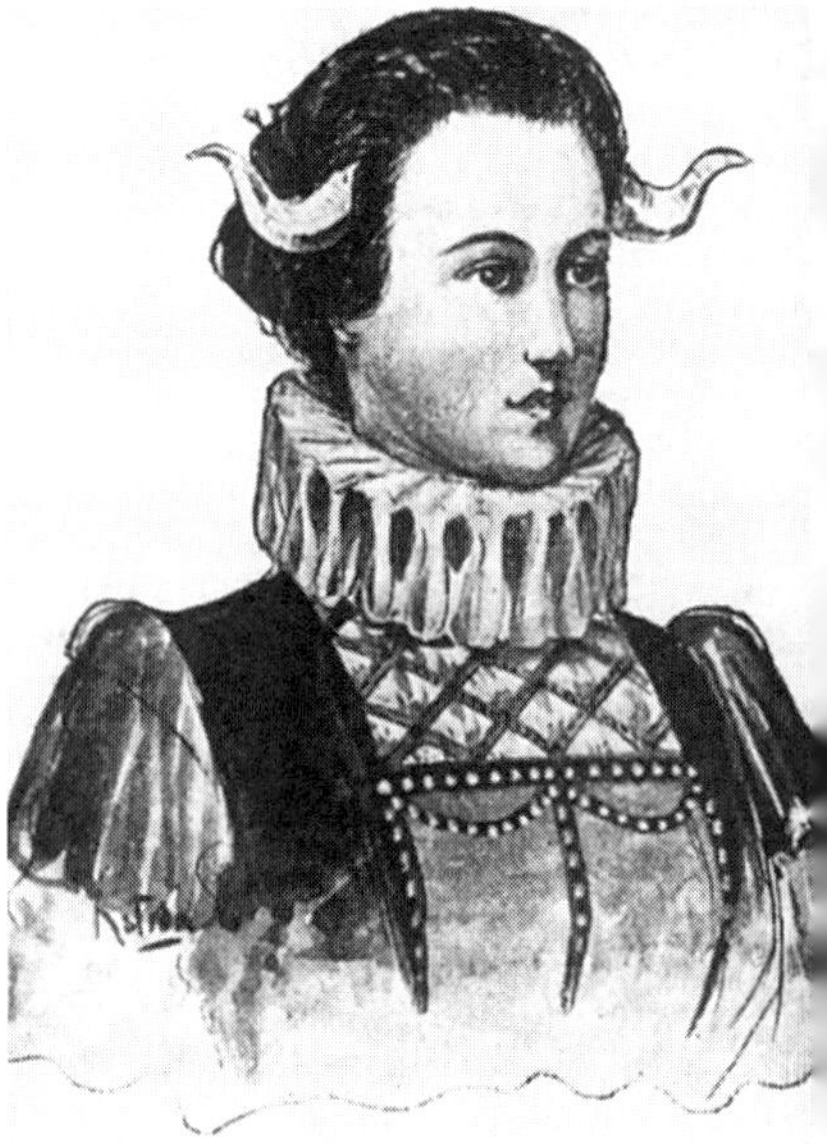

美女メアリー・デイヴィス

と動物界とを結ぶ環に違いないと考えている。彼らはまた、この自然の気まぐれはしばしば二つ目の特徴をともなうと主張している。すなわち、五本ではなく、六本の指を持つということである。これこそ、われわれ人類が、非常に発達した手を持ち、ときに補助的な指を備えた、尾のある大型猿と親戚関係にあるしるしではないだろうか。

今日、この種の奇形に出会うことはまれだが、それは自然がこのような奇形を作り出すことが少なくなったからではなく、当然ながら幼いころにそれが見つかることが多く、ちょっとした外科手術で取り除くことができるからである。

とはいえ、今日でもなお、いくつかの国の奥地でときどき、しっぽのある大人の人間が見つかっている。数年前、トルコのアンカラにある陸軍病院の医者たちが、トルコ東部から来た二一歳の若い徴集兵にしっぽがついているのを発見した。彼は兵役検査にかかるまで、しっぽのあることを隠していた。彼のしっぽは脊椎のほぼ先端に生えており、長さは三〇センチほどもあった。

角のある人

クレタ人などの多くの民族は、力と豊穣が角に宿っていると信じ、そこから雄牛や雄羊に対する多数の信仰が生まれた。川の神アケロオスは、雄牛の姿でヘラクレスと力を競った。ヘラクレスが片方の角を引き抜き、ニンフたちに与えると、ニンフたちはその角をあらゆる地上の果実でいっぱいにした。それが豊穣の角の起源であると言われている。

角は、本物であれ黄金の模造品であれ、多くの文明において、儀式に用いられる最も神聖な容器であった。立法者モーセは、いくつかの図像で、二本の角をいただいた姿で描かれた。キリスト自身も角をつけた姿で描かれ

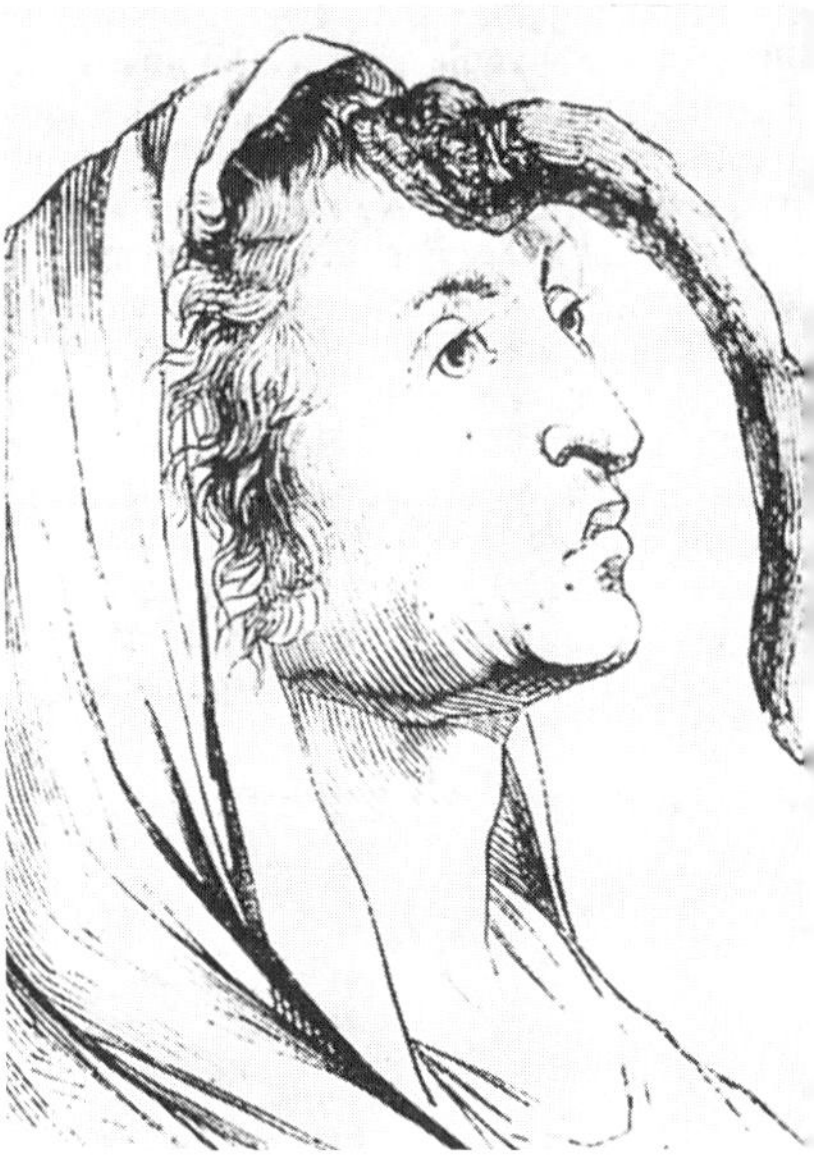

ディマンシュ未亡人

たが、これはおそらく、角が自然の力や超自然の力のシンボルであった名残であろう。

角はいかなる危険もなく、それが生えている者にいかなる苦痛も与えない。まっすぐであろうと、エレガントに巻いていようと、人間の角は動物の角を構成している物質と同じ物質でできているようである。角は一般に、表皮からできていて、その表皮が限定した部分で活発に増殖したものである。それを構成している細胞がどんどん積み重なって、かたくなり、しっかり密着し、角の薄片となって、どんどん成長する。こうして小さな角ができる。角はしばしば一本で、ときに複数の角がかたまって生えてくることもある。大半はそれほど目立たないが、かなり大きくなることもあり、二五センチから三〇センチに達するものもある。

このような表皮の異常は、遺伝的なものではないようで、家族の中で伝わることはごくまれである。いつの時代にも角のある男女がおり、古代の年代記にも、あるガリア人が国中を回って、なにがしかの金と引き換えに、額の真ん中に生えている角を見せていると書かれている。一五九八年九月一八日、メーヌ地方の主席検事、ラヴェルダン侯爵の前に、一人の農夫が連れてこられた。彼のほうは、領主が通りかかったときに見つからないよう願っていたのだが。なぜなら、連れてこられた男の額には、五歳のときから雄羊のような美しい角が生えていたのである。主席検事は、この奇妙な農夫を国王のもとへ送った。国王は農夫を貴族たちに見せたのち、年代記の語るところによると、「宮廷の貴婦人たちに口付けさせようとした」。最後に国王は、馬丁の一人に農夫を与え、馬丁は農夫を見世物にして金をとった。哀れな「角男」は人々の悪意に苦しみ、数ヶ月後に死んだ。

アラン・ド・レスターシア夫人は、角を切ってもらおうとするどころか、自分の角を最も美しい飾りだと考えており、そのため生涯を通じて、彼女は陽気で多情であった。彼女の人気はすさまじく、多数の崇拝者が、この余分な魅力に夢中になった。一七世紀には、当時最も魅力的な女性であったメアリー・デイヴィスが、額の両側に堂々たる一対の角を持っていた。歴史書によると、この飾りは彼女の取り巻きたちをうっとりさせた。

ロンドンのある博物館には、今日でも、最も大きい人間の角が展示してある。一九世紀末に生きていた、小貴族のイギリス女性の角である。庶民の中にも角を持つ者がいて、当時の著名な医者たちの注目を集めていた。パリの病院に長年入院していたある老修道女から、ウェスラン医師が、山羊の角に似た角を取り除いた。しかし、この世紀初頭の最も人気の高い「角女」は、異論の余地なく、「角の母」ことディマンシュという名の未亡人であった。彼女はパリのベルシー河岸に住み、八〇歳まで、その地区の名物であった。

自然は驚くべき発明の才を発揮して、頭だけでなく、それをまったく必要としない体の部分にも角を与えた。スカリエ博士は、ある召使の背中に三〇センチの角が生えているのを見たと語った。頬、首、手、ペニスにも角は見られた。多数の角を持つ患者もいた。エシュル教授は、頭の側面上部に一六本の角がついている青年を診察した。また別の医者が観察した若い女性は、頭、額、前腕、膝が湾曲した円錐状のこぶでおおわれていた。

アルビノ

アルビノ（白皮症）は、先天的なものもあれば、生まれたのちに発症するものもあるが、色素粒の消滅によって生じる。色素の欠如によって、皮膚は本来の色になる代わりに、白く「変性」する。アルビノになった人間は、イギリスのエドワード懺悔王のように、乳白色の皮膚を持つだけでなく、すべての体毛、眉、まつげ、髪が白くなり、ときにはまったく無色になる。また、虹彩がばら色になり、瞳の開口部から見ることのできる目の奥は鮮やかな赤になる。色素が失われているので、アルビノの目は光線に対してきわめて弱く、彼らは薄明かりのもとでしか、ものを見ることができない。

アルビノをめぐっては様々な迷信が語られているため、古代オリエントの数人の王や古代ヨーロッパの多くの君主が、アルビノを身近に置いていた。アルビノはまた、動物の形で伝説や神話に登場する。白象、白つぐみ、白馬、白鹿は、たいてい神に仕える生き物か、神の生まれ変わりで、ときには特別な力を授かっていた。

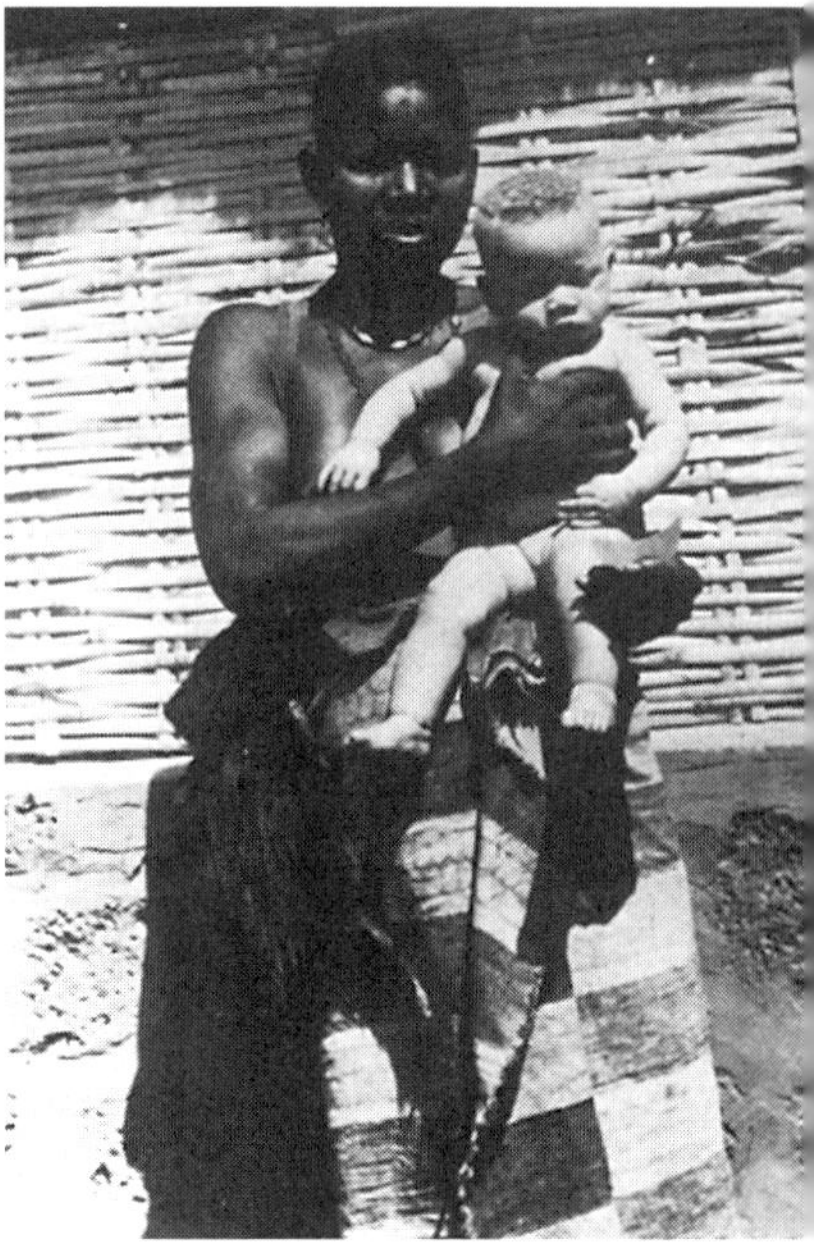

有名な「白いニグロ」

そうした伝説や身体的な特徴は、アルビノに奇妙な側面をもたらした。その外見からして人を驚かせるが、彼らの中には、様々な方法で自分を奇抜な人間に見せ、さらに人の心をつかもうとする者もいた。自分についてでたらめを言うのは朝飯前で、彼らの出身地に関して奇妙な話がたくさん聞かれた。そのため、ショーや見世物に出演していた者の多くは、北の果てにある氷の世界で夜間暮らしている種族の出身であると名乗っていた。ポスター、ちらし、プログラムには、「生きている死者」、「夜と氷の人間」、「氷河の民族」などと書かれていた。

アルビノに関するいい加減なうわさはとどまるところを知らなかった。多くの者が自ら進んで、黒人の両親から生まれたと信じさせようとした。

「グラン・ダルフィ」は、オーストラリアの最も古い種族の子孫であると称していた。一八四〇年代から五〇年代にかけて、アルビノが最も人々の注目を集めた時期に活躍したガンブレールや、一九〇二年までニューヨークで仕事を続けたマック・マンス姉妹も、両親は黒人であると言っていた。しかしながら、すべての者は、一九三〇年になお人気のあった有名なアッダと同じく、ヨーロッパの出身であった。

いっぽう、アジア人やアフリカ人といった有色人種にアルビノになる者が多数存在するのも本当である。とりわけ黒人はたびたびアルビノになり、肌の色を除いて、あらゆる黒人の身体的特徴を備えた人々を見るのは、非常に奇妙な感じがする。彼らの唇は厚く盛り上がり、鼻は横に広がってつぶれているが、縮れ髪は雪のように白いのである。白目は明るく、虹彩と瞳はやはり鮮やかな赤である。

いずれにしても、ある種の夫婦がとくにアルビノを生みやすいのは明らかである。同じ父親と母親がこのような子供を何度も産むことが、たびたび観察されている。

部分的にアルビノになる人々もいる。肌と体毛が、ある部分は通常の色なのに、別の部分は無色なのである。一七六五年に旅行家のシュレーバー氏が伝えるところでは、シベリアのある地方に、ペガあるいはピエストラ＝ホルダ（多色あるいは虎斑の遊牧民）と呼ばれる人々が住んでいて、すべての者のとりわけ白い肌に、ざらざらした大きな茶色い斑点がついていたという。

それから一世紀あまり時が流れ、数人の探検家の話に、黄土色の肌に白い縞模様の入ったタタールの遊牧民が登場する。それらの探検記によると、数人の者だけに見られたこの特徴が、血族結婚を繰り返しているうちに、部族全体の異常になったという。

限局性のアルビノが、白人においてはそれほど目立たないとしても、反対に黒人においては、二色の表皮のコントラストがはっきりしているので、ますます目についた。白と黒の大きな斑点は、ぶちの馬を思い出させた。ビュフォンが伝える、ニグロの若い娘がそうだった。

このようなアルビノの黒人は、ヨーロッパとアメリカの人々に、「豹男、豹女」という名でおおいにもてはやされた。

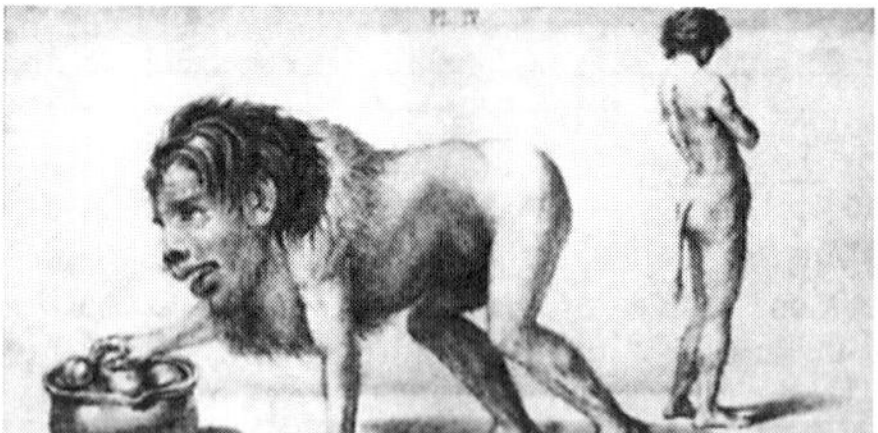

しっぽのある人間の種族は存在するか

「鳥頭」の人

このカテゴリーは、頭に多くの奇形が見られる人々からなっている。その中には、脳の病気である水頭症、大頭症、小頭症があり、頭蓋骨の成長が過剰であったり十分に成長しないことに原因がある。

水頭症は人気の見世物にはめったに登場しないが、それ以外の二つのカテゴリー、とりわけ小頭症はよく見られる。頭全体が変形しているこれらの奇形者は、知性がまったく存在しないとはいわないまでも、そのほとんどすべてが知性の低いグループに属している。このような奇形者は、ヒトラーが人種の浄化の名においてガス室に送った最初の人々であった。

成人のヨーロッパ人では、脳の容積は一五〇〇から一七〇〇立方センチのあいだである。一九五〇立方センチをこえると異常とされ、患者は大頭症になる。とりわけ有名なのはボルギーニという者で、彼はマルセイユで生まれ、五〇歳まで生きた。身長は一三〇センチだが、二二歳のときから、両肩に二つの大きなクッションを置き、周囲九〇センチの不安定な頭を支えなければならなかった。

ベンヴェヌティは、頭の周囲が九二センチあったイタリア人について語っている。さらにヴァランタン博士は、ある見世物で、頭があまりに大きいため、普通の者がりんごを食べるようにメロンをまるかじりできる男を見たと書いている。

それとは反対の小頭症は、見世物や奇人博物館の客が、「鳥頭人間」とか「針頭人間」といった名で見ていた人々である。彼らの特徴は、その名が示すように、小さい頭と、その結果としての小さい脳にある。この奇形は一般に、頭蓋の接合が早すぎたことによって生じる。頭蓋骨を構成している様々な骨はへりで成長するため、早すぎる接合によって頭蓋骨の成長がとまり、頭蓋骨が完成する前に、小さいまま固定してしまう。そのとき頭は一〇〇〇立方センチから最小で四〇〇立方センチしかなく、これは普通の人の頭と比べて四分の一以下である。

すでに指摘したように、重度の精神薄弱は小頭症の特徴だが、歴史上最も有名な「鳥頭」であったトリブレは、鋭い知性を持っていたことで知られていた。せむしで、足も短く捻じ曲がり、腕は長く、頭は非常に小さく、しばしば半分にしたオレンジの皮を帽子のかわりにかぶっていたほどだったが、詩人のクレマン・マロは知的な人物であると言っており、ラブレーはパンタグリュエル物語の中で、「モロゾフ」つまり「賢い愚者」として登場させている。

トリブレとともに、小頭症の歴史において例外的な存在は、おそらくバーナムのサーカスに出ていたイッキーであろう。彼は、精神医学でいうところの完全な白痴ではなく、一〇歳から一一歳の子供と同じくらいの知能が

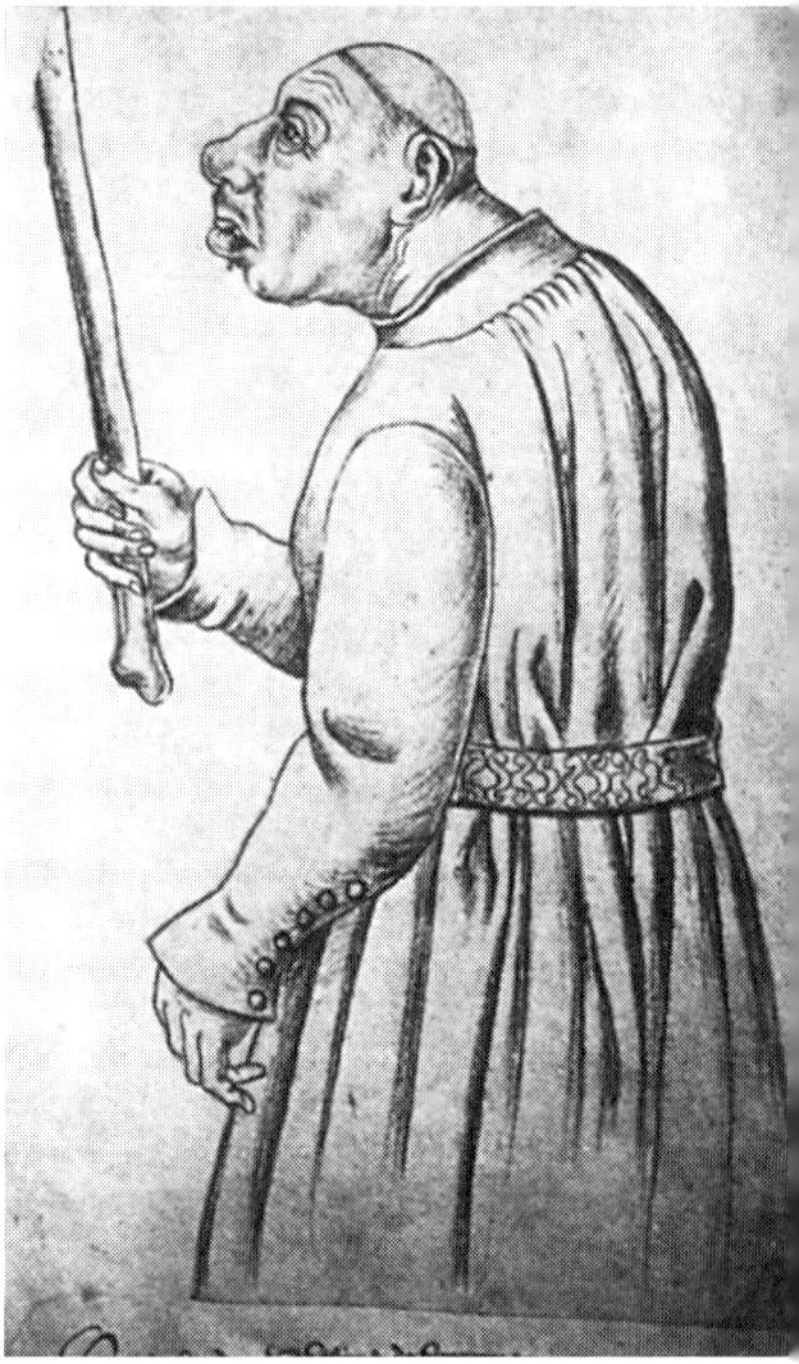

トリブレ

あったとされている。

一九二五年にパリ市民は、有名な「ボルネオの未開人」ワイノとプルタノに喝采を送った。小頭症でおまけに小人であった彼らは、非常な高齢で、一八五五年ごろハモンドという名の船長がマレーのある島の海岸で捕獲した、というふれ込みであった。パリの新聞は、彼らをつかまえるのに屈強な男が八人必要だったと書きたてた。しかし四〇年にわたって、人間としてしつけた結果、彼らはおとなしくなり、文明化された。残念ながら口がきけないので、過去の野性生活についてはまったく語ることができないのだった。実のところ、彼らはアメリカのコネチカットから来ていた。明らかに商売上の理由から、さきほど見たように、本当の身元を明かさないほうがよいということになり、まったくの謎とはいわないまでも、奇妙な生い立ちをでっち上げたというわけだった。しかし多くの場合、ジャングルの奥地から来たというだけで十分であった。彼らは完全な白痴だったので、なにかそれに反するようなことを言ってばれてしまう恐れは少ないのだった。

動物人間

馬女

一見して人間と動物の中間にあるような驚くべき姿をしているため、人々を魅了した者がいた。非常に美しく魅力的なアメリカ女性ベラ・カーターは今世紀初めにパリにやってきて、両肩のあいだに生えている厚いたてがみを披露した。彼女は馬のいななきをまねて叫ぶと、濡れた犬のように上半身を激しく揺すり、その長さ四〇センチもあるふさふさとしたブロンドの毛をなびかせるのだった。

らば頭の女

グレース・マクダニエルは、醜女コンテストに優勝して、見世物の世界に入った。彼女は「世界一醜い女」としてショーに出演した。実のところ、彼女はらばにそっくりだった。彼女の肌は生肉のように赤く、その大きな顎は、口をあけるのが困難なくらいゆがんでいた。口の中には、たくさんのとがった歯が無秩序に生えていた。とがった鼻は大きな唇にかぶさり、目は眼窩の奥に引っ込んでいた。

彼女が顔をヴェールでおおって、観客の前に立つと、司会者がこう告げる。「今からグレース・マクダニエルがその顔をお見せします。それをご覧になれば、みなさんは彼女に似ていなくてよかったと、天に感謝することでしょう」。グレースがヴェールを上げると、観客の中から恐怖の叫びがあがり、女性はしばしば気絶するのだった。

サーカスの老人で彼女のことをとてもよく知っていたエドワード・マローンも、グレースを見世物で働かせたすべてのマネージャーも、一つの点では意見が一致していた。彼女はなぜかわからないが、男たちを引きつけたというのである。嫌悪をもよおさせる顔つきであったにもかかわらず、彼女に対する結婚の申し込みはひきもきらなかった。その点に関するエピソードは無数にある。彼女はそのようなプロポーズの一つを受け入れ、魅力的な若い男性と結婚した。彼らの話によると、その男性は彼女を「家事がうまく、やさしくて、寛大で、感じがよくて、母親のようだ」と見ていた。彼女は息子を一人もうけた。息子は成人すると、マネージャーになり、母親が一九五八年八月に死ぬまで、彼女を縁日の見世物にした。

らくだ女

一八七八年にオルレアンで生まれたミセス・ヴィオレは、十歳のときから縁日に出ていた。この少女はかわいらしい顔をしていたが、膝蓋骨《しつがい》が膝のうしろについていて、そのため足が反対に、つまり体の前方に曲がるのだ

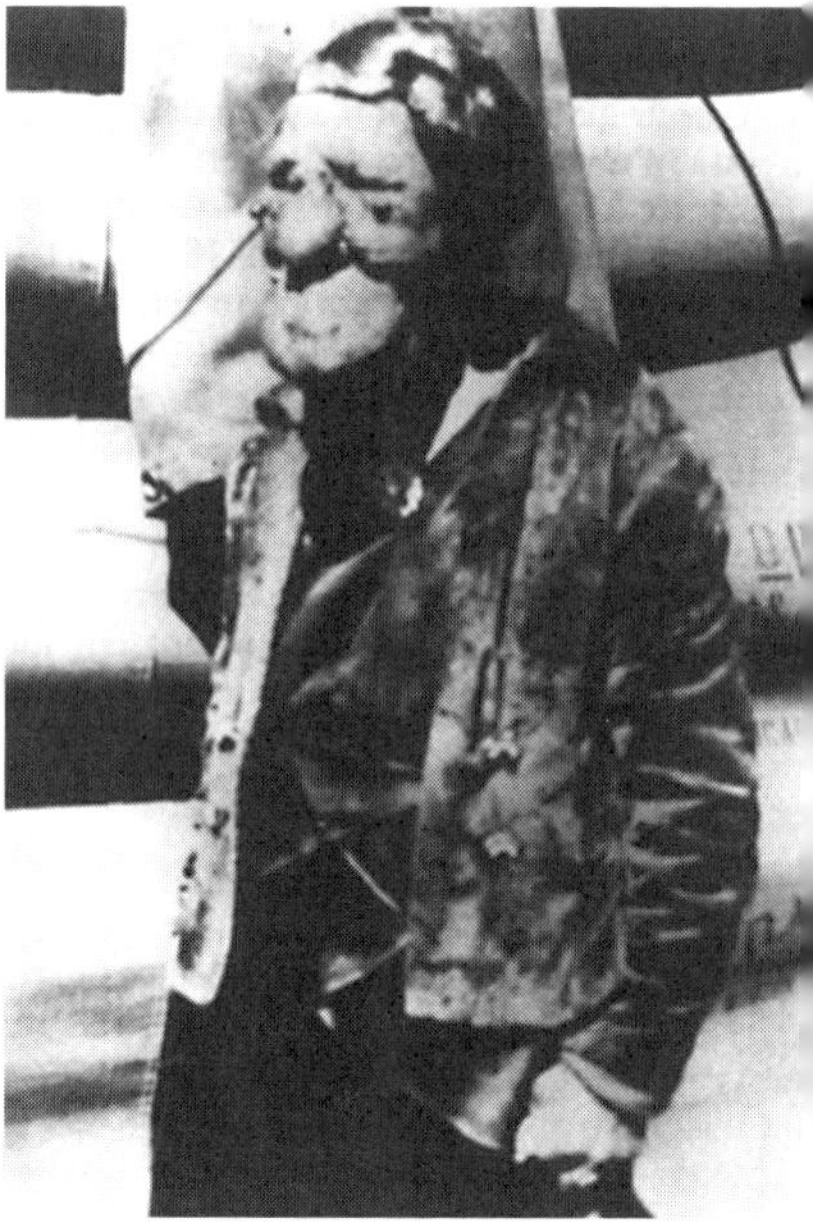

グレース・マクダニエル…

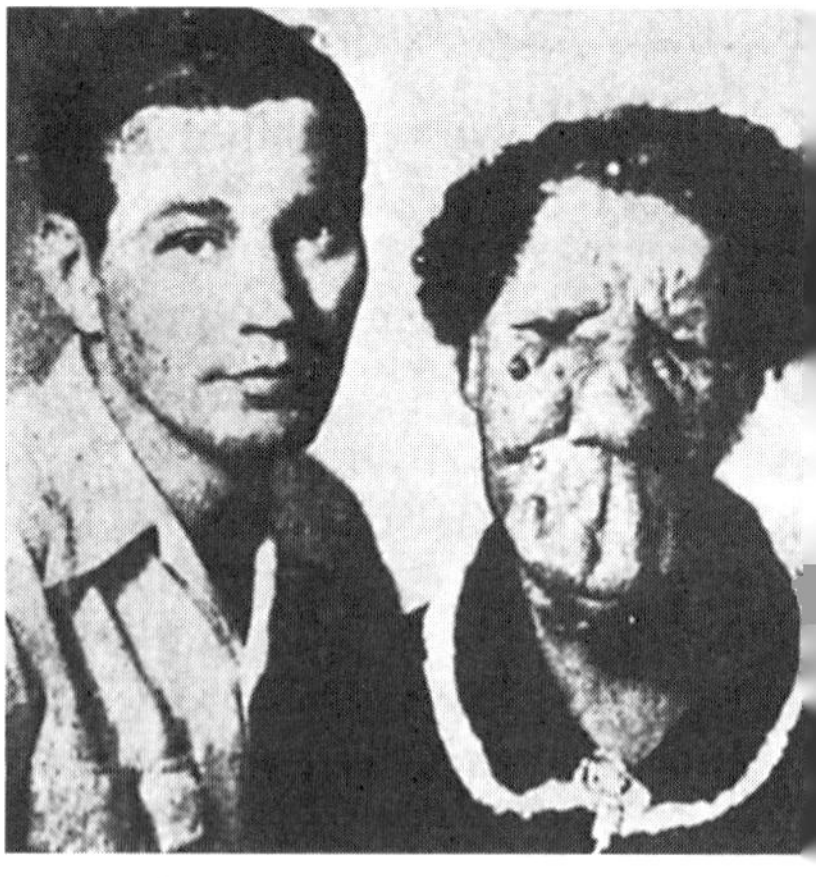

…とその息子

った。ルーシー・エルヴィラ・ジョーンズにも同じ障害があり、一五歳のときにはもう、テキサスのダラスで舞台に立っていた。彼女のマネージャーはアラブの服を着て、蓄音機でオリエンタル・ミュージックを流しながら、彼女をらくだのようにゆっくりとひざまずかせた。

熊女

ミセス・バンクスは一八八〇年にニューヨークで、一八九五年からはヨーロッパで成功をおさめた。実際、彼女の外観は熊そっくりで、肘に手が、膝に足首がついていた。彼女は左右に体をゆすって歩いたので、足の裏で

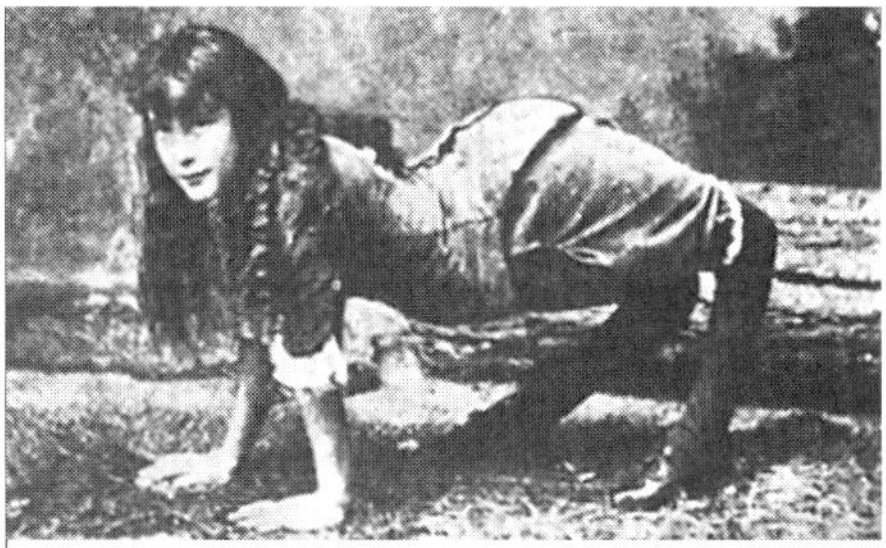
ミセス・エルヴィラ・ジョーンズ

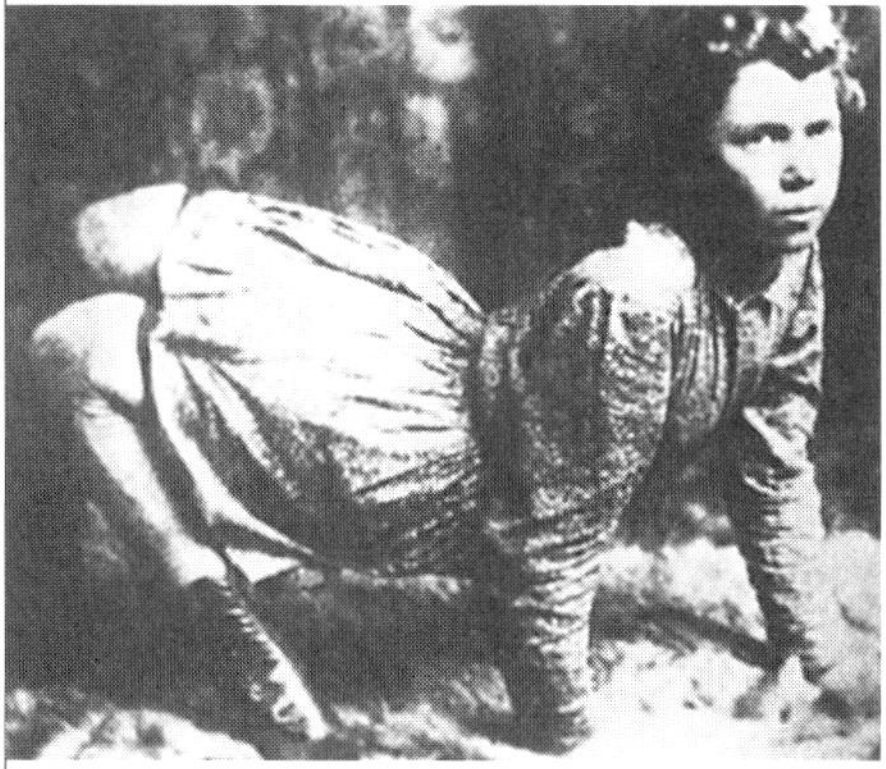
ミセス・ヴィオレ

歩く熊とますます似てくるのだった。そのため当然ながら、彼女は毛皮を着せられていた。彼女はしばしば「母さん熊」と一緒に出演した。それは彼女の母親で、同じ異常を示していたのである。一八九六年、彼女は黒人と白人の混血児であるアメリカ人と結婚し、健常者の息子を生むと、舞台から引退した。

ハイエナ女

リオネッタにはひげが生えていて、彼女の事例は「毛むくじゃら」を扱った章で取り上げるべきところだが、彼女にはもう一つ、特異な点があった。腿と骨盤の上部と、膝の関節に欠陥があったのである。そのため彼女は四つんばいでいなければならず、ハイエナのように、腰を落として肩をいからせた姿になった。彼女はまた、両手足に八本の指がついていた。広告ポスターでは「半分人間で半分ハイエナ」であると紹介され、彼女のマネージャーは、体にぴったり合った毛皮のコートを着せていた。

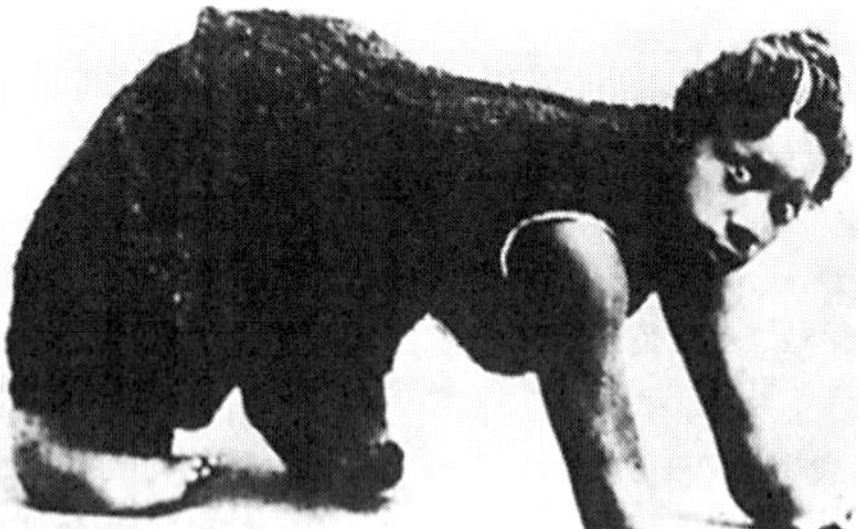

ミセス・バンクス

なめくじ女

セルパンティナは、頭と首を除いて、体中にまったく骨がなかったので、身体のあらゆる部分をどちらの方向にも曲げることができた。この種の奇形は、ときに蛇女の名で紹介されるが、実のところ彼女はなめくじに似ていた。とりわけ、いつもするように腹ばいになり、萎縮した両足を腰の脇で折り曲げ、頭を上げると、なめくじにそっくりだった。

ペンギン女

最も有名なペンギン女はミニョンといい、一九五〇年代まで彼女の姿を見ることができた。彼女はキュロットだけ身につけて、ほとんど裸で氷のブロックの舞台に立った。アデリーペンギンのように、左右に体をゆすって歩き、もっとペンギンらしく見せるために、かかとまである黒いケープを肩にはおっていた。

かたつむり男

一八六六年にアメリカのブリッジポートで生まれたウォルター・ドリューは、今でも間違いなく、この種の奇形でただ一つの例である。彼は両手がなく、足のあるべきところに形をなさない肉の塊しかついていなかったので、それに驚くべき装置をつけて移動していた。彼は腕で体をおしながら、はって進み、ようやく動くことができたのである。さらに驚くことには、右上からのびた脊椎が左の腰に結合していた。

羊男

エクアドル出身の兄弟、エコとイコは、一九二〇年から五〇年まで、「メリノ［羊毛用の羊］人間」の名でショーに出演していた。彼らの顔の形と、ブロンドの濃い縮れ毛は、実のところ、羊の頭を連想させずにはおかな

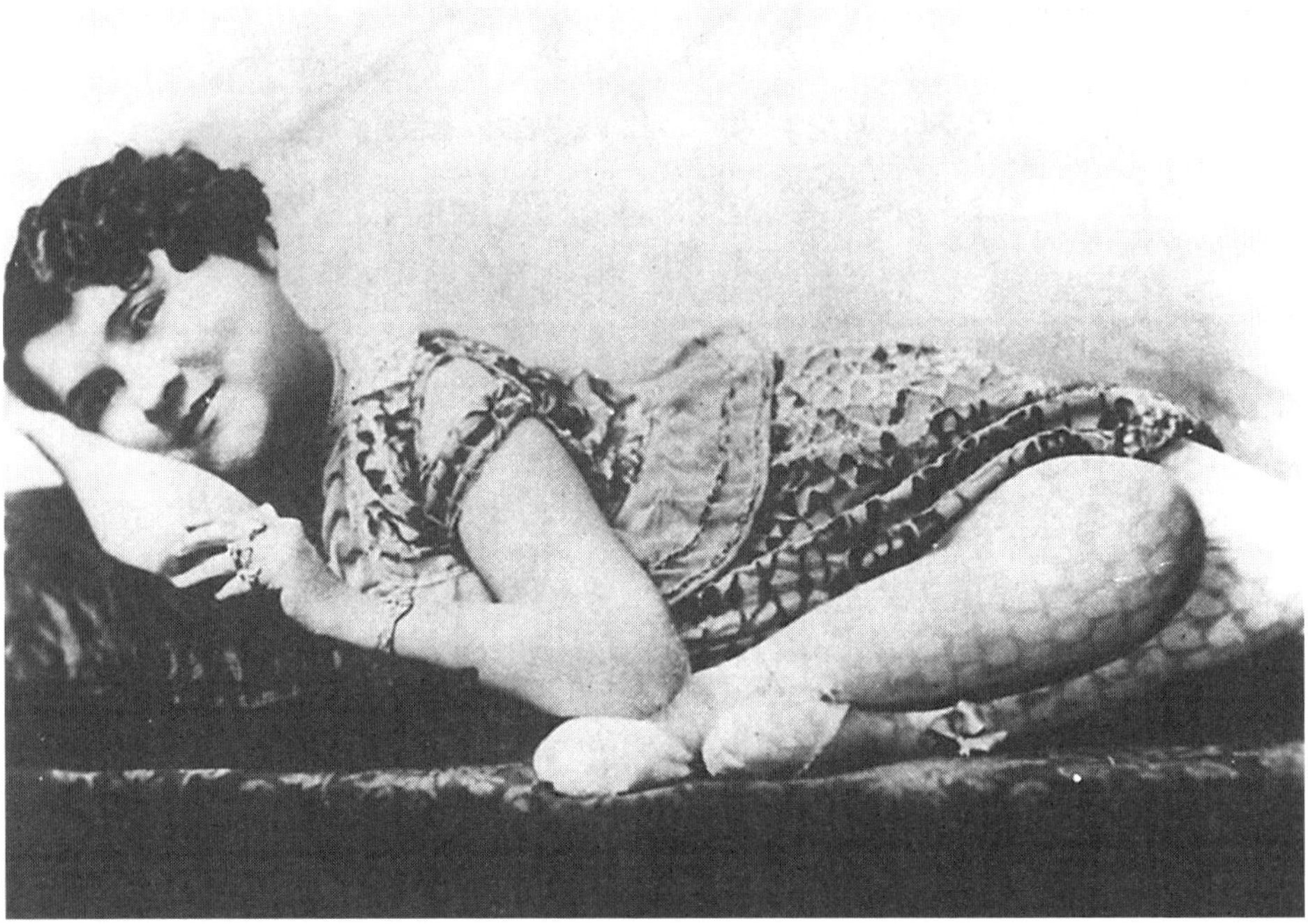

ミス・セルパンティナ

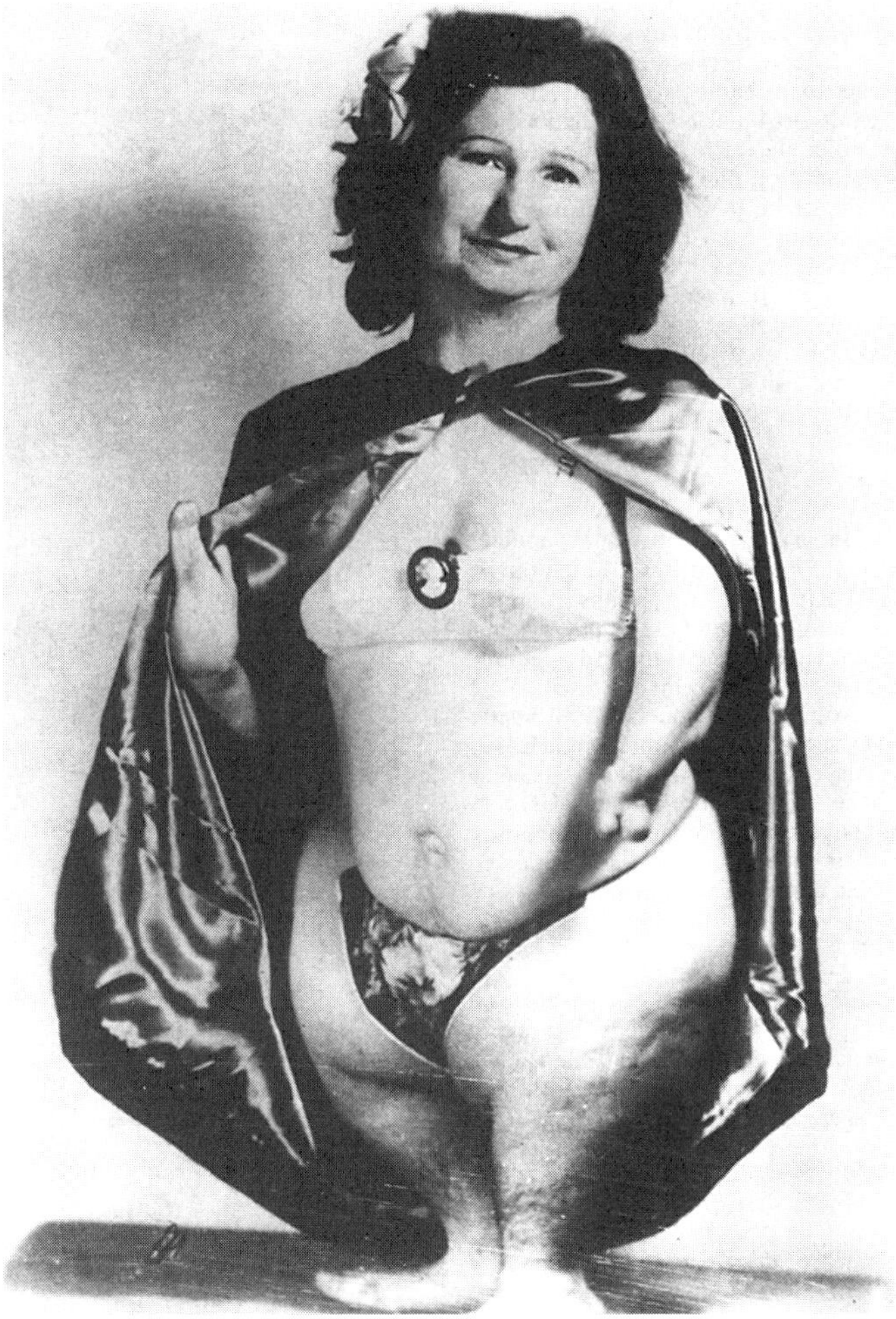

ミス・ミニョン

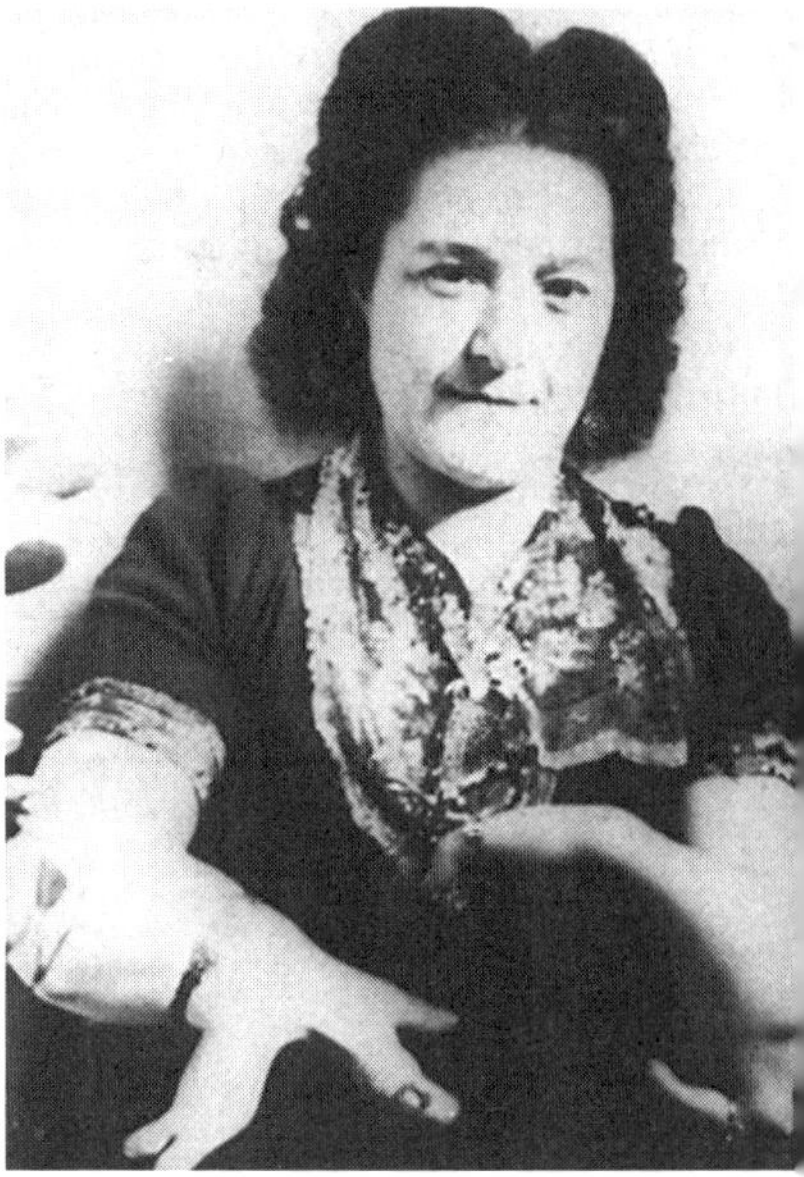

ざりがに女

かったのである。

ざりがに男とざりがに女

手足に遺伝的な障害を持ち、見世物の世界で「ざりがに人間」と呼ばれた者がいた。その手と足には、非常に発達した大きな二本の指しかなく、その指を接近させると、甲殻類のはさみのように見えるのである。

パリのトローヌ市では、六五年ごろに、ざりがに女が出演しており、見世物小屋の主人は、「入った、入った！彼女のはさみを閉じてみな！」とマイクで叫びながら、客を呼び込んでいた。今日もなお、五代にわたって「ざりがに」を演じているスティル一家は、まさしく一財産を築いた。

蛙男

一九五〇年に舞台に立っていたカール・ノーウッド、また一九三五年にウォレス・サーカスのスターであったスパイダー・ボーイやポニー・ボーイは、サーカスの世界で「蛙男」と呼ばれていた。彼らは肘と膝に二つの関節があり、そのため、わき腹にそってか細い足を折り曲げることができるという驚くべき能力を持っていた。いずれも、上半身は正常で、筋肉がついていた。彼らがしゃがんで、尻をつけると、ジャンプしようと身構えている蛙そっくりとなった。

とんぼ男

彼らは「目が飛び出る」という隠喩を地でいって、自由自在に、目を眼窩から飛び出させることができる。左右の目を別々に動かすこともでき、とんぼのように、左右にぐるぐる回したりする。キューバ人のアヴェリノ＝マルトやアメリカの黒人ポップ＝アイド＝ペリーは、義眼ではないかと思えるほど、目を飛び出させることができた。

蛇男と蛇女、あるいはやまあらし男とやまあらし女

通常の成長では、表皮は徐々にこわれ、表面が崩壊し、いっぽう深いところで新しい表皮が作られるため、表皮の厚さは変わらない。

ところが、表皮がきわめて早く成長し、細胞が圧縮されて、表面が分離しなくなることがある。ほどなくして、身体は非常に厚い表皮におおわれ、それがひび割れして、うろこのようになる。しかし、表皮はたえず成長して

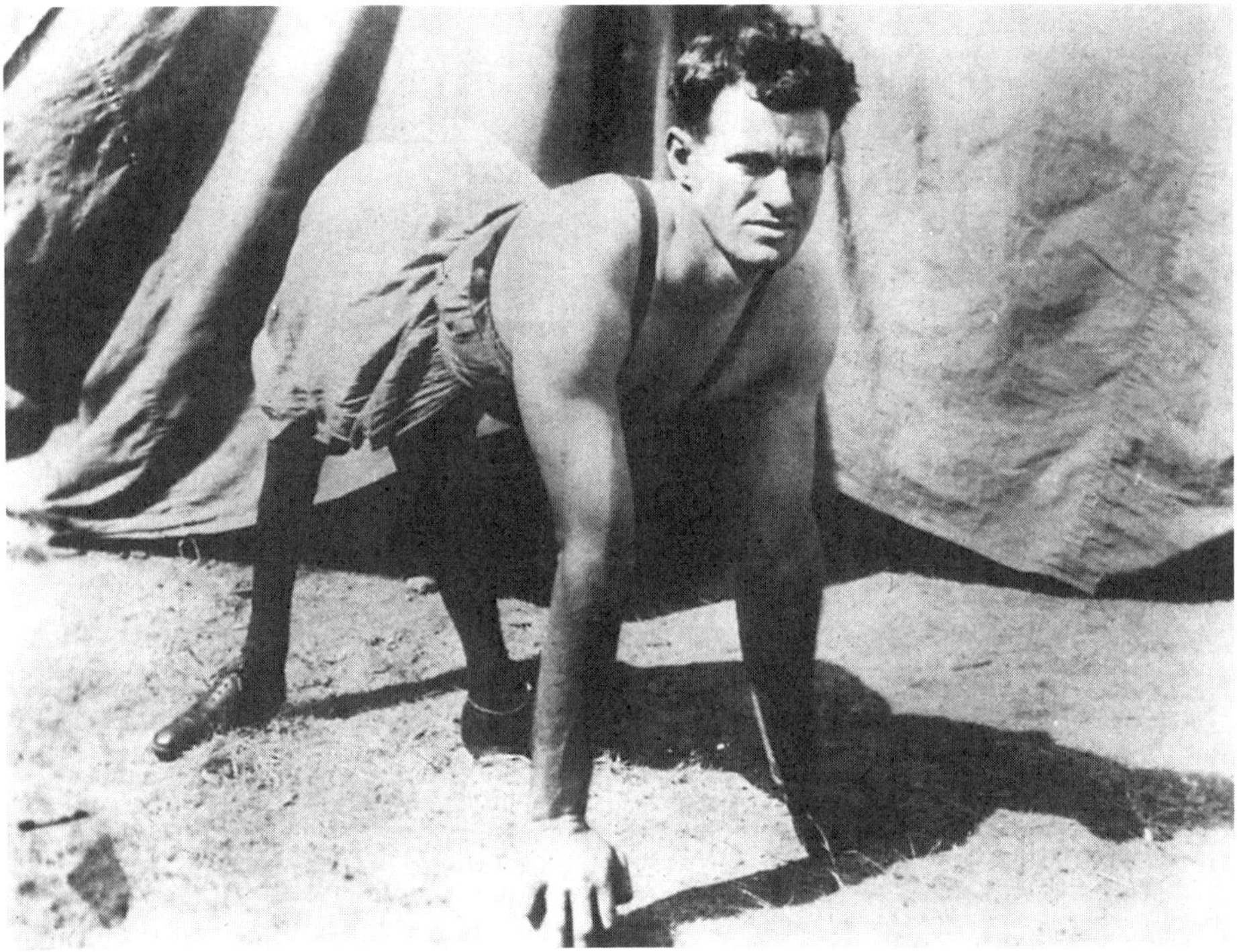

ポニー・ボーイ

おり、ときどき破片となってはがれ、患者は蛇のように脱皮する。そのような人々を、縁日や奇人博物館では「魚男」とか「蛇男」などと紹介していた。また、表皮が非常に厚くなり、きわめてかたくなると、二、三センチの厚さのかさぶたができ、その上に、数センチの突起が一定の間隔で現われる。

有名なランベール兄弟は、そのようにして、ヨーロッパ各地の縁日で驚くべき見世物となっていた。彼らの身体は、とげや角状のうろこでおおわれ、動くと音をたてたので、「やまあらし男」というあだ名がつけられた。兄弟の一人はずっと独身だったが、もう一人のエドゥアールは数人の子供をもうけ、そのうち六人は父親の異常を受け継いでいた。やまあらし子供のうち五人は若いうちに死んだが、六人目は生き延びて、大人になると結婚し、やはり息子たちに欠陥を伝えた。この奇形は、男子から男子へと、五代にわたって続いた。

女子がこの障害から免れるとはかぎらない。一九世紀末、ある生後六週間の女児は、その肌を小さなうろこですっかりおおわれており、のちにそのうろこは刺に変わった。刺は急速にのび、一〇センチに達した。全身の脱皮は毎年行われた。二〇歳になると彼女は結婚し、自分と同じような「やまあらし」の子供を六人、相次いで出産した。イギリス議会が呼ぶところの、「このおぞましい種族」がふえるのを恐れて、議会は、この奇妙な一家の者が結婚するのを禁じる命令を出した。

象男と象女

これも肌に異常のある人々であるが、こちらは、角やうろこができるのではない。その症状を正確にいえば、表皮がただ堅くなったり、厚くなったりするだけである。

メキシコのシウダードで生まれた姉のローザと弟のパオロ、シンシナティのC・シュミットは、一九三〇年ごろ、この種の奇形の代表にふさわしい人々であった。同じ時代に、トニー、R・ウィリアム、エメットは同じ見世物を提供していたが、彼らは鰐男と呼ばれていた。実のところそれは、象男がふえすぎるのを防ぐための措置で、象男はあまりに数が多く、だんだん珍しくなくなってきたので、人気を失う恐れがあったのである。同じ理由から、一九〇四年にウィーンで生まれたスージーは最も代表的な象女だったが、アメリカのショービジネス界では、河馬女の名で仕事をしなければならなかった。非常に美しかったスージーは、実際に、象の皮膚に似た肌を持っていた。それは非常に厚かったので、毎日体に油を塗って、皮膚が割れたりひびが入ったりするのを防がなければならなかった。夏は彼女にとって苦難のときであった。汗をかくことができないので、熱がこもらないように、三時間ごとに氷で体を冷やした。

しかし、あらゆる時代を通じて最も有名な象男は、異論の余地なくジョン・メリックであろう。彼の悲惨な生涯は、間違いなく、最も驚くべき、最も感動的な物語の一つである。

恐怖と嫌悪の対象であったメリックは、二〇年以上にわたって、町から町へと連れ回されていた。彼を食いものにしていた男は縁日に行き当たると、毎日十回も、唖然とする人々の前で彼をさらしものにした。旅をするた

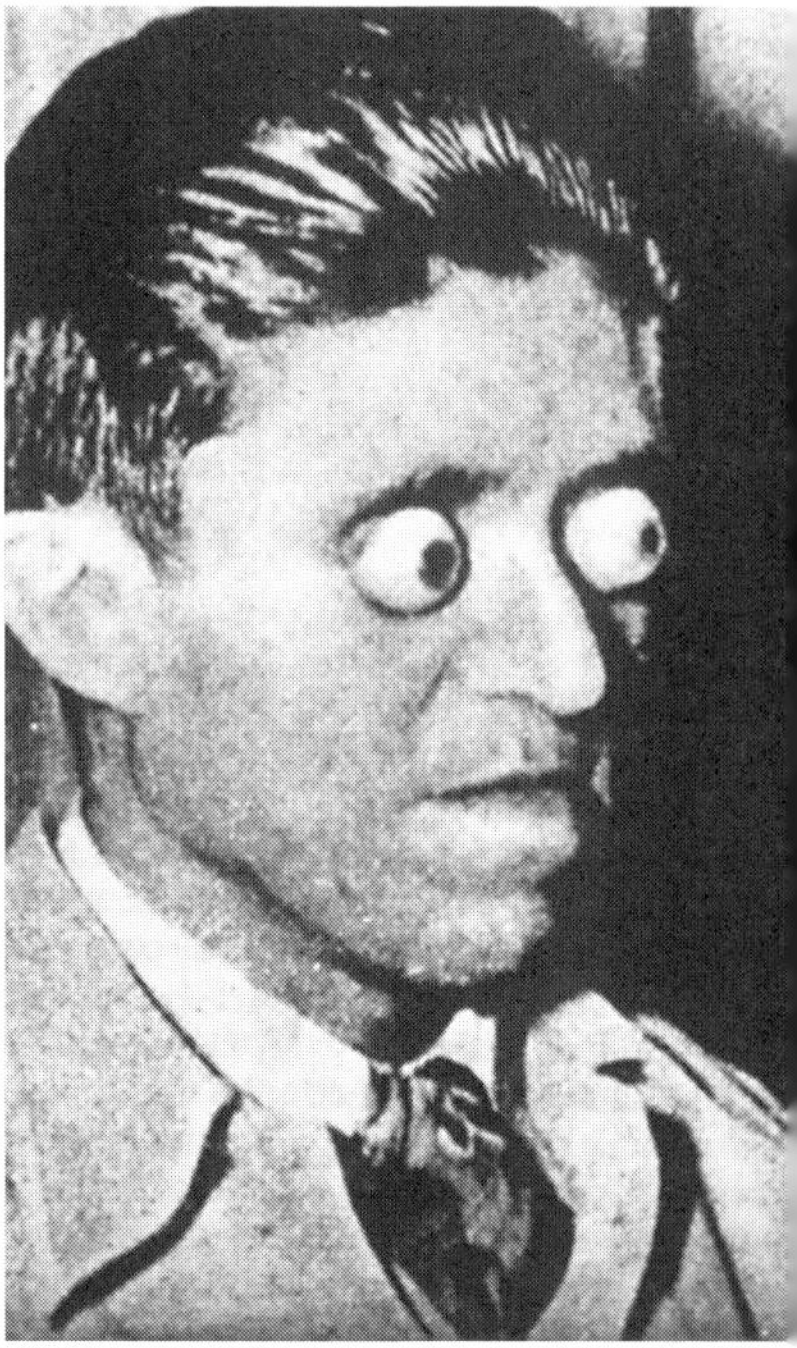

アヴェリノ・マルト

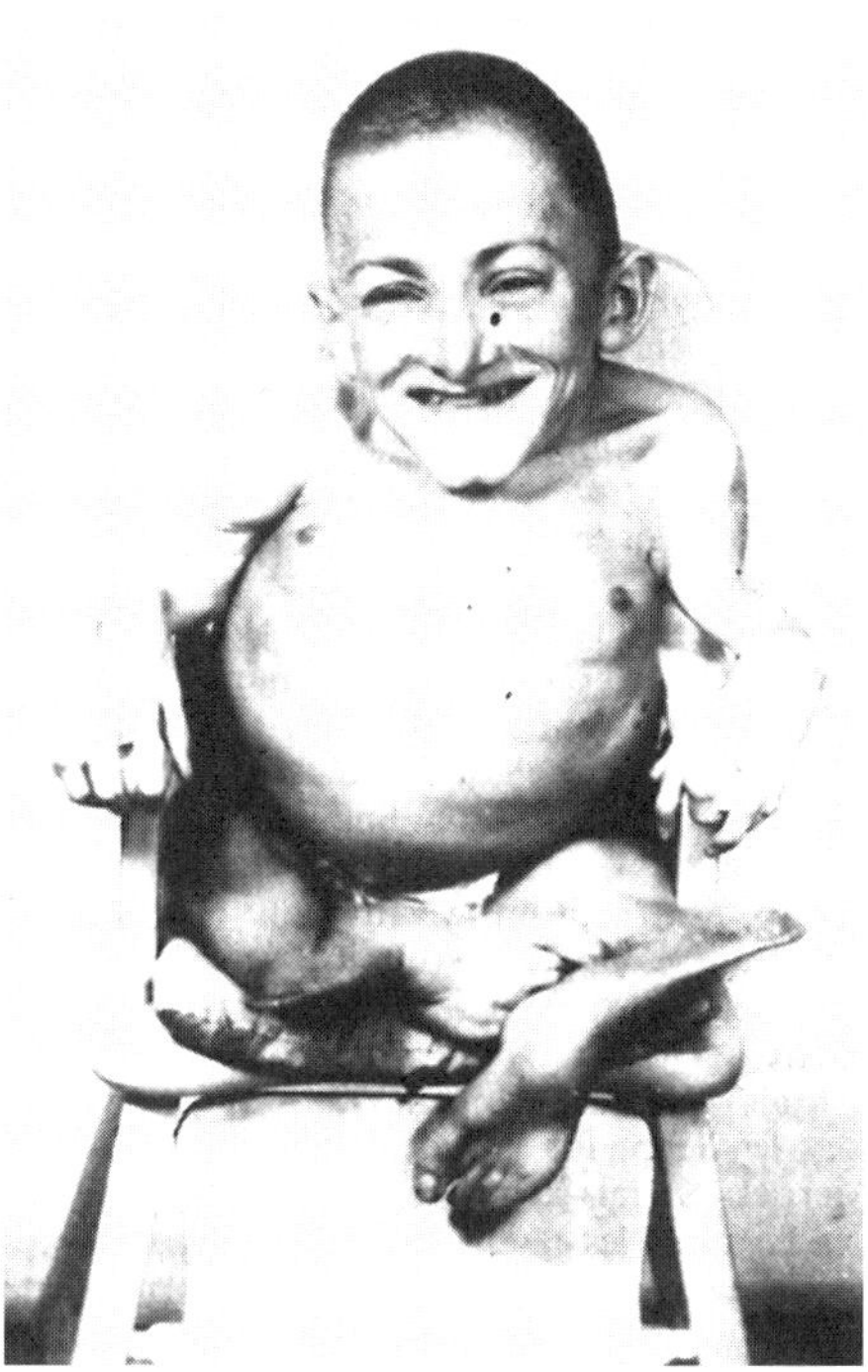

リオド＝スケルトン

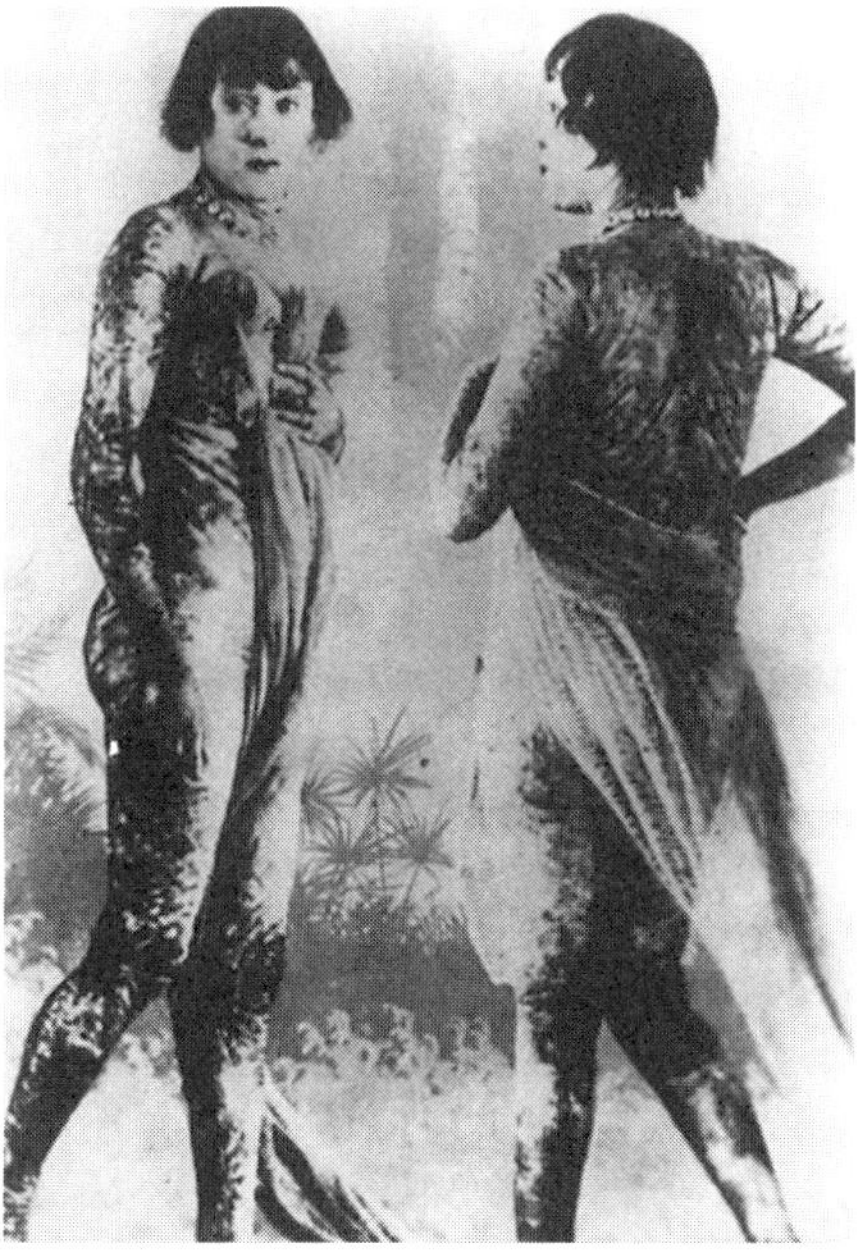

ミス・スージー

め、興行主は彼に袋に似たズボンを与え、メリックは奇形の足をその中に隠していた。移動するあいだ、象男は、普通の頭よりも三倍から四倍も大きいその頭に大きな帽子をかぶり、帽子から顔の前に黒い幕をたらし、外が見えるように水平に二つの穴をあけておいた。さらに、大きな黒いマントがその奇妙な体をすっぽり隠していた。当時最も高名な科学者の一人で、ヴィクトリア女王の侍医であった、フレデリック・トレヴェス教授は、次のように書いている。「私は、かつて見たことのない、最もおぞましい人間を見た。このような人間は、悪夢の中でしか生まれないものだった。私は仕事柄、怪我や病気で悲惨な姿となった人々を何人も見てきた。しかし、これほどひどい人間、別の世界の生き物のようにめちゃくちゃな人間には会ったことがなかった」。

そしてトレヴェス教授は、ジョン・メリックの姿をこう書き記した。頭は並外れて大きく、変形していた。眉があるはずのところから、骨の大きな塊が前方に突き出ていた。頭のてっぺんには、スポンジ状の、一種の皮膚の袋が垂れ下がっていて、その表面は栗色のカリフラワーの外観を呈していた。それらすべての上に、髪の房がいくらか生えていた。上顎からは、別の骨の塊が前方に突き出ていた。口からも似たような突起が飛び出し、上唇が外側へめくれ上がっていた。これは顎が極端に発達したもので、実際のところ象の鼻にかなり似ていて、そこから「エレファント・マン」というあだ名がついたのである。鼻は形の崩れた大きい肉片にすぎなかった。背中には、別のおぞましい肉の塊が、腿まで垂れ下がっていた。片方の腕はほとんど正常だったが、もう片方はひどく太くて、その先端についている手はラケットのようだった。手を構成している指は太い根っこのようだった。胸にも、カリフラワー状の大きな肉の塊がついていた。下肢は右腕と同じように、ひどく変形して、動きにくかった。

世界中の悲惨な状況を一身に集めたかのように、メリックは、子供のときにかかった腰の病気によってびっこをひいていただけでなく、病気の皮膚が耐えがたい悪臭を発していた。教授はロンドン病院の別館に彼を入院させた。

メリックの入院には一騒動あった。「屋根裏部屋」の新しい入院患者に食事を運ぶよう命じられた看護婦が、相手の特別な容貌を知らされていなかったのである。「怪物」を見たとたん、看護婦は盆を落として気を失った。人が彼の前で失神したのはそれが最初ではなかったが、その後看護婦たちは、自ら進んで彼の世話にあたるようになった。

メリックは初めて、自分の住む場所を持つことができたわけだが、そのまま彼を入院させておくわけにはいかなかった。いったいだれが、その思いがけない入院の費用をまかなったらよいのだろうか。大新聞がすぐに、メリックという気の毒な男のいることをイギリス国民に伝えた。人々はみな、心を動かされて涙を流し、同情の念にとりつかれた。そのため、病院長が市民の援助を要請すると、それに応じる者が何千人にものぼり、彼を受け入れた医療施設がまったく費用を負担せずに、メリックが一世紀生きることができるだけの金が、たちまち集まった。実際に彼が入院していたのは五年間であったが。

新聞が彼を取り上げてキャンペーンを行ったおかげで、エレファント・マンは有名になり、訪ねてくる者がひ

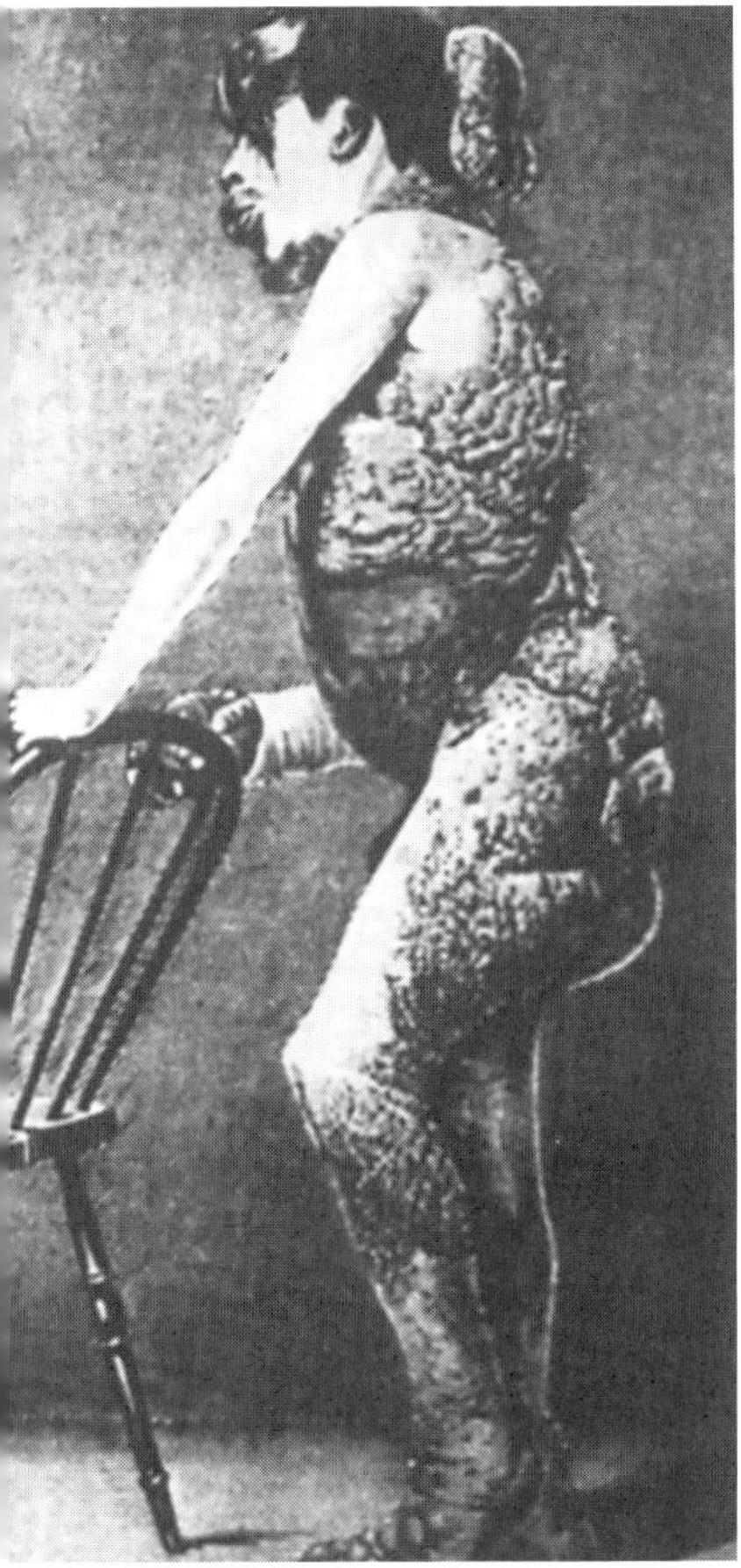

ジョン・メリック

きもきらなかった。あらゆる人々が彼に会いたがり、彼はその二つの小部屋で、ロンドンの上流社会の夫人たちをつぎつぎと迎えた。メリックは少しずつ、その内気さと、物事や人々に対する恐れを捨てていった。そして、彼をおぞましいと考えていた人々も、彼がはつらつとした精神を持っているだけでなく、非常に知的であることを認めるようになった。夢見がちな想像力と、過度の感じやすさが、彼の人生をますます苦しいものとした。彼は女性に惚れやすく、恋愛小説しか読まなかった、とトレヴェス教授は報告書に書いている。教授によると、彼は五年間入院していたあいだに、出会った美しい女性につぎつぎと恋心を抱き、愛されることばかり夢見ていた。ある日、教授の女友達が、彼に微笑みかけて手を差しのべた。この女性は彼の人生で最初に、親しげな態度を示してくれた人だった。彼はその手を握ったのち、何時間も泣いた。

王室の人々も彼を訪ねてきた。この最初の出会いは、メリックにとって、人生最良の日となった。その後も、王室の人々は何度か訪れ、毎年、年末にカードと贈り物を送った。

エレファント・マンがようやく、少しは安らぎのある生活を送ることができるようになったころ、一八九〇年四月半ばに、彼がベッドの中で死んでいるのが見つかった。彼の頭は非常に大きく重かったので、彼はベッドの中に座ったまま、クッションで背を支え、膝を引き寄せ、腕を足に回し、頭を膝にのせて眠らなければならなかった。彼が死んで見つかったとき、彼は横たわり、その大きな頭はうしろに倒れた状態だったので、眠っているあいだに、頸椎が折れたに違いなかった。彼は普通の人々のように眠ろうとして、死んだのだった。

人魚

もう一つ、二つの性質を合わせ持った生き物といえば人魚があげられるが、これは水中と陸上という二つの相容れない世界が奇妙に融合したものである。

マスコミが、人魚のような子供が生まれたことを報じ、囲み記事で、セイレンの赤ん坊が誕生したと書きたてるのは、そう珍しいことではない。最近では、アルカションの産院でおきたケースがそうである。「頭、胴、腕は完全に正常だが、身体の残りの部分はセイレンの外観を呈している」。ここでもセイレンである！　半分女性、半分動物で、報われない恋に悩むセイレンは、世界中の物語に登場する。セイレンの名は、奇形者本人にとって、かなり自尊心を満足させるものである。しかしながら、そのかなり特徴的な姿は、たしかに、伝説上の生き物との類似を思わせるところがある。

科学では、彼らは「シメール」とか「シレノメール」と呼ばれている。シメールは下肢が一つに結合し、身体の中心線が長くのびている。この下肢の骨は、一般に、一本の大腿骨、一本の脛骨、それから反対を向いた十本の指のある、ひれのような足からなっている。二つ目のシレノメールも、二本の脚の代わりに、紡錘形の下肢が一つだけついているが、足はなく、先端が少し細くなっている。

両脚の融合は一般に、一部の器官の萎縮を引き起こし、それが生命を危険に陥れる。そのため、大人のセイレンは存在しないのである。縁日や見世物小屋や人類学のコレクションで公開されている人間のセイレンは非常に珍しく、それはすべて死産の子供で、その先の細くなった小さな体が、ホルマリン入りのビンの中で浮いている。いっぽう、人工的な奇形を扱った章でもっと詳しく述べることになるが、中国人は金持ちの愛好家たちのために、むしろ成人の若者に外科手術をほどこして、生きたセイレンを作り上げた。アジア人、とりわけ日本人は、一八世紀から一九世紀にかけて、尾のない猿を使って偽物のセイレンを作るのを得意としていた。体中にうろこをはりつけ、尻に大きな魚のしっぽかなにかをくっつけるのである。彼らは見事な人魚を作り、本物だと思って大金を払ってくれる金持ちのコレクターに売るのだった。

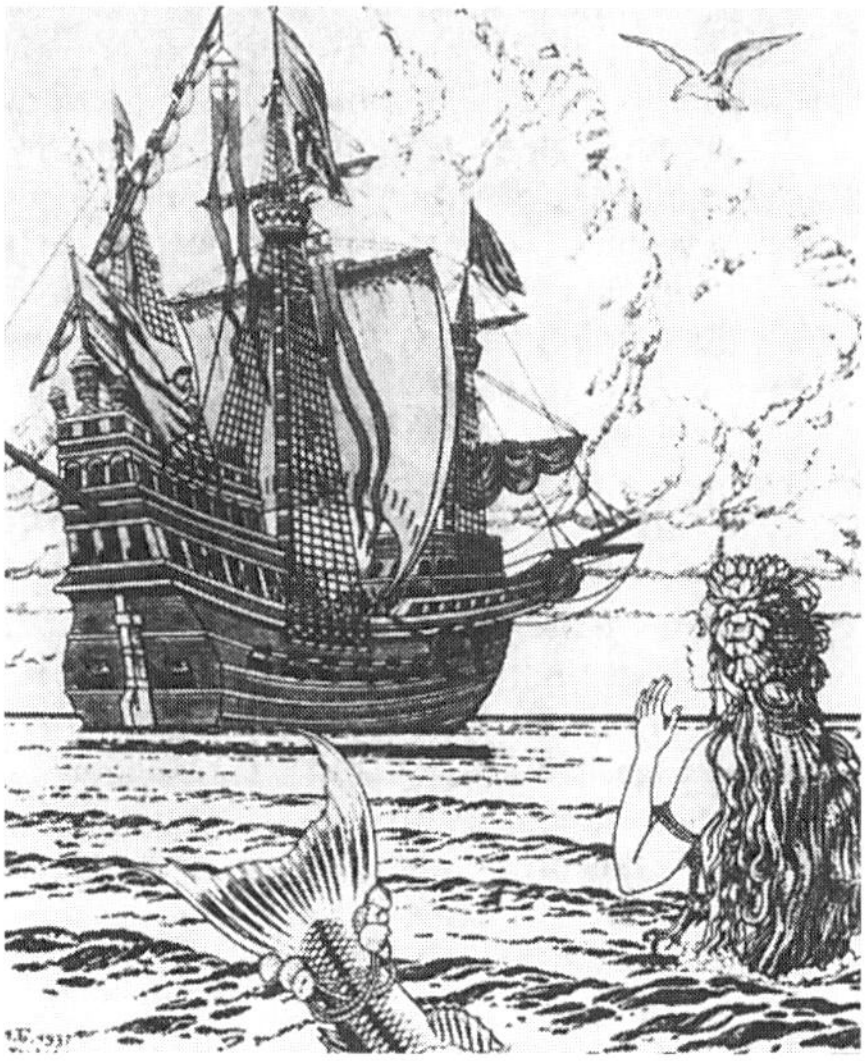
セイレンは海の危険を擬人化したものである

セイレン

アケオロスとカリオペの娘であるセイレンは、海の危険と魅力を同時に擬人化したものである。セイレンたちは海の底から現われ、船乗りの婚礼の夜に、抗しがたい歌を歌って彼らを呼び、波間に引き込む。寓話や伝説以外にも、多数の著作家がセイレンに出会ったと断言し、その習慣や風習をまことしやかに書き記した。

それほど大昔にさかのぼらなくても、ブロンやカルダンといった著作家が、一四三〇年に、ポメラニアの湖の岸辺で女の人魚が発見され捕獲されたことを、非常に詳しく語っている。その人魚はエドマに運ばれ、哲学者であったアムステルダムのコルネリウスによって「手なずけられた」。彼女の保護者がのちに断言することには、人魚はかなり器用に糸を紡いだり、ヴェールを縫ったりしたが、非常に好色で、口はきけなかったが十字を切ることは覚えたという。

クリストファー・コロンブスはその日記に、何人かの人魚を見たと記している。マゼランも同じような報告をしている。何世紀にもわたって目撃者が多数出現し、旅行者がそのような生き物を見たり、それに近づいたりしない年はなかったほどである。アフリカの海岸を探検したモンコニーは、数人の人魚に出会った。彼は一人の人魚を殺し、その皮で、「靴を作らせたところ、三年もった」。別の探検家メローラは、ザイール川でそれをたくさん見つけたと断言した。それは非常に美味だったが、乗組員たちははっきりと、その肉はきわめて消化が悪いと語っている。一六四四年、当時最も優秀な船乗りの一人であったシュミット船長が、一人の人魚を目撃した。「そのセイレンは非常に美しく、コバルトブルーの髪が白い肩に波打ち、乳房は洋梨のように丸く、その微笑みは情欲をそそった」。このイギリス人は死ぬまで、人魚との心奪われる出会いにとりつかれていた。一般に、すべての偉大な船乗りは、フランス人、イギリス人、ポルトガル人、スペイン人を問わず、同じような出会いを告白している。

しかし、セイレンが実在するという話は、はるか昔の航海のみに登場するわけではない。非常に詳しい証言は、ほんの一世紀ほど前にも書かれている。一八二三年、ウェッデル南極探検隊の二人の隊員が、四人の人魚を目撃したと発表した。「頭と上半身は非常に美しい女で、緑色の髪とあざらしの胴体を持っていた」。その声は教会の聖歌のように穏やかで、美しい響きがした、と彼らは断言した。五〇年後、イギリスとフランスの雑誌が、スコットランドのサンドサイドで見事なセイレンが見つかったと大きく報じた。このスコットランドのセイレンは、美しい目と魅力的な顔を持っていて、白い胸はビロードのようになめらかで、ふっくらと丸みを帯びた半円形の二つの乳房がついていた。その手はほっそりとして、貴族のようにエレガントで、三つ編みにした長い髪をうっとりとなでていた。彼女は、自分を見ようと駆け寄ってくる人々を、長いあいだじっと見つめた。そして新聞は次のように記事をしめくくっている。「素裸であったが、少しも恥らう様子は見せなかった。わずかな動きも見逃すまいと見つめている、数百人の人々の前で、彼女は一時間近く、その場所にとどまっていた」。

トリトン

男であれ女であれ、シメールあるいはシレノメールとして生まれた子供は、いつもきまってセイレンという名で呼ばれた。ところが、神話に出てくるセイレンの仲間の男たちは、トリトンという特別な名を持っていた。ポセイドンとアンフィトリテの息子であり、のちに他の海神の子供もさすようになったトリトンは、やはり魚のうろこにおおわれた長いしっぽを持っているが、そのわきにはっきりと、二本の短い人間の脚を備えている。セイレンと同様に、トリトンも人に対して好意的だったり、災いをもたらしたりするが、目撃者が書き残した証言や報告が数世紀にわたって多数存在し、その内容が一致していることから、それらをすべて無視するわけにはいかないのである。

アレクサンドリアのアレクサンドロスは、その船乗りに関する話の中で、エペイロスでおきた忘れがたい出来事について述べている。「一人のトリトンが近くの洞窟から出てきて、泉で女を見つけるたびに、こっそりあとをつけ、女を水中に引きずり込んでは交接していた」。古代全般を通じて、それら海人はきわめて大胆であると言われており、エペイロスの町をはじめとするいくつかの町の行政官は、女が男性の付き添いなしにいくつかの場所へ水を汲みに行くのを禁じる法令を出した。トリトンたちが、海岸に流れ着いたアルゴ船の乗組員を助けて以来、何百もの証言が彼らの存在を裏付けている。

自らの船旅に関して詳しい記述を残したことで知られるピラールは、アフリカ東海岸で人間の頭を持つ魚を何匹か見かけたと語っている。当時の言い方に従えば、「実直な観察者」であるM・デポントは、次のように断言している。「一組みのセイレンとトリトンが一緒に網にかかった。この魚の尾を持つ女は、連れ合いとは反対に、非常に穏やかな気質を持っていた。彼女はまったく言葉を話せなかったが、器用に糸を紡ぐことはおぼえた」。

最後に、非常にまじめな科学雑誌「ジュルナル・デ・サヴァン」の記事を引用しよう。一七七二年四月、マルチニーク島の海岸でカヌーを係留していた六人のフランス人が、突然、海水から上半身を出している海人を見つけた。彼らは最初驚き、恐れ、やがて安心し、じっくりと海人を観察した。彼はすぐ近くにいたが、驚くほど力強く泳ぎ始め、彼らから数メートルのところまでやってきた。彼は一六歳の少年ほどの体格で、顔立ちも整い、白い毛のまじった緑がかった灰色の髪が、灰色の体毛におおわれた胸にたれていた。胴体の先には魚の尾がついていた。そのトリトンはときおり海上で停止し、ひげをなでたり、両手で顔をぬぐったりした。最後に、二回大きくジャンプすると、頭から海中にもぐって姿を消した。

海人族は存在するか

ある人々は、歴史を通じて観察されたいわゆるセイレンやトリトンは、ジュゴンやマナティーのような海洋哺乳類にすぎないと考えている。なるほど、それらの動物が持っているいくつかの特徴は、昔の旅人たちに人間を連想させたはずである。ジュゴンは涙を流すだけでなく、「その半円形の二つの乳房は驚くほど人間の乳房に似ている」。とりわけ、夜明けに（ジュゴンは夜行性である）、うねる海に洗われた遠い岩の上で身を起こしているときはそのように見える。ところで、ジュゴンに、陸上哺乳類が海に適応して進化した決定的な証拠があると見ている人は多い。二本の足が徐々に、尾ひれの長い骨に変わったのである。

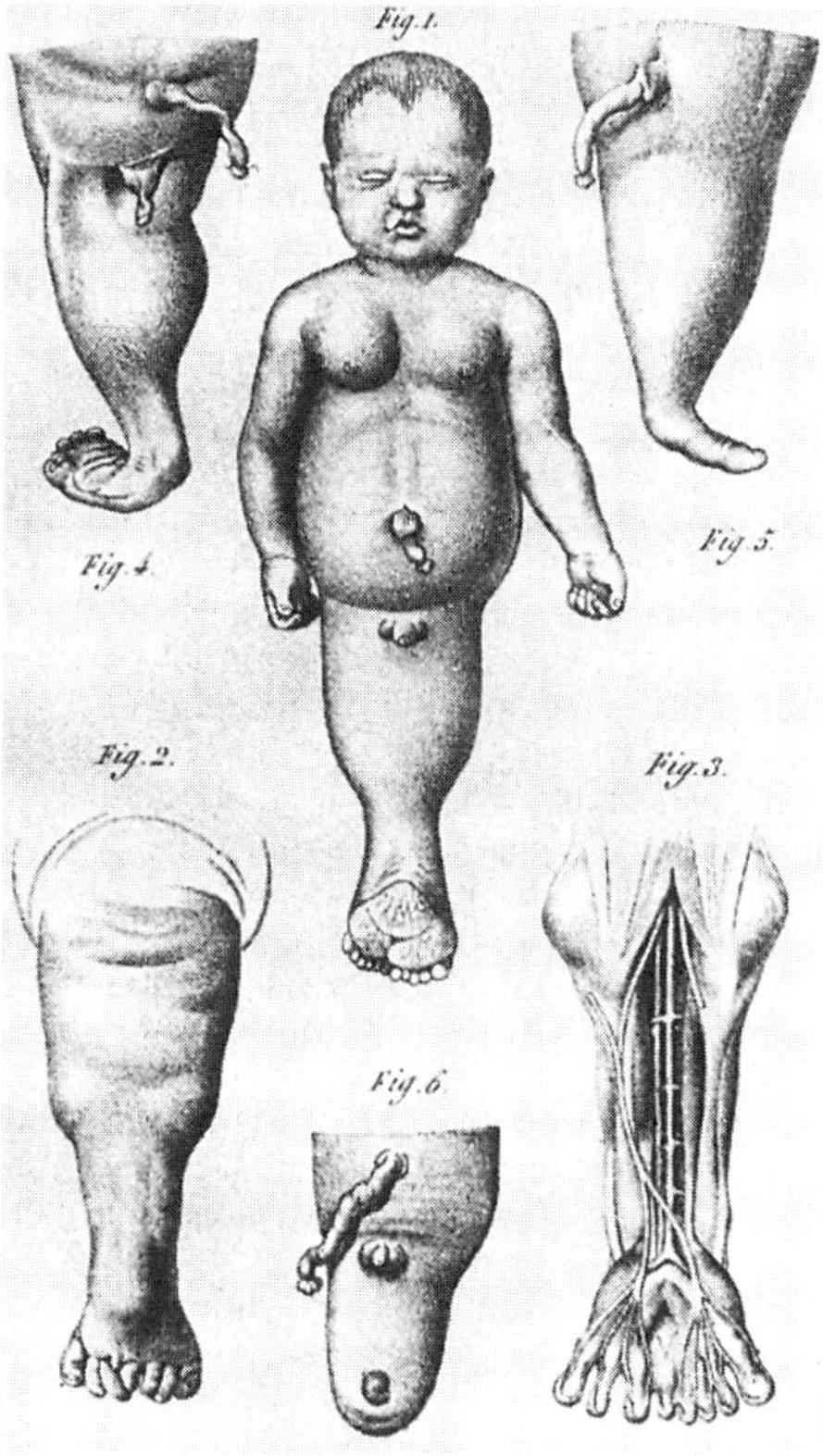

科学は彼らを「シメール」と名づけた

そこで次のような疑問がわいてくる。セイレンはジュゴンと同様に、人間が水中生活に進化する一つの過程なのではないだろうか。この仮説は、トリトンが魚の尾とともに二つの萎縮した脚を持っていることから、さらに説得力のあるものとなっている。多くの博物学者が考えているように、つねに同じ運動をしている器官や四肢が、ある期間を経て、その運動に適した大きさや形や能力を獲得するようになるのであれば、自然が陸上の人間を作ったなら海の人間も作ったはずである、と考えてもあながち不合理な話ではない。

まだ知られていない理由によって、セイレンとトリトンは今日、絶滅への道をたどっているのかもしれない。マストドンが地球上から姿を消したからといって、それが存在したことを否定できるだろうか。思えば、四足獣になろうとした魚の怪物じみた祖先シーラカンスが生きたまま見つかるようになったのは、ここ二〇年のことだが、シーラカンスは六万年近く前から存在していたのだ。有名なオカピも一九〇三年にようやく発見された。かものはし、ピグミー・チンパンジー、コビトカバの存在が明らかになったのも、一九三〇年ごろのことである。

人魚は伝説の信じがたい領域に属しているのではなく、ネプテゥヌスの帝国の内部に隠されている水中の種族なのではないだろ

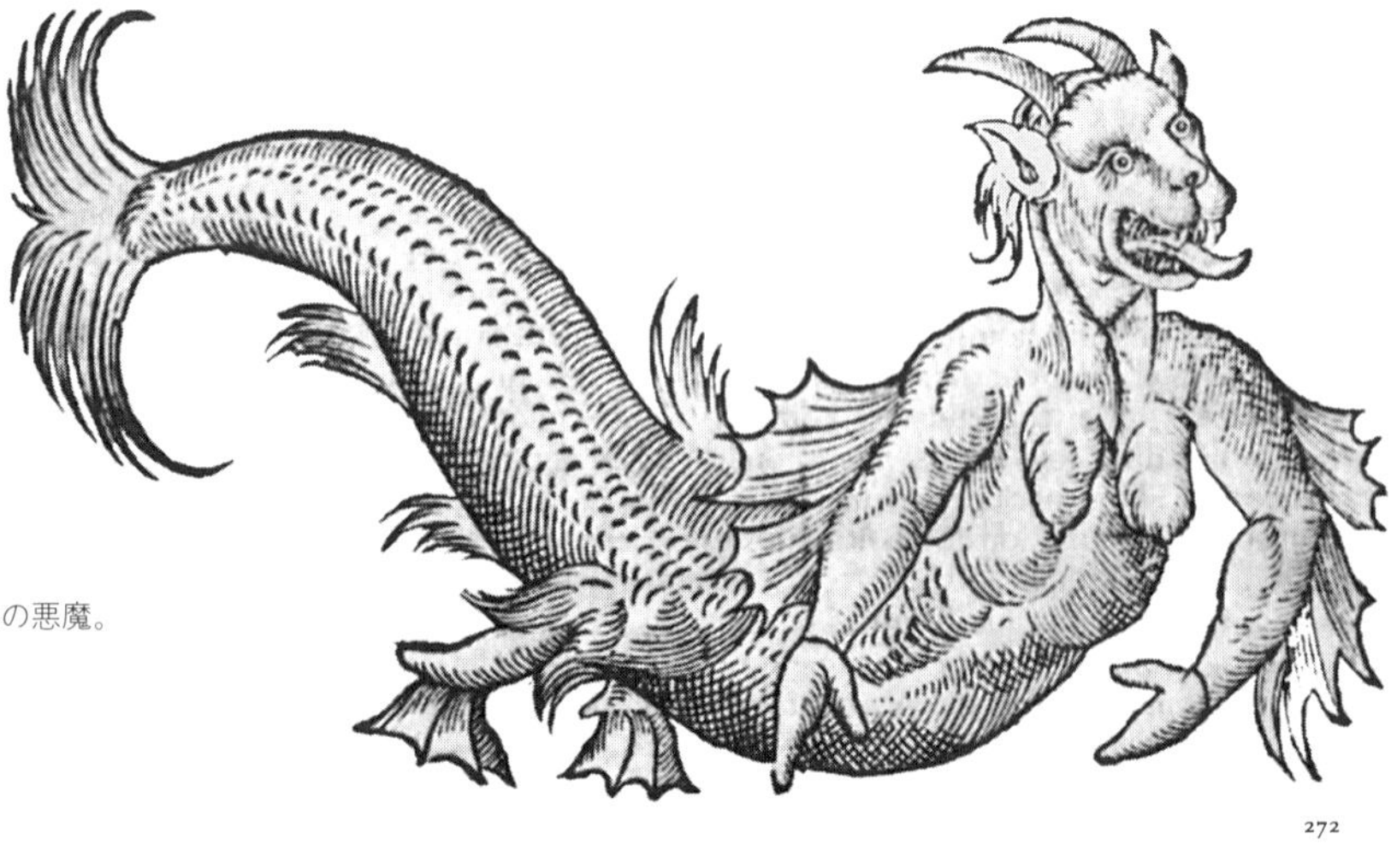

海の悪魔。

うか。人魚がたびたび目撃されていることから、そのようにも考えられるのである。

ホメロス、ヘロドトス、デモステネス、プリニウス、アプレイウス、オウィディウス、アテナイオスはそれを確信していた。のちにすべての高名な学者がこの仮説を支持した。今日でも証言の数は昔と変わらない。数年前にも、ロンドン海洋学研究所のアンソニー・ロートン博士が同じような説をとなえ、その報告書に奇妙な資料を添えて提出した。それは、アイスランド海岸沖の四五〇〇メートル以上の深海で、ロボットカメラを使って撮影された一連のカラー写真であった。そこにははっきりと、人間の足跡が写っていた。そのときから、学者たちはこの未知の生き物を「深海人」と呼ぶようになった。

犬人間

チロル公爵夫人マルガレーテは、一五世紀における最も裕福で権力のある女性の一人であったが、かつて生きていた最も醜い女性の一人でもあり、同時代の人々に犬女というあだ名をつけられていた。マルガレーテは一二歳で政略結婚をさせられた。彼女の夫はすぐに妻を裏切り、彼女は自分の生活を守るために、夫を殺害させた。彼女は同じ理由から、二度目の結婚をさせられたが、また裏切られないように暗殺し、夫を再び厄介払いした。そのころ彼女は、あるアルビノの奇形者と恋に落ちた。少なくとも「怪物」の愛ぐらいはつなぎとめることができるだろうと、考えたのである。彼女は再び期待を裏切られ、修道院にこもって、死ぬまでそこで過ごした。

「犬男や犬女」という形容語は、ひどく醜い人間をからかってつけられるものだが、犬人間の伝説は、セイレンや巨人や小人の伝説と同じくらい昔にさかのぼり、深いルーツを持ち、数世紀にわたって生き残ってきた。古代より、ヒヒのいる国、たとえばインドでは、犬人間の伝説が生まれていた。「彼らは山に住み、狩りをして暮らし、山羊やロバの群れを飼育する以外、なんの活動もしない。彼らは洞窟で眠り、彼らの妻は女の病にかかってから、一月に一回だけ水浴する。男たちはまったく自分の体を洗わない。男も女もしっぽを持っている。彼らは自分の妻と犬のように交接する」。このような犬人間の伝説は世界中の国に見られる。

中国にも同じ伝説がある。清王朝の歴史書によると、一九世紀になってもなお、クンルン山脈の西にケウス（犬）の王国があるとされていた。「ケウスの国の住民は人間の体に犬の頭を持ち、髪は長く、その言葉は唸り声に似ている。女たちはすべて人間で、男の子を生むと、それは犬になる。女の子を生むと、それは人間になり、のちに彼らのあいだで結婚する。彼らは生の肉を食べる」。

中世のヨーロッパ人も犬人間を信じており、ジャン・デュ・プラン・ド・カルパンは、一二四六年に、「タタール人の女は人間の姿で生まれるが、男の子は大人になると犬の姿になる」と言っている。しかし奇妙なことに、名だたる旅行家たちも波乱万丈の旅行記で、そのような御伽噺を語っているのである。一四世紀に、フランシスコ会修道士のオドリック・ド・パルドンヌは、そのような怪物がヴァキュムラン（ニコバル諸島）にいると考えていた。偉大なジョン・マンデヴィルも、別の地域にいる犬人間を取り上げ、同じような証言をしている。

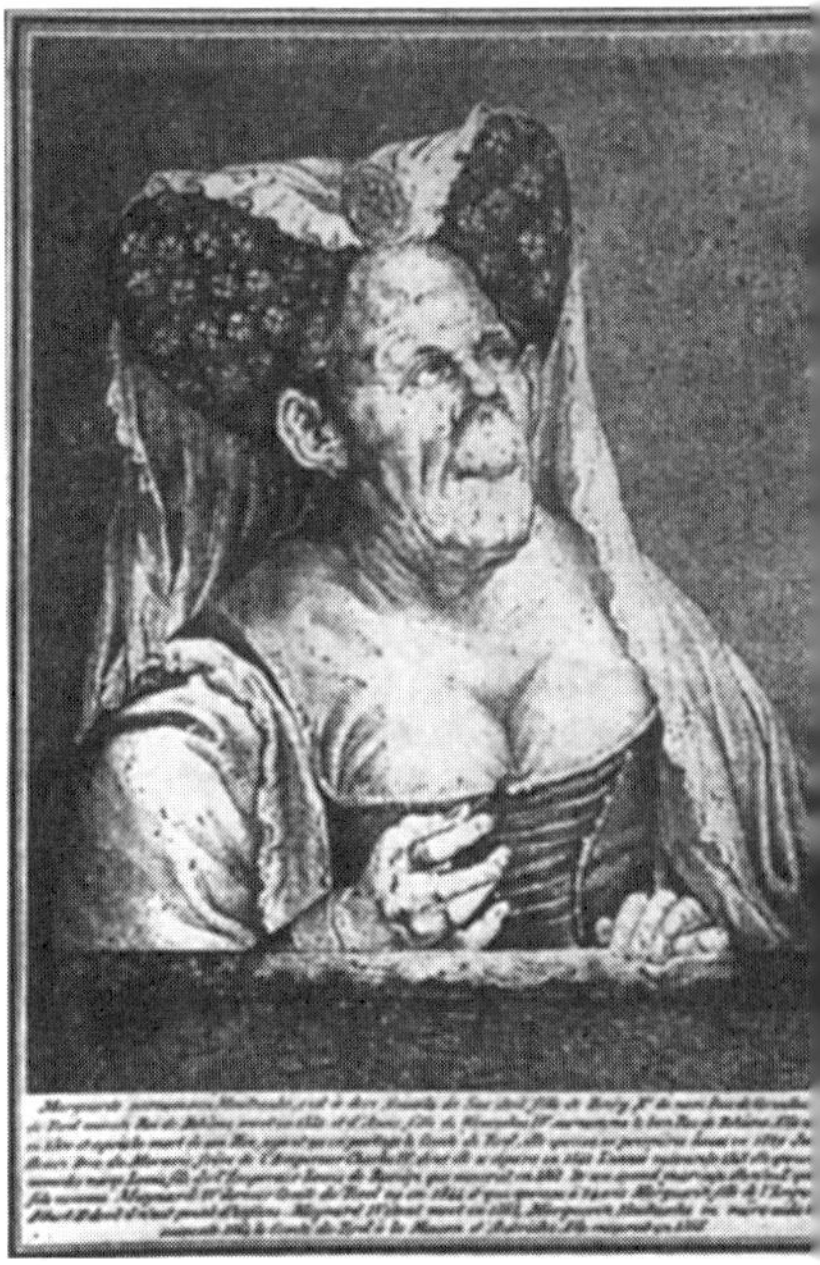

チロル公爵夫人、マルガレーテ

数年前にも、アマゾン横断道路を建設していた労働者たちが、アマゾンの密林でそのような生き物を見かけたという。

ポリファージュ（大食い）

この名は、がつがつとした、猛烈な食欲を持つ、決して飢えが癒されることのない人々を意味する。大食いは消化器の神経に関係した重大な疾患であると考えられている。

古代の最も有名なポリファァージュの中から、一日で牛を丸ごと一頭食べたという競技者、クロトンのミロンの名をあげておこう。テアゲネスは昼食に羊を二頭たいらげたというし、リュディア王アルティダモスは一日に三〇キロの肉を食べたといわれる。

皇帝マクシミリアン一世と、そのとき集まっていたアウグスブルクの市民たちの前で、ある大食らいは、皮付きの生の子牛と、羊毛をすっかりはいだ大きな羊を二頭食べた。

一七五七年にヴィッテンベルク大学の学長となったゲオルク・ルドルフ・べーマー博士は、その回想録で、一人のポリファージュに出会ったと書いている。「その多食症の男は、二時間足らずのあいだに、火に投げ込もうとしていた芋虫の入った袋二つ、籠二杯分の家禽、太った鼠六〇匹、夜のあいだに死んだ乳飲み子の子豚六頭、解体業者に引き渡された疥癬にかかったロバの臀部をたいらげ、最後に、集まった人々を喜ばせるため、足を止めて見物していたうさぎ皮売りのところに駆け寄ると、二二匹分のうさぎの毛皮を次から次へとむさぼり食べた」。

もう一人、あの有名なタラールを取り上げよう。彼の苦難だけでも、一章をさくに値するものである。彼が死ぬと、その遺骸が解剖され、医者たちは、内臓が特別な形態をしていることを発見した。胃は大きく、十二指腸につながっていたが、それはひどく肥大して、第二の胃となっていた。普通の人ならば幾重にも循環しているのに、タラールの腸はS字型をしているだけだった。ペルシーとローランの『医学大事典』によると、この簡単な構造はライオンや虎の腸の形態といくつかの点でよく似ており、そのためこの男は、あれほどの大食いでもすぐに消化できたのである。タラールは縁日の大道芸に出るようになり、自分を満腹させてみろと、観客に挑戦した。観客が何をどれくらい食べさせたのか、長々と述べるまでもないだろう。一七九〇年末ごろ、彼は義勇兵として、ある連隊に入隊した。しばしば、戦友を楽しませ自分の飢えを癒すために、彼は猫や、うさぎや、生きた家禽をむさぼり食べた。彼はうなぎや蛇にも目がなくて、殺す手間もかけずに噛み砕いてしまった。会食者全員のために用意された食事を、一時間足らずでたいらげてしまうのが、何度も見られた。ペルシーとローラン両氏の語るところによると、ズルツェン病院に入院したとき、外科医の一人にあの有名な多食症のタラールであることが知れると、彼には五倍の食事が与えられた。そればかりか、病人と看護人の食事の残りを使って、一種のパテを作ってもらえた。しかしそれでも、彼の食欲を満たすことはできなかった。彼はだれにも気づかれずに薬局にもぐりこむと、数分でいくつもの鉢をからにしてしまった。ある日などは、四五リーヴル（二二・五キロ）の湿布薬を食べてしまった。病院の看護人たちは、彼が病人から瀉血した血を飲んだり、ときにはその恐るべき食欲を死体で癒しているのを見たことがあると、断言している。いずれにしても、彼は一七九四年に、生後一四ヶ月の幼児が謎の失踪をとげたのち、病院を追い出された。彼はそれからほどなくして死んだ。

反芻男

反芻とは、動物が、すでに胃に入った食物を口にもどして、もう一度咀嚼することである。反芻動物に固有のこの行動は、病気や消化器の異常の結果として、人間にも見られることがある。このきわめてまれな病気は「反芻症」と呼ばれている。

ヴィンティエン博士がドイツで診察した、四〇代のスウェーデン人男性は、食事がすむと、食卓を離れて反芻しなければならなかった。食べた物が胃から口へと上がってくるのである。彼はそれをもう一度咀嚼し、再び飲み込んだ。男性はその障害を父親から受け継ぎ、自分の息子に伝えた。

ペルシーとローラン両氏は『医学大事典』で、この病気に苦しむ男性の例を取り上げている。彼は最初、自分の状態をひどく恥じて、それを克服しようとしたが、無駄であった。ほどなくして彼はそれに慣れ、反芻することに一種の喜びを見出すようになった。食事が終わるたびに、彼は昼寝をするという口実で部屋にもどり、そこでだれにも見られずに、心おきなく反芻するのだった。

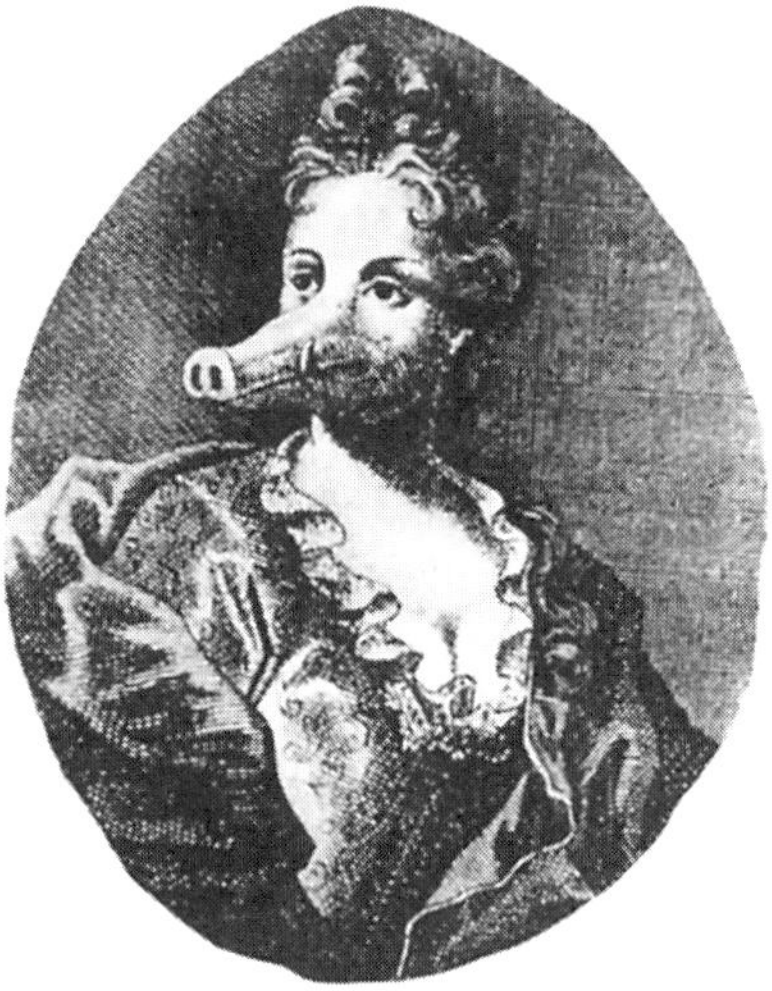

豚女

10　性器の奇形

一八〇〇年一〇月一九日、ジェオグラフ号とナチュラリスト号という二隻の船舶がル・アーブル港を出帆して南極大陸に向かった。当時最も有名であった二人の学者、ペロンとルシュウールがそれぞれ乗船していた。一八〇四年、二隻の船が喜望峰の近くに停泊したため、二人の学者は合流してブッシュマンやホッテントット族をじっくりと観察した。これらの部族に関しては、すでに一七世紀の旅行者たちが記述しており、キャプテン・クックも触れていた。

部族の女たちは、世界中のどの部族にも見られない二つの変わった肉体的特徴でペロンとルシュウールの関心を引いた。その一つは途方もなく肥大した臀部で、のちに臀部脂肪蓄積症と名付けられた民族的な特徴である。二つ目は性器の肥大で、これは「エプロン」という名称で世界中に有名になった。比喩に富んだこの名称の由来は、ブッシュマンやホッテントットの女たちが非常に長い小陰唇を持っており、外陰部からはみ出して、股のあいだに垂れ下がることから来ている。

二人の探検家の報告書が一般に公開されると、見世物小屋の興行師たちは、この珍しい女たちに黙ってはいられなかった。こうしてサラ・バートマンが、「ホッテントットのヴィーナス」と呼ばれて、イギリスやフランスで評判になったのである。その名声は、彼女の死後一世紀たった後も消えずに続いた。一八一六年一月一日に死

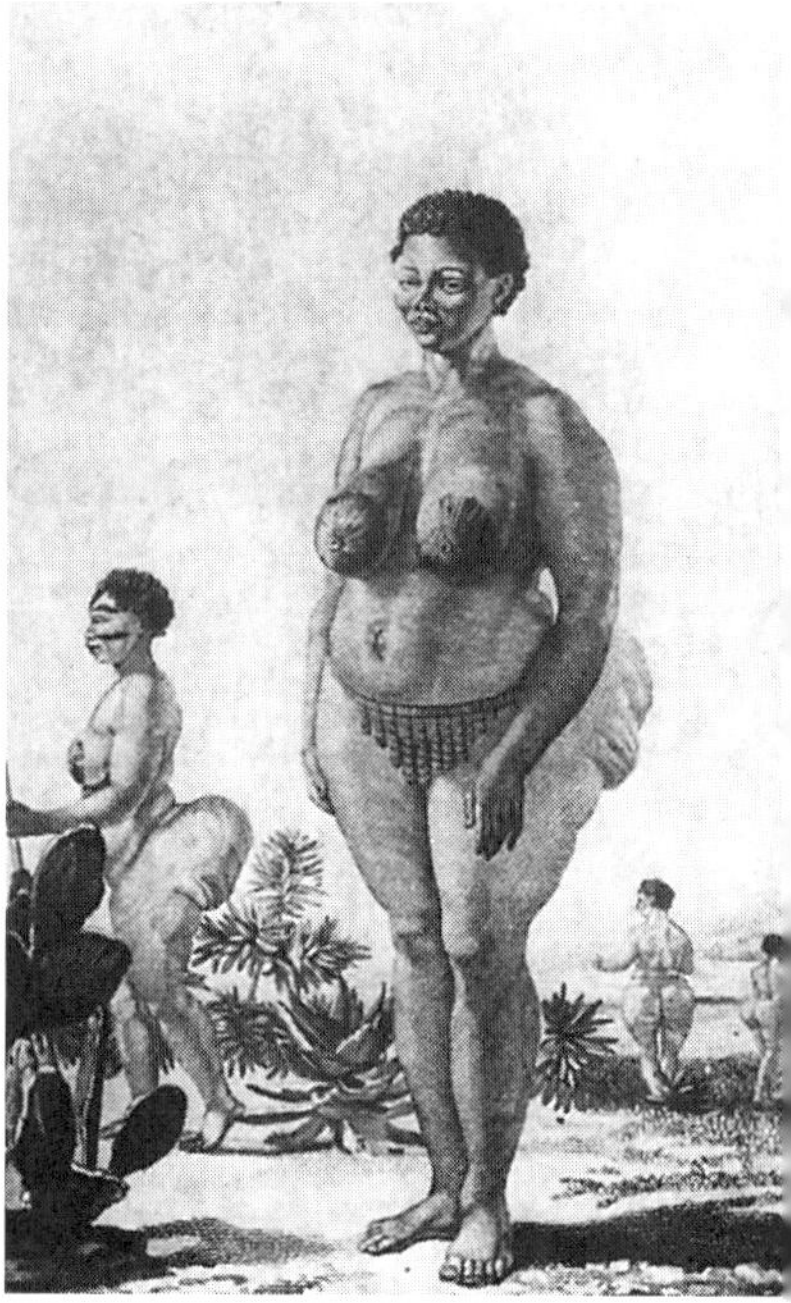
ホッテントットのヴィーナス、サラ・バートマン

んだとき、彼女の肉体はそっくり実物大の型にとられ、その石膏像は現在なお、パリの自然史博物館の豊富なコレクションの中で特別な位置を占めている。彼女の性器と名高い「エプロン」は別に蠟で型をとられた。

その他の奇形

肉体には、必要のない開口部は一つもない。いつの世にも、唇、鼻孔、耳、瞼、ヴァギナ、肛門などの奇形が数多く紹介されている。腸の先が膣に通じており、膣が肛門の代用となっている例がしばしば見られるが、同様に、「ポリネス」と呼ばれる人々は、口腔が食料の摂取と、その残りかすの排出の両方の役割を果たしている。

今日ほとんどの場合が手術可能な外陰部の先天的閉鎖は、古代社会では、およそ女性の呈し得る症状の中で最も不吉な兆候と見なされていた。スキピオ・大アフリカヌスの娘でグラックス兄弟の母親であった、かの有名なコルネリアは、こうした忌まわしい奇形を持って生まれた。彼女の生涯と息子たちが暗殺されたことを考えれば、なるほど、そのような迷信が広まっていたのも無理はない。

性器が二つある場合もあった。ランドウスキー博士はこの症例を専門に研究し、ルイーズ・Mの例を挙げている。彼女は正真正銘の膣を二つ持っており、その両方を分け隔てなく使い、愛を売って金を儲けた。

こうした奇形の中できわめて珍しい驚くべきケースは、ペニスが二つある例である。そもそも男性では、睾丸の数が多い者は、とくに「強い」男と見なされた。医学報告書には、睾丸が三個、あるいは四、五個ある例が山ほど紹介されている。有名なシュラクサイの僭主アガトクレスには睾丸が三つあった。さらに下って、ベルガモのイタリア人一家、コルオーニ家は、男子だけに伝わるこの奇妙な遺伝があることで知られ、それが紋章にもなっていた。まことにもって、もっともな誇りである、なぜなら、一五八七年にローマ教皇シクストゥス五世はスペイン特使に「それが二つない者はすべて離婚させるべきだ」と書き送っているからである。一七六九年、フランス議会もまた、婚姻の契約を結ぶには、れっきとした睾丸が二個なくてはならないと宣言した。

かの有名な歴史家ユスティニアヌスは、ヴェネツィア生まれの幼児について、体中、中でもとくに頭に、複数

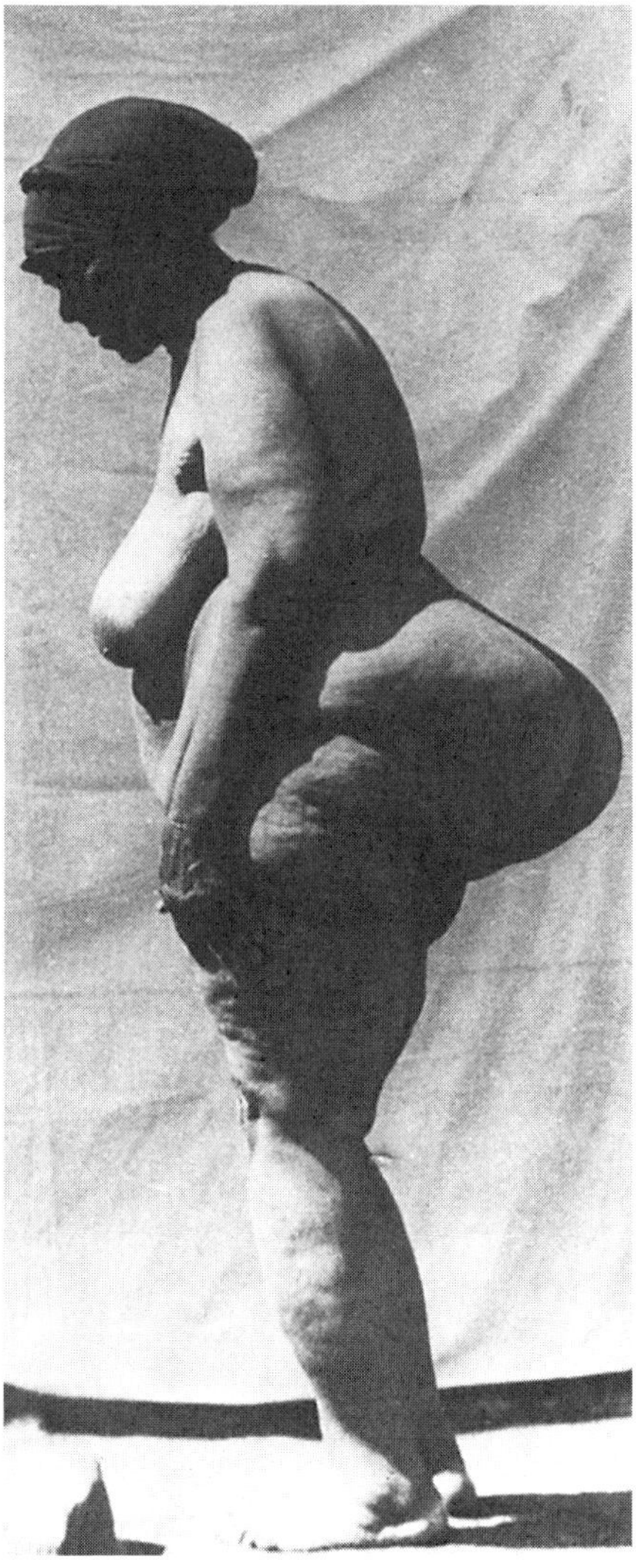

ブッシュマンの女性

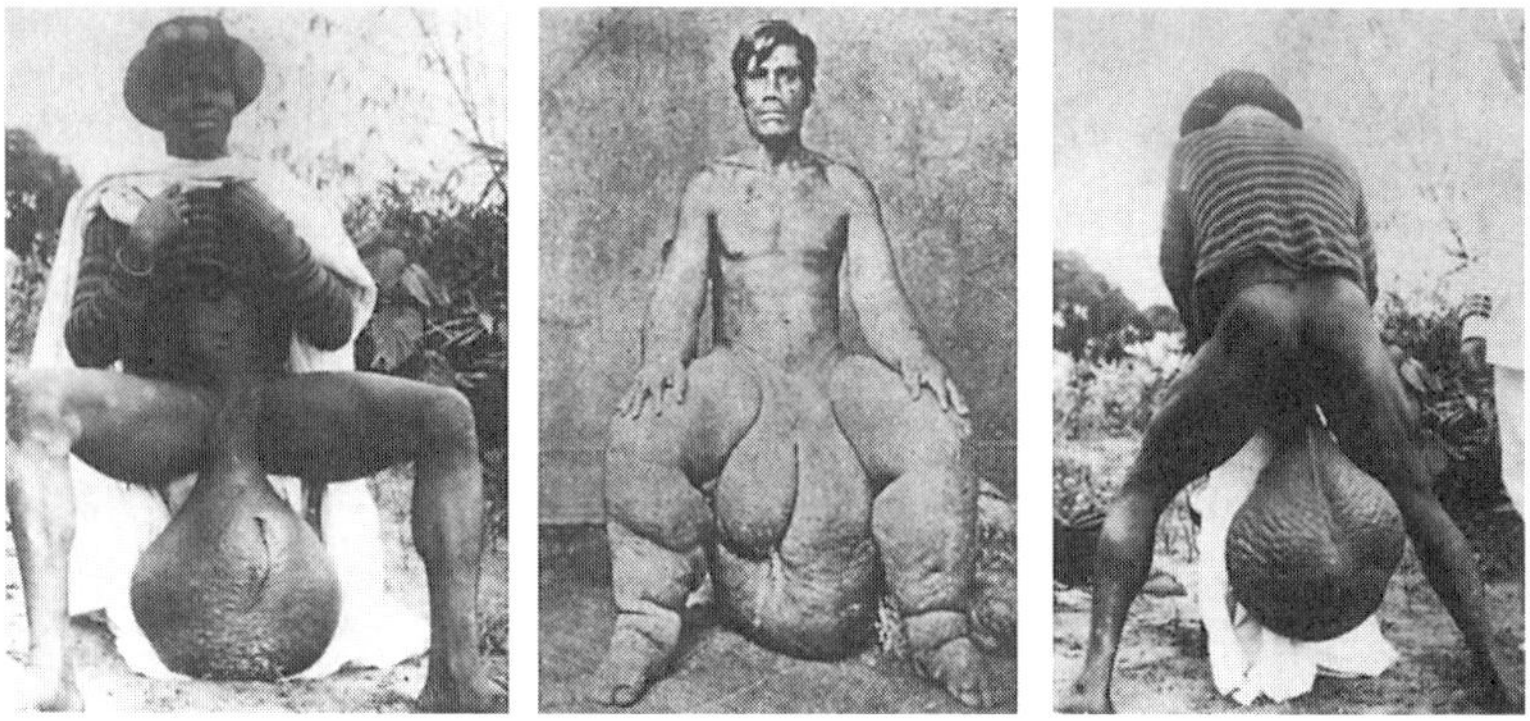

の性器が散在していたと報告している。また、サルヴァドール・ダリは、一九三四年に、「ヒトラーには四個の睾丸と六個の陰茎があった」と述べているが、これは、いかなる根拠に基づくものか確かめようがなかった。
いっぽう男性性器は、数が多くなるだけでなく、発達の過剰や未発達という欠陥を示すこともある。「医学症例集」には、男根が途方もなく発達した例がいくつかあげてある。最も有名なのはある黒人で、その陰嚢は重さ七〇キロ、周囲の長さが一・八メートルもあった。ほとんどの場合、人間の一部の器官が途方もない大きさになるのは肥大症によるものである。

乳房

多産と好色のシンボル

乳房と言えば、その役割と重要性に応じて、夫の安らぎ、幼児の栄養、恋人の喜びなどが頭に浮かぶ。ムハンマドも乳房に役割を与えた。ヴォルテールが「いたずらっ子」とか「でかぶつのろくでなし」と呼んでいた乳房には、常に

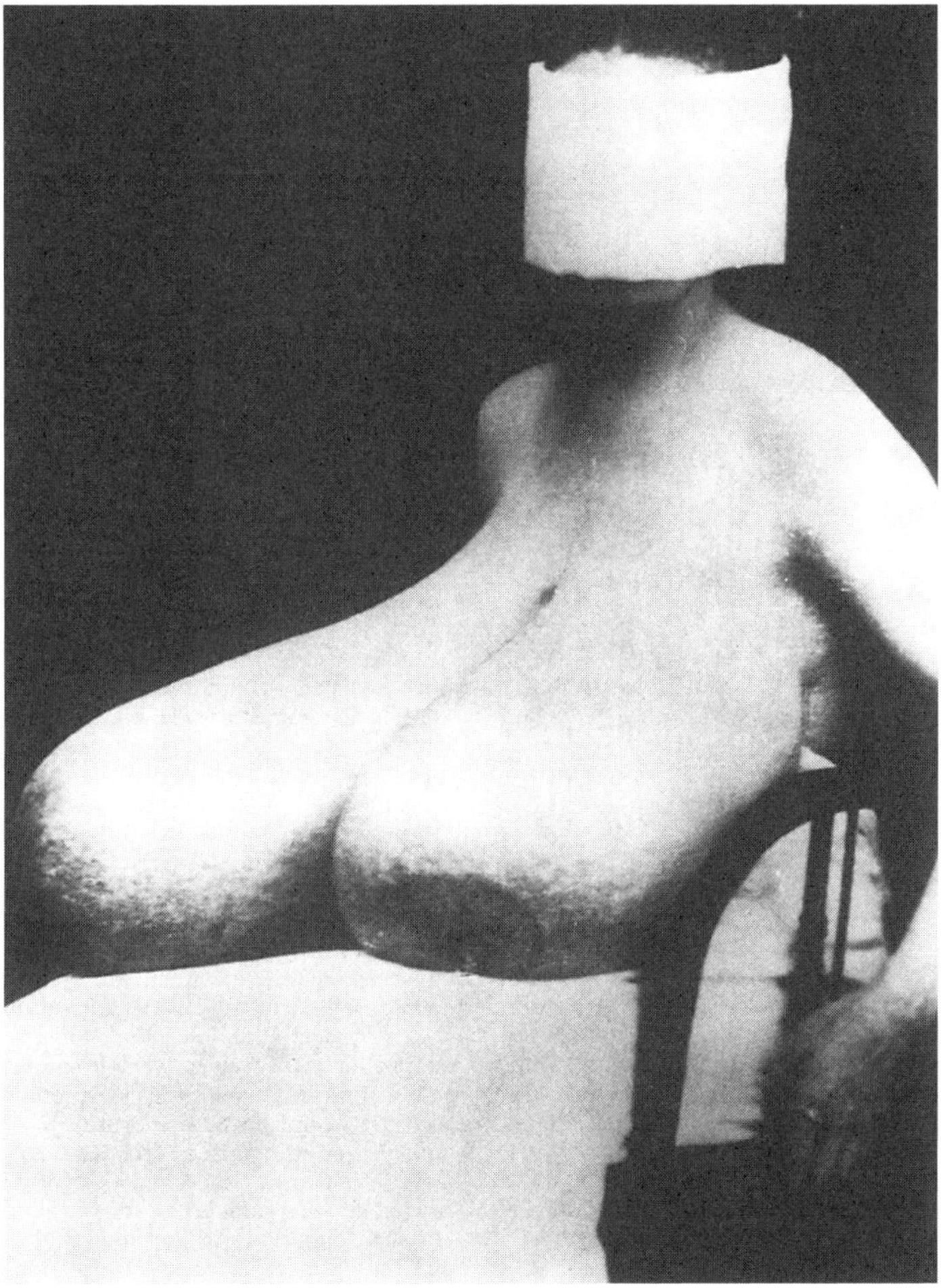

重さ 20 キロ、周囲 1 メートルの乳房

シンボルとしての大きな役割があった。

古代人は、その英知を働かせ、乳房を国家の幸福にとって最も重要なもののシンボルとした。すなわち母性と豊穣である。さらに下って、とりわけ中世半ばになると、極端に走り、それは淫奔と肉欲を表すようになった。それでも経験豊富な婦人たちは、若い新郎に、寒さの厳しい夜には新妻の胸に抱かれて休むとよく眠れると教えていた。それ以外は、乳房は好色やみだらの代名詞であった。

現代では、セクソロジー、社会学、精神医学、幸福や満足を追求する文化は、その合い言葉として、必要なら乳房を見せなさいと歌っている。ファッションにも、それなりの主張があって、現在では、多くの男性を情熱的な罪に陥れるこれらのシンボルは、当然のことながら、胸の高い位置にあるべきで、垂れ下がっていてはならないのである。

恋心を抱くときに、男達が最初に関心を抱くのは乳房であるらしい。新たな武器を手にして、誘惑と恋愛の戦いで勝利を収めようと美容整形外科の扉をたたく女達の数が毎年増加しているのは、恐らく事実なのであろう。この哀れな乳房は、時代の基準に合わせて、上がったり下がったり、非難されたり、拒否されたり、小さくなったり、大きくなったりしてきた。どのような犠牲を払い、どのように考えられたにしろ、乳房は数世

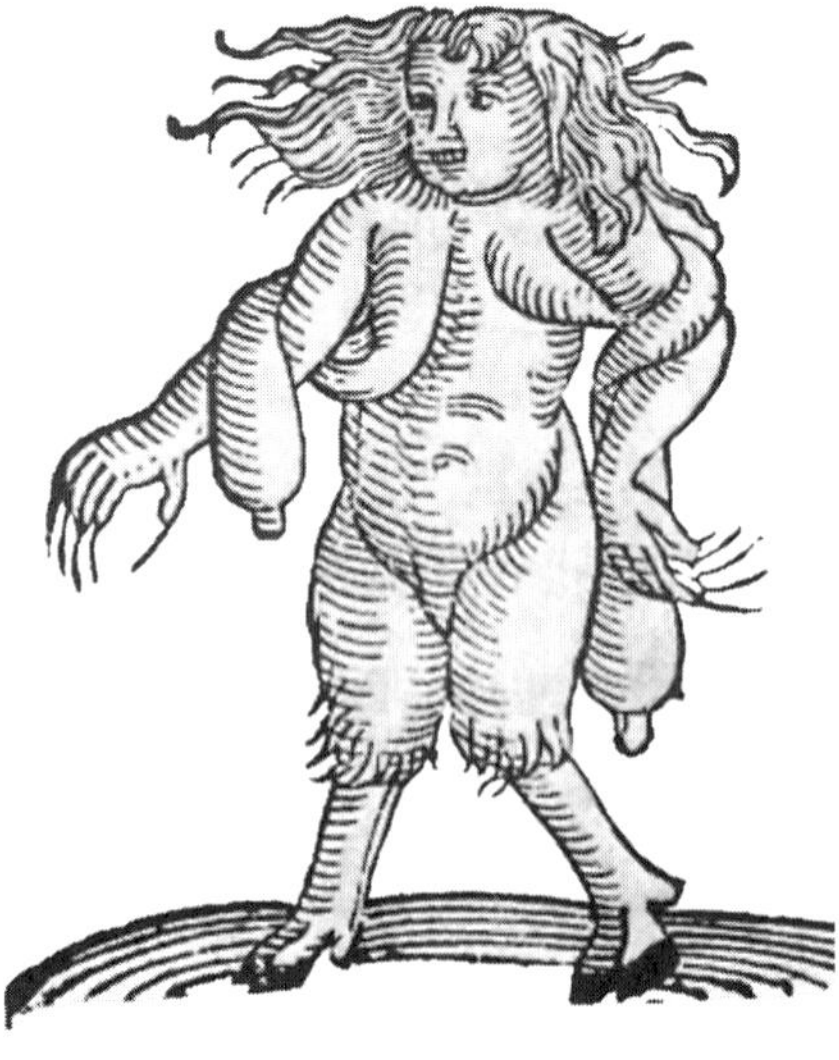
中世の牧神

紀にわたって、常に関心の的であった。その表皮はしばしば、製本や、愛国心を鼓舞する太鼓の製造にうってつけであるとさえ考えられた。スキタイの女兵士たちは、肩の力を増し、それによって強力な弓を引くために、右の乳房を切り落とし、ローマ時代の女たちは、色白の小さな乳房を望んだ。

二〇キログラムの乳房

「乳房は大きいほうが良いのか、それとも小さいほうが良いのか」。いつの世にも、結論の出ない論争である。ジャン＝ジャック・ルソーにとって、乳房の小さな女は、男になりそこなった女であった。彼以前にはアナクレオンが、美人の条件として、乳房は雉鳩の卵よりも大きくてはならないと主張している。アレクサンドル・デュマは、迷わず言い切った。「愛するには、大きければ大きいほど良い」。

乳房が途方もない異常な大きさになり得ることを知れば、これは思い切った発言である。並の体格の女性に、

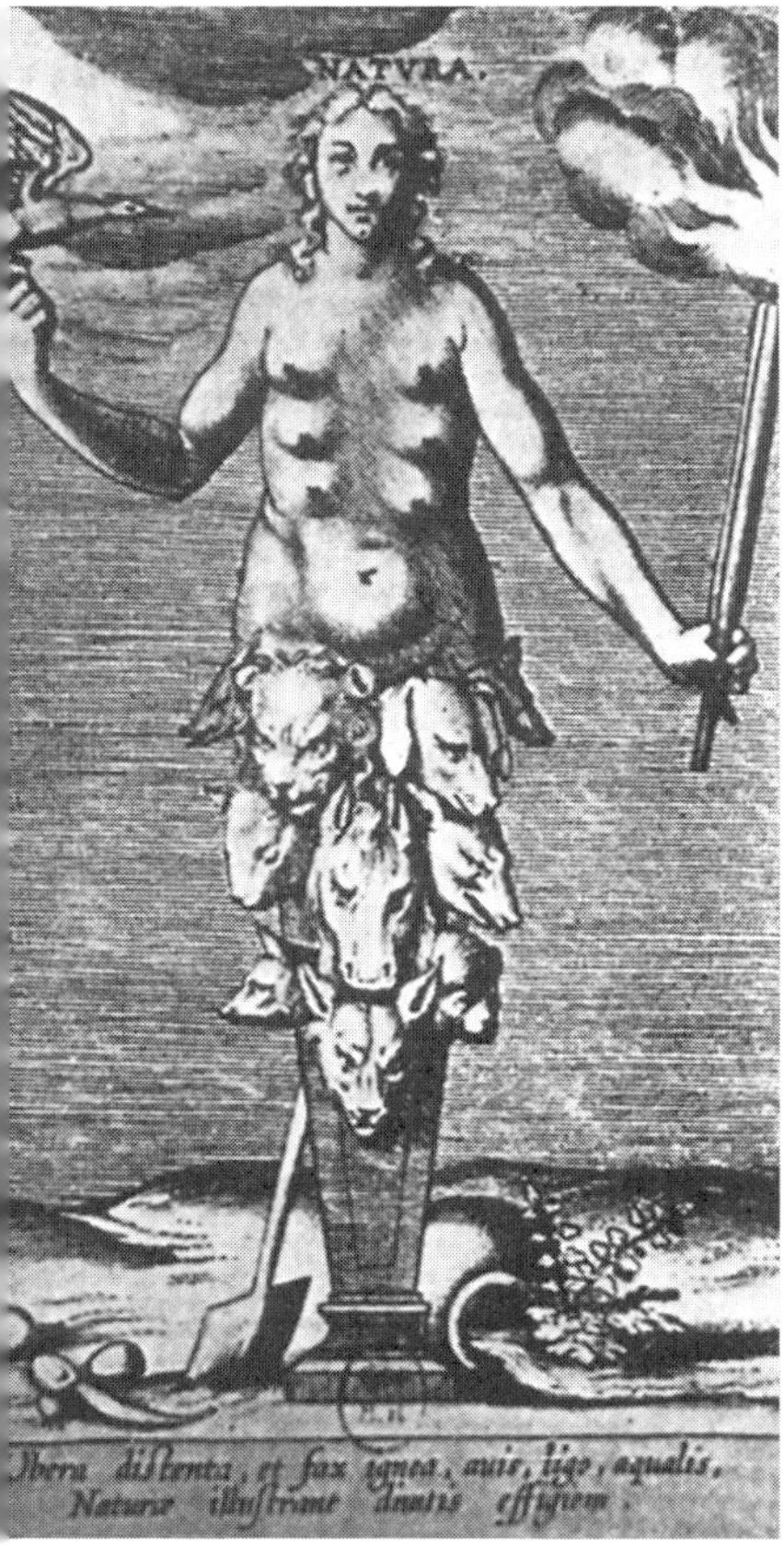

古代人のあいだでは、乳房がたくさんあることは豊饒を表した

周囲の長さが一メートル、重さがそれぞれ一五キロから二〇キロの乳房があった例が知られている。

フェリーニの映画『カサノヴァ』と『アマルコルド』（一九七五年にパリで大ヒットした）は、それぞれ独自の流儀で、このような女性を描いている。『アマルコルド』では、恋人が埋もれて窒息死しそうな巨大な乳房が登場する。

大きいほうがよいか小さいほうがよいか、これまで満足のいく回答が得られたためしはない。そこで、このジレンマについて、最後にニノン・ド・ランクロに語ってもらうことにしよう。彼女の意見は、恐らく例外的に、庶民の知恵を示していると思われる。「女は、誠実な殿方の手を満たすだけのものがあれば、いつだって十分なのです」。

第二に問題になるのはその形である。

ここでも普遍的な基準は通用せず、結論は各々の自由に任されている。非常にまじめな雑誌「クリエ・フランセ」の行ったアンケートでは、次のようにぶしつけな質問をしている。「りんご形と洋なし形のどちらが好きですか」。

三〇〇人の読者が「りんご形」と答え、一五〇人が「なし形」と答えた。

「二〇歳までなし形のおっぱいが好みだったが、それを過ぎるとりんご形の方が好ましくなった。正しいか正しくないか知らないが、りんご形の方がはりがあって、なめらかだと思う」。

また別の回答。

「触るならなし形が好みだが、見るならりんご形の方が良い」。

また、まことにごもっともな回答を送ってきた者もある。

「飢えている者は、オムレツにトリュフが入っているか豚の脂身が入っているか気にしない。僕は飢えている。それだけだ。たっぷりと垂れ下がった、ありふれたかぼちゃ形のが一組あれば、それで十分満足である」。

人々がめったに取り上げることのない二つの問題がある。乳房の数と場所である。乳房といえば、そっくり同じものが左右に並んで一対ついていると考えがちである。

ところが、スウェーデンのクリスティーナ女王がそうであったように、乳房の異常はどちらかというとありふれた現象である。この北欧のメッサリナは、鼻の付け根よりも長い鼻の持ち主だっただけでなく、右の乳房が左の乳房よりも一六センチ下についていた。ディアーヌ・ド・ポアティエも同様の特徴の持ち主であった。

乳房が三個、五個、あるいは八個ある女

同様に、乳房のない例がしばしば報告されているが、エフェソスのディアナ、エジプトのイシス、フェニキアのアスタルテ、ローマのアルテミスなどの女神たちと同じく多数の乳房を持つ女たちも存在する。

フランスの厚生省は今世紀初頭に、一八七八年から一八九八年までの二〇年間に、程度に差はあるが、そのよ

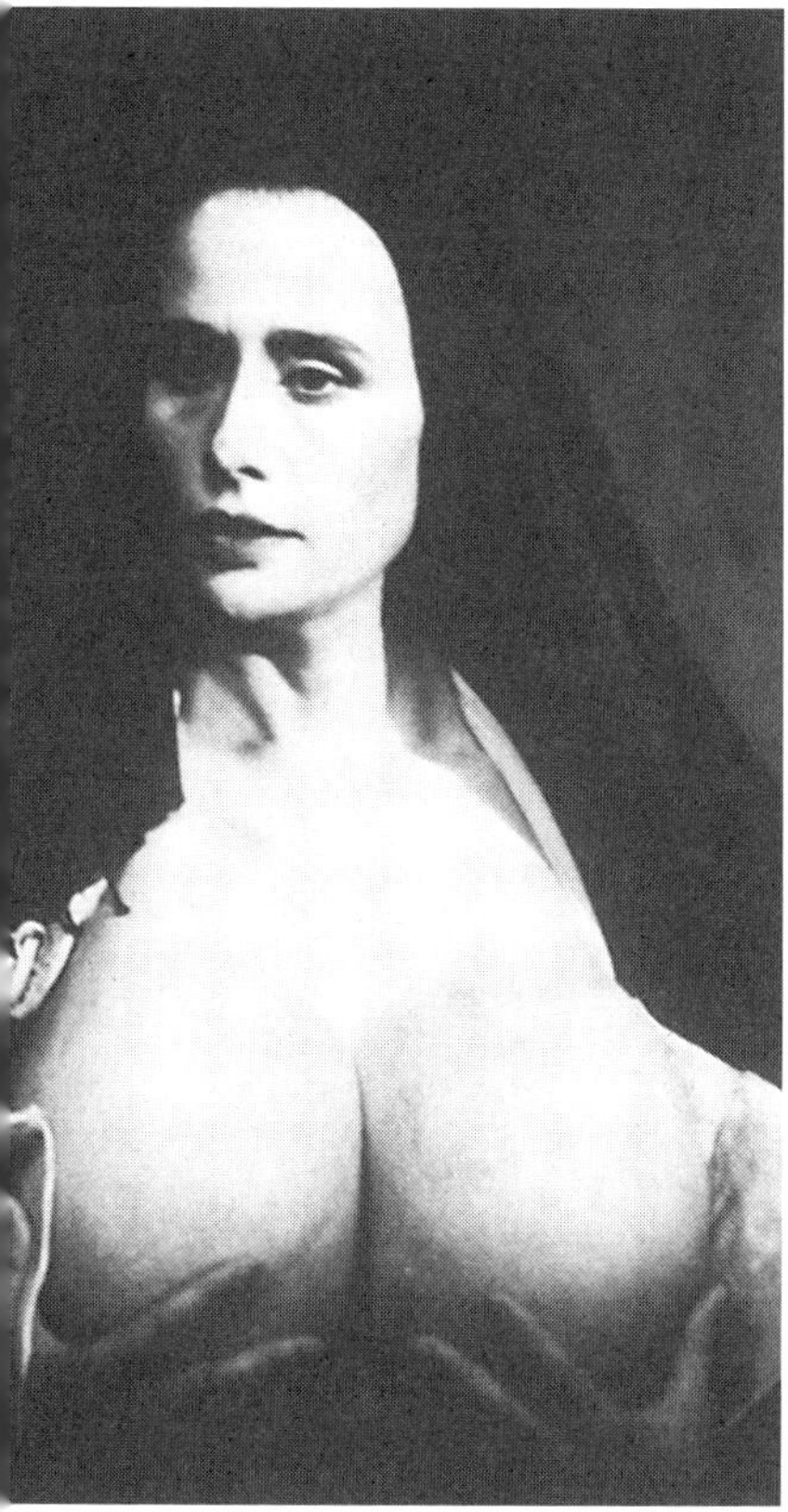

美しい乳房とは、誠実な殿方の手の中にある乳房です（ニノン・ド・ランクロ）

うな奇形が九三〇例あったと報告した。

歴史に残る最も有名な例の中から、ローマ皇帝アレクサンデル・セウェルスの母親が、乳首が三つあるところからユリア・マメア（乳房）と呼ばれたことを挙げておこう。イギリスのヘンリー八世の妃アン・ブーリンも、両足の指がそれぞれ六本あっただけでなく、胸に三角形を描くように乳房が三つあった。

長いあいだ、三つ以上の乳房を持つ女は、普通の女よりも双子や三つ子を産みやすいと考えられてきた。一部の遺伝学者たちは、それは先祖返りであり、祖先の特徴が現れたものと考えた。高名なメッケル教授が同僚たちに向かって、人間には元々五つの乳房があったと主張したこともあった。二つは腋の下、二つは胸、残る一つが中央というのである。パリの医学アカデミーに多数の報告が寄せられたために、この仮説は強力に支持された。こうして、ヌジャンボエール教授は一八八六年に、乳房が一〇個ある女性を紹介した。その三ヶ月後、P・J・ストヤノフ博士も、余分な乳房が八個あり、すべてが乳を出すという二三歳のポーランド女性について報告した。

しかし、獣に近かった祖先の女がよみがえったという仮説は、余分な乳房の現れる場所に関して、ときには激しい攻撃を受けた。乳房が腋の下や背中や肩や脚にしばしば出現したのである。一九二六年、ロベール博士は、乳房が耳のそばにある症例にぶつかり、次のように記している。「乳頭は、生理中に硬くなり、色づき、膨張する」。一九二七年、アスタン博士は左側の陰唇に乳房を持つ三〇歳の女性に出会った。それは妊娠中と授乳中に乳を分泌した。テスチュ博士の患者の中に内股に乳房のある女性がいた。そのために、反対側の脚と乳首がこすれて痛いので歩けないという訴えであった。

しかし、発表された版画の数と、世界中の新聞がとり上げた膨大な数の記事と、無数の医学報告によって、この上なく有名になった症例がある。マダム・ヴァントルの症例である。このマルセイユ出身の女性は左の腿にれっきとした乳房を持っていた。彼女は二三ヶ月以上にわたって第一子に授乳し、同時に次に生まれた子供に胸の乳房で乳を飲ませた。

子供に授乳する父親

女だけでなく男も、胸の両側に三個、四個あるいは五個の乳房を持つことがある。男で、これまでに観察された最多の例は、オアモン博士の報告する症例で、博士は一八九四年に、正常な二個の乳の他に余分に六個の乳のある男を診察した。同年、フンボルト博士は、アリストテレスが自分の目で見たと主張したことを確認した。男性患者にも、乳を出す乳房の持ち主がいるというのである。博士の患者にペルー人の男性がいたが、彼は、五ヶ月間自分の息子に自分の乳房で授乳をした。

他の多くの奇形と同じく、多乳房症は遺伝性である。カンペールに住むアランという名のブルターニュ人には余分な乳房があった。彼は一三人の子持ちで、そのうちの六人の娘には何ら異常は見られなかったが、四人の息子には、それぞれ著しく発達した乳房が余分に一つあった。また、息子のうちの一人には四人の子供があったが、子供たちもまた、父親や祖父や四人の叔父たちと同じ特徴を持っていた。

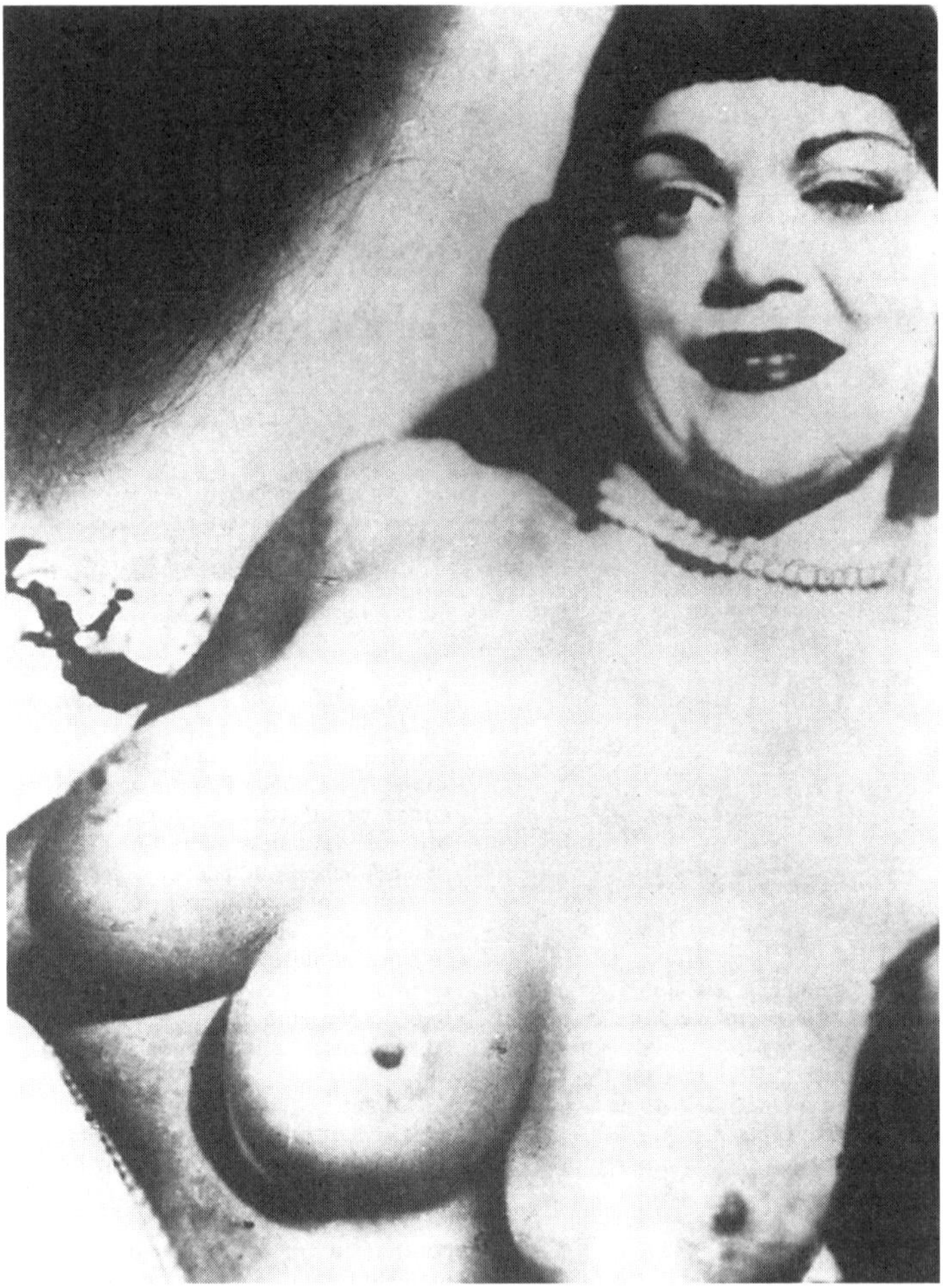

多乳房症

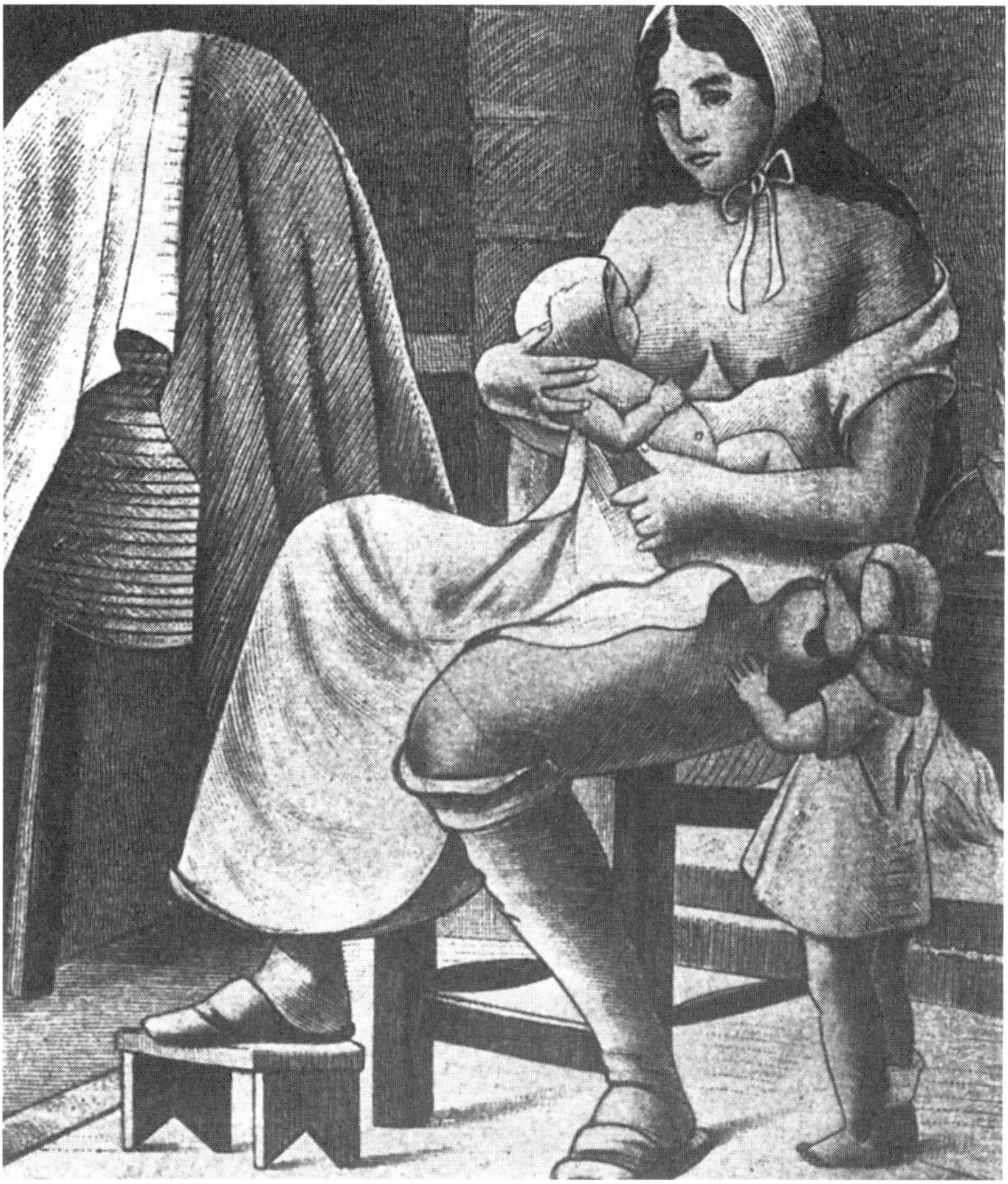

ヴァントル夫人は太腿に乳房があった

11　その他の奇形

手足

四肢の先端には、しばしば奇妙な奇形が生じることがある。カロリング朝の基を開いた短軀王ピピンの妻のあだ名、「大足のベルト」は、彼女の片方の足がもう一方の足よりもかなり大きかったことから生まれた。彼女の息子カール大帝は非常に長い足の持ち主であったので、彼の足は、一時「ピエ・ド・ロワ（王の足）」という呼び名で長さの単位に使われた。

しかし、手も足も同様に、実に奇形を生じ易いのである。よく知られた最も奇妙な症例の中に湾曲足がある。その形と場所によって、外反足、馬足、内反足と呼ばれている。

足の指先が皮膚の膜によって互いに結合していることがたまにある。文学者で国会付弁護士であり、常軌を逸した「哲学的昼食」で世間を騒がせ、そして、何よりも美食家として歴史に名をとどめたグリモ・ド・ラ・レイニエールは、手に奇形があった。同時代のある人物が、彼は水かきのある人種だったと証言している。親指とその四倍の大きさの指が一本しかなかったというのである。彼の父親は豚の売買で一財産を築いた。グリモは、自分の奇形は、生後二、三週間のときに牝豚が揺り籠に近づき、手に嚙みついたからであると述べている。

指が一本あるいは数本欠けているのは、人間には珍しいことではなく、指や爪がすべてないものまで含めて、ありとあらゆる症例が認められる。

その逆もまた存在する。一部の古代人のあいだでは、手足が二組あったり、指の数が多いのは、しばしば英知のしるしであるとされた。彼らはまた、こうした特徴が馬に見られると、その持ち主に夢のような幸運がやってくると信じており、その例として、アレクサンドロス大王とユリウス・カエサルの馬をあげた。両方ともそれぞれの脚に指が二本あったという。しかし、パリ市立病院で死んだ子供は、知恵があったわけでも、特別な運命に翻弄されたわけでもなかった。この子供は、きわめて珍しいケースで、手足の指が四〇本あった。

この奇形が遺伝することは多数の例が証明している。レオミュールは、数世代にわたってこの奇形を示した有名なマルトー一家について発表した。また、モーペルチュイはベルリンで、一家全員が二四本の指を持つ家族に出会った。その一人に正常な子供が生まれたが、父親は自分の子供だとは認めなかったという。

少し下って、スペインでも、家族全員がこうした特徴を持つ男がいた。彼は、妻の生んだ跡継ぎが「一族の奇形」を持っていなかったので、妻の不貞を裁判所に訴えた。

しかし、最も珍しい例は南アラビアで二〇世紀初頭に、レストニット族の中で見られたものである。彼らはヒアミット族の定住民で、バブ＝エル＝マンデブからワディ＝メタトにかけての半島に広がっていた。代々族長のフォードリ家では、数世紀前から子供はすべて二四本の指を持って生まれてきた。一家はこの特徴を守るために血縁以外とは婚姻関係を結ばなかった。この地方ではいまだに、この奇形を持たない新生児はすべて不義の子と見なされ、殺されている。

同様の例が一八世紀末までフランスでも、エイコー村で観察された。ここでは住民全員がそれぞれの手に一本ずつ、いわば余分な指を授かっていた。僻地で他と隔絶された人々は近親間で結婚し、奇形を伝え続けたのである。交通が発達し、近隣地域の住民との結婚が増加するにつれて、六本指は姿を消した。今日でも、多指症は少なくないが、ここでも外科技術が過剰な指をたちまち取り除いている。

耳

耳は途方もない大きさになったり、お互いが極度にかけ離れていたり、形や位置が対称でない場合がある。めったに見られないのは動く耳である。歴史を溯ってみても、ヘラクレスのように動く耳を持った男女は数人しかいない。ナポレオン一世の宮廷における最大の娯楽は、皇后のマリー＝ルイーズが自分の耳をほぼ一周くるりと回すの見ることであった。

また、耳が萎縮しているか、あるいはまったく存在しないこともある。この奇形は遺伝しやすく、四世代にわたって続いた例が認められる。一九二一年、あるアメリカ人の億万長者は、父親や祖父に似て左の外耳がなかった。結婚したいと思い、「未来の花嫁」に気に入られるために、耳を売ってくれた者に当時の金で二五〇〇〇フランを支払うと新聞に発表した。この男に、というより彼の外科医のもとに、数千通の申し込みがあった。申込者を子細に吟味した末に外科医は、既婚者で一家の父親であり、りっぱな、文句なしと思われる耳を持つ四〇歳のドイツ人の耳を選んだ。一週間のあいだ、億万長者と提供者は耳で結ばれていた。「ドイツ人の耳」の上の部分だけを持ち主から切り離し、億万長者の耳に移植したのである。一週間後、再び下の部分の手術が行われ、契約は成立。二人の男はめでたく別れることができた。

目

視覚が最良の状態にあれば、人間は一〇〇万色の異なった色を見分けることができる。ところが、極端な先天性の色盲では、視界はすべてモノクロになる。

脳

普通の人の脳の重さは、三〇歳の一四一〇グラムから、六〇歳の一〇三〇グラムのあいだである。人によっては巨大な脳を持つこともある。ロシアの作家イワン・セルゲイヴィッチ・ツルゲーネフの脳は二・一二キログラムの重さがあった。オリヴァー・クロムウエルの脳の重さは二・二キログラムを越えていた。これとは逆に、脳の重さが三〇〇グラム未満のケースもある。

鼻

鼻は顔に特徴を与える器官である。自分の鼻の様々な欠点を消してもらうために整形外科にかかり、そのために個性をまったく失った女たちがたくさんいる。鼻の形には無限にヴァリエーションがある一方で、影も形もない例も数多く認められている。医学史の中で、鼻が完全に分裂している症例が一〇例ほど知られている。

口

最も多い奇形は兎唇であり、これはしばしば遺伝する。スプロークル博士が、一世紀以上にわたってこの奇形を伝えてきたある家族について報告している。数年前にドイツの新聞に、きわめて珍しい奇形が報告されたことがある、生まれたときに舌が二枚あった少女の例で、それにもかかわらずと言うべきか、そのためにと言うべきか、言葉をしゃべることができなかった。

歯

しばしば、歯のまったくない例や、その逆に、三六本も歯を持つニューカレドニア人など歯の多過ぎる例が報告されている。通常は生後五ヶ月から八ヶ月のあいだに、最初に乳歯が、次に門歯が生えてくる。そして、臼歯が生えるのはたいてい二歳になってからである。ところが、誕生のときにすでに歯が生えている子供の数は比較的多い。およそ三〇〇〇人に一人の割合である。早くから歯が生える例はすでに古代人にも知られていた。中世には、歯が生えて生まれた女児は縁起が悪いとされた。有名な例として、ルイ一四世は上顎に二本の門歯があった。成人でも三度歯が生え変わることがある。きわめて珍しいのは、フランス人女性リゾンの例で、一八九六年に四度目の歯が生えた。この希有の出来事は「リゾン・ケース」という名称で知られている。

血液

数ある奇形のうち、血液に関するものがいくつかある。血液は数種のグループに分かれており、世界中の人々がそのどれかに属している。しかし、世界中でわずか三人だけが、この分類に属さない血液構造を持っている。旧チェコスロヴァキアの看護婦と、ニュージャージー州に住むアメリカ人の兄と妹である。彼らはA－Hグループに属している。三人は輸血が必要な事態が生じた時に備えて、常に自分たちの血液を血液バンクに預けている。デトロイトのジョー・トーマスはまた別の珍しいケースである。彼はきわめて珍しいルイス抗体を大量に作り出すのである。バイオ製品を製造するある会社は、一リットルにつき一五〇〇ドルで彼から定期的に血液を買い入れ、彼は年間八リットルから九リットルの血液を売っている。

その他の奇形

数々の珍しい事例の中からいくつか取りあげてみると、ロンドンのチャリング・クロス病院のハンフリー・アーサス博士は、一九五二年一二月二九日にある女性から六・二九四キログラムの結石を取り出した。

古代の有名な作家たちの言葉を信じるならば、恐れを知らない高い知性の持ち主は、そのほとんどが心臓に毛が生えている。メディア人、アッシリア人、古代エジプト人、その他多くの民族は、感情は、脳ではなく心臓にあると考えていた。今日でもなお、「彼は心ある人だ」とか「けなげな心」とか「彼には心がない」などと言わないだろうか。

修辞家のヘルモゲネスは毛むくじゃらの心臓の持ち主であった。プルタルコスはその著書『対比列伝』の中でレオニダスについて同じことを述べている。クセルクセス一世はレオニダスの死体を切り開き心臓を取り出して、それが毛むくじゃらであったことを知ったというのである。プリニウスは、スパルタ人の恐怖の的であったメッセニアのアリストメネスが同様の心臓の持ち主であったと語っている。これらの報告はまったくの空想の産物であったが、心臓はしばしば右側に見つかることがあり、ナポレオン軍の一人の兵士を解剖したところ心臓が胃のすぐ上で発見されたという話もある。

奇形によっては、その持ち主に有利に働くものがある。声がその良い例である。ティノ・ロッシは声帯に奇形があり医者を驚かせた。歌手のマリタ・ギュンターは、その声帯の特殊な構造のおかげで、きわめて高い音からきわめて低い音まで七オクターブに及ぶピアノの鍵盤の音をすべて出すことができた。アルフレッド・ウォルフソンの弟子であるロイ・ハートは鍵盤の最低音よりも低い音を出すことができた。その他、ミル・ダーデンは、人間の声は一八〇メートルまでしか届かないというのに、九キロ先から聞こえる非常に大きな声を出すことができたと言われている。

異常な出産

最後に多産について取り上げておこう。

見た目には何ら人と変わるところはないのに驚くほど多産の女たちがいる。人間が妊娠する子供の数はふつう一人であるが、一人の女性が二人、あるいは、めったにないが三人以上の子供を一度に出産することがある。したがって、それ以上の多胎はきわめて珍しいと言える。若干まゆつばではあるが、アンブロワーズ・パレによって報告された珍しい例をあげてみよう。この高名な学者によると「由緒ある高貴な家柄の貞節な婦人であったクラクフ出身のマルガレーテ・ニルボフラウス伯爵夫人は一二六九年一月二〇日に元気な三六人の子供を出産した」。ところが、ローマのグレナロ゠モンタニーニ博士は、一九七一年七月二二日に三五歳の女性の子宮を切開し一五人の胎児を発見している（一〇人が女児、五人が男児であった）。

公式記録では、九つ子の例はマリ゠ジェラルディーヌ・ブロドリックの一例しか存在しない。彼女は一九七一年にオーストラリアのシドニー王立病院で五人の男児と四人の女児を出産した。

一九〇〇年以降、八つ子の出産例が五例報告されている。一例は一九二一年にメキシコで、二例が一九三四年と一九四七年に中国で、一例が一九五七年にアルゼンチンで、一例が一九六七年にニューヨークで報告された。ニューヨークの例では、二一歳のマリア゠テレサ・ロペスが一度の出産で元気な八人の子供を出産した。

同じ時期に七つ子の出産例が七件、公式に記録されている。ごく最近の例は一九七二年三月一七日で、スウェーデンのウプサラで四人の女児と三人の男児が生まれている。

六つ子から四つ子までは発生件数がずっと多くなるが、それでも珍しいことには変わりはない。同じく珍しいのは、多胎出産系、すなわち、双子、三つ子、四つ子しか出産しない家系である。あるデンマーク人の例があるが、彼はこうして二九七人の子供を集めてその先頭に立ち、フレデリック王に仕えるために出かけた。王は彼らを喜んで迎え入れたという。エディンバラ伯爵もまた、妻と四〇人の子供を伴いイギリス王ヘンリー八世の前に参上したという。

ロシアの農婦フィヨドール・ワシーリ（一八一六―一八七二）は、アレクサンドル二世の宮廷に招かれるほど、その評判は高かった。四〇歳のときに六九人の娘と息子がおり、全員が元気であった。双子を一六回、三つ子を七回、四つ子を四回出産したのである。フランスでは、ある女性が二三人の子供をもうけたが、そのうちの九回は双子であった。O・シアンデール博士はある農婦が八年間に三八人の子供を産んだ例を報告した。彼女の最後の出産は三つ子の女児であったが、彼女たちも、成人したのち、一人は三二人、一人は三一人、残る一人も二七人の子供をそれぞれ産んでいる。一一回の出産で三二人の母親になった女性もいる。彼女自身も三つ子の長女で、その母親は四八人の子持ちであった。三つ子の記録はイタリア人女性マデレナ・グラナタの保持するもので八七年間破られていない。彼女は一五回出産し、三七歳までに四五人の子持ちとなった。

いっぽう、一人ずつ、次から次へと子作りに励み、子だくさんになる女性もいる。ブラジル人のジョシマル・カルノダは一四歳のときに結婚し、一九七二年に三八人目の末息子を出産した。

一夫多妻の国で妻たちが良き母親になれることがわかっているならば、数えきれないほどの子供を持つには、男が熱心でありさえすれば良い。モロッコの最後の皇帝ムレイ・イスマーイールは、どんなに少なく見積もっても五四八人の息子と三四〇人の娘を持っていた。

一八世紀に、あるフランス人女性が九三歳で死んだが、子供、孫、曾孫を合わせて一二五八人を後に残した。

自然もまた、正常な法則に反することがある。平均的な妊娠期間は九ヶ月、さらに正確に言えば二七三日である。ところが、それが一二ヶ月以上にも延びることがある。正常な赤ん坊を出産した妊娠期間の最長記録は三八一日、すなわち一年と一七日である。これはイギリス人女性クリスティーヌ・ヒューストンの記録で、彼女は一九七一年五月二二日に娘を出産した。

ペルーではリナという五歳の子供が妊娠した。一九三九年五月一四日、彼女は五歳と八ヶ月で出産した。「母子ともに元気である」と、リマのエドムンド・エスコメル教授がこのとき記している。

明らかにこの逆の例もある。盛りを過ぎた老年になって子供をもうけた男女の記録が医学報告書にはひしめいている。一七世紀にトマ・パールは、一〇一歳で少女を妊娠させたことを教会の戸口で公衆に懺悔した。画家のルボパンは一〇三歳で八三歳の妻に子供を生ませ、その翌年、再び出産させた。モスクワのマルゲリート・クロブスコウナは九六歳で母親になった。一九一六年、ハバナのドロレス・ヴィラヌーヴァは、一二四歳で出産し、両乳房が張ったという。こうした珍しい出産の最近の例は一九五六年一〇月一八日に起きている。オレゴン州ポートランドのルース・アリス・キストラーは五七歳と一二九日で娘を出産した。

一九七二年に世界中の医師が参加してヨーロッパで開かれた学会が、初めて、高齢出産問題をとり上げた。四〇歳以上の女性は、若い母親に比較して奇形児を出産する可能性が高い（約二倍）ことが指摘された。フランスでは、毎年四〇歳以上の女性一五〇〇〇人が妊娠している。

12　機械人間

ゴム人間

ゴム人間の驚くほどの体の柔軟さと、手足を自由自在に曲げるおどけたアクロバットは、いつの時代でも良く知られている。画家のトゥールーズ＝ロートレックは、その中でも最も有名なヴァランタン・ル・デソセがめちゃくちゃに跳ね回る様子を永久にキャンバスにとどめた。ムーラン・ルージュの昔の出し物は、現在では、アンティル諸島出身の身長一八五センチのギー・クドゥーにその花形の座を譲っている。彼は体重が八〇キロもあるのだが、体を折りたたみ、高さ五六センチ、幅四一センチ、奥行き四五センチの箱の中にすっぽりと納まるのである。一九一二年、パリでもう一人のチャンピオンが誕生した。彼は体を後方に折り曲げ、首を両足のあいだに入れて体をすっかり丸くし、「O」の字形にすることができた。彼の助手は、そのままの姿勢の彼を、まるで子供が輪回しをするように舞台の上で回転させるのであった。

ミュージックホールで芸を披露するほどでなくても、関節が伸縮自在な例にはしばしばお目にかかる。足の裏をぴたりと合わせることのできる者とか、ピアノやヴァイオリンを弾こうとして鍵盤や弦に触れると指が反り返

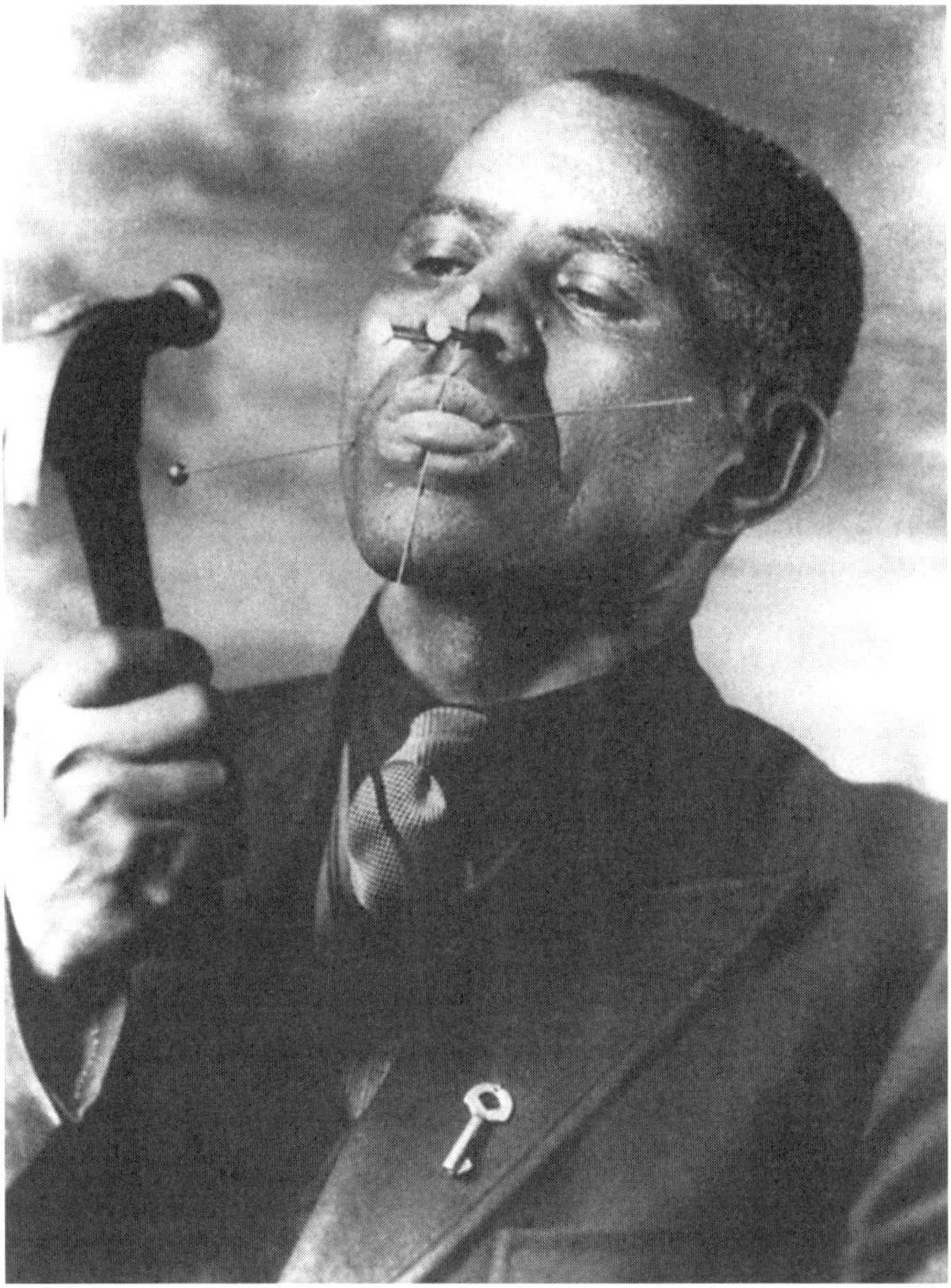

レオ・コンジェ「人間かな床」

って弾けない子供とかがいる。

また、皮膚がきわめて弾力性に富むゴム人間も存在する。赤ん坊の場合は、猫のように首の皮をつまんで持ち上げられてもまったく痛がることがなくけろりとしている。おもしろいのは、弾力のある皮膚を引っ張っても痛みはなく、緩んでいるだけで、見た目には正常なことである。成人したのち、見世物小屋で観客を楽しませるのはこうした子供たちである。

一八七五年、アウクスブルクのペーター・シュパンナーは、あごの皮膚を引っ張ってひげのように伸ばしたり、頭のてっぺんにまで引っ張りあげて目を隠すことができるという特技によって、周囲の人々と当時の医者を驚かせた。また、自分の右胸の皮膚を口まで引き伸ばすことができた。二〇世紀初頭、トム・モリスはこうした特技でことのほか名高かった。彼はアメリカのあちこちのカフェで見世物を始め、やがてロンドン中の人々を引き付けるようになった。彼の珍しい特技はパリの人々も熱狂させた。彼は自分の体や手足や胸の皮膚を四〇センチも伸ばすことができた。また、額や眉の周囲の皮膚も伸ばすことができたが、何と言っても、十八番は自分の鼻を象の鼻のように引き伸ばすことであった。一九世紀から二〇世紀にかけて、今はもう消滅した世界のスーパースターは、アーサー・ルーズ、ハリー・ハアグ、そしてもちろん、あの美しきエッタ＝レイクであった。彼らはみな、今日エーラース＝ダンロス症候群（ゴム様皮膚症候群）と呼ばれる奇形の典型であった。

人間望遠鏡

「この奇形は、その解剖学上の構造を説明し始めるとあまりにも長くなるのでここでは割愛するが、まさに爬虫類が伸びたり縮んだりする様を連想させる」。バーナムは、こんな具合に宣伝ビラで人々の関心を人間望遠鏡に

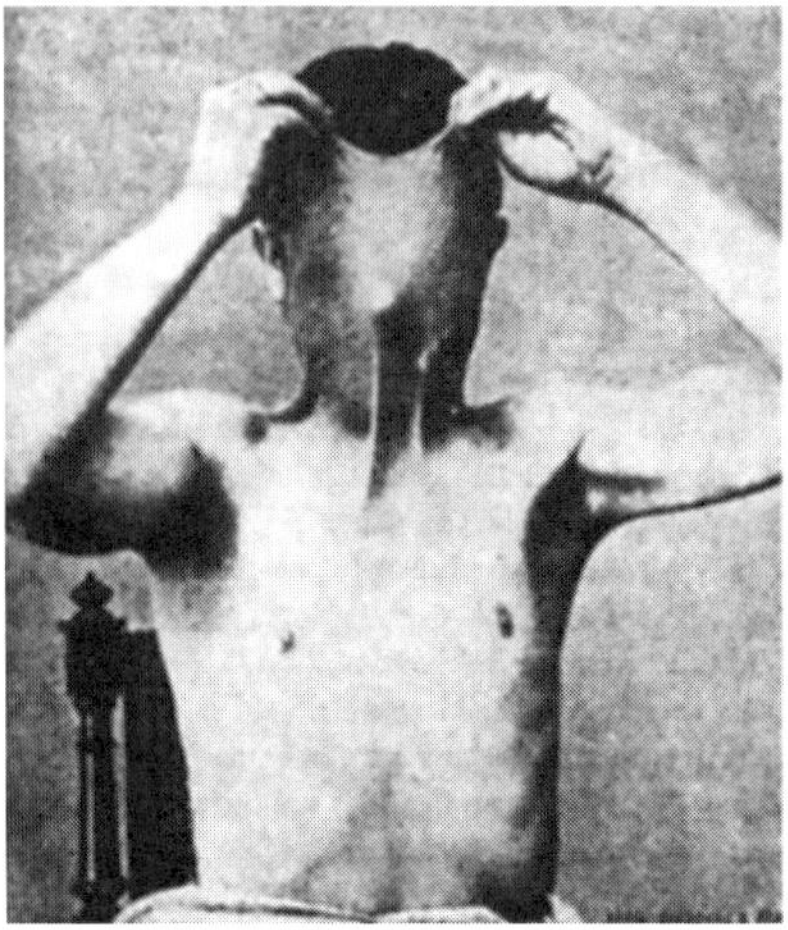

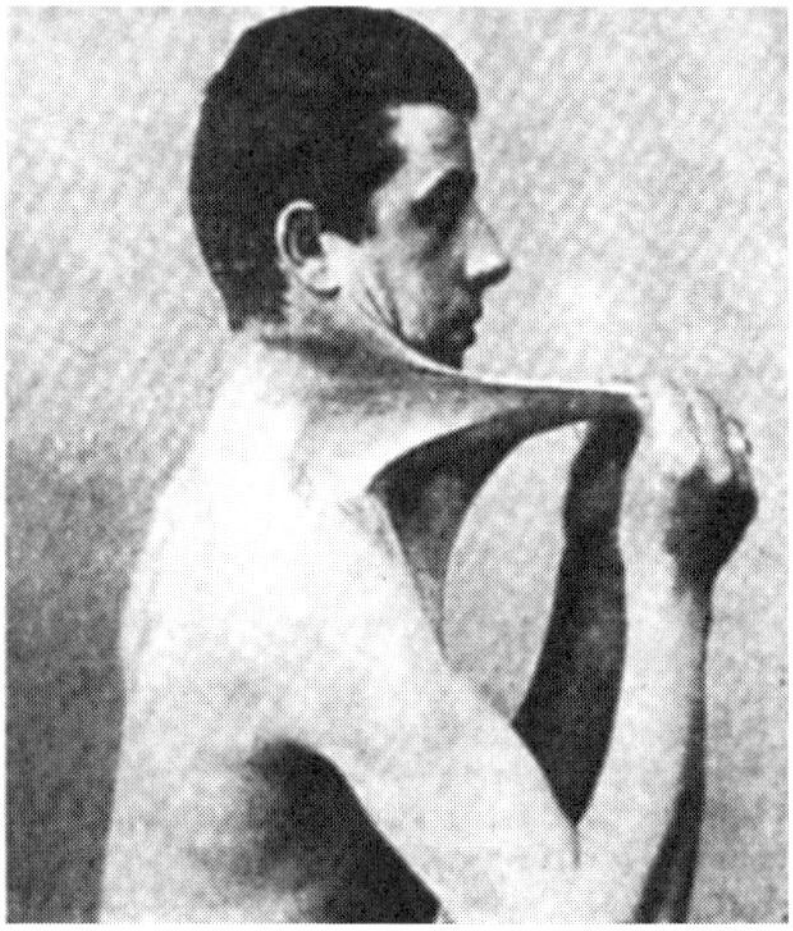

引き付けた。彼が特殊な人間の仲間入りをしたのは、自由自在に背骨を伸ばしたり縮めたりして、自分の背丈を著しく伸び縮みさせることができたからであった。

人間栓抜き

これにはめったにお目にかかれない。最も有名な二人は、一九三〇年代と四〇年代に人々を驚かせたマルタン・ロリヨとアメス・アドニである。二人は脊椎の奇形のおかげで、肩を動かさずにほぼ完全に頭を一回転することができた。

瘤人間

見世物の奇形の中でも変わっているのは「瘤人間」である。一九四九年にニューヨークにお目見えしたが、数百の節と瘤に覆われており、プログラムの説明によると、宇宙人

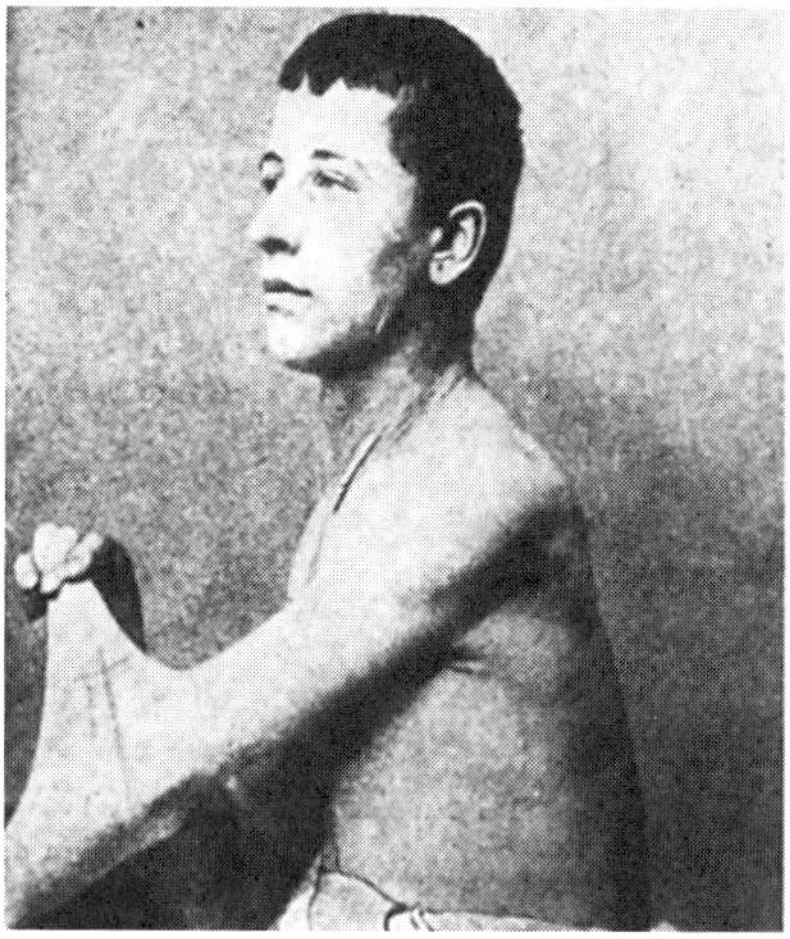
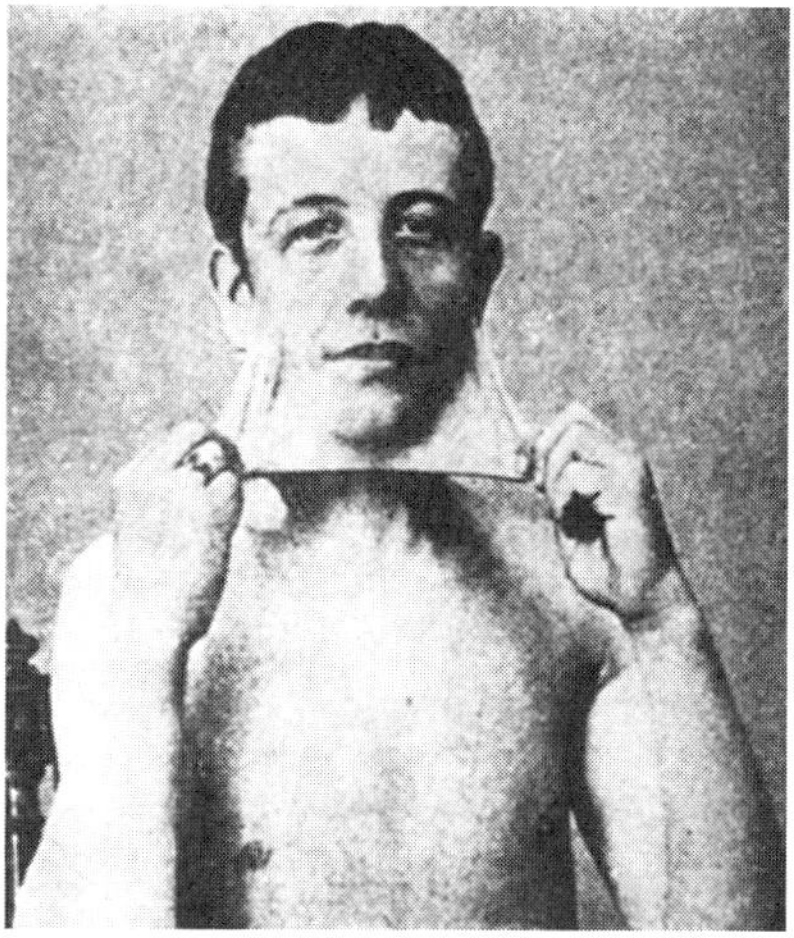

ゴム人間

のように見えたという。

構造上著しい奇形が認められる肉体の変わった使い方もあった。たとえば、チャールズと呼ばれる男は、自分こそは耳でシャボン玉をふくらませることのできる最初の人間だと吹聴していたが、まさにそのとおりであった。カナダ人のアルフレッド・ランジュヴァンは、目の端にある涙腺に空気を送って同じことをやってのけた。その他にも変わった特技の持ち主は、おなら演奏家である。これを専門にしたイタリア人とフランス人がいた。フランス人では、ジョゼフ・ピュジョルが一九〇〇年前後にムーラン・ルージュで大当たりをとっている。彼はたった一人で一時間以上舞台を務め、「おなら」でありとあらゆる音を出し、たとえばフランス国歌のラ・マルセイエーズなどを演奏してみせたのである。

何でも飲み込む軽業師

我々は、喉に異物が入るとすぐに「吐き気」と呼ばれるものを感じる。したがって、信じられないほどたくさんの様々な物を飲み込む人々には驚きを禁じ得ない。この出し物は、非常に感じやすく傷つきやすい喉頭と咽喉の使い方について、見世物としてだけでなく、科学的な見地からも注目を集めている。ステッキ、短剣、サーベルなどを飲み込む者は数え切れないほど存在する。しかし、ときには近代化も必要である。ドン・マニックは、一九五〇年代に剣類の代わりにネオン管を飲み込んだ。黒人のアルフォンソの場合は、長さ六〇センチ以上ある物をほとんど手当たり次第に喉に入れた。

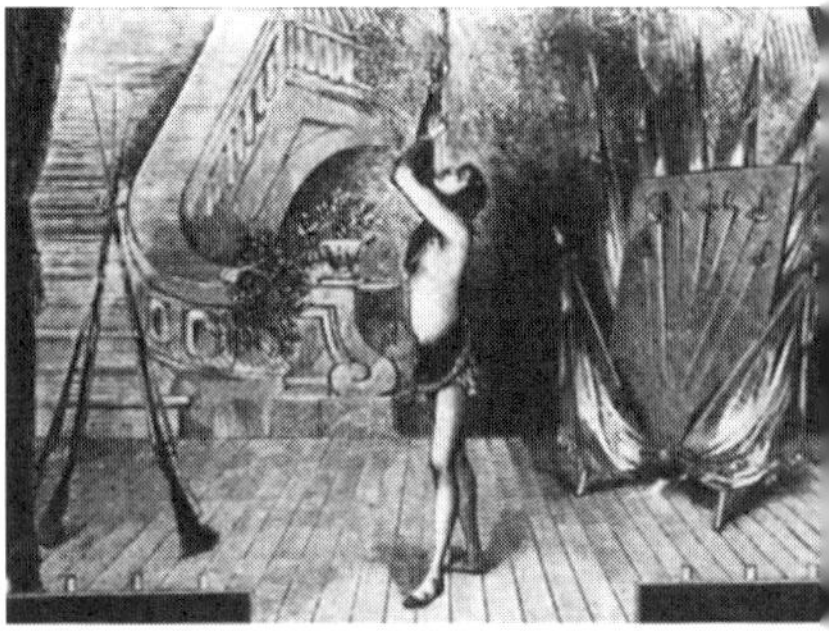

剣を飲み込む軽業師

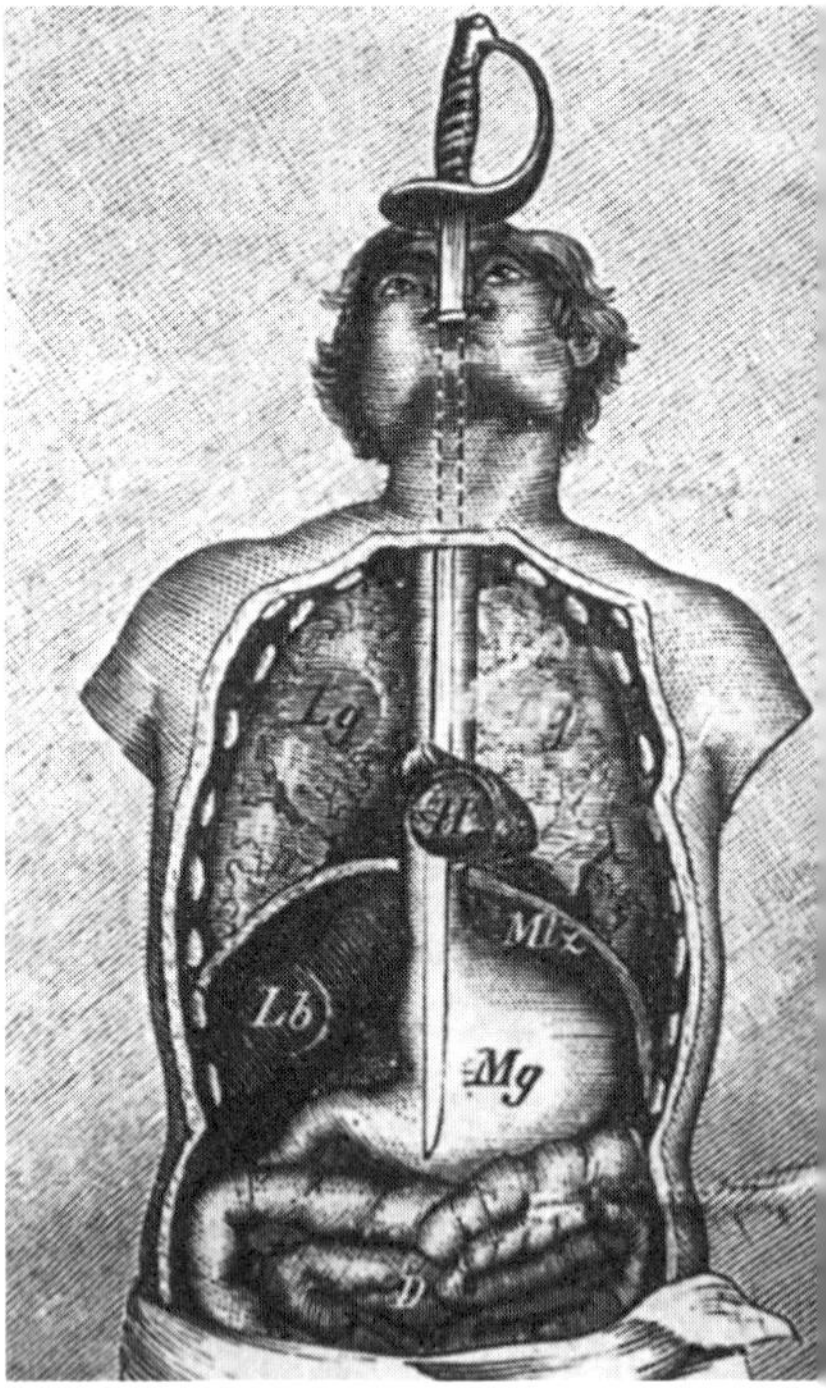

人間金魚鉢

「歩く金魚鉢」は、胃袋を完全にコントロールできる人々である。彼らは様々な物を大量に飲み込み、自由自在に胃袋から吐き出すことができる。こうした特技の持ち主は非常に高い名声を獲得した。一九〇六年にはジャック・ド・ファレーズが、一九一〇年にはギュオボロが、一気に一五リットルもの水を飲み込むことができた。同じ時期に興行をしていたマックス・ノートンは二時間半に二二〇リットルもの水を飲み干した。それから、金魚、イモリ、サンショウウオ、蛙、小さな蛇を生きたまま飲み込むのである。彼が観客に配った宣伝ビラには次のように書かれていた。「鯨に飲み込まれたヨナのように、それらを暖かな私の胃の中にしまっておき、この上なく元気なぴちぴちした状態で吐き出します」。

二〇年後の一九三〇年、偉大なワルドウは金魚の代わりにハツカネズミを使った。ネズミを飲み込んで、同じようにまた吐き出すのである。彼の真似をした者は数知れなかったが、そのうちのかなりの者が事故で命を落とした。ネズミたちが飲み込んだ人間の胃袋をずたずたに嚙み裂いたからである。独特の芸を披露した「人間ガスタンク」こと、オミクラーヌは、二〇から二四リットルのガスを飲み込んで腹の中にしまっておいた。そして、ホースの一端を口にくわえてガスを少しずつ吐き出し、もう一方の端をガスランプにつないで、それで皿の上の卵を料理することができた。

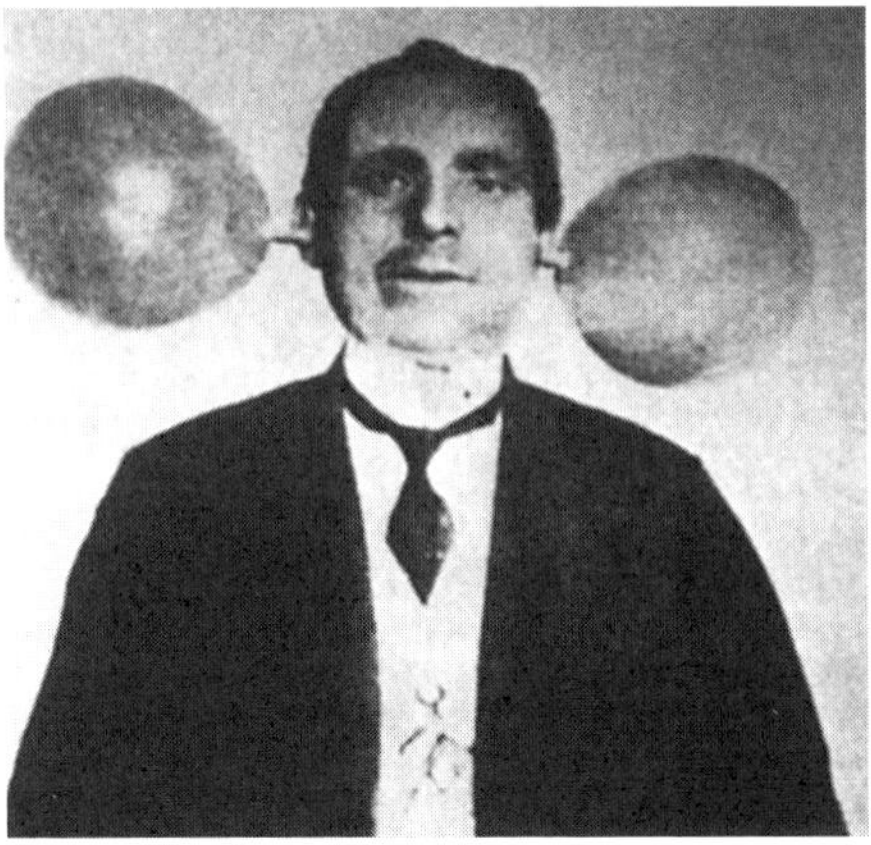

ミスター・チャールズ

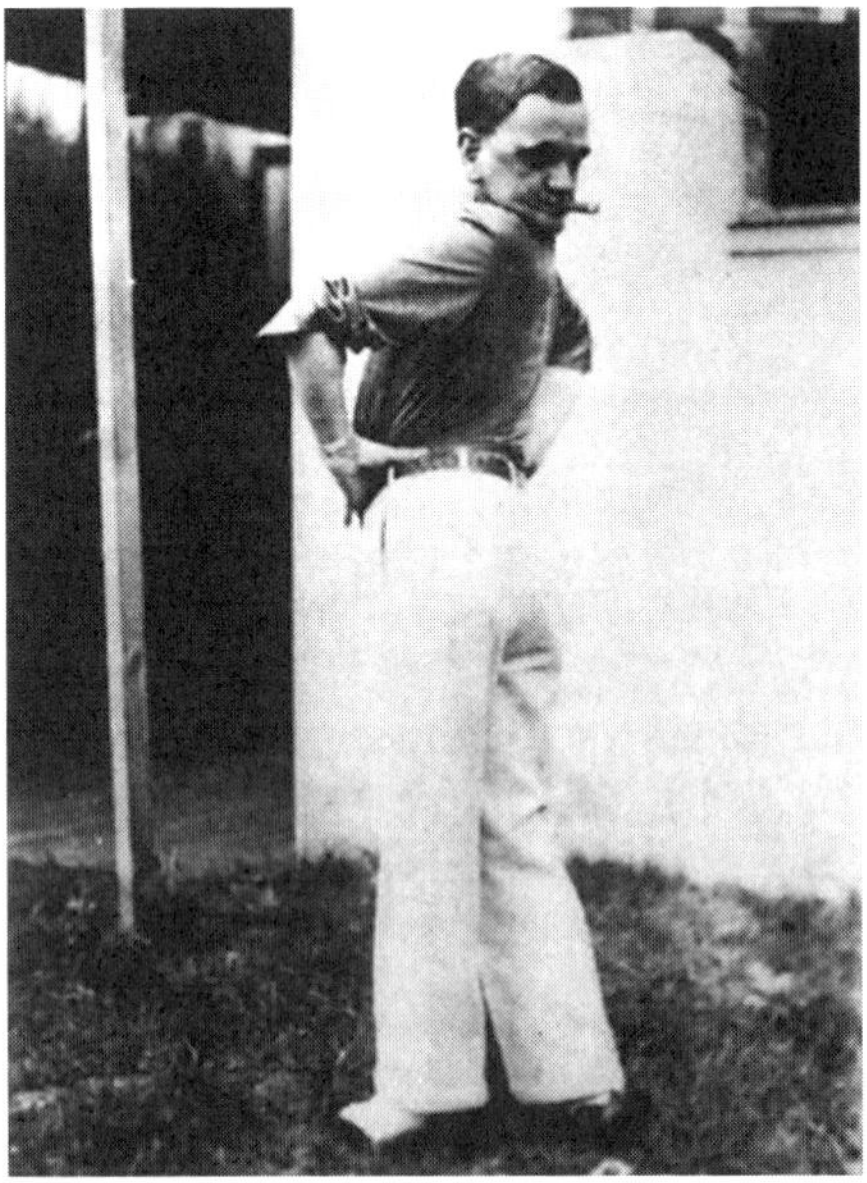

マルタン・ロリヨ

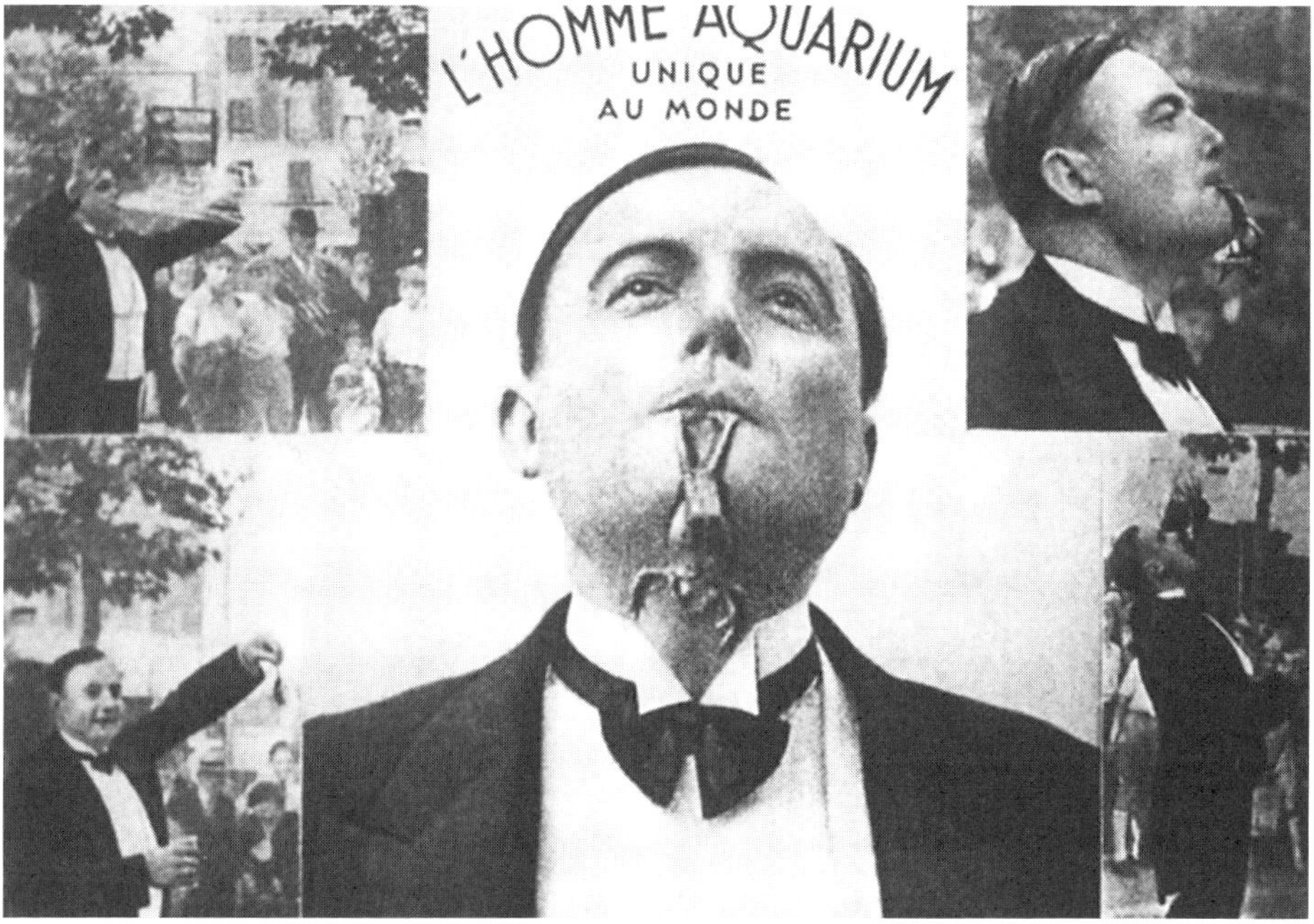

マックス・ノートン、蛙を飲み込む男

第三部

複体奇形

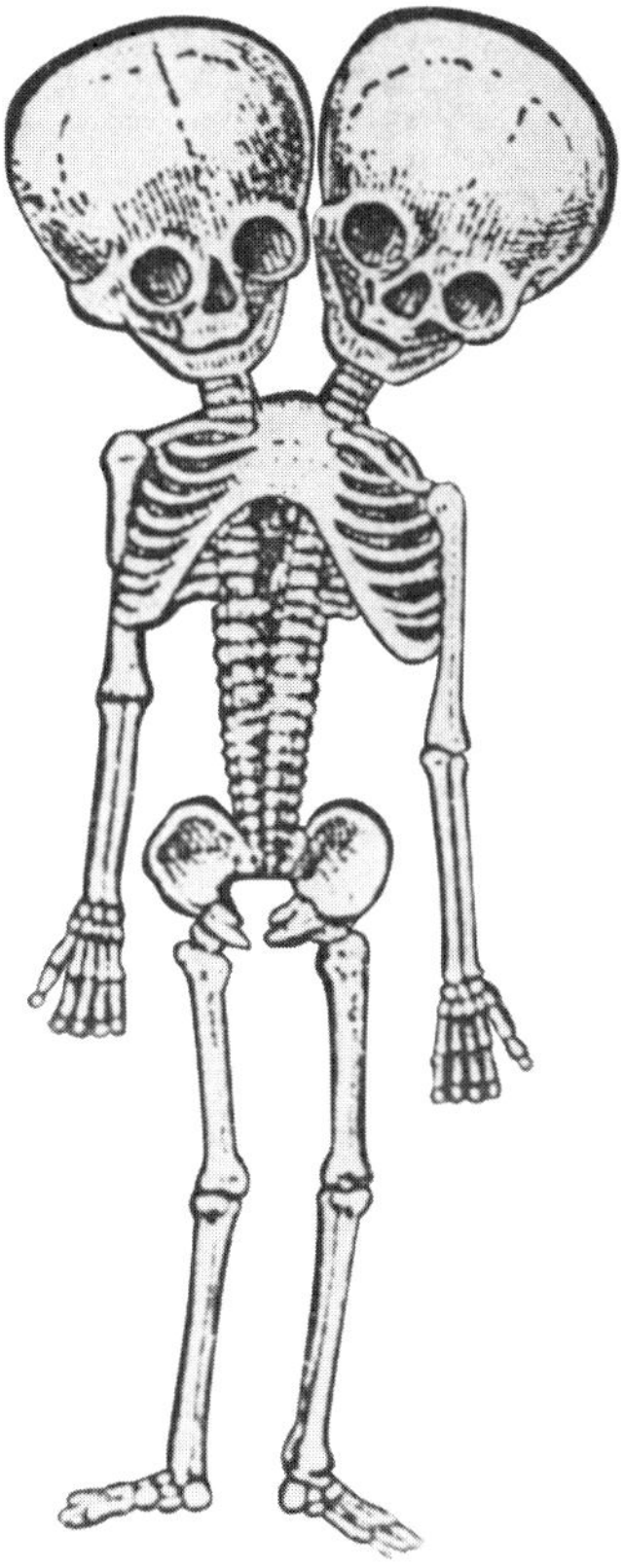

（前頁）シャム双生児の骸骨

Y字結合体

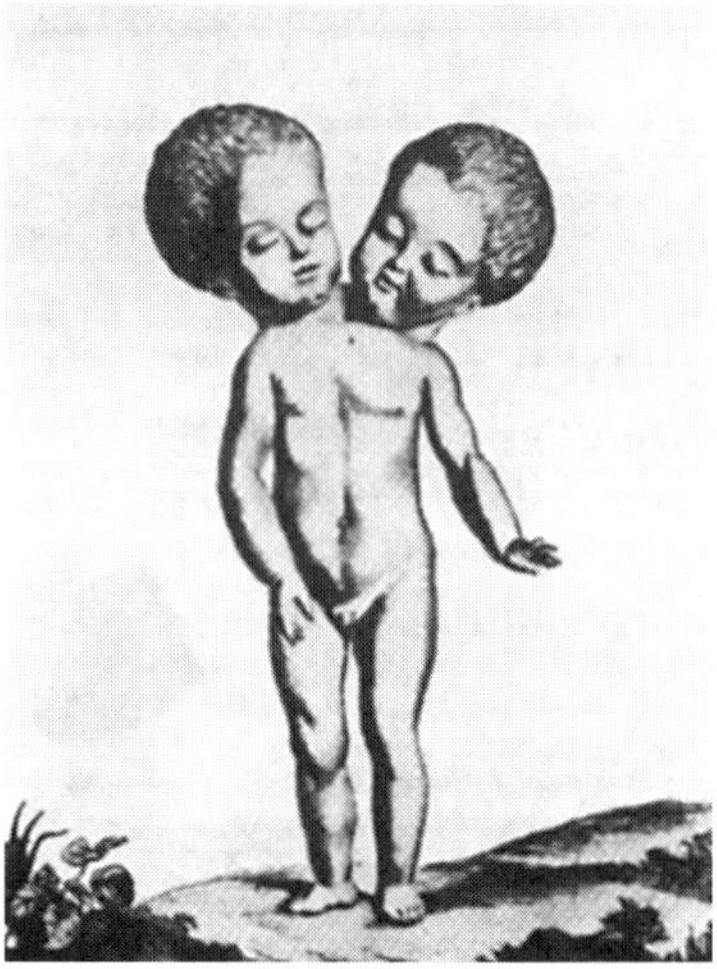

13 多重体奇形

本書の第二部では様々な奇形をとり上げたが、この奇形は主として四肢の欠如、過剰、あるいは位置の異常であった。しかも、その性質や程度にかかわらず、どれもが常にただ一人の人間にかかわるものであった。

しかし、その他にも、胎生学者、生理学者、解剖学者、外科医師など科学者たちの関心をかきたててやまない、信じられないような、じつに途方もない奇形が存在する。複数の人間が多少の差こそあるものの完全に結合した奇形である。体が癒着して、一つの命を共有して生きているこうした人々は、緊密に結合しており、その形態の多種多様なことは想像を絶する。自然はありとあらゆる可能性を試みるのである。本章では、その身体の構造が実際には二重体と単体の中間にある人々もとり上げた。個別でありながら共有の生を生き、同じ死を迎えるというわけである。

第三部の主題である二重奇形について語る前に、同じく、きわめて稀な三重体、四重体、あるいはそれ以上の多重体にも触れておこう。その存在は大いに疑問とされているが、理論的には問題なく可能である。ほとんどの専門家は、三重体に見える人でも、実際には三人の単体が結合したというよりむしろ、一人の単体と一人の二重体の結合したものと考えている。その存在が証明されている唯一の子供は一九四〇年にハーレムで生まれた。その子供は洗礼を受けて、ペーテル、パウル、ヤンという三つの名前を与えられた。

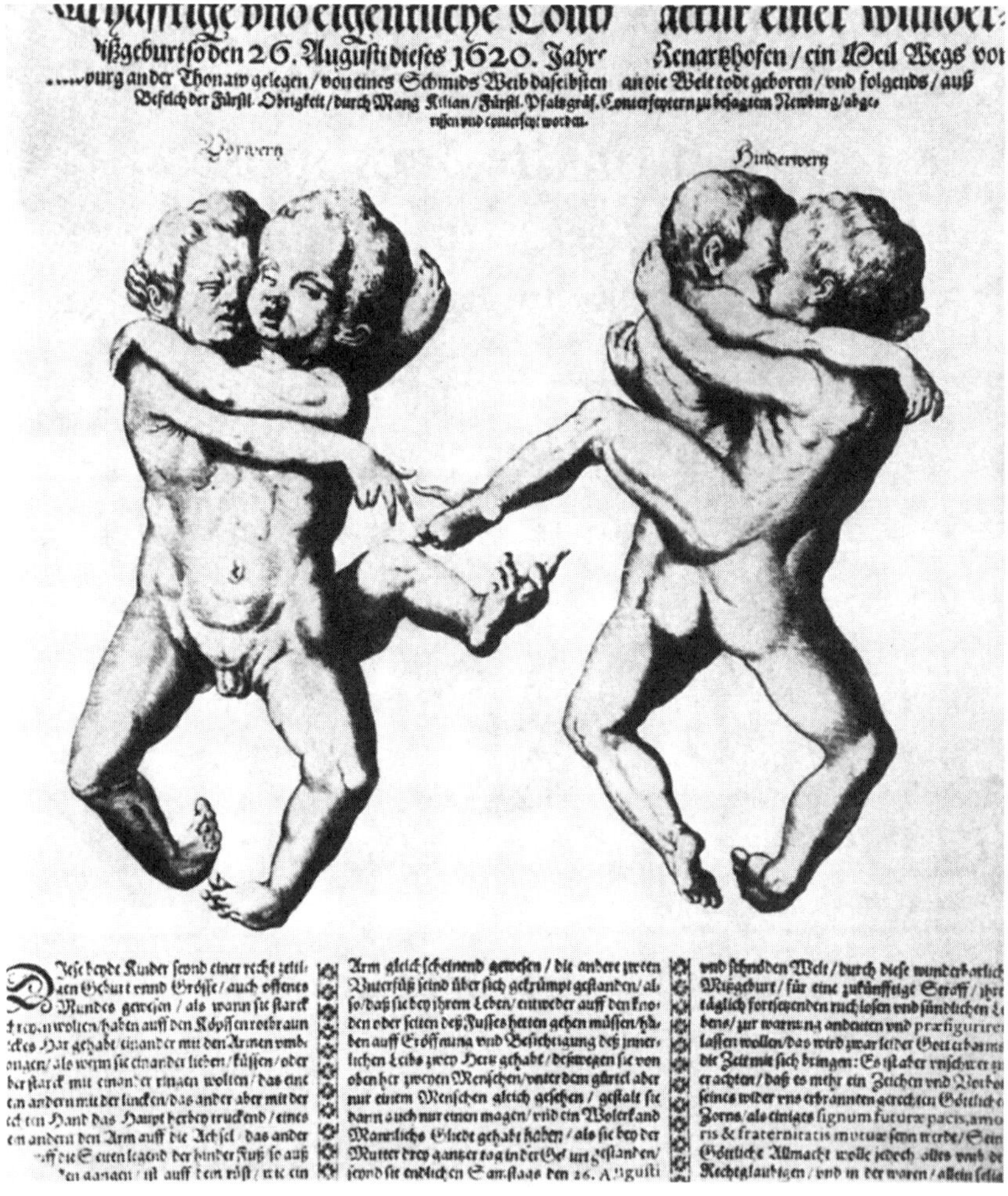
Mißgeburt so den 26. Augusti dieses 1620. Jahrs
Renartzhofen / ein Meil Wegs von
an die Welt todt geboren / vnd folgends / auß
Vorwertz
Hinderwertz

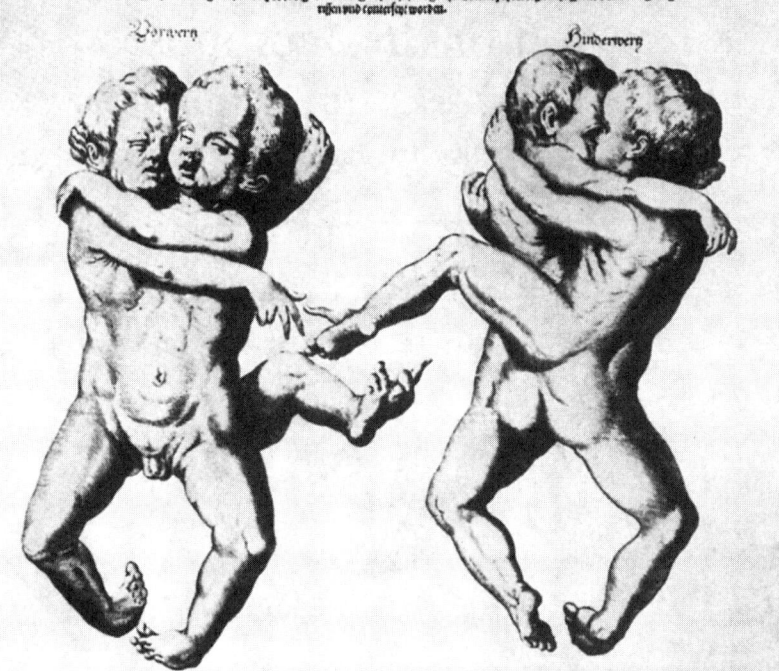

二重体奇形

二重体

これは大きく二種類に分けられる。自生体と寄生体である。寄生体は、大なり少なり結合した双子で構成されているが、胴体は別々である。自生体は「対称性二重体」とも呼ばれ、完全に同等の固体で構成され、双方が、一つの命を共有している。自生体の形態は無数にあり、二、三の例外を除けば、次のような三つのグループに分類される。

結合奇形体。

・上半身あるいは下半身が、H形かX形に結合するか、あるいは体の先端で結合している奇形。

軀幹結合奇形。

・Y形奇形、上半身が二つに分かれている奇形。頭部や胴体が二つ、腕が四本あり、それらを二本の脚が支えている。

デルポイ奇形。

・逆Y形奇形、前述のものとは逆の例。頭部が一つで下半身が二つに分かれている。

さてそれでは、これらの「一人以上二人未満」の人間について取り上げてみよう。

なぜ二重になるのか？

数世紀にわたって、数多くの理論がその形成の理由を説明しようとしてきた。中世の医師たちが主張した悪魔や双子座の影響だとする意見は主流とならず、母親が、身ごもった子供について巡らせた想像力のせいであると

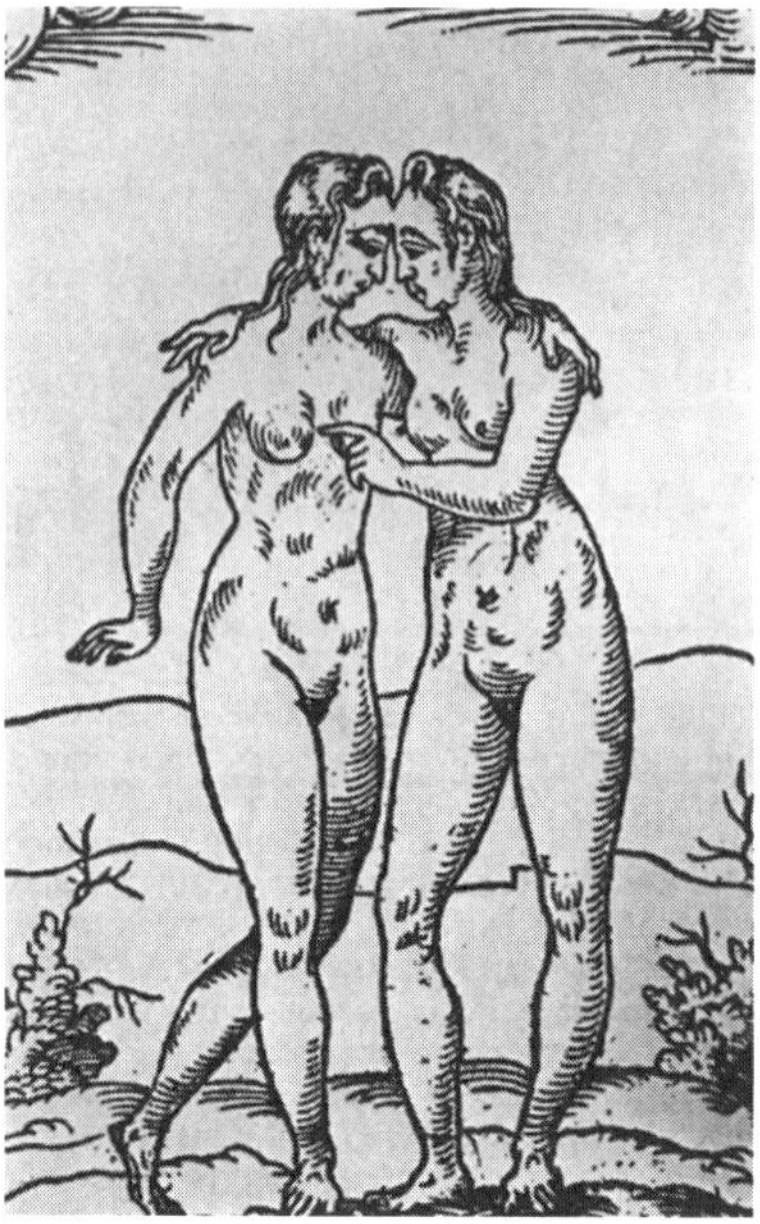

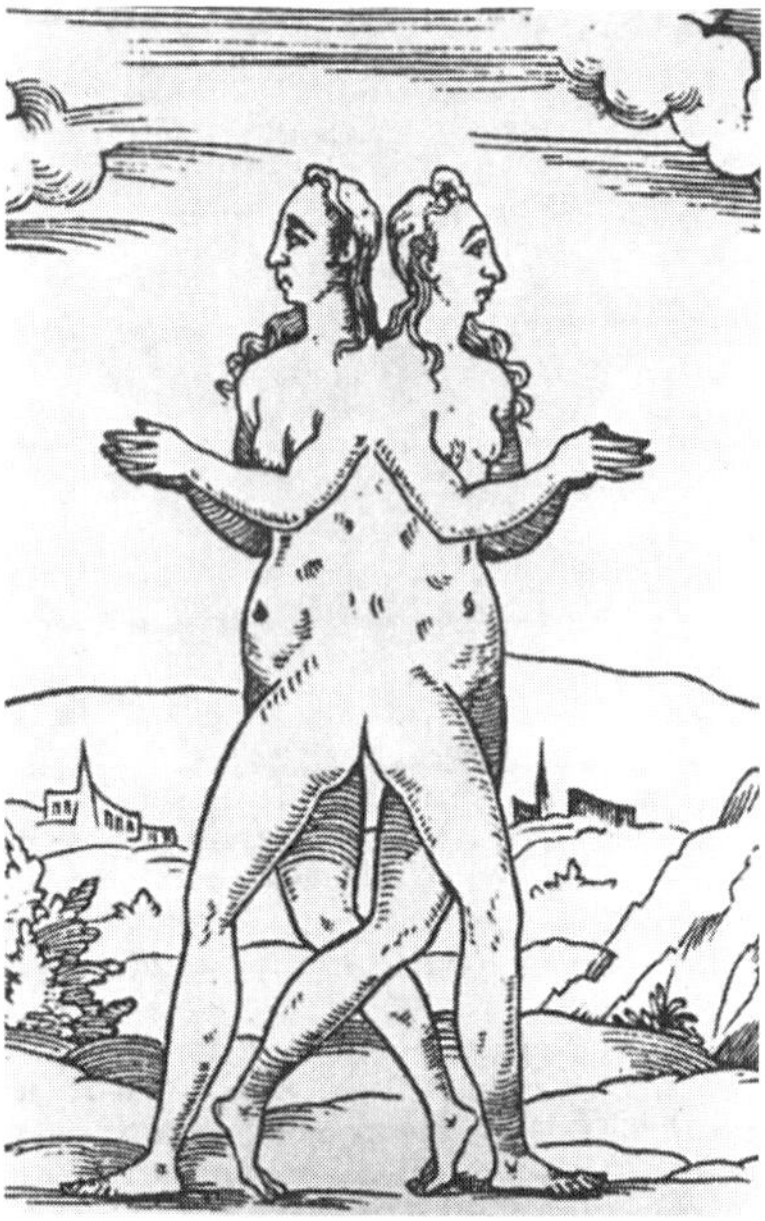

いうのが、古代から一九世紀末まで大方の専門家のあいだで通用していた有力な説であった。本書の冒頭で見たとおり、歴史や宗教の影響を受けた医学論文は、数世紀にわたってそのような説を唱えていた。

現代では、迷信は姿を消し、遺伝学者は、卵子の核分裂説にしばらく拘泥したのち、一つの卵子に含まれる二つの核を二つの精子が受精させるという事実によって、いとも簡単に二重体を説明している。この発生過程の正しさが証明されるのは、本物の双生児が誕生するか、でなければ、様々な奇形の種類によって異なる部位で、二つの胚胎がそれぞれ密接に結合あるいは融合しているからである。

二重体児は知能や精神に関して二つの人格を持つか

二つの頭を持つ自生体の二重体を例にとると、それぞれの頭は、体の半分の感覚だけを

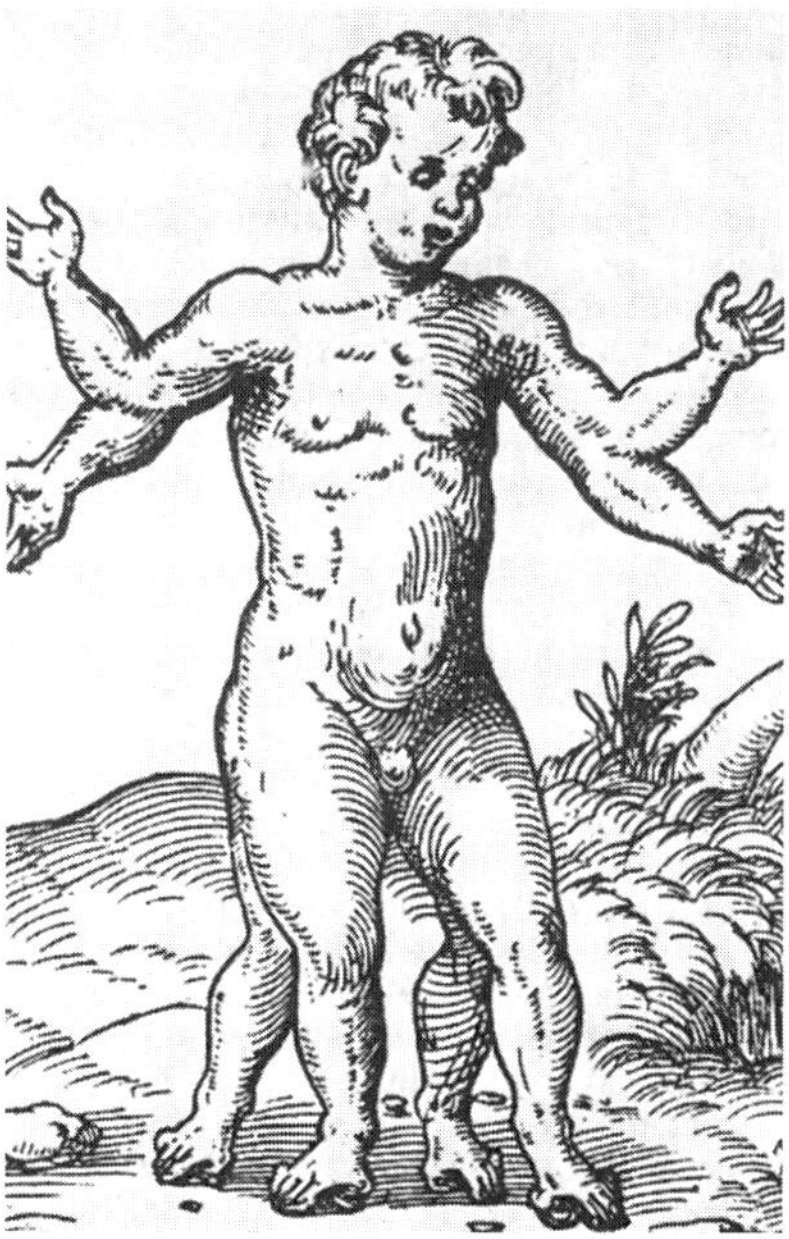
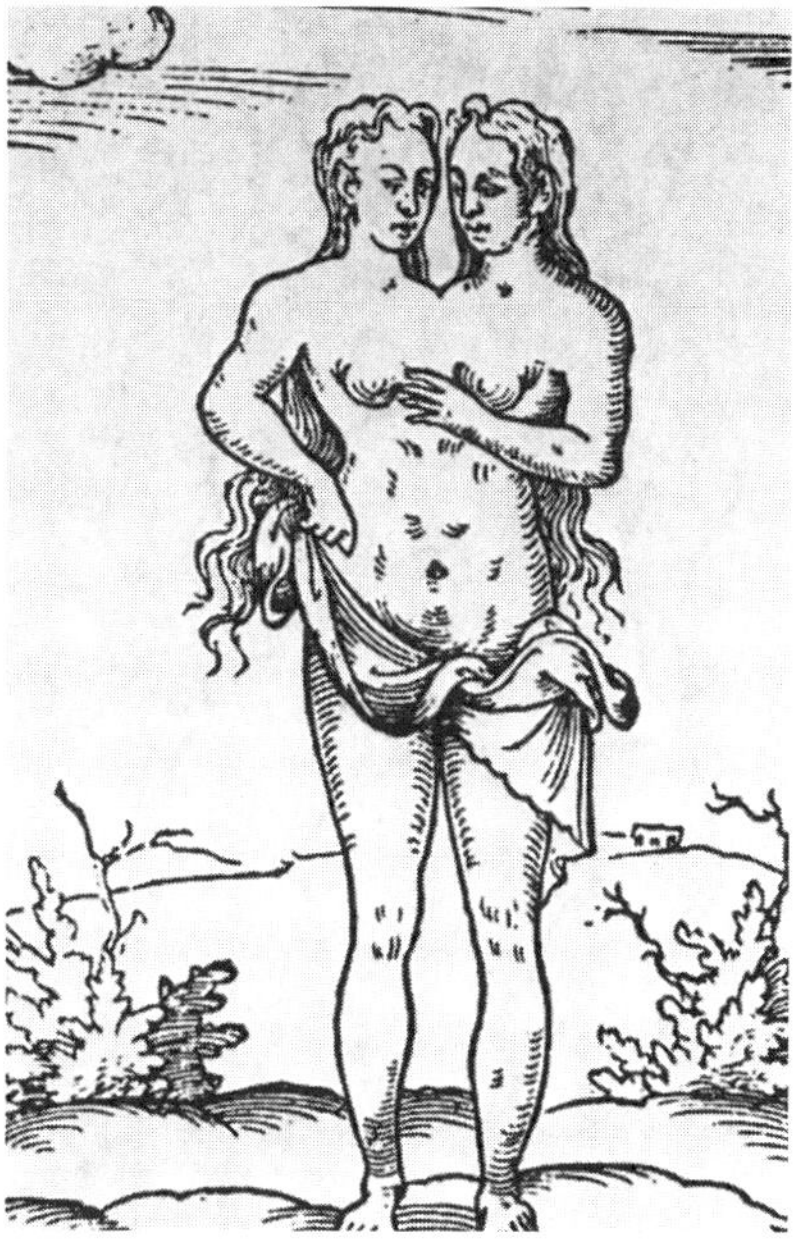

自然に生まれる様々な奇形

感じ、その半分しか支配できず、別の半分に関することはまったくわからない。頭が二つある二重体では、その身体の癒着の程度にかかわらず、それぞれが別の半分とは明確に分かれており、また肉体が完全に一つであったとしても、別々に現れる固有の人格を持っている。この個性は、さらに明確に二つに分かれ、それぞれがまったく異なる考えや意見を持ち、しゃべり方も異なり、まったく違った人格を示すことさえある。

日常生活の中で、二重体は一人の人間と見なすべきであろうか、それとも二人の人間なのであろうか。二つの名前を与えるべきだろうか。それぞれが、相続し、結婚し、遺言し、固有の財産を持つことができるのだろうか。

これは非常に興味深い問題であり、道徳的社会的には次のように定められている。頭が一つの奇形者は、完全な肉体が二つあっても、法律的には一人の人間と見なされる。これとは逆に、二つの頭のある奇形者は、肉体が一つであっても、別個の二人の人間と見なされる。二人の人格は法律的にも認められているが、戸籍係は一人分の証書を作成しなければならない。ただし、この証書には、苗字一つ、名前二つ、結合部分を明確に記すことになっている。

しかし実際には、シャム双生児の兄弟のあいだには肉体的な干渉があるため、別個の二人の人格と考える障害となっている。確かに、めったにないことではあるが、一定の状況では、それを認めざるを得ない。たとえば、一六一九年にパリ裁判所の裁判官たちを珍しく混乱に陥れた事件である。ある二重体者がパリにやってきて殺人を犯した。片方だけがナイフを持っており、死刑を宣告された。しかし、両方とも同じ殺意を持っていたのだろうか。死刑を執行すれば二人とも死ぬことになる。裁判官たちは長時間にわたって考え抜いた末に、賢明にも、無罪の片割れを救うために有罪の片割れに特赦を与えた。

この実話は、第二次大戦直前にリュシオとサンプリシオ・ゴディナというシャム双生児の兄弟に起きた災難と良い勝負である。この場合も裁判所はまことに困惑する問題に直面した。二人の姉妹と結婚したリュシオとサンプリシオは、キューバの楽団の歌手であった。ある夜、酔って車で子供を轢いた。裁判官は、公正でかつ賢明なところを見せようと、車を運転していた方に、被害者の家族に莫大な年金を支払うよう判決を言い渡

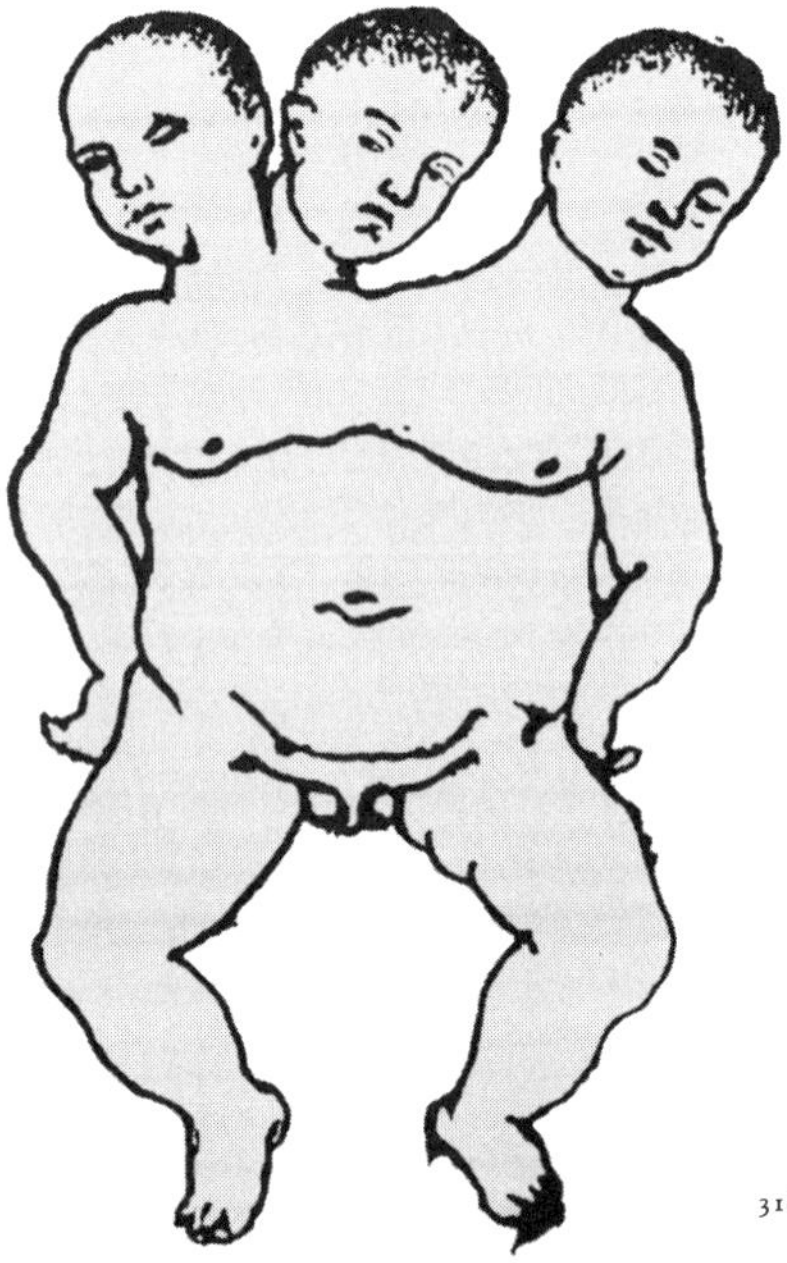

三重体

した。双子のもう一方はこのときから、彼らの収入源となっていた興行を続けることを拒否し、それ以後は自分の所持している金だけで十分間に合うと主張した。被告になった片割れは、すでに銀行口座を差し押さえられていたので、そんなことになったら自殺をすると脅迫した。それではもう一方の兄弟も殺すことになる。しかたなく裁判所は判決の見直しを行い、賠償金を最低に減額した。

H型二重体あるいは平行二重体

シャム双生児

すでに指摘したように、自生体に属する第一の大きなグループは、奇形学者たちが平行二重体と呼ぶものである。これは一般に「シャム双生児」という名前で知られている。

この奇形を示す「シャム双生児」という名称は、シャムで生まれたチャンとエンという双子の兄弟以後さかんに使われるようになった。彼らはきわめて特異な存在で、長く我々の記憶にとどまることになったのである。

表面だけか、それとも内部で癒着しているのか、などの結合の度合い、また、頭部、胸骨、骨盤など癒着のある部位に従って、これらは、頭蓋結合体、臀結合体、胸壁結合体、剣状突起結合体、前額結合体、胸結合体、坐骨結合体などと呼ばれている。また、

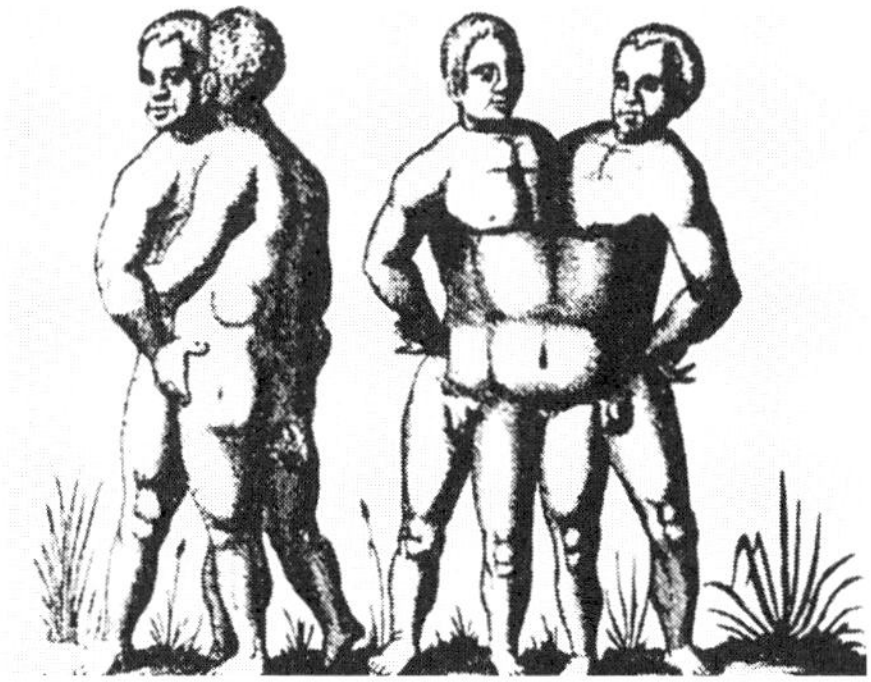

その他の可能性

この様々な分類のあいだに、無数の中間グループが存在する。癒着は身体の様々な部位に見られるが、常に二人の兄弟の同一の部分に対称的に見られるのは注目に値する。もう一つ確認されている事実として、この奇形は、他の二重体同様に、常に同性である。両方が女性か両方が男性で、非常に珍しい例では、二人とも両性具有であった。

シャム双生児に関する話は、昔から世界中でたくさん語られている。ギリシア人は紀元前二、三世紀のころからすでにそれについて語っている。また、すべての民族がこうした誕生を記録している。自国内だけでなく、世界中に有名になったシャム双生児もいる。

確かに存在したという記録の残る最古のシャム双生児は、一一〇〇年にイギリスで生まれ、三四歳で死んだ二人の姉妹エリザとメアリー・チュルカーストである。今日でもなお、彼女たちが生まれたケントの小村には、二人が存在したという証《あかし》が数多く残されている。

大勢の学者が、実際に調査を行い、それについて文献を残した最初のシャム双生児はエレーヌとジュディット

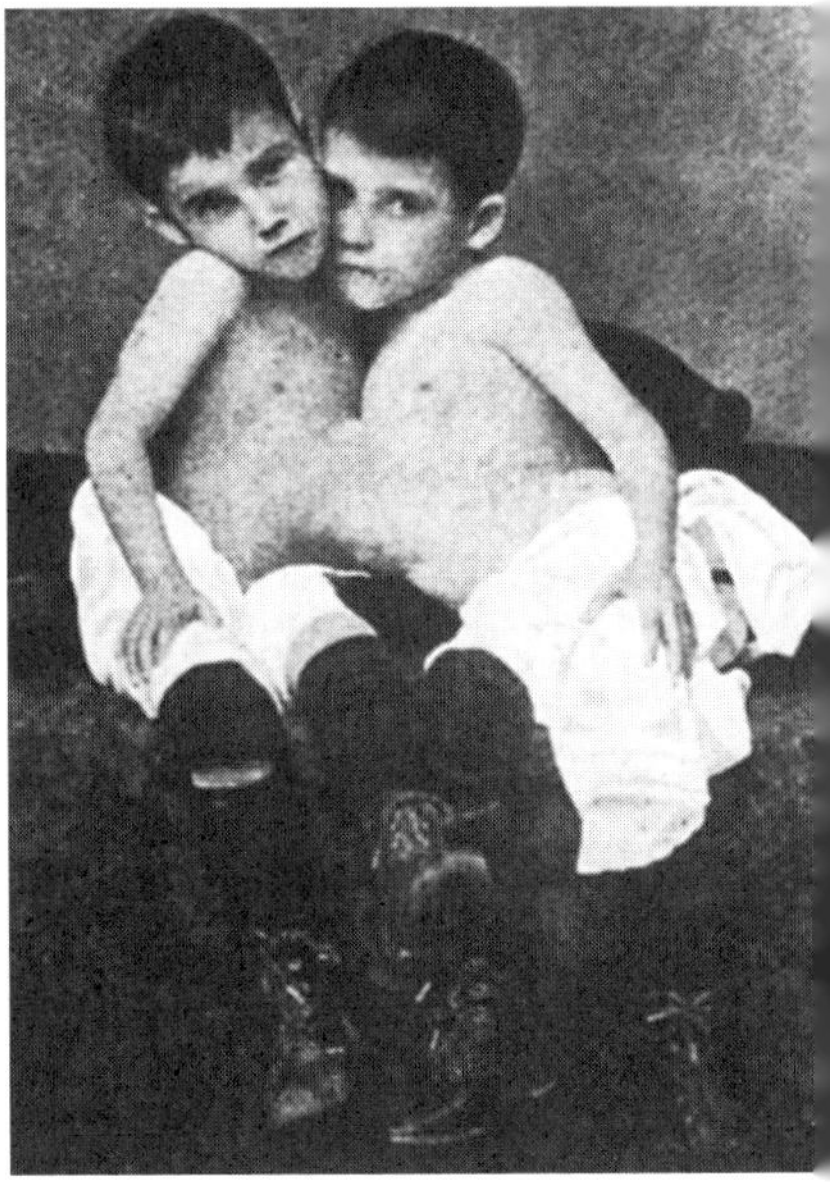

ロザリナとマリア

である。ハンガリーのゾニーで一七〇一年に生まれたこの姉妹は、七歳のときから見世物に出され、その後、ポーランド、ドイツ、イタリア、イギリス、フランスといくつもの国々を次々に渡り歩いた。彼女たちが九歳のとき、ストリゴニーの司教が俗界から拾い上げ、プレスブールの修道院に預けた。彼女たちはそこで二二歳のときに死んだ。この二重体は臀結合体、すなわち二人の人間が完全に背中合わせになっており、脊椎の下方部分で結合したものであった。性器は明らかに二つあった。この二人の姉妹は性格も気質も異なっていた。エレーヌの方がジュディットよりも大柄で、美人で、頭も良く、温厚であった。二人は互いに愛情を持ってはいたが、青春時代は喧嘩に明け暮れ、叩き合いをすることもあった。エレーヌとジュディットの物語はすべての結合体の物語を要約している。精神的には独立しているが、生活の一般的な面では束縛されているのである。

すべてのシャム双生児に分離手術が可能か

シャム双生児を観察したときにまず最初に頭に浮かぶ考えは、二人を切り離すことである。そうすれば、きわめて特異な奇形児も、ごくありふれた二人の人間になれるはずである（彼らを目にした人々はたいていそのように考え、分離手術を受けるよう勧めるものである）。しかし、簡単そうに見えるシャム双生児の分離手術は、しばしば重大な問題を提起した。たまには比較的容易に手術ができるものもあったが、たいていの場合、結合は表面だけでなく、手術はきわめて複雑か、あるいは、共有する器官によっては不可能であった（たとえば心臓、肝臓、腸）。場合によっては、結合部分がきわめて深く、外科手術ではとうてい太刀打ちできなかった。中でも、生殖器や直腸部分に結合がある場合は、脊髄の先端をむき出しにすることになるのだ。

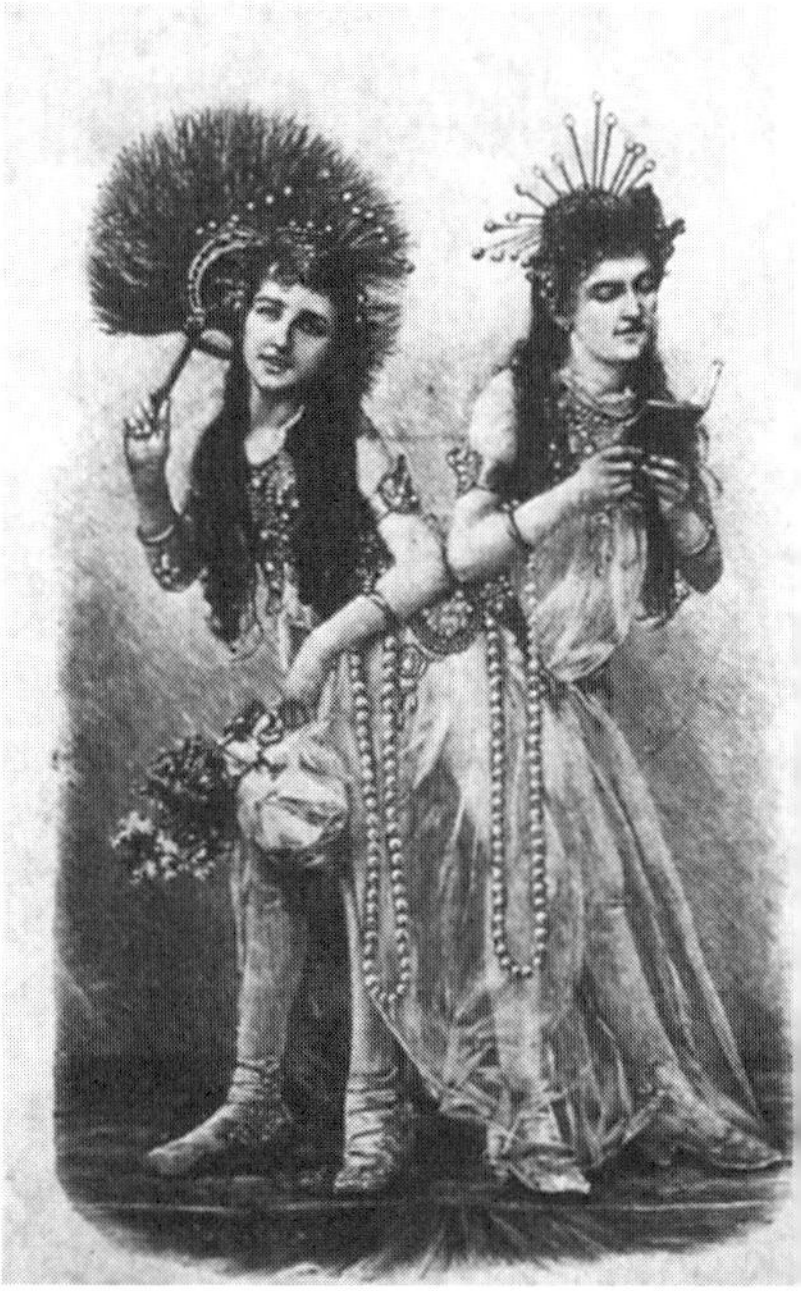

パリのジョゼファとローザ・ブラゼク、オランピア座で

最初の分離手術、ロザリナとマリア

一九〇〇年五月三〇日、リオデジャネイロでシャポ＝プレヴォ博士がロザリナとマリアの姉妹をメスで切り離した。二人のうち一人が生き残り、一人が手術の二週間後に死亡した。自然に対する科学の挑戦を示すこの二人の分離手術は、全世界の注目を集め、論議を呼んだ。

分離手術が行われたことが発表されると、その驚きは大きく、ヨーロッパの新聞も大衆の好奇心を満足させるために、この双子の健康状態を知らせる記事を定期的に掲載したほどであった。

ジョゼファ＝ローザ・ブラゼク、子供一人に二人の母親

シャム双生児の姉妹や兄弟が世界中で博する人気、彼らが生活や見世物で獲得する利益は想像を絶するもので

ある。が、これにはもちろん、彼ら自身の幸福は勘定に入っていない。両親ですら、しばしばこの重要な点に触れられるのを嫌い、大勢の医者たちが診察や手術を申し出ても辞退している。

ルートヴィヒ・フォルビーという名前の男が、一八九二年にパリ中に色刷りのビラを配り、ゲーテ座で、骨盤の後部が結合した色白で優しげな一四歳の金髪の少女たちを一目御覧じろ、とパリっ子たちを煽った。ローザとジョゼファ・ブラゼクは一八七八年にボヘミアのスクレイチョルで生まれたチェコスロヴァキア人の双子であった。数年のうちに彼女たちは大陸から大陸へと渡り歩いて人々の好奇心を引きつけ、見世物の花形となり、木琴やヴァイオリンの特技で人々を魅了するようになった。日常生活でも、二人のあいだにある種の反射運動が生まれた。一人が移動しようとすると、きわめて完璧な動きで、もう一方の体が即座にそれに応じて正確な動きをするのであった。二人は驚くほど良く揃った動きでダンスが踊れ、それぞれのパートナーと一緒にワルツを踊ることすらできた。

しかし、この驚くほど揃った足並みも一度だけ乱れたことがある。一九一〇年四月一五日、二人のシャム双生

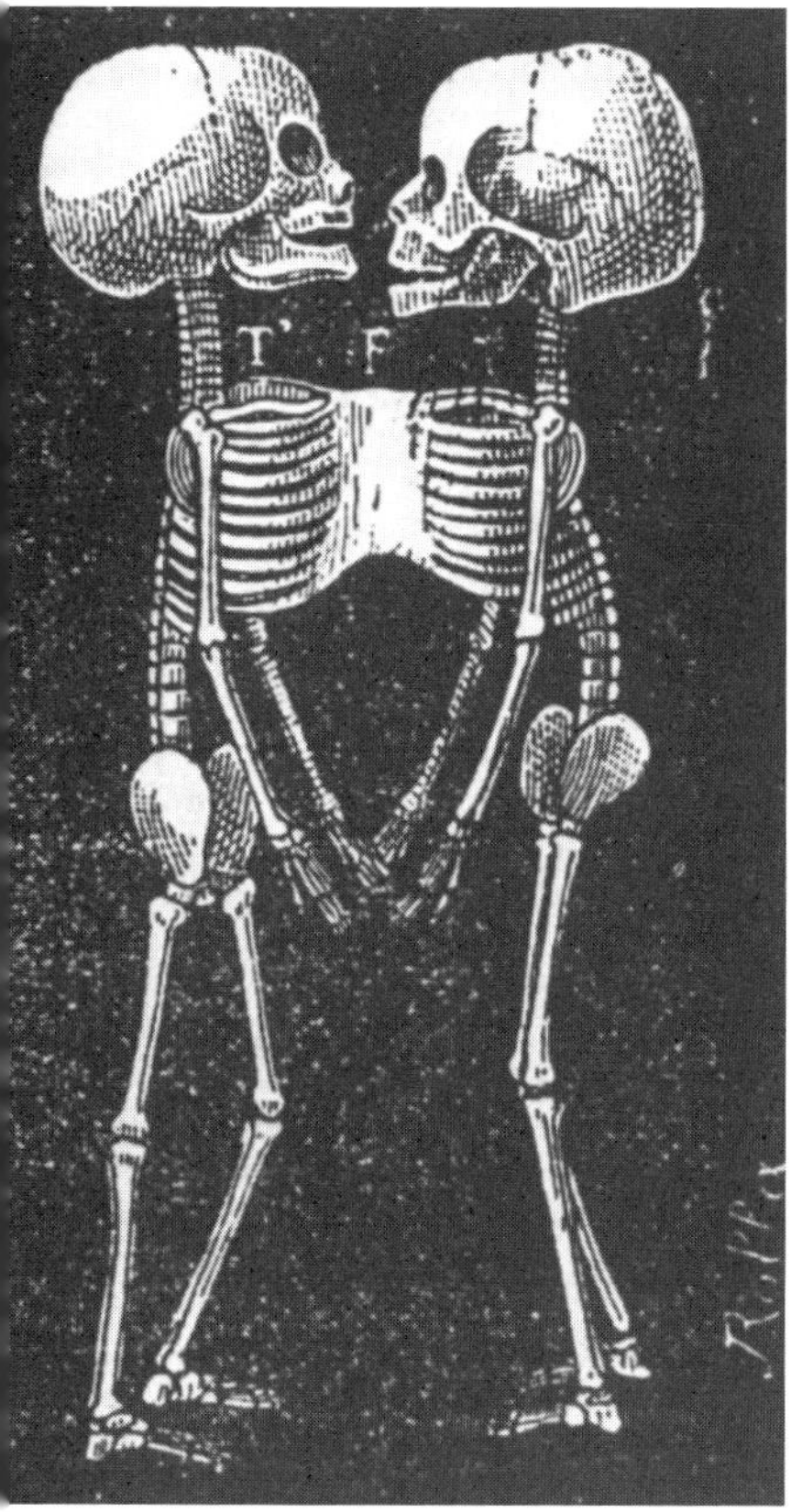

胸結合体の骸骨

児は入院した。病院では、ローザの腹部がかなり大きくなっていたが、ジョゼファの方は何の変化も認められなかった。妊娠の可能性についてありとあらゆる質問が浴びせられると、二人とも怒って、まったく男を知らないと強く反論した。医者たちは疑いを抱いた。そして、この疑いは、その二日後に双子が五体満足な男の子を出産したことにより正しかったことが証明された。ローザは恋人がいたことを白状したがジョゼファの方は、いずれにしろ自分は何も気づかなかったと主張し続けた。また、自分の意見としては、ローザは「恥知らず」でふしだらだ、とさえ言い放った。これに対してローザは、ジョゼファも誘惑されて自分と同じ喜びを味わったくせに偽善者だ、と言い返した。ローザとジョゼファがたった一つの生殖器官、すなわち、愛の器官をただ一つしか持たないことを知れば、もっともな意見である。

この途方もない話の滑稽なおちは、姉妹が二人とも母乳を出したことである。母親であると同時に、理論的には、授乳には何ら関係のないはずの叔母が、「姉妹と同じ方向に歩かねば」、すなわち、意に反したことをしなければならなかったのである。ローザが父親の名前を明かしたので、彼は結婚して「償う」ことを考えた。世界中

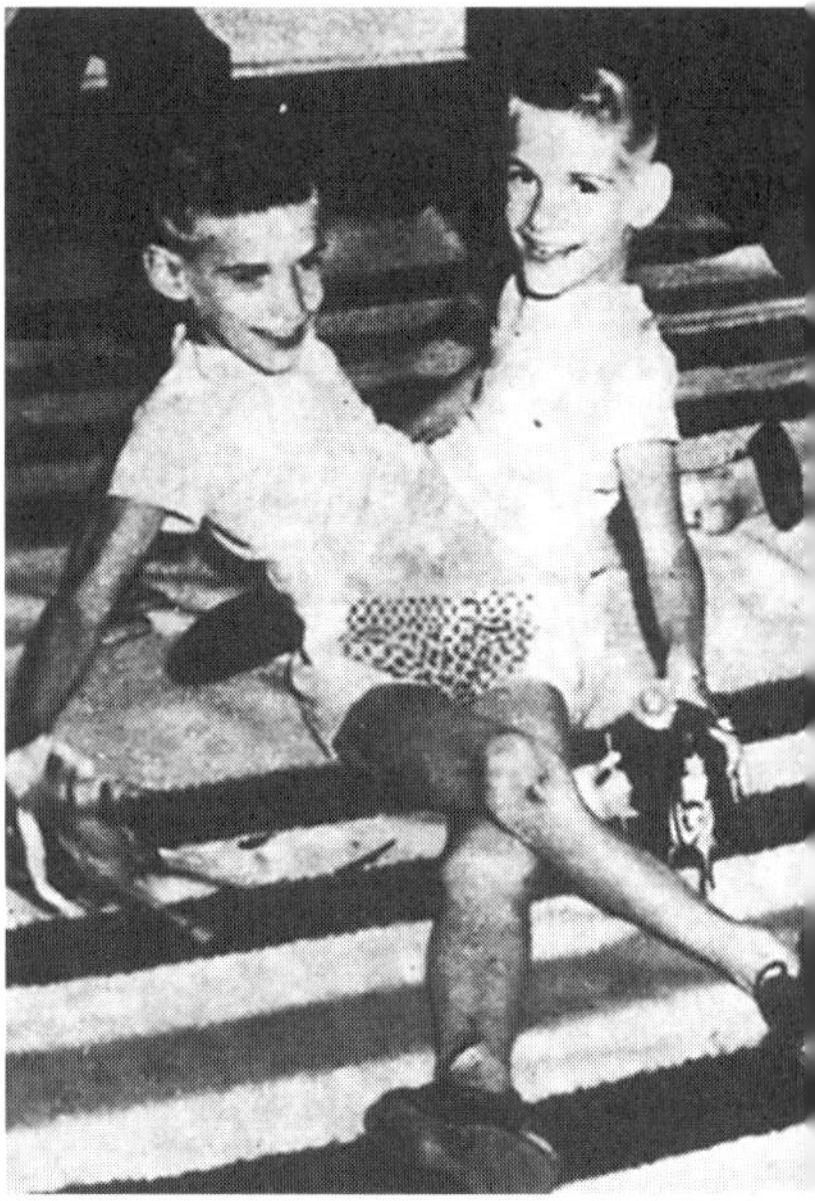

ドニーとロニー・ガリオン

のマスコミがこの奇妙で突飛な恋物語について書きたてた。彼女たちは「ある特殊な観点からは」一人であるのだから、一人の夫で十分である、という見解をある新聞は示した。「とんでもない!」と、別の新聞は見出しに書き立てた。二つの頭脳に二つの心臓があるのだから、道徳的には二人の夫が必要であるというのである。折衷案を勧める新聞もあった。ただ一人の夫では、一方は気に入っても、もう一方は嫌悪を抱く恐れがある。したがって、プラトニックな愛人が一人と、熱心な夫が一人いるのが望ましい。

この提案に対して、「エクレール」紙は次のような数学で答えている。編集者曰く、「ローザの欲望の総量がNに等しく、ジョゼファの欲望の総量が同量だとする。結婚後、同量の満足を与え、理想的な夫婦になるには、夫の能力は少なくともN+N、すなわち、夫にふさわしい男が与えることのできるものの二倍に等しくなくてはならない。したがって、答えは自明である。この問題を解決するには二人の夫が必要だ。問題は、妻を同時に使用するのが困難なことだけである」。この事件はただちに、道徳問題だけでなく司法問題にも発展した。ローザがアメリカに帰国して、子供の父親と結婚することを望んだからである。アメリカのどの裁判所も、結婚の権利を認めなかった。男が、一人の女ではなく二人の女と結婚するので重婚になるという理由であった。

当の男は、そんなにややこしい女性ではない別の婚約者を見つけた。ローザは信じなかった。しかし、彼女の母親は、この出産の数ヶ月後に悲しみのあまり死んだ。自分の娘が未婚の母の境遇に落ちることに耐えられなかったのである。ジョゼファの方は、ローザの赤ん坊にひどく嫉妬した。しかし、この赤ん坊は二人の名声をさらに高めた。二人の姉妹の関係は変化した。二人は、不可能だとは知りつつ、事あるごとに、切り離してもらうと、お互いに脅かしあった。一九二二年にシカゴで死んだとき、二人はやはり連れ立ってあの世に旅立った。

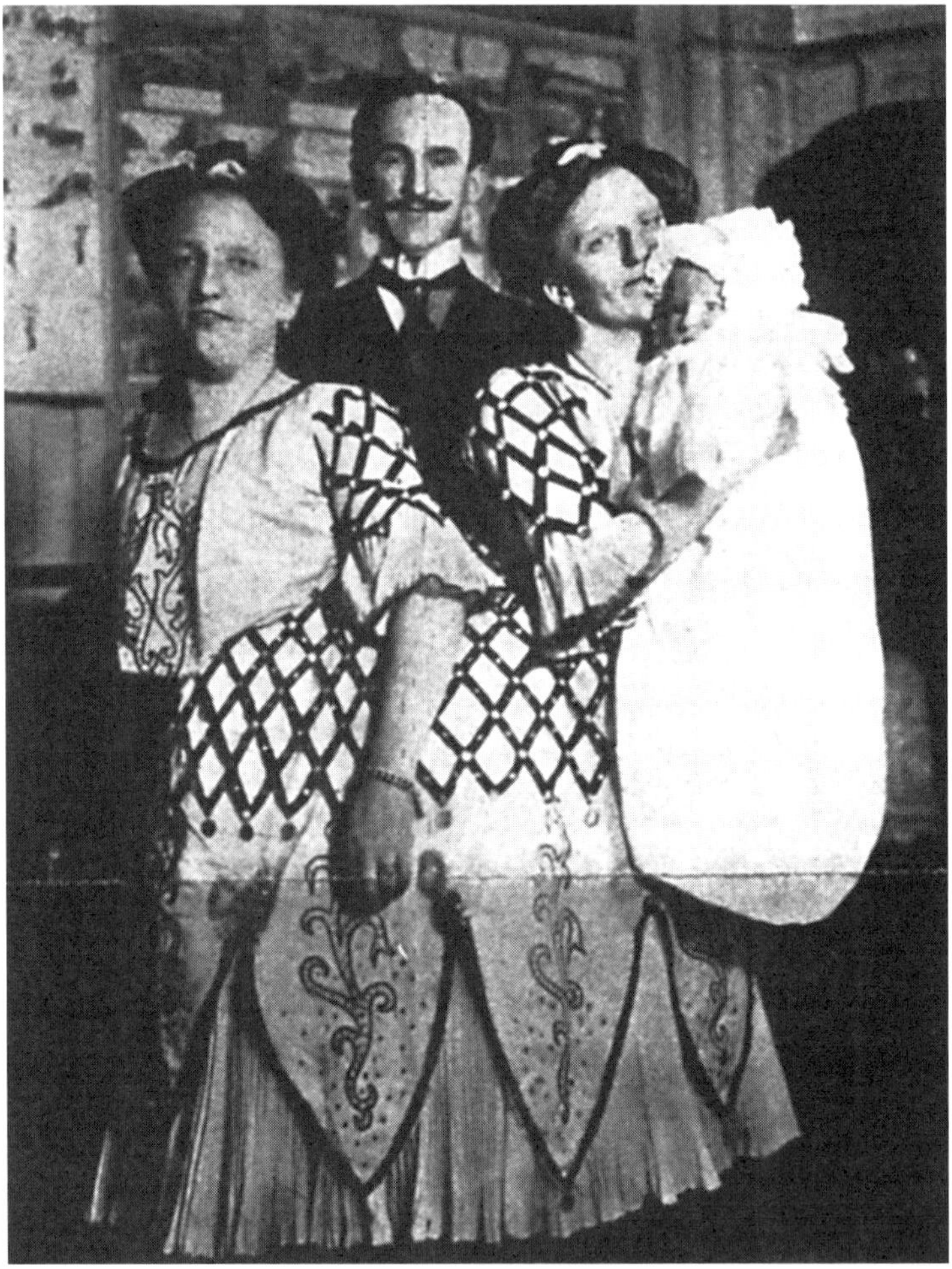

ジョゼファとローザ、２人が共有する夫と子供

チャンとエン、古今を通じて最も有名なシャム双生児

同じ時代に、古今を通じて最も名高いシャム双生児のチャンとエンがいる。前にも述べたように、彼らは世界中にその名を轟かせ、彼ら以後、こうした自然の不思議な現象を「シャム双生児」と呼ぶようになった。生きているうちから、彼らは五大陸の数百万人の観客の前に姿を現わし、高名な科学者たちがこぞって二人に会いたがった。

史実を探れば、チャンとエンは一八一四年五月一一日に、タイのバンコクにほど近い小さな漁村メコンで生まれ、父親は中国人、母親は中国人とマレーシア人の混血であったという。

母親は美人で、貧しい漁師と結婚して四人の息子をもうけたが、彼らを出産したのは三五歳のときであった。双子の体は非常に小さく、一方の頭がもう一方の足に接している姿勢で母親の腹の中におさまっていた。こうして彼らはチャンの頭がエンの両足のあいだから見えている形で誕生したのである。両親は二人に「右と左」という名前をつけた。中国語でチャンとエンである。

二人はまず、自分たちの船上の家を這い回り、やがて歩けるようになった。しかし、動こうとするたびに問題が生じた。お互いに向かい合っているために、同時に動きながら、どちらかが相手と反対の動きをしなければならないのだ。母親は、二人を結合している肉の帯を動かすようにさせた。そして、苦労を重ねた末、帯は緩み、二人は並んで立つことができるようになった。これによって二人の生活は周知のように一転した。たとえば、泳いだり釣りをしたりできるようになった。

一八二二年、双子が八歳になったとき、当時一〇人の子持ちだった一家は大黒柱を失った。寡《やもめ》となった母親を助けるためにチャンとエンは川のほとりで行商を始めた。

一八二四年、彼らの評判が国中に知れ渡ったために、時の王は二人をバンコクの宮殿に呼び寄せた。宮殿で王

に拝謁を許されたことにより、二人はたちまち国の英雄となり、そのために、近隣諸国に派遣される大使の仲間入りをした。しかし、やがて王の熱が冷めたため、二人は帰郷した。その跡をバンコクに住むあるイギリス人商人が追った。ロバート・ハンターは抜け目のない商売人で、そこから莫大な富を引き出せることを知っていたのだ。彼はかなりまとまった金額をかき集めて母親を懐柔し、また、西洋との接触を望んでいた王には、双子がうってつけの宣伝になると吹き込み、二人をつれてアメリカに出発した。一八二九年、一行はボストンに到着した。ハンターは直ちにサーカスのテントを借り、二人の見世物を開始した。これは大当たりをとり、彼の苦労は報いられた。

ハンターは次はヨーロッパだと考えた。一八二九年、彼と双子は、アメリカでの成功を後に、ロンドンに向けて出発した。ロンドンでもまた、一行は同じようにブームを巻き起こした。ロンドン王立外科大学の学長と高名な医者たち三〇人が太鼓判を押した。「シャム双生児のチャンとエンはきわめて珍しい先天性奇形の一例であり、大衆が彼らを見て、敬意を表することが望ましい」。

ヨーロッパ巡業の後、一財産築き上げたハンターとシャム双生児はアメリカに帰国した。その後、二人は自らの意思で巡業を始め、一八三六年、再びヨーロッパに渡った。しかし、二三歳になって舞台に立つことに飽き、かなりの財産を手に入れた二人は、一八三八年半ばごろ、自分たちが本当にやりたかった農業に転身した。結合しているにもかかわらず、二人は時々孤独を感じて結婚する計画を立てた。そして、立派な隣人の九人の娘のうちの二人に言い寄った。一九歳と二〇歳の二人の娘アデレイドとサラ・リエットに甘い言葉がささやかれた。

あった。隣人はアイルランドからの移民で、本職は農業であったが、その他に牧師で説教師でも

双子は一八四三年に娘たちとめでたく結婚した。彼ら四人は、二二人の子供をもうけたのだから実りの多い結婚と言えよう。しかし、じきに物事はうまく行かなくなった。チャンが酒を飲み始め、二人の妻たちがお互いを嫌い始めたのだ。そこで、それぞれのカップルが、お互いに一・五キロ離れた別々の家に住むことになった。そ

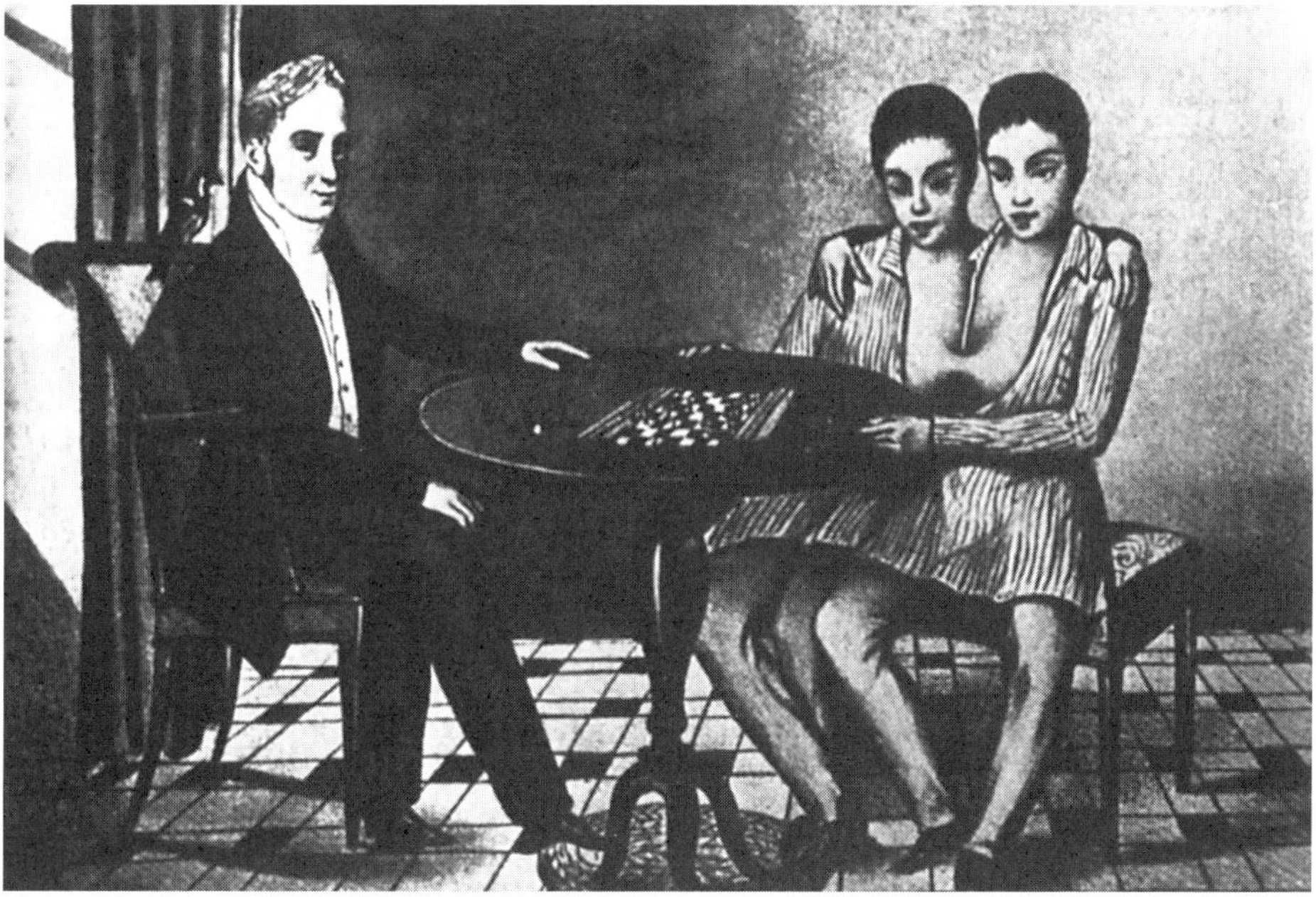

チャンとエン、歴史上最も有名なシャム双生児

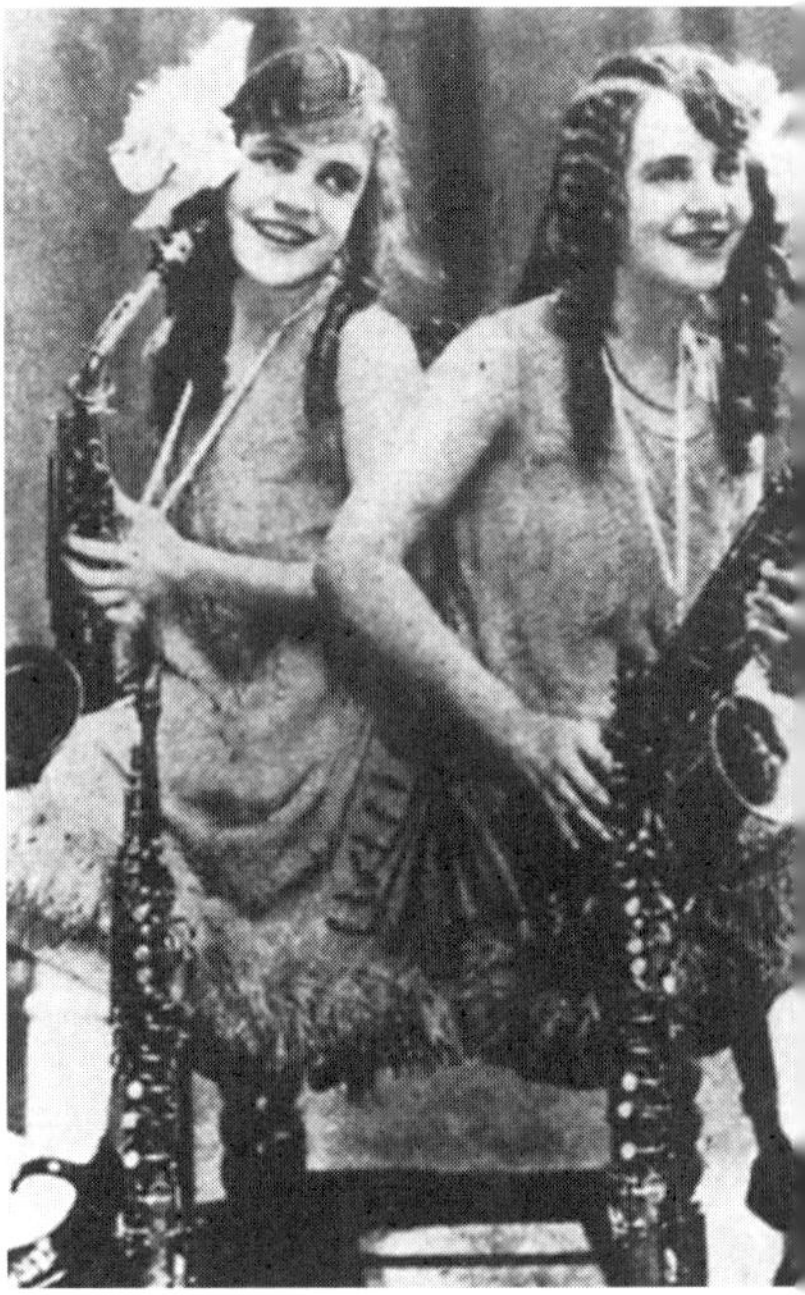
シャム双生児のデイジーとヴィオレット・ヒルトン

れは、双子にとって実際には、三日間は一方の家に、三日間はもう一方の家に住み、それぞれの妻を代わる代わるに訪問し、特別製の三人用のベッドで一緒に休むことに他ならなかった。

一八七四年一月、チャンが重い気管支炎に罹《かか》り、二人とも病床につかなければならなくなった。その二日後、医者は肺炎という診断を下し、あらゆる手だて尽くしたが、病状は悪化する一方であった。一月一九日、エンは真夜中にびっしょりと汗をかき、妙な予感がして目を覚ました。そして、チャンが死んだことを知って叫んだ。「僕はお終《しま》いだ、もう最後の時が来た」。そして家族を呼び、激しい興奮状態に陥り、チャンの死んだ四時間後に死亡した。

今世紀最後の花形、ヴィオレットとデイジー・ヒルトン

一九一三年、今世紀きっての有名な女性カップルとなった二重体が生まれた。シャム双生児姉妹の名前はヴィ

オレットとデイジー・ヒルトン。腰の部分が結合した名高い美人の双子で、トッド・ブラウニングの有名な映画『フリークス』でその美貌を披露している。二人は一九三七年当時、週に五〇〇〇ドルを稼いでいた。しかし、ロンドン郊外で始まった彼女たちの人生は、当初は惨めなものであった。バーの女給をしていた母親は、二人を生むとすぐにヒルトンという乳母に売った。ヒルトンは彼女たちに歌と踊り、バイオリン、ピアノ、サキソフォン、クラリネットといった楽器を教え込んだ後で、娘婿に手伝わせて、恥知らずにも四歳から二八歳まで彼女たちを食い物にした。

二人と知り合った検事が、中に入って助け出そうとしたおかげで、事件は裁判に持ち込まれた。そして双子は一万ドルの賠償金をもらって、晴れて自由の身になった。

大スターになると、彼女たちの恋愛沙汰が当事の新聞の第一面を賑わし、それが二、三年にわたって続いた。彼女たちは、何人も愛人を持ったが、二人がお互いに非常に似ていたために、「ボーイフレンド」が二人を区別できるように一方は髪をブロンドに染めた。ある日、二人のセックスライフは大衆の関心の的であった。ある日、デイジ

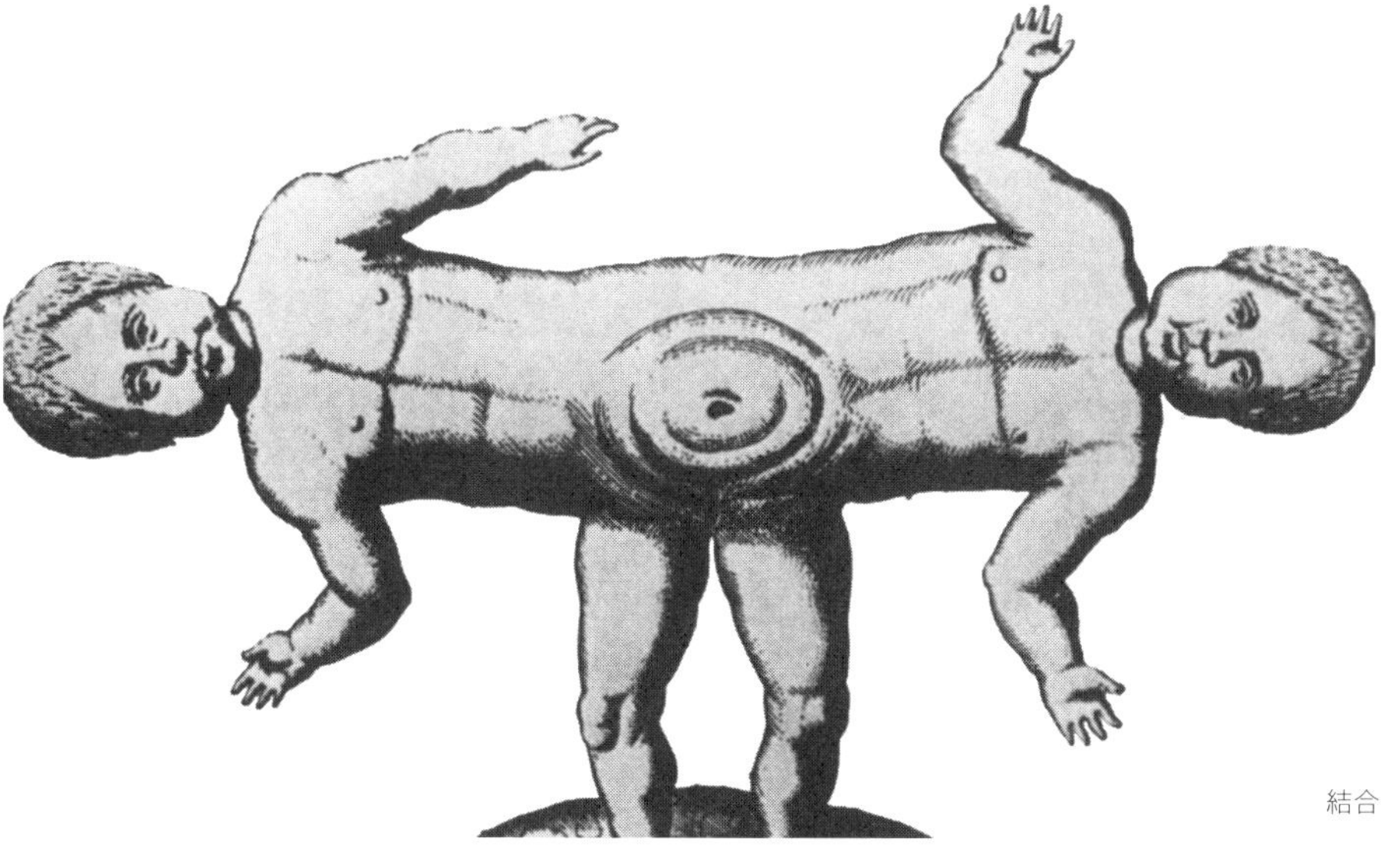

結合体

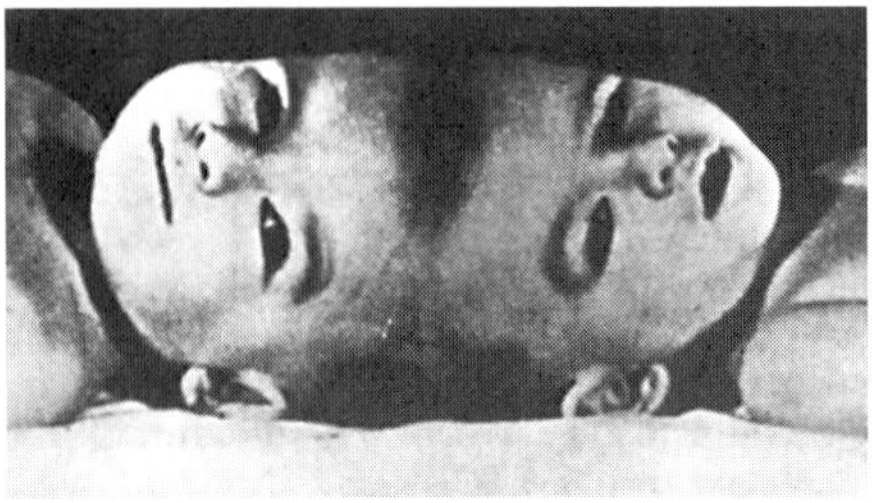

頭蓋結合体

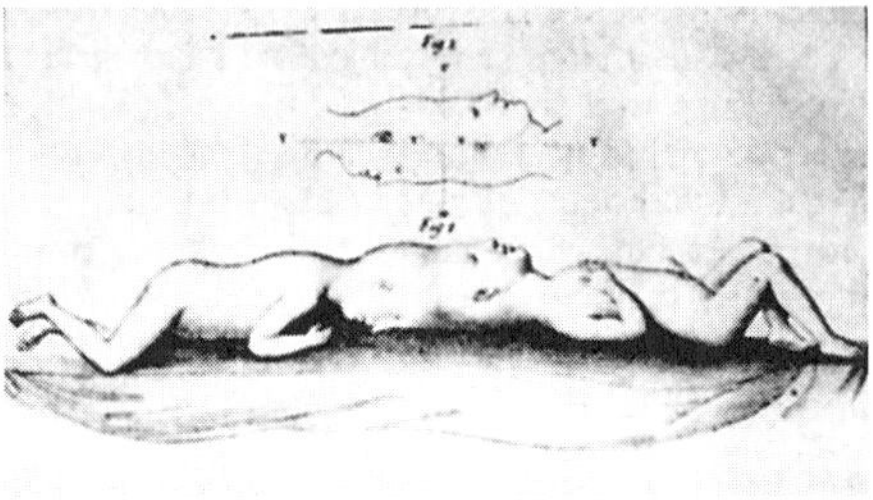

きわめて珍しい頭蓋結合体、お互いが逆方向を向いている

ーとヴィオレットはこの件についてニューヨークの大手日刊新聞のインタビューに応じた。二人は肉体的にはほとんど別々に行動できると記されている。きわめてはっきりと分離しているために、一方の行動をもう一方が感知することはできない、と二人は述べている。その結果、一方が一人の男と抱き合っても、もう一方は気にならないというのである。しかし、彼女たちの身近で暮らした人々の証言によると事実は正反対であったらしい。それどころか、同じ感覚を分け合うことに慣れて成長したため、彼女たちはお互いの感覚を人並み以上に知っていた。一方が肉体関係を持つと、もう一方は、新聞に公表したよりもずっとそれを感じたらしい。

結婚という考えにとりつかれていたヴィオレットは、一九三六年にダンサーのジェームズ・ムーアに出会い、彼の方も同じ考えにとりつかれた。つかの間の結婚であった。というのは、その数週間後、ヴィオレットと夫は離婚を申し出たからである。

一九四一年、デイジーも夫を見つけ結婚を試みた。彼の方はこの奇妙な共同生活にさらに持ちこたえられなかった。結婚式を挙げた一〇日後、彼は逃げ出し、その姿を再び見た者は誰もいない。

一九六〇年、数年間ショービジネスから身を引いていた二人は金銭問題から抜け出せなくなった。果物を売ったり、ローションを実演販売をしている二人の姿が見られるようになった。スーパーで二

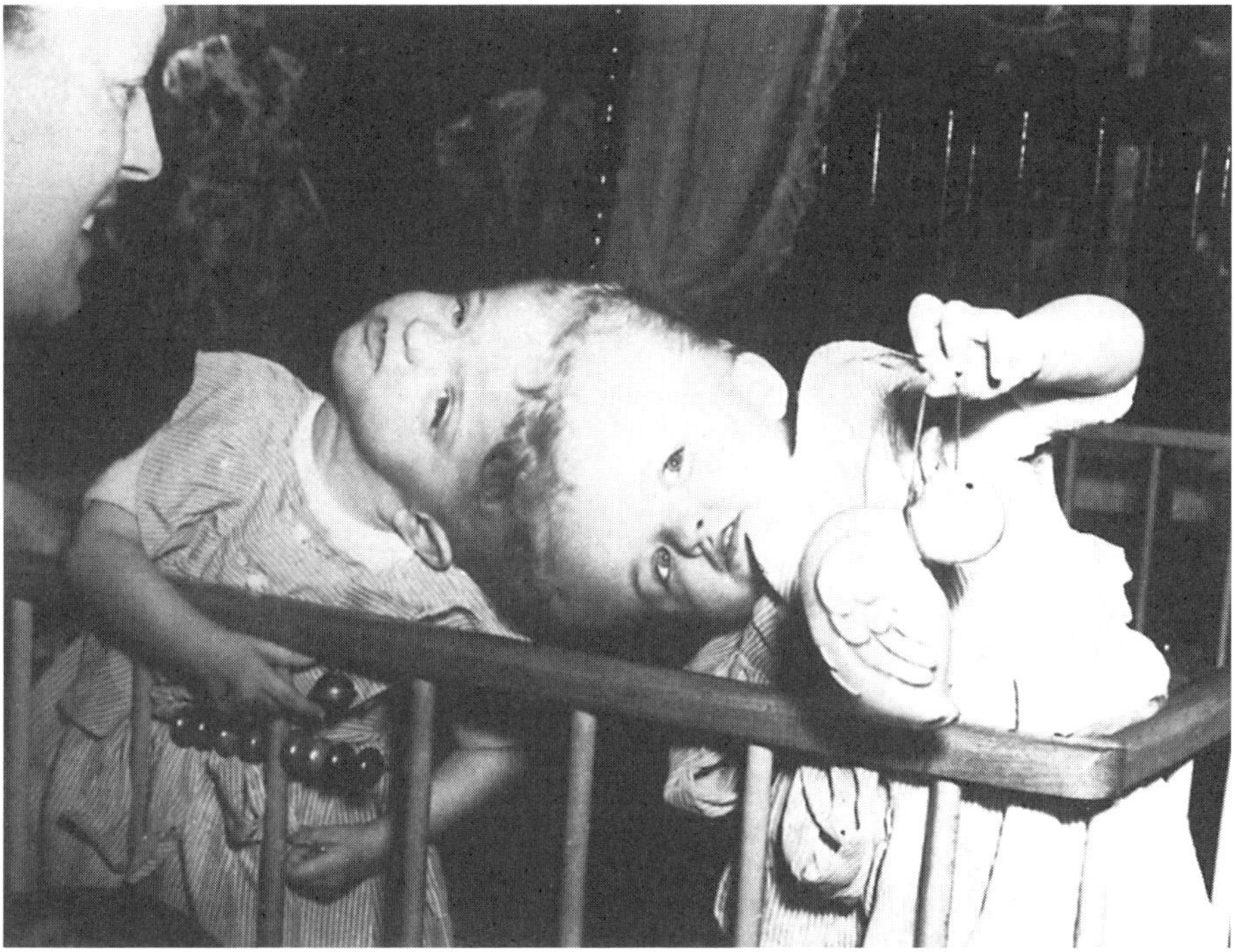

頭蓋結合体

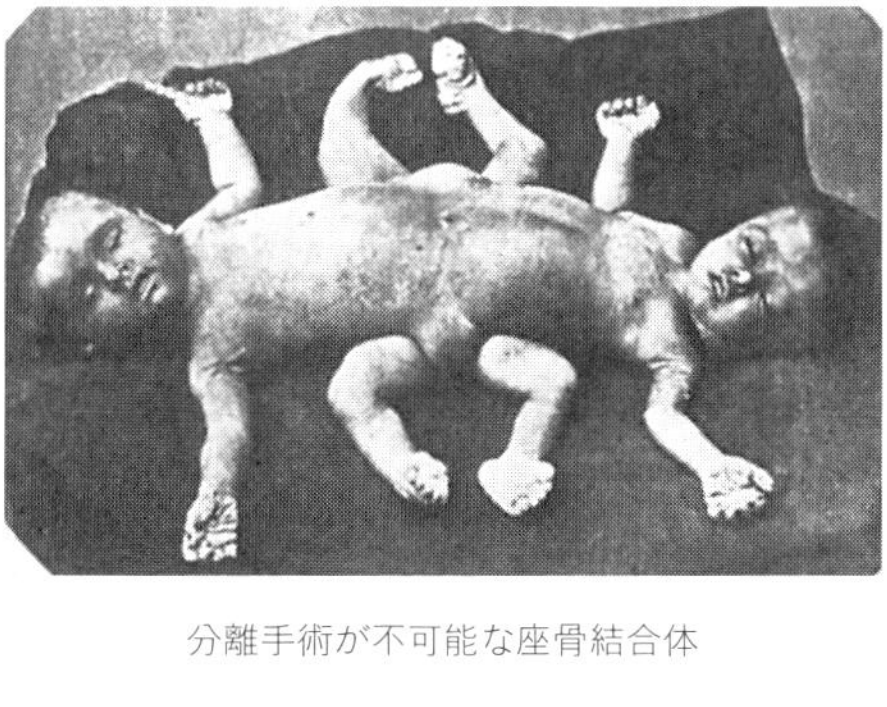

分離手術が不可能な座骨結合体

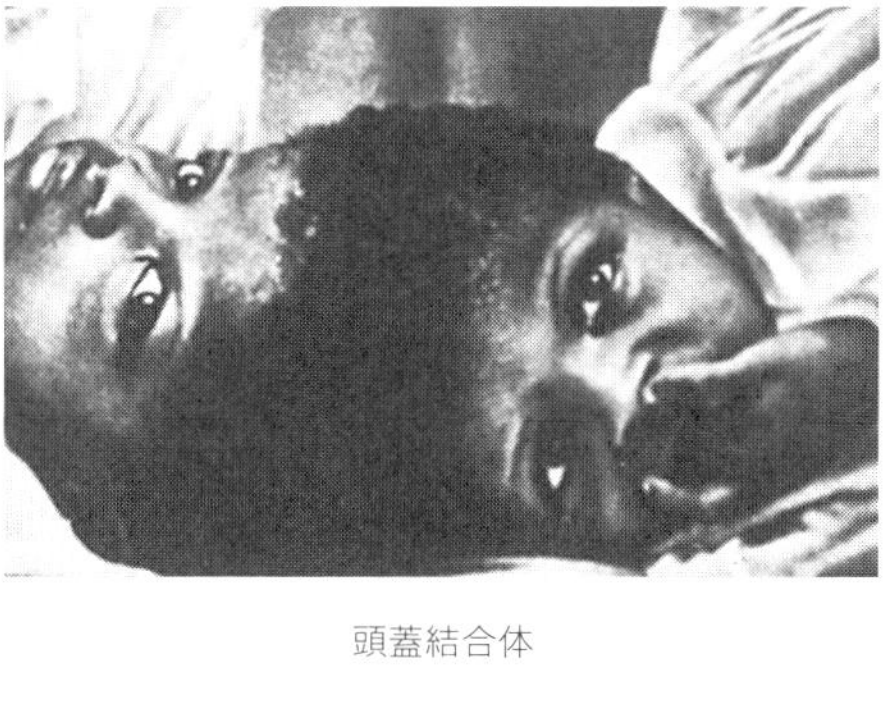

頭蓋結合体

年間野菜を売っていたが、一九六九年一月、双子がここ数日間仕事に出てこないと店長から警察に届け出があった。二人は自室で、悪名高いアジア風邪で死亡しているのが発見された。

これまで、結合したシャム双生児の波瀾万丈の人生を語ってきたが、彼らが、最近の二五年間に生まれていれば、その人生はまったく違ったものになっていただろう。現在までにフランスでは、すでに一四件の頭蓋結合双胎、すなわち、頭部の結合したシャム双生児の分離手術が行われている。しかし生き残ったのはわずかに二組だけである。パリだけで、B・デュアメル博士は、一九六〇、六二、六三年にこうした双子三組の手術を三回行っている。二〇世紀初頭ならば見世物にされていたであろうソニアとソフィー・トリネル姉妹が、一九七五年七月に世界中の新聞の関心を引きつけ、紙面を賑わした。B・ペルチュイセ博士は、二人に分離手術を行って成功することにより、数世紀にわたって、正常と呼ばれる世界と一部の奇形者たちとを隔てていた越え難い壁を再び崩したのである。

単純または逆向きX型二重体

構造が非常に複雑で、どのような手を使っても分離が不可能な二重体がある。中でも最も奇抜なのは、恐らく下腹部が結合した挫骨結合体であろう。互いの下腹部で骨盤を共有しており、トランプの絵のように上下逆さにくっついた姿をしている。アルブレヒト・デューラーは一五一二年に初めてこのような症例のデッサンをした。スウェーデンのエスリンゲンで生まれたエルスベートとマルギトである。一八七三年にエジプトで誕生が報じられ、五ヶ月間生きた例など数例を除いて、こうした奇形児は生後数週間で死んでしまうケースばかりである。

頭蓋結合体もまた、双子の頭部が結合している奇妙な組み合わせで、その結果、二人は一直線上で頭を突き合わせているか、あるいは並列している。きわめて珍しいケースで、初めて報告されたのは一七三四年であった。

このケースは、ときには二、三年生きることがある。
二、三例報告されているさらに奇妙な奇形は、体は頭部結合体と同様の配置であるが、双子の一方がもう一方とは逆向きになっており、そのため一方が正面を、もう一方は後ろを向いている。

Y型二重体

本章の冒頭で紹介した奇形である。Yの字の形をした二重体は、「結合奇形」という大きなグループに属しており、二つに分かれた胴体を一組の脚が支えるという特徴を持つ。この双子は、程度の差はあるがそれぞれ別々の二つの頭と、二本ないし四本の腕を持つ。たいていの場合、胸部は二つ、あるいは見たところ一つだが、内部は、肺が四つ、心臓が二つ、腸が二つあり、それらが最終的に一つに合流している。また時には二つの性器が認められるが、たいてい、存在するのは一つの器官である。このグループではあまり数は多くないが、明らかに二重体の特徴である、体が一つで頭が二つ、または頭が一つで顔が二つあるものが認められる。この場合鼻が二つ、口が二つ、目が四つある……。

極端な場合では、この種の奇形は、三重、四重の複合体を生み出すことがある。頭が三ないし四つ、腕が六または八本ある。こうしたケースで、二、三週間以上生存した例は知られていない。

このグループで最も多く見られる二重体に話を戻すと、これは不完全なシャム双生児だと言うことができる。ただし、シャム双生児と同じく二つに分かれたそれぞれの部分は同じ速度で成長する。すべてが同じであり、一定の範囲内で知的にも肉体的にも同程度に自立している。したがって、上半身の片方が傷ついても、もう一方は、たいてい何も感じない。

「シャム双生児」の場合に考えられる精神的な類似性は「結合奇形」では認めがたい。

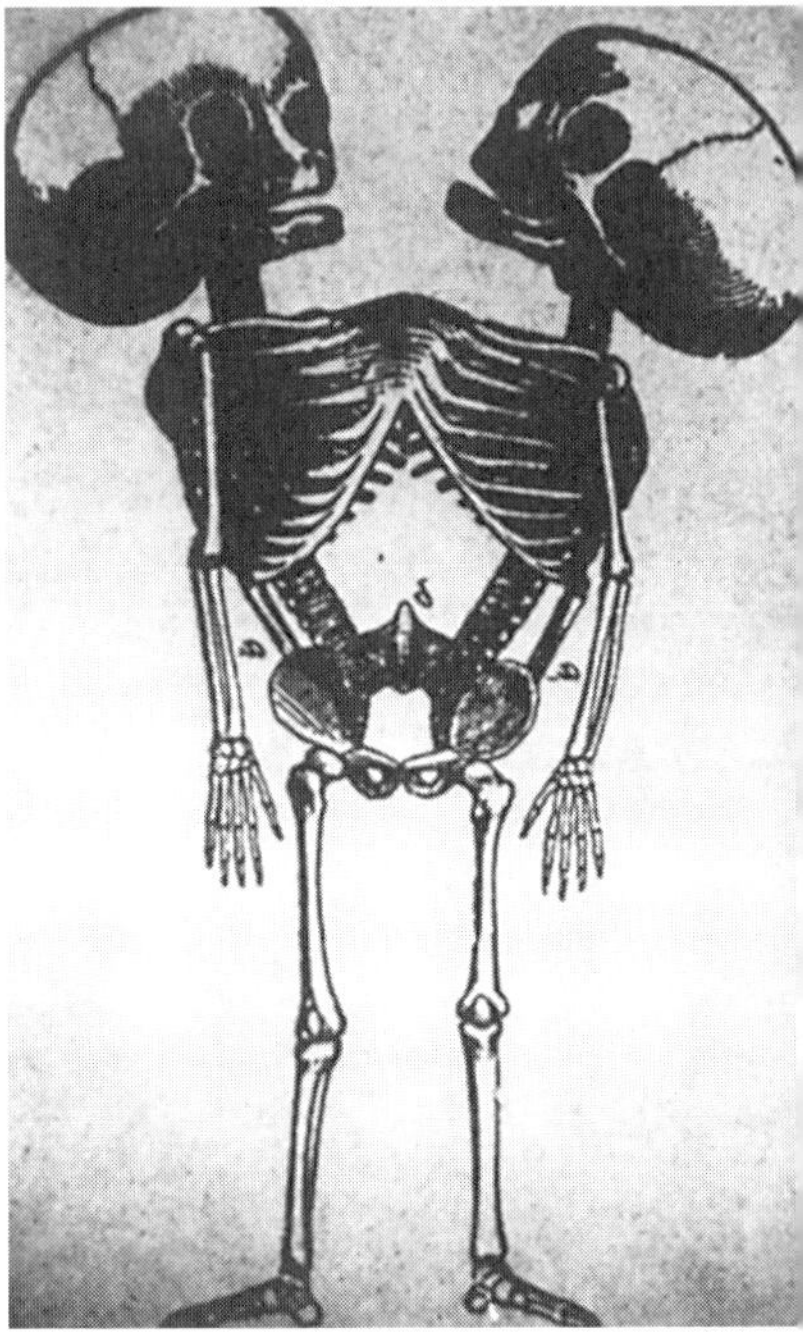
自然史博物館に保管されたリタとクリスティーナの骸骨

聖アウグスティヌスは、その著書『神の国』で最初にこの種の二重体の個別性について触れた。

歴史上のもう一つの例は、スコットランドの歴史家がこぞって報告しているケースで、当時スコットランドの王であったジェームズ二世の道化に関するものである。この道化は胸部が二つあり、それが下半身で結合していた。それぞれの胸の上に首と頭があり、その全体を短い二本の脚が支えていた。この奇形児はグラスゴー近辺で生まれ、年端も行かない子供のうちに宮廷に連れてこられた。そして、王の命令で宮廷に置かれ、大事に育てられた。成人すると、二つの頭部が数ヶ国語を操り、見事なデュエットを歌って聞かせた。一方がテノールでもう一方がバスであった。この奇形者が有名だったのは、何といっても二つの頭部のあいだで絶えず行われる喧嘩のせいであった。これによって、二人の性格が正反対なことが分かるのである。この奇形の道化は一四九〇年ごろ二八歳で死亡した。一方の頭はもう一方の死後三日間生きていたと言われている。

二人の記憶がまだ人々の心に生々しい一五一六年のこと、ランドシュートでそっくりの双子が生まれたが、幼いうちに死んだ。続いて一五六三年、また同じような双子がアルザスのビッシェンで報告された。このときは、

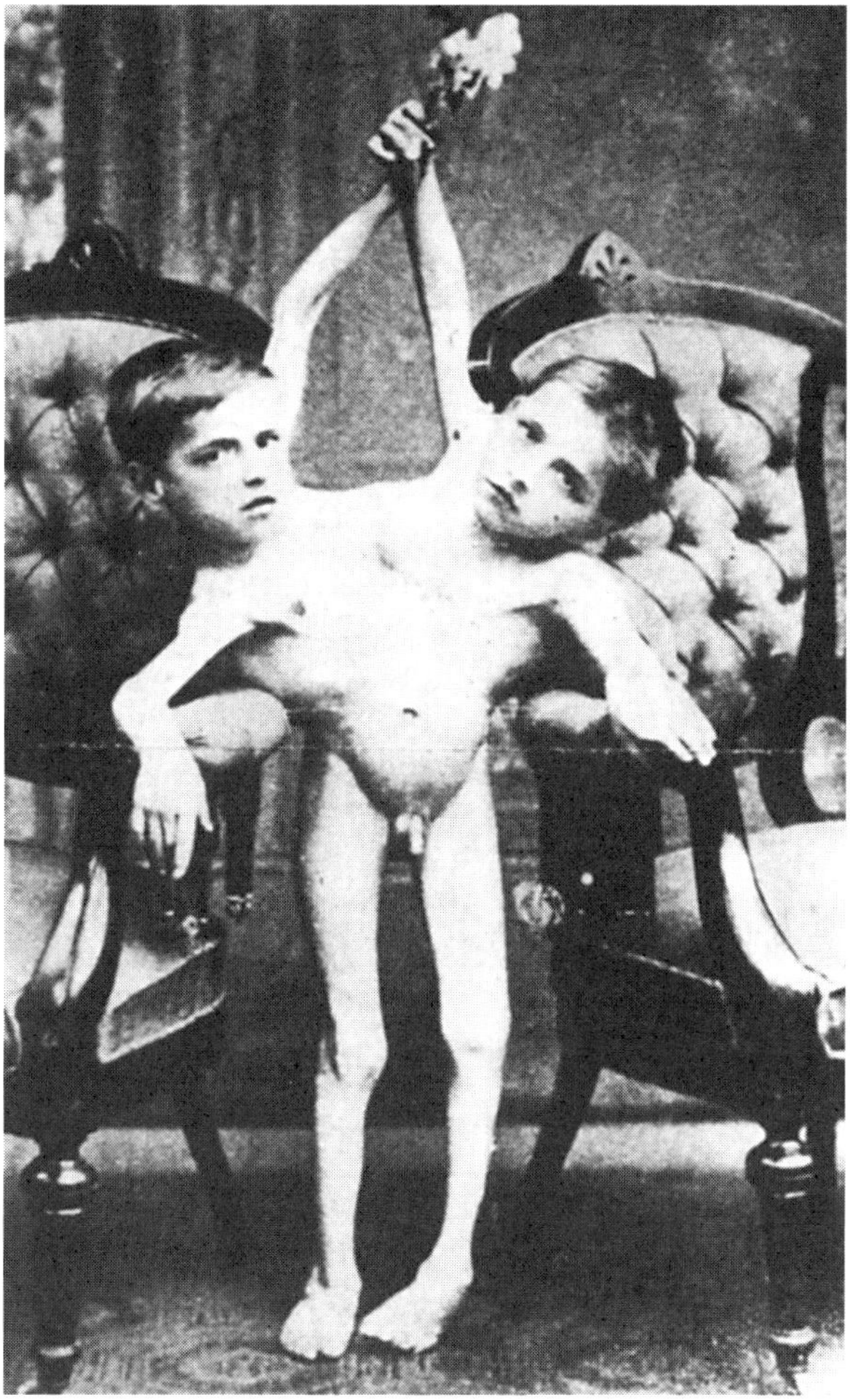

有名なトッキ兄弟

二重の部分が並列ではなく背中合わせで、下半身が結合しており、それを二本の脚が支えていた。

その後歴史は二世紀半以上にわたって沈黙を続けたのち、一八二九年にリタとクリスティーナがフランスに現われた。胸部が二つ、頭が二つあるサルディニアのサッサリ生まれの二重体である。二人の両親は二重体の娘を見世物にするためにフランスにやってきた。しかし、理由は定かでないが、警察がこの計画に反対し、必要な許可を出さなかった。そこで一家はこっそりと客を呼び、そのわずかな儲けで暮らした。子供たちは母乳で育った。一方が眠っているあいだに、もう一方の頭が乳を飲む姿は驚くべき光景であった。子供たちは人並み以上の世話を必要としたが、一八二九年のとりわけ厳しい冬が、凍えるような粗末な部屋で暮らしていた双子を襲った。幼いながら、絶え間ない貧乏にもかかわらず元気であった双子の一方が肺炎に罹った。そして、その三日後に死亡し、もう一方も後を追った。

ジョヴァンニとジャコモ・トッキ、二人の女と結婚した二つの頭を持つ男

トッキ兄弟は一八七七年一〇月四日にサルディニアのロカーナで生まれた。こうした奇形児はきわめてやっかいで、一人として扱うべきか二人として扱うべきか誰にもわからなかった。これもまた上半身は二つあり、頭が二つ、腕が四本、そして、はっきりと異なる二つの個性が認められた。そのため、二人として扱われることになった。さらに、二つの頭はそれぞれ、知的で活発な右側の頭がジョヴァンニ、回転の遅い左側はジャコモと名付けられた。二人の写真のほとんどが、内側の手を上げているが、それはこの二本の腕を自然に前に降ろす余地がないからである。

このように密着し、常に窮屈ではあったが、一方が笑っているときにもう一方が眠り、一方がしゃべっているときにもう一方が泣く妨げにはならなかった。彼らは、自分で二本の脚で立ったり座ったりすることができたが、

助けなしで歩くことはできなかった。それぞれの脚がそれぞれの側の頭でコントロールされていたので、歩行に必要な完全な調整ができなかったのである。

若くて美しい一九歳のアントニア・トッキが体重四・五キロのこの奇妙な赤ん坊を出産したとき、彼女の夫は子供を見て非常なショックを受け、数年間病の床についた。

それでも、父親は子供たちに別々の名前をつけ、村の司祭は二つの頭に洗礼を施した。洗礼の儀式が終わるか終わらぬうちに、この奇妙な生き物を一目見ようと、国中の人々が大挙して彼らの家の回りに群がった。確かに双子の誕生は目を剝くような出来事ではあったが、それが生きているという事実はさらに驚くべきことであった。そこで、生後四週間たつかたたないうちに、ファビニ、モッス両教授は子供たちをトリノに呼び寄せた。王立医学アカデミーの他の教授たちも加わり、二人が生存していることには大して関心を払わず、全員一致でこの奇形児を剣状突起結合に分類すると決定した。決定の結果が出るまで待つことはなかった。子供たちはさっそく見物人の前に引き出された。そして、これで儲けた金は父親の健康を見る見るうちに回復させた。

あらゆる予測にもかかわらず、トッキ兄弟は生き続けただけでなく、時がたつにつれて健康優良であることが判明した。とても活発で機敏であり、顔だちも人好きがして、人なつこかった。二人は青春時代の初めを幾ばくかの金を稼ぐためにサルディニアの村々を巡って歩いた。この惨めな巡業は、ベルリンのろう人形館の支配人が二人を雇い入れた日に終わりを告げた。

その間にも彼らは、一方は右手で、もう一方は左手で字を書くことを学んだ。イタリア語はもちろんのこと、フランス語もドイツ語も知っており、流暢にしゃべることができた。一八九二年、一五歳のときにアメリカに渡ったが、アメリカ科学アカデミーは二人を「これまで成長した中で最もすばらしい二重体」であると宣言した。

一八九七年、二三歳のときに、彼らは見世物に出ることに飽き、自分たちの置かれた状況にも気づいて、徐々に落ち込むことが多くなった。そこでショーの世界もアメリカも離れて、故国に帰ることにした。すでに一財産を築いており、それ以後年金で暮らすのには十分だった。彼らはヴェネツィア近郊に高い塀に囲まれた美しい屋敷を建てさせ、永久に閉じこもって、外界のありとあらゆる卑劣な出来事から逃れようと意見が一致した。

奇形かもしれないが、何よりもまず人間に戻ることができるのだ。この引退を快適で穏やかなものにするために、二人は誠実で良く気のつく妻が欲しいと思った。そして二人の姉妹を見つけた。彼女たちが、新しい経験に引かれたにしろ、とりわけトッキ兄弟の財産に引き付けられたにしろ、ともかく、この奇妙な結婚と修道士のような生活を受け入れたことは事実である。

一方の頭が一方の脚しか支配できないと同様に、トッキ兄弟は片方が片方の睾丸しか支配できなかった。それとは逆に、二人の脳は一つのペニスを共有していた。ジョヴァンニもジャコモもそれぞれ別々の人格を持っていたので、二人は、二人の妻のそれぞれと二回快楽を味わうことができた。この快楽はそれぞれの兄弟によって異なり、それを同時に味わうことはできなかった。実際には、生殖器官はただ一つだとしても、別々の人格であるトッキ兄弟は、セックスに関して同一の理想は持っていなかったのである。

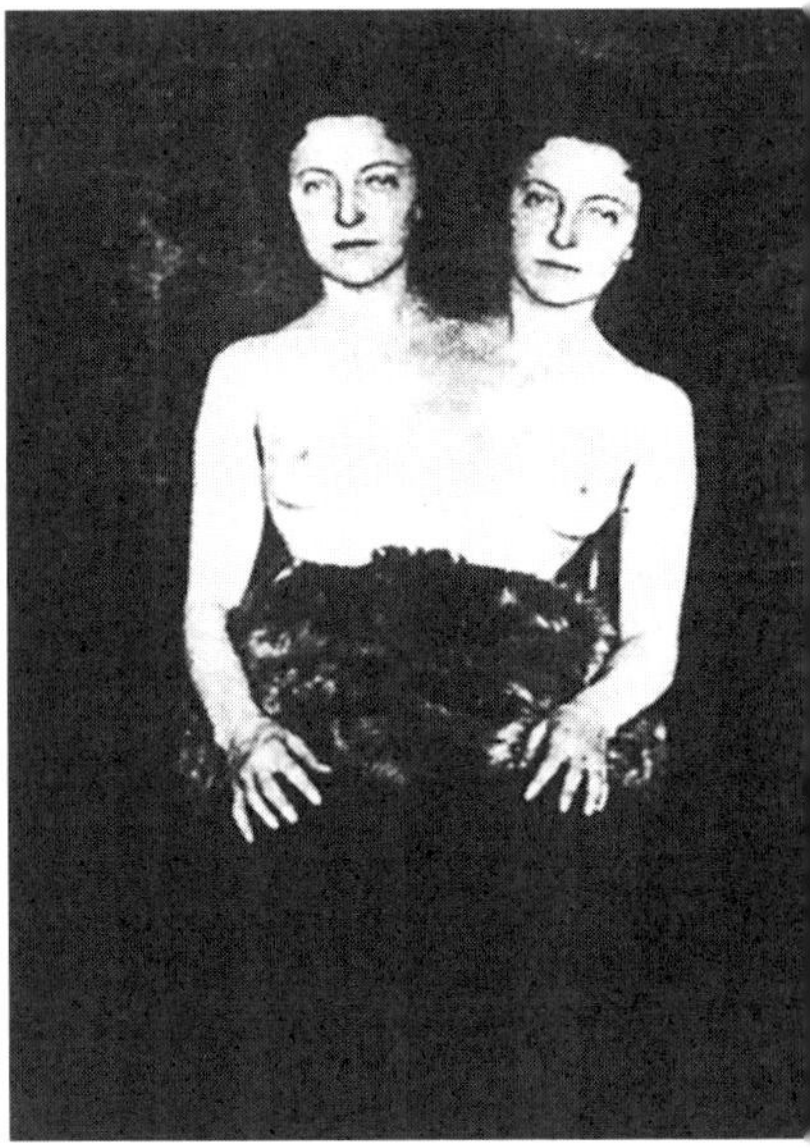

中国皇帝はこのような二重体の女を愛した

トッキ兄弟の足跡は一九一二に消えた。それ以降彼らがどうなったのか、子供の父親になるという喜びを味わったのか、まったくわからないのである。ただ、一九四〇年に六三歳で死んだという。

頭の二つある女を寵姫にした中国皇帝

しかしながら、それを一つしか持たない二人の女を愛することは、恐らく、エロティックなパラダイスに想像を巡らす大勢の男たちの、口には出さない願い、かなわぬ夢であろう。しかし、神々のみに許されていそうなこの願いを叶えられた人間がいる。

中国皇帝玄宗もその一人であった。帝国中の絶世の美女たちに飽きて、皇帝は宦官の長に中国で最も奇形の女を集めるようにと命じた。皇帝は女たちのために「憧れの奇形女の貴重な安らぎ」と呼ばれる宮殿を建造させ、そこに、それまで誰も見たことのない奇形や不具や小人の女たちの一大コレクションを住まわせた。皇帝が、その中でもとりわけ二人の女を寵愛したことを、皇帝付きの歴史家を通して知ることができる。一人は小人で、もう一人は頭が二つある二重体であった。愛を囁く夜には、この二重体の双子の四本の手で抱きしめられながら、一方の口が激しい情熱を語り、別の頭が、もう一方の耳に優しい愛の言葉を注ぐのを聞くのである。

別世界の出来事のようなこのすばらしい物語の現代版が実現したかもしれない。ただし、一九五〇年六月生まれのマーシャとダーシャがロシア人で、旧ソ連政府の庇護を受けており、生理学研究所にずっと暮らしていなければの話である。魅力的な少女であったマーシャとダーシャは、玄宗皇帝の愛人と同じ奇形を持っていた。彼女たちの脊椎は仙骨部分で結合しており、各々が母親になれたとしても、性器はただ一つであった。

このような奇形では、それぞれの脳が片方の脚を支配しているため原則として歩くことはできない。ところが、心理学的にも生理学的にも二人の運命を握っていた生理学者のピョートル・アノキンが、二人に頭脳と体とを一

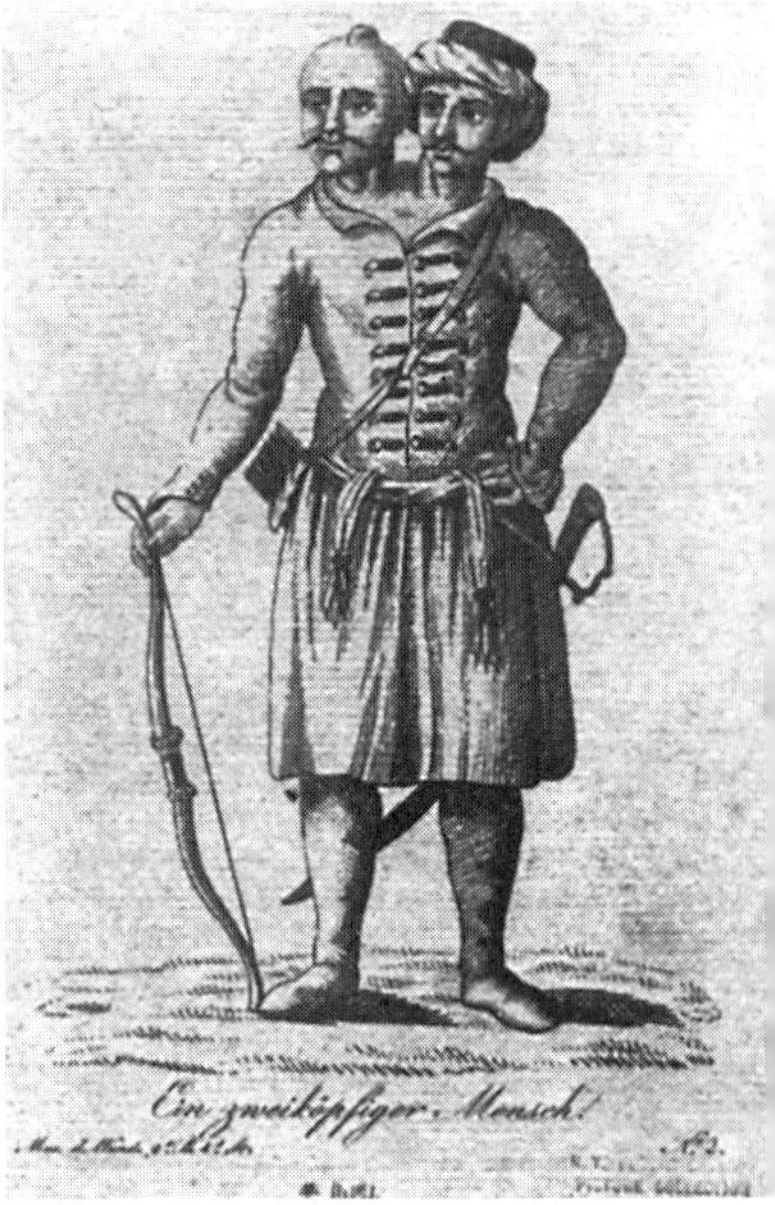

ムスタファ２世の双頭の射手

緒に働かせることを教え、想像できないような事に成功した。その結果は驚くべきものであった。二人は歩いたり、踊ったり、梯子を登ったりするだけでなく、自転車に乗るなどその他のバランスと技術を要する多数の活動ができるようになったのである。

また一六九七年、ドイツのレオポルト一世の軍隊は、目の当たりにした光景に仰天した。ハンガリーの覇権を争って、前日にムスタファ二世のオスマン軍を相手に宣戦布告をしたのだが、その戦いの最中にドイツ軍は奇妙なトルコ人の射手を捕虜にした。野営地の中央でさらし者にされたこの捕虜は兵士たちの目を奪った。捕虜には、一つの体の上に二つの別々の頭があって、その両方とも同じように使うことができたのである。歴史家は彼がどのような運命を迎えたか語ってはいない。

この逸話は、これまで本書であげてきた奇形者たちよりも胸部の結合がさらに強い場合、二つの体が完全に一体化し得ることを教えてくれる。この程度の結合まで行くと、二つの脊椎は互いに触れるほど接近しており、体の方は、一見しただけでは、二つの首と二つの頭以外には二重体であることがわからない。

二人の結合がさらに強くなる場合がある。二つの脊椎が一つに融合し、二つの頭蓋が互いに癒着するのである。こうしたケースの最古のものが、一六世紀にセバスチャン・ミュンスターによって報告されている。二つ目の例は、一七七五年にスペインで見られたもので、それに関する資料には、二つの頭がそれぞれの口で別々に乳を飲んでいたと記されている。

ヤヌス奇形すなわち二つの顔を持つ頭

二つの頭のヴァリエーションについては、すべて出尽くしたと思うかもしれない。ところがそうではない。結合は分離部分に生じるだけでなく、頭蓋の内部でも生じるのである。こうした奇形は、ローマ神話の顔の二つある神、名高いヤヌスの神話に例えて「ヤヌス頭部」、「ヤヌス体」、「ヤヌス奇形」と呼ばれている。

実際に、同方向または反対方向を向いた二つの顔がある頭部を持つケースがある。一つの頭蓋に、半面には一つの、もう反面には別の顔がついているのである。大きな顔の同一の線上に三つまたは四つの目があり、そのすぐ下に鼻や口が二つずつ備わっていることさえ稀ではない。

エドワード・モーデイクの人生は、この種の奇形の典型である。優れた音楽家で、貴族の称号を受け継い

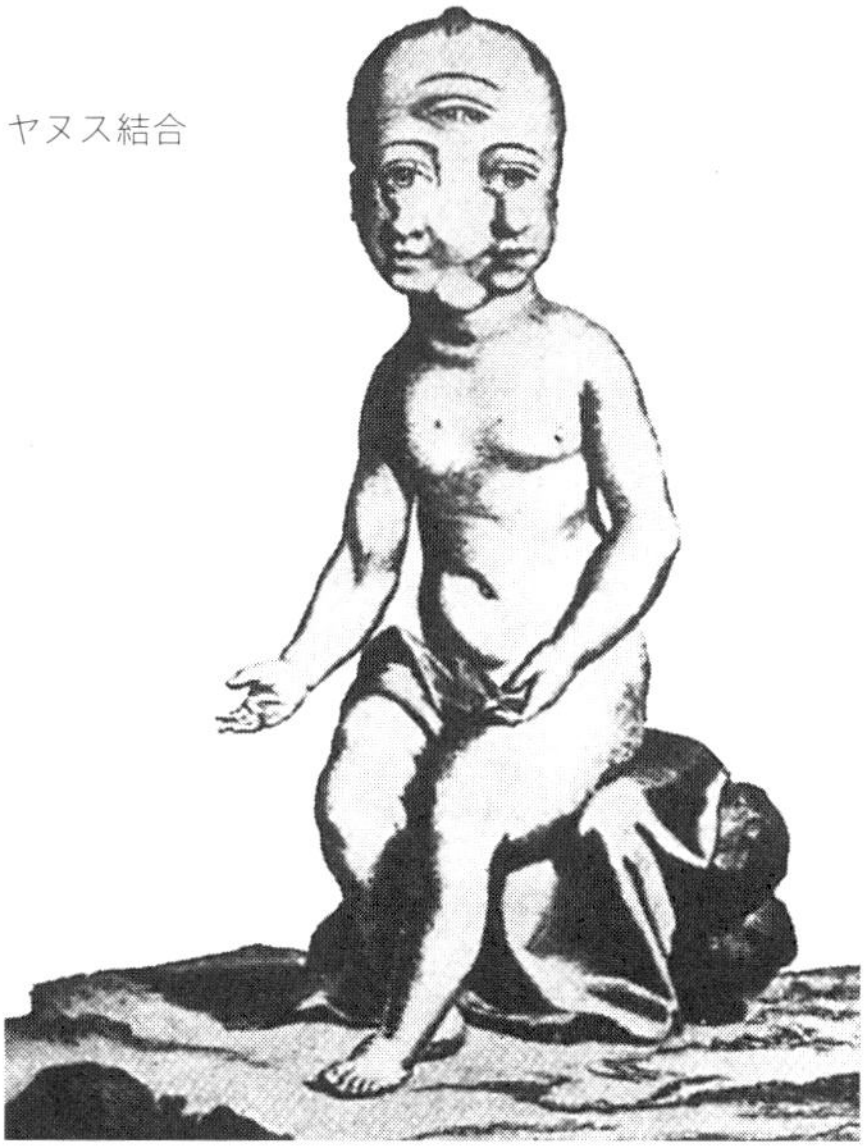

ヤヌス結合

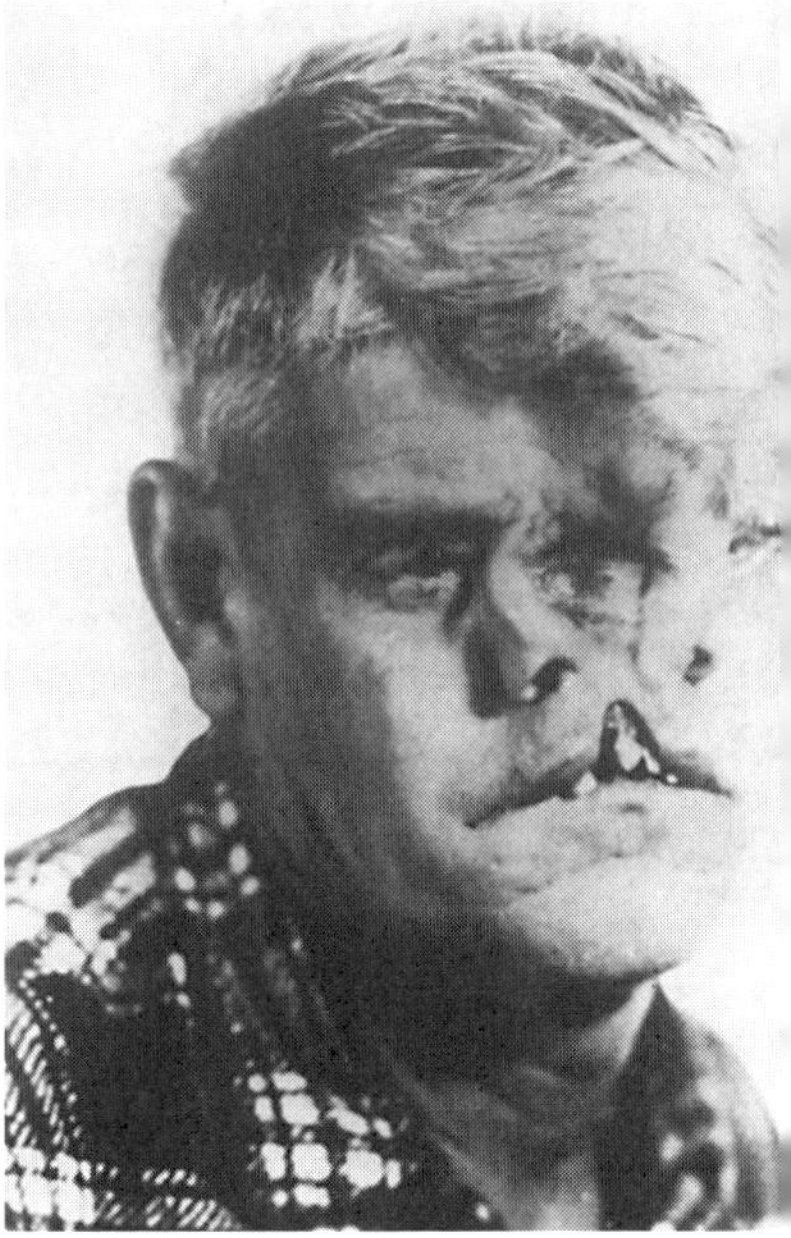

癒着した２つの顔を持つビル・ダークス

だ美貌の青年エドワードは楽しい人生を送ったはずである。後頭部に二つ目の顔さえなかったら……。この顔は泣いたり笑ったりができ、それ自身の表情があり、とりわけ目は、視野に入った人や物の動きを追って動いた。この青年貴族は、自分を絶えず悩ませている不具に耐えきれなくなり、自分の部屋に引きこもり、家族の顔を見ることも拒絶した。しかし、こうして引きこもったからといって、もっともなこの悩みを消すことはできなかった。エドワードは三三歳のときに、自分にとりついている二つ目の顔にピストルを撃ち込み自殺した。注目に値するもう一つの例は、四六歳で最近死んだビル・ダークスである。彼は、恐らく戦後最も珍しい奇形の一例であろう。

逆Y型二重体

これは前述の二重体の逆で、頭が一つあることを特徴とする。二つあるのは、胴体か下半身あるいは四肢である。ここでもまた、頭が一つにもかかわらず、程度の差こそあれ結合した双子であるから、ありとあらゆる形態が考えられる。彼らはデルポイ奇形に分類される。

この奇形も、歴史上かなりの数に上るが、ここで長々と羅列するのはやめておこう。ただ、バーゼルで一四七五年に、恥骨の部分から分裂が始まっている少女が生まれたことを記しておこう。彼女に関する資料には、少女は性器を二つと「脂肪質のぴちぴちした」筋肉のよく発達した同じ太さの脚を四本持っていた、と記されている。どちらかの一組の脚で易々と歩いたり走ったりしたという。

一五二四年、アルザス地方のリューテンバッハで一人の子供が誕生し、ハンスという洗礼名を授けられた。この子供には、背中合わせに結合したもう一つの胴があり、その先には首と頭がのっていた。

フランク・ランティニ、三本目の脚でボールを蹴る

このような奇形の中で最も名高い代表格は、一八八九年に生まれ、今世紀後半に入って死んだフランク・ランティニである。「フリークスの王」、「奇跡の中の奇跡」、「自然への挑戦」、「三本脚の奇跡」など、ありとあらゆる賛辞がフランク・ランティニに対して使われ、様々な縁日や、アメリカ、ヨーロッパのショーにこれまで出演した人々の中で一、二を競う大スターであった。

フランク・ランティニは下半身の分割が異常で、腸骨結合体と呼ばれるケースであった。胴体の上部はどの部分も一つに見えるが、骨盤部分で二つに分かれ、下半身が二つあった。脚が三本あり、その一本は脊椎の底部から出ており、足が四つ、足の指が一六本、生殖器が二組あった。どの脚もそれぞれ大きさが異なっていた。一本の脚は「約九四センチ」で成長を止めており、それぞれ「約九九センチと一〇三センチ」ある他の二本の脚よりも短かった。そこでフランクは、「三本も脚があるのに満足な一組の脚さえない」と笑いながら言うのが常であ

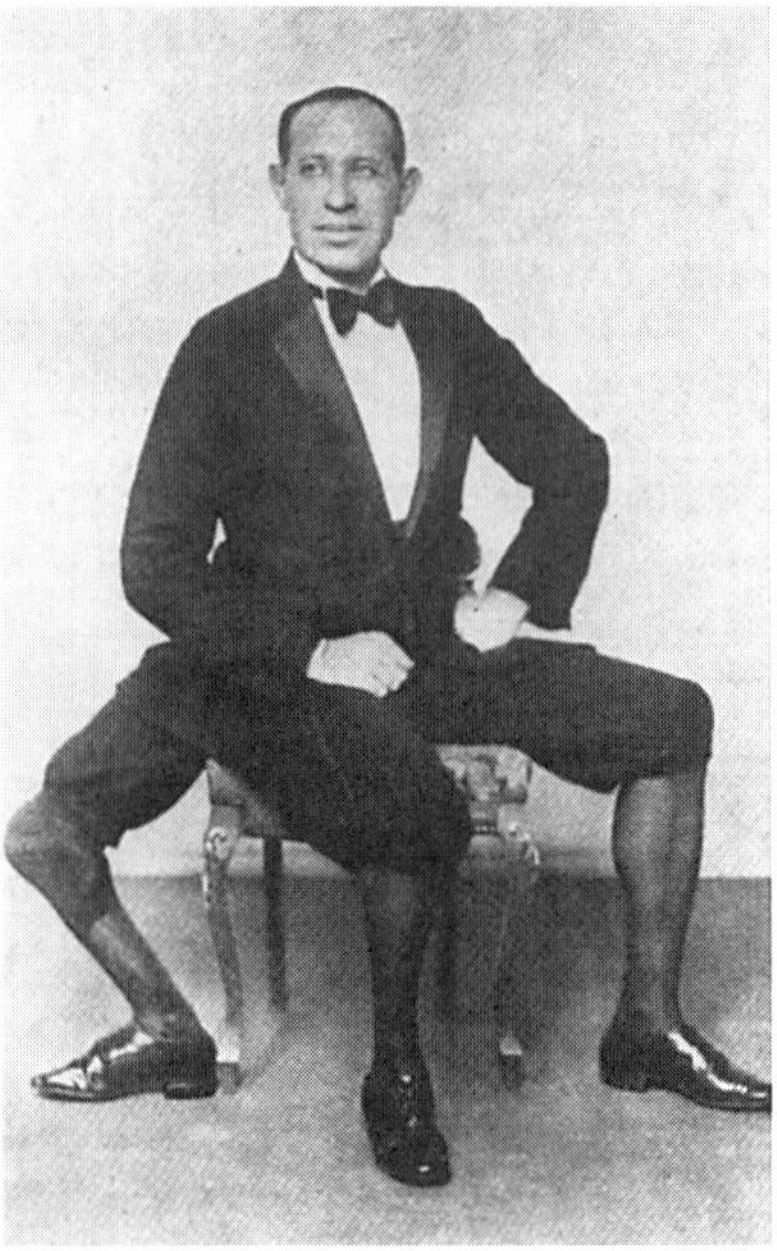
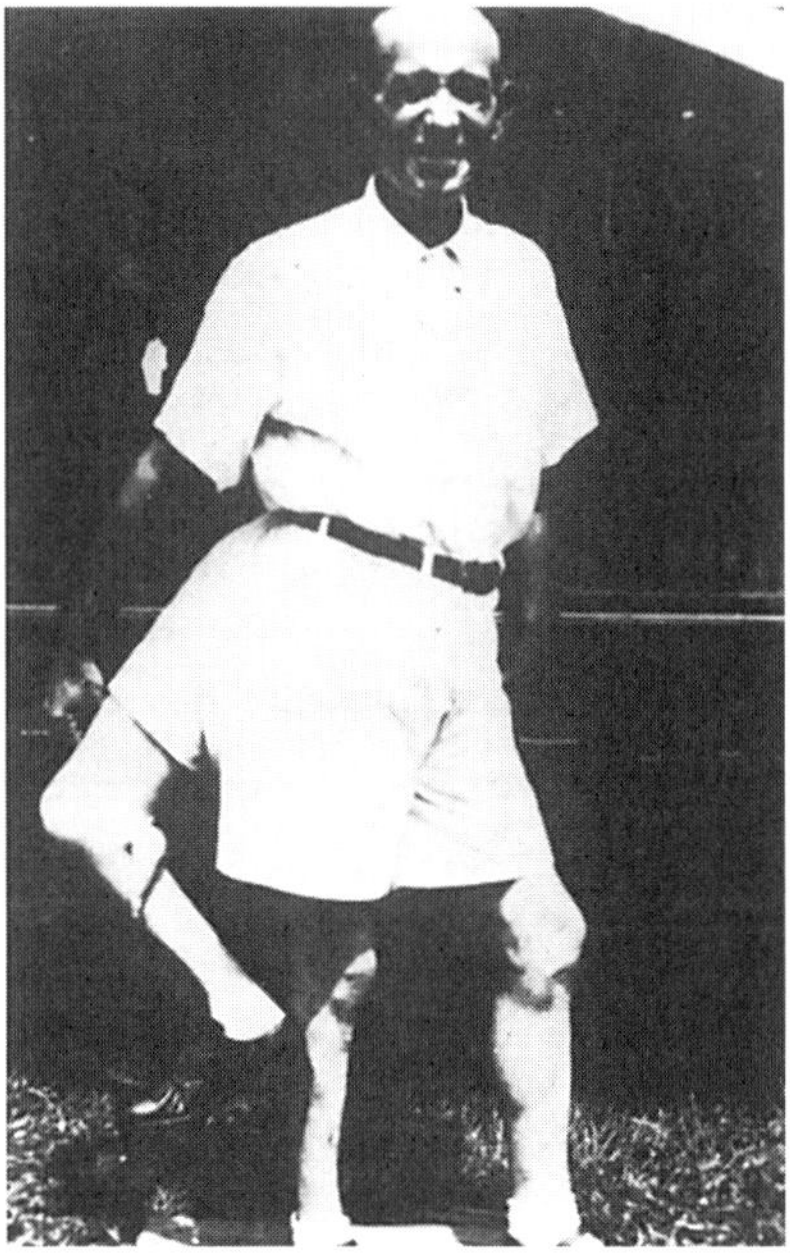

った。

ふくらはぎに二番目の足のついたこの余分な脚は、寝るときにはどちらか片側に倒さなければならなかったが、フランクはいつも、まったく邪魔にならないと言い切った。子供のころすでに、彼はこの脚を釣りに行ったときの椅子代わりに使っていたが、のちに、常に椅子として使うようになった。彼が三脚代わりに自分の三本の脚の上に座っているところを見て、アメリカの高名な装飾家は、三つの足のついた三本脚のテーブルの製作を思いついた。彼はそのテーブルを「ランティニ・テーブル」と名付けた。しかし、訴訟を起こされ、この名称を諦めなければならなかった。その後デザイナーのクルト・セリグマンがこのアイディアを再び取り上げ、一九三八年のシュールレアリスト展で披露した。

フランクに話を戻すと、この余分な脚は実用に使えるだけでなく、完全にコントロールが可能だった。彼は、フットボールや、その

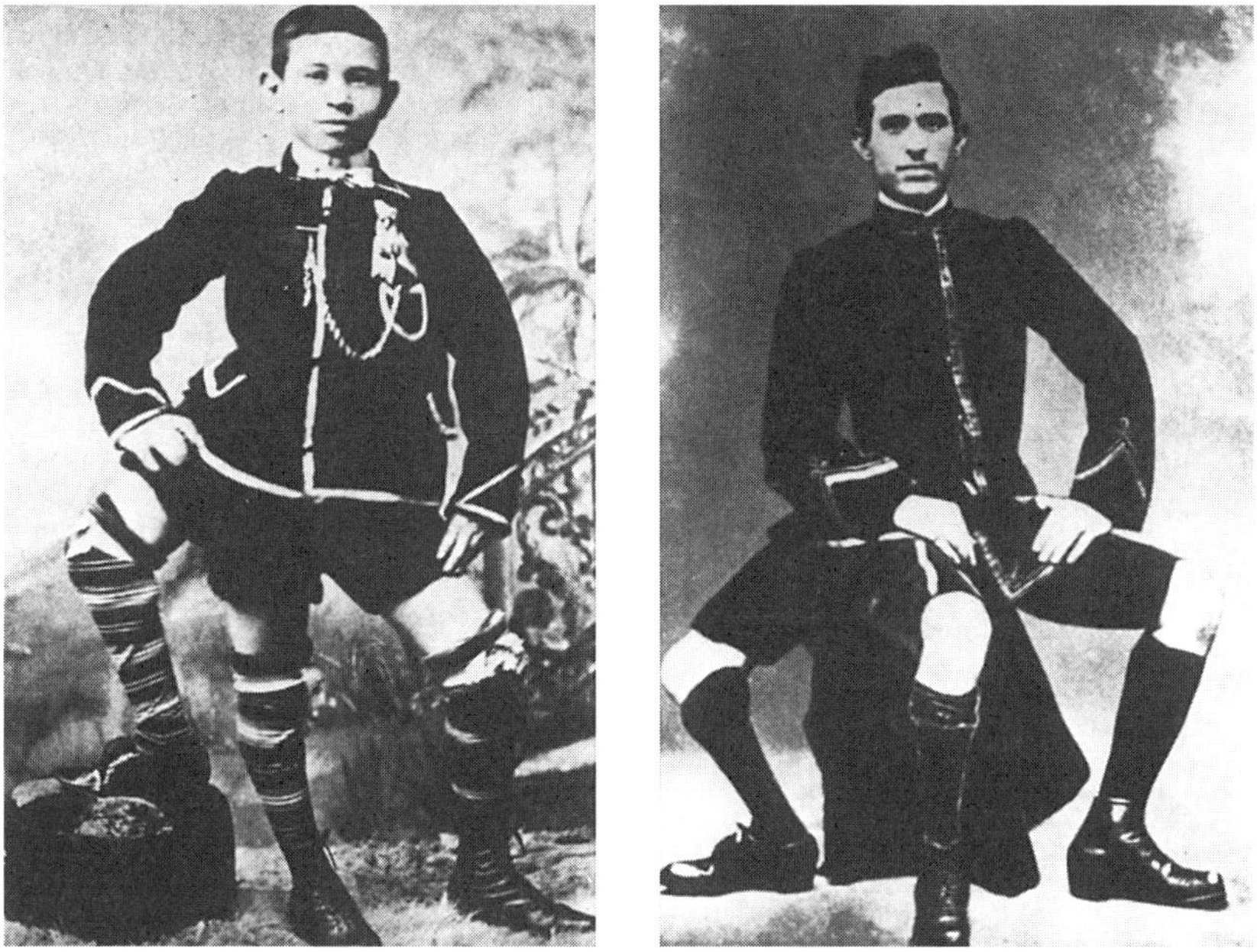

フランク・ランティニ、9歳、同25歳、同35歳、同52歳

他技を要するあらゆるゲームにこの脚を使ったが、それはびっくりするような光景であった。

この余分な脚のおかげで彼は金持ちになり、有名になった。しかし、脚のせいで危うく命を落とすところだったのである。フランクがシチリアのシラクーザで生まれたとき、彼の母親の介護をした産婆は震え上がり、赤ん坊を床に放り出すと悲鳴を上げながら部屋から逃げ出した。父親は、自分にこのような赤ん坊が生まれたのを認めることができず、翌日さっそく、叔母の家に預けて子供を厄介払いしたので、叔母が子供を育てた。こうして子供は一一人の兄弟姉妹と引き離され、その奇形のせいで沈みがちな、孤独で変わった子供になった。

気骨のあったフランク少年は徐々に自分の状態を受け入れることを学んだ。一八九八年に、あらゆる奇形児にとって避難場所であり、希望の地であったアメリカに向かって出航し

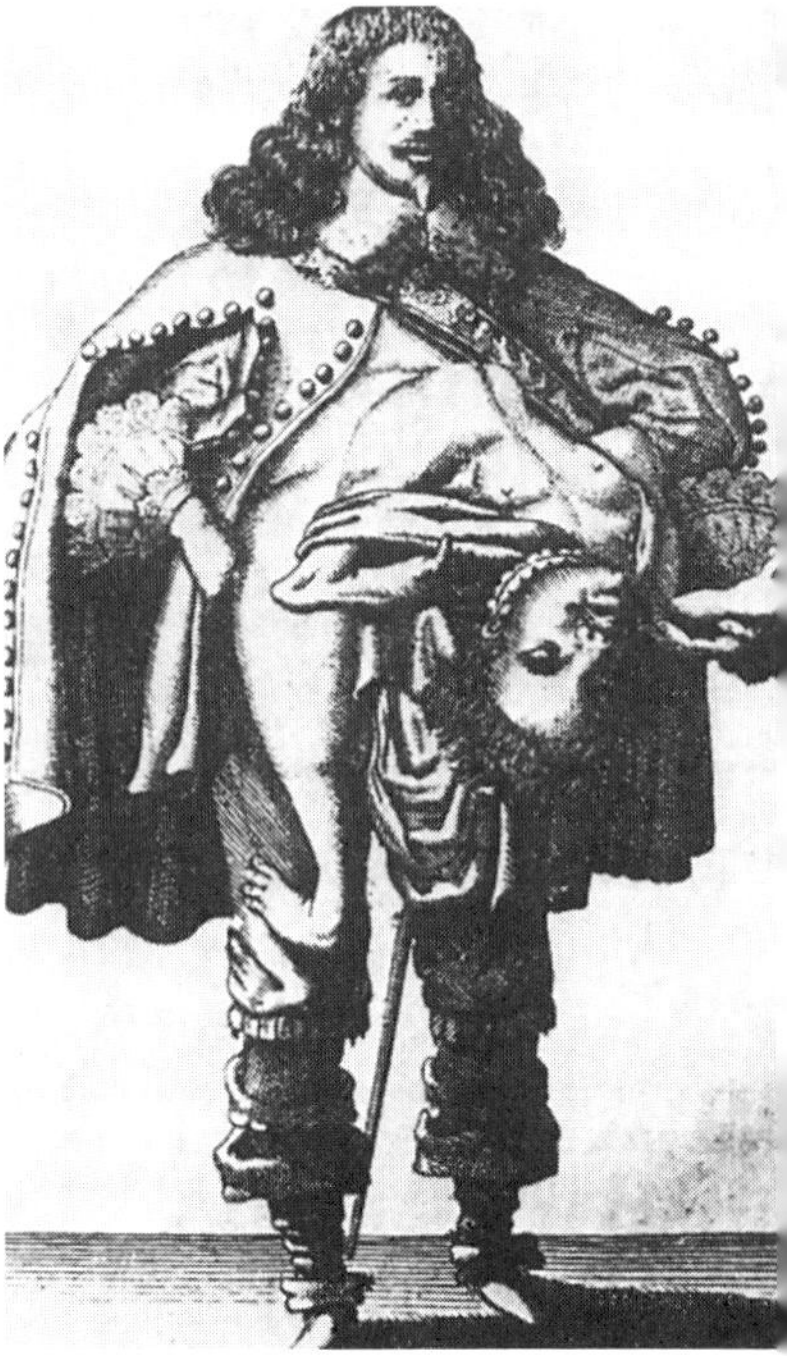

ラザルス・ヨアネス＝バプティスタ・コロレド

たとき、彼はにこやかな少年であった。瞬く間に彼はスターになった。乗馬や自転車や車の運転を習い、バッファロー・ビルのショーや数多くの映画、その他アメリカ中の大サーカスに出演するようになった。同様に愛も見つけたらしい。というのは結婚して四児の父親になったからである。五〇年代、彼は自分を見世物にして再び巡業を行い、相変わらず花形の地位を守った。一九五二年に引退してフロリダに落ち着き、そこで死を迎えるまで、波瀾に満ちた人生の疲れを癒したのであった。

外部に寄生した二重体

これまでに述べた二重体はすべて、多かれ少なかれ完全な二人の人間で構成され、そのそれぞれが常に同等で対称的であった。ところが、結合した双子で構成されてはいるものの、各々が同等ではなく似ても似つかない二重体も存在する。片方は完全だが、もう一方は小さく、たいていは不完全である。これが寄生二重体あるいは非対称性二重体と呼ばれるものである。結合した一方あるいはその一部は、それ自体では生きることができず、正常な「宿主」を通してのみ栄養を得る。寄生体の四肢の有無や、また、背中、腹、その他の体の部分など、正常な固体のどの部位に寄生するかによって、異種複合体、不完全体結合体、異種結合体、腹部多肢奇形、臀肢体など様々な名称で呼ばれている。

一人以上二人未満のこれらの人間は、解剖学的生理学的に見て、この世で最も魅惑的かつ希有《けう》な存在である。それについて、ジャン・ブーレほど適切な表現をした者はいない。「命ある永遠の帝王、二重体。その一方は、脈打つ肉体から永久に衛星を生み出す」。

ラザルス・ヨアネス＝バプティスタ・コロレド

コロレドは、過去に報告されたこうした奇形児の一人であった。一六一七年に生まれたコロレドは幼少の頃からヨーロッパ中で見世物にされた。彼の胸には小さな弟が生えており、この弟はすべての寄生性双生児同様に、体格こそかなり小柄であったが、兄と同時に成長した。

頭が二つあるところから、教会は別々に洗礼を施すことにした。大きな方にはラザルスという名前が与えられ、小さい方にはヨアネス＝バプティスタという名前がつけられた。

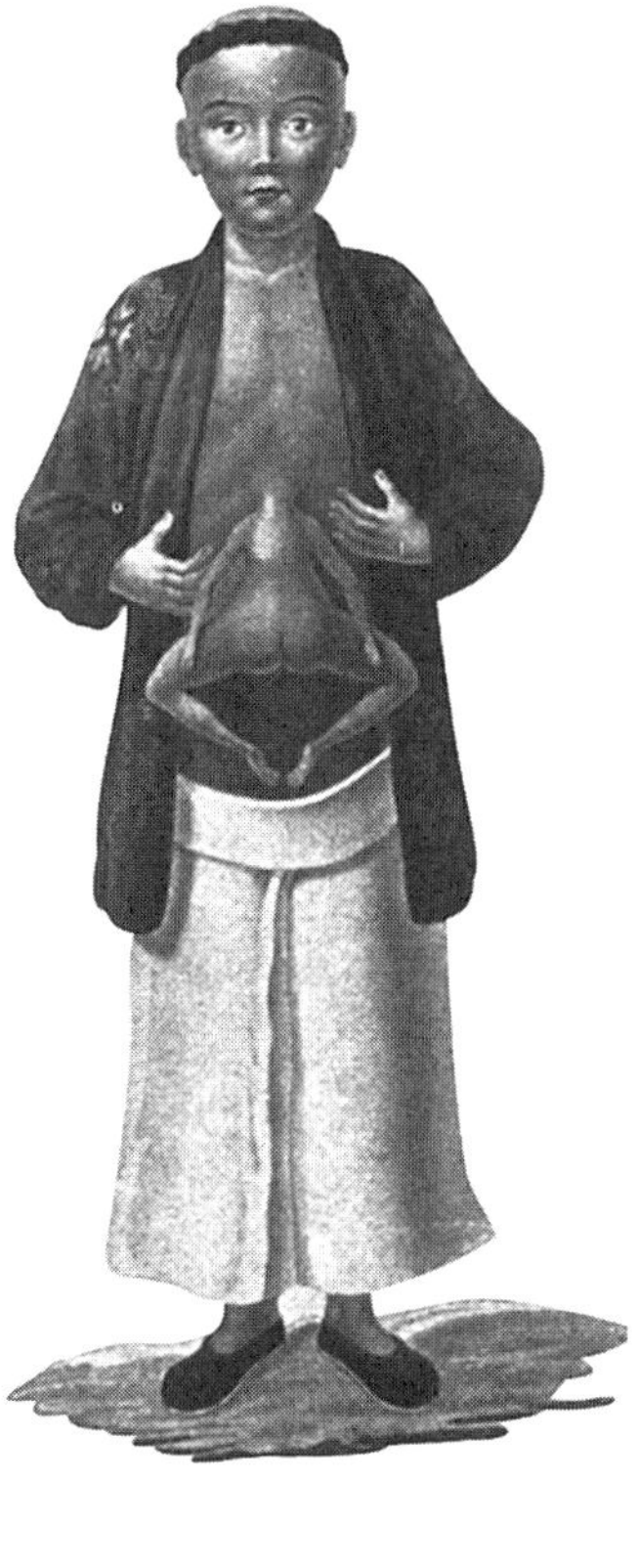

寄生した弟は脚が一本、腕が二本、それぞれの手に指が三本しかなかった。口は常にぽかんと開いたままで、たえずよだれを流していた。食べ物は一切受けつけなかったが、この種のすべての二重体同様に、体格の大きい兄を通して栄養を摂取していた。弟の頭部には聴覚がなく、しゃべることもできなかったが、きわめて健康で、呼吸の音を聞くことができた。ラザルスは、自分の命がかかっていることを知っていたので弟のヨアネス＝バプティスタに細心の注意を払った。

双子の兄弟は体中どこにでも結合する

ときには、二重体であるしるしに双子の片割れの上半身しか現われないことがある。隠れていた子供が胸壁を突き破って頭を突き出し、窓から覗くみたいに、宿主の兄弟の体から出ているように見える。

実在したことが確認できるもう一件の報告は一七〇〇年にアルソケール博士が作成したものである。「私はイ

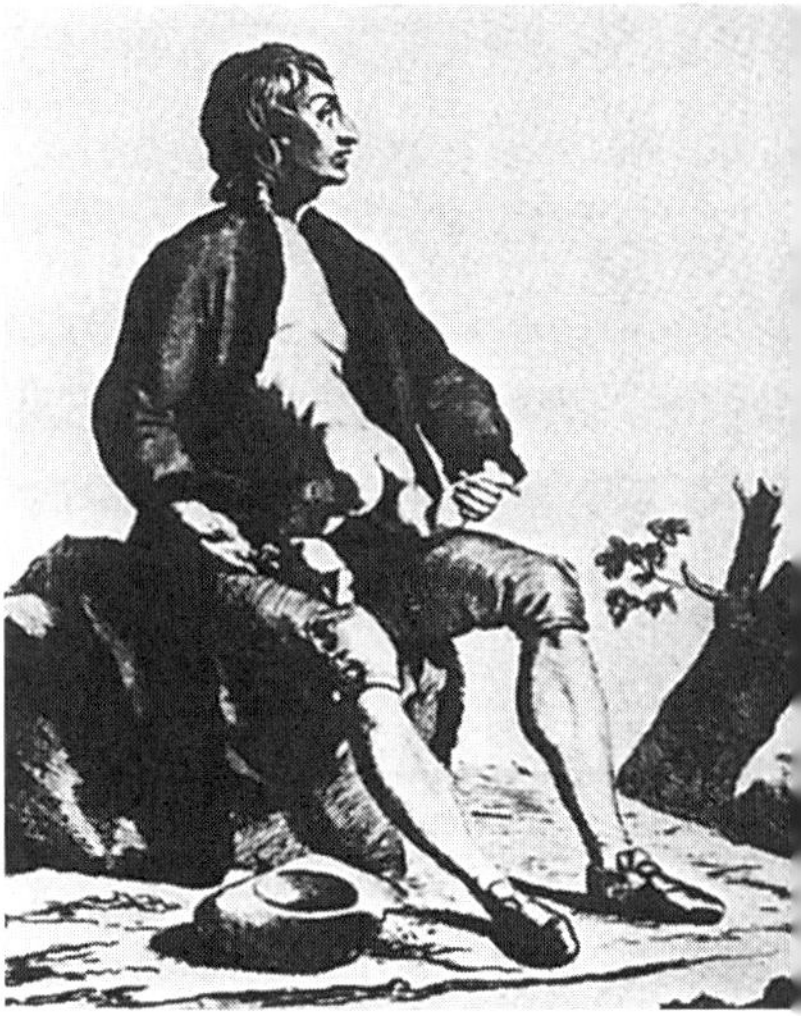

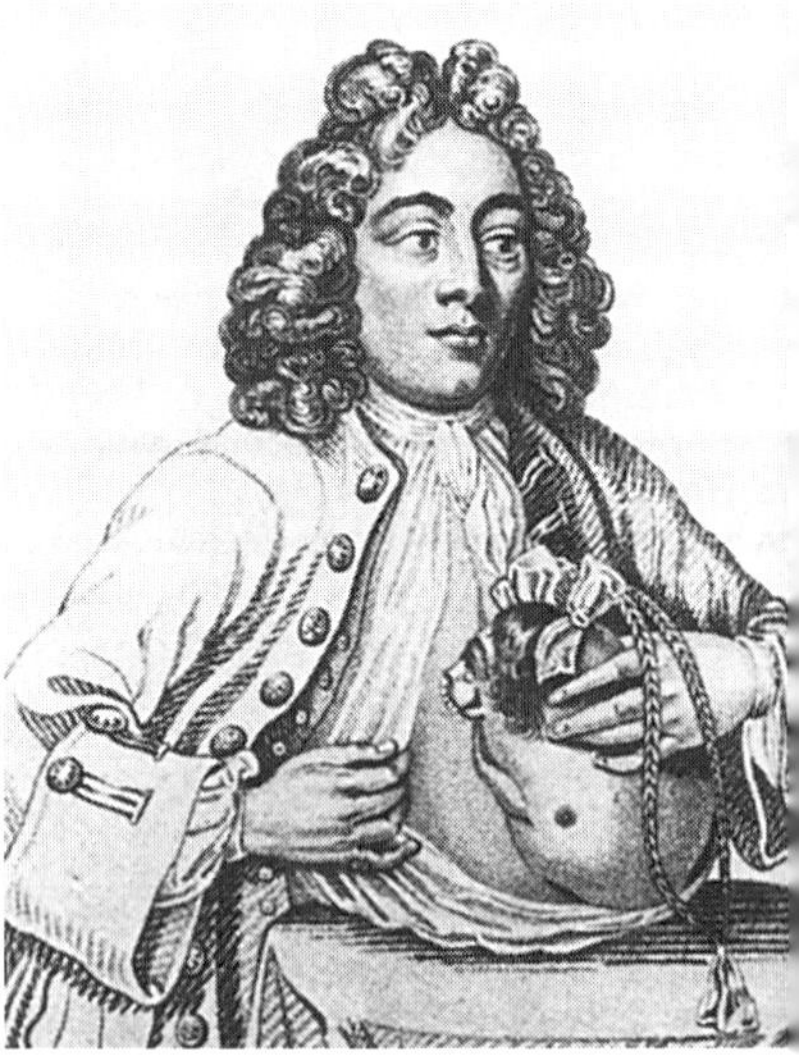

別の部位に寄生した兄弟

タリア出身の一六、七歳の美少年に出会った。彼の右胸から少女が突き出ていた。少女は頭と上半身、それに、はっきりと二つの乳房が認められる胸元までしか見えなかった」。

理由は不明であるが、同様のケースは多い。一七六四年にはスイスのオンデルヴィリエーで、一八一〇年にはモンペリエで、また同年にマカオで同様の例が報告された。

寄生している片割れが頭だけのことさえある。一八二五年にフランスで二例が報告され、有名なウインロウ教授がベルリン人類学研究所の記念講演で、一二歳の少年を紹介した。少年は第三肋骨の位置に、まったく正常な小さな頭を持っていた。少年たちの頭にはそれぞれ名前がつけられていて、科学者たちが宿主のジャックをつねると小さな頭のマチューも泣くことを確認した。

互いに重なる二つの頭

寄生した頭が、成長は不充分だが完全な形で、宿主の頭の上に生えている場合がある。こうした奇形はきわめて稀であるが、特殊なグループを構成しており、「頭頂結合双胎」と呼ばれている。忘れがたいのは一七九一年に王立哲学協会の報告した例で、イギリスの解剖学者であったホームが観察した頭頂結合双胎に関するものである。

その子供は一七八三年にベンガルでインド人の両親から生まれた。体は正常であったが、頭の上にほぼ同じ大きさの第二の頭が、やや横向きについていた。

生後六ヶ月で二つの頭は同質の黒髪で覆われ、両親はカルカッタの街路でこの奇形児を見世物にし始めた。二人の目に関連性はなく、一方の頭が目を開けていても別の頭は目を閉じていた。またその反対のこともあった。同じく、母親がどちらかの頭に乳をやると、もう一方の頭は乳をもらった方と同じように満足そうな顔をした。

第二の頭はさらに、宿主の頭と完全に同調して、その喜びや悲しみを表現した。ホームがこの子供に関する詳細な観察結果を記し始めたとき、子供は五歳になるかならないかで、コブラにかまれて死んだ。解剖の結果二つの脳には何らかのつながりがあったことが判明した。現在、この二つの頭蓋骨は、ロンドンの王立外科大学に重ねて保存されている。

信頼できる科学者たちが確認しているとはいえ、こうした奇形児の存在が過去に語られたものばかりであれば、本当に実在したかどうか疑う向きがあるかもしれない。

しかし、それ以後も同様の奇形児がニューヨーク、パリ、ロンドン、ウィーンに出現しており、最近の五〇年間に大勢の人々が間近に見て、写真を撮影している。こうして、一九二七年、数十万人のアメリカ人が嫌悪と好奇心をもって、額の上に「余分な頭」をつけて生まれたメキシコ人パスカル・ピノンを眺めたのである。この頭は目を開けて物を見ることができた。その逆に口はしゃべることができず、絶えず開いたり閉じたりしていた。

ラルー

ほぼ完全な寄生体の兄弟を持っていたコロレドや、あるいは前述のように頭だけの寄生体を持つ奇形児とは逆に、頭だけが欠けている寄生体も存在する。一八六九年にインドで生まれた四人兄弟の二番目、回教徒のラルーがそうであった。寄生体の兄弟は彼の胸骨の下の部分に首から生えていた。小さく縮んだその体は、まるでエプロンみたいに兄の体の前に哀れにぶら下がっていた。生きている様子は見えなかったが、それでも手足は動かした。この小さな双子の特徴はペニスがひどく発達していることで、勃起するだけでなく、大きなお荷物になった。ラルーの意思とは無関係に絶えず排尿をするのである。

ラルーはインド博覧会のときに初めてロンドンの大衆の前に姿を見せた。彼はひっぱりだことなり、二〇世紀

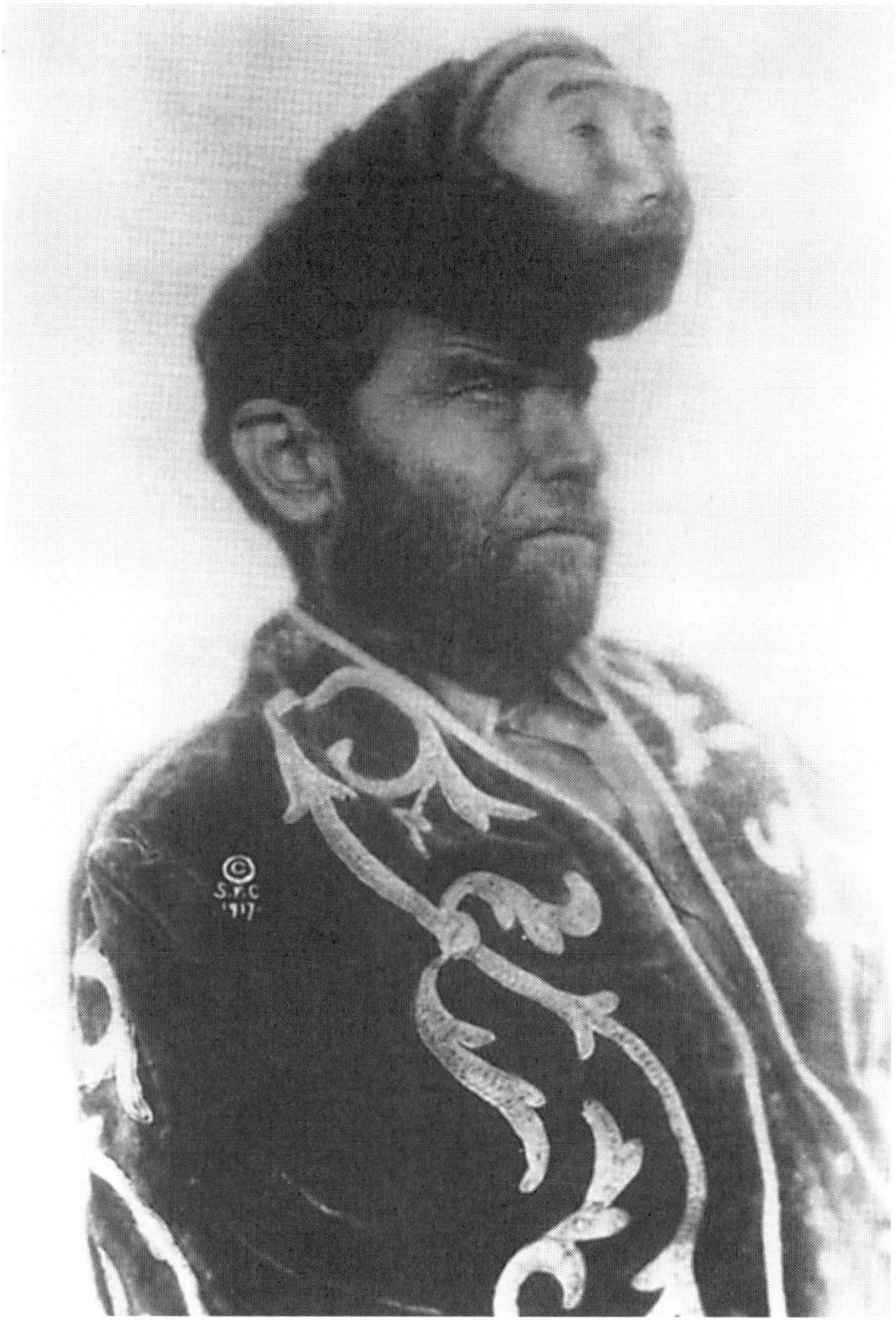

パスカル・ピノン

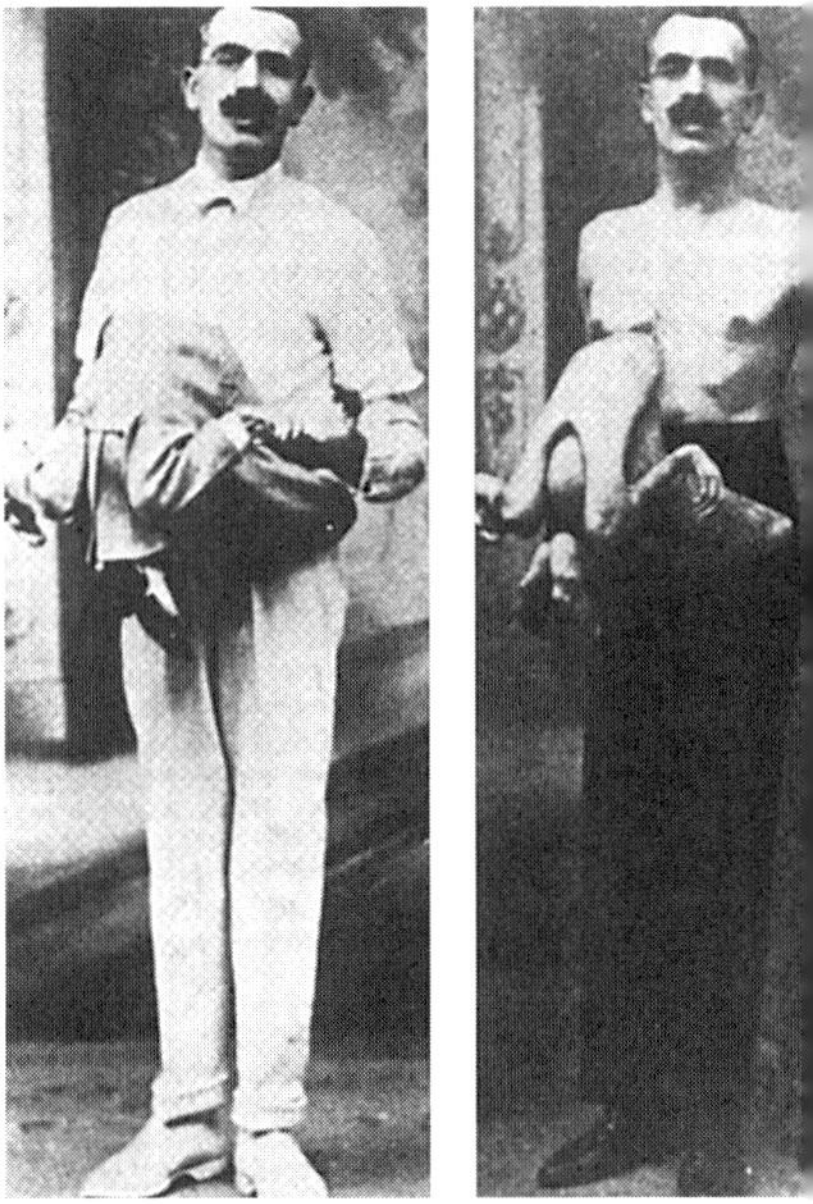
ジョヴァンニ＝ジャコモ・リベラ

に入ってアメリカやヨーロッパの見世物きっての人気者になった。大衆だけでなく、学者のあいだでも人気の的で、ほとんどすべての国の医学レポートが彼について触れていた。
一八九四年、栄光の絶頂にあったラルーはフィラデルフィア出身の若いドイツ人女性と結婚した。数年間甘い結婚生活を味わったころ、特別契約でメキシコの見世物に出演することを引き受けた。メキシコに向かうために乗り込んだ汽車がニューヨークを出て三〇分ほどの地点で脱線した。彼はこの事故で死んだ。

ジョヴァンニ＝ジャコモ・リベラ、二つの体を持つ男

リベラもまた、双子の兄弟が体から突き出していた。この種の奇形の例にもれず、彼もまたアメリカのショーで見世物になり、「二つの体を持つ男」と呼ばれた。

一八八四年にイタリアで生まれたジョヴァンニ＝ジャコモ・リベラは、子供が一三人いる家族の四人目の子供

だった。彼もまたあちこち旅をしており、ベルリン滞在中に、寄生体の弟と共にベルデンハイマー教授のレントゲン検査を受けている。教授の結論はまったく思いもかけないものであった。ジョヴァンニの体の中には頭に似たもの、すなわち双子の片割れであるジャコモの頭があり、その首がジョヴァンニの胸の上部から外に出ているというのである。

ジョヴァンニ＝ジャコモは結婚して四人の子供をもうけた。彼は非常に社交的な生活を送ったが、夜、出かけるときには燕尾服を着て、その上に大きなマントをはおり、生きたお荷物を隠した。五二歳のときに、世界中をさまよう生活に疲れ果て、生まれた町で余生を送る決心をした。そこでローマに引きこもり、一九四六年にそこで死んだ。

ベティー・ルー・ウイリアムズ

一九三一年、ベティー・ルーはまだ子供であったが、すでにニューヨークのディック・ベストの名高い「不思議博物館」の花形であった。彼女は、見世物史上最大の呼び物と見なされている。アトランタ出身のこの美しい黒人娘もまた、奇妙な格好をしていた。腰の上に双子の姉妹の一部が突き出ていたのである。この場合は、寄生体の妹は二本の脚と一本の腕だけで、それがついている胴体は腰の部分ですっぱりと切られているように見えた。ベティー・ルーが成長するにつれて、この寄生体の妹も大きくなった。彼女は大食で有名であったが、それは二つの体を養わなければならないせいであると言われた。こうした耐えがたい外見にもかかわらず、ベティー・ルーは非常に美しい女性に成長し、一九五八年に彼女が死ぬまでつきあいのあった人々は、彼女が魅力的で知性があったことを認めている。彼女はとびきりの人気者で、いんちきな見世物が真似をする珍しい奇形であった。一九三〇年には、サイン入りのブロマイドを売って週に約五〇〇〇ドル稼いでいた。一九五〇年には彼女の稼ぎは月

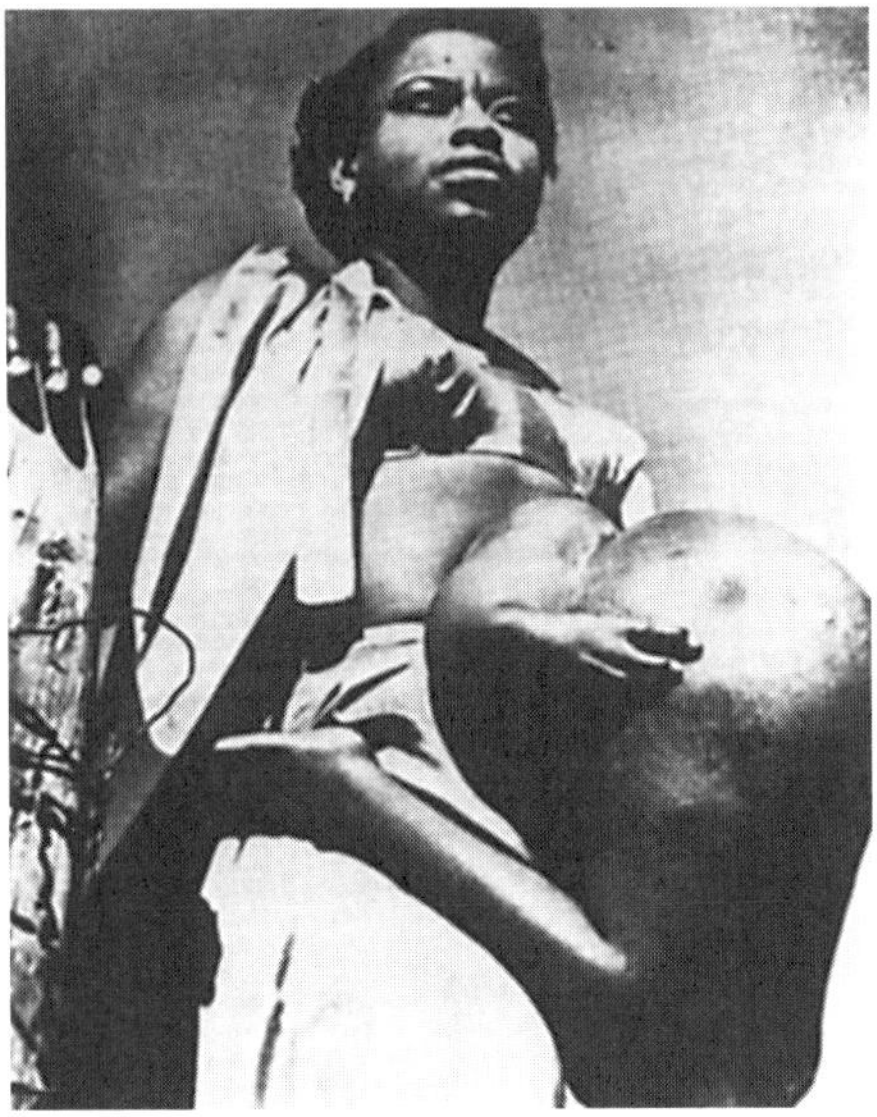

サーカスの女王となったベティー・ルー・ウイリアムズ

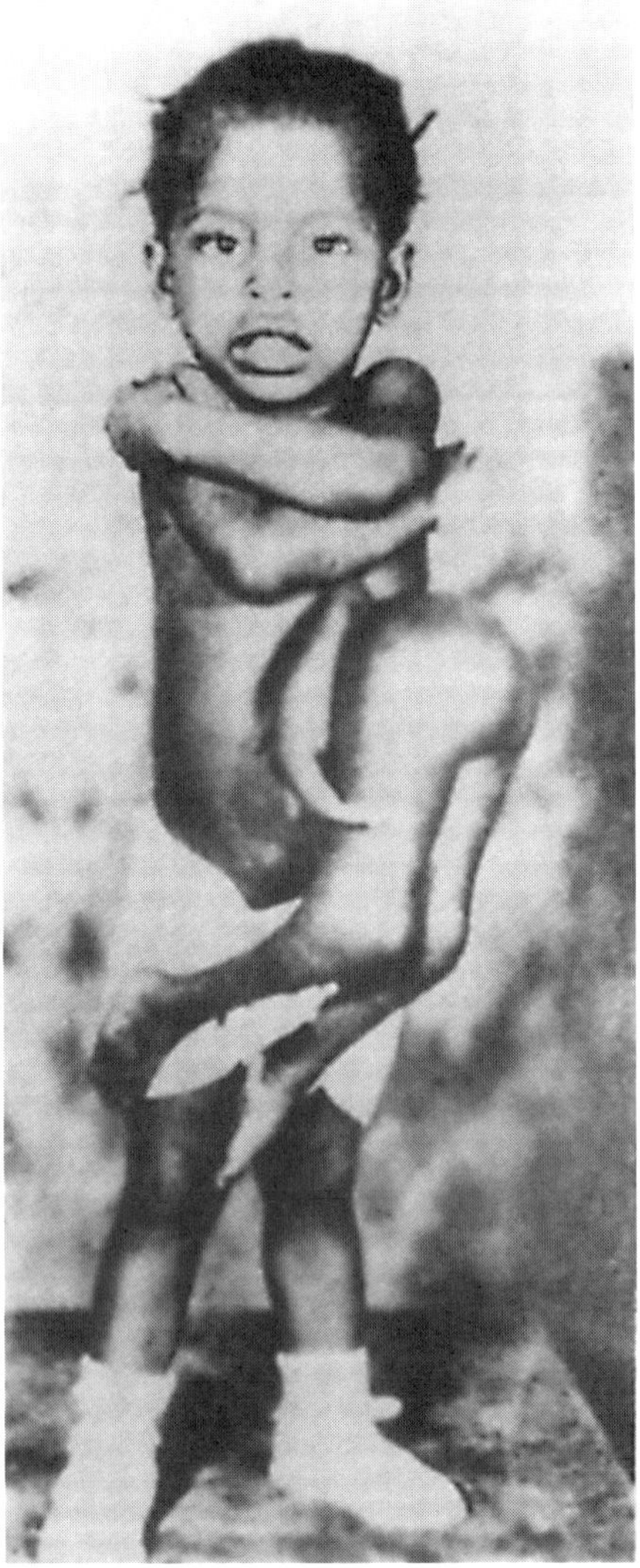

1932年、幼少時のベティー・ルー・ウイリアムズ

に四〇〇〇ドル以上に達した。

四本脚の女

寄生体に関する本章の締めくくりとして、名高い臀肢体、すなわち、腰の下、下腹部、または正常な二本の脚のあいだに一本または二本の余分な脚がついている奇形について記すことにしよう。

二〇世紀の初頭、奇形の女性ミルト・コルバンは、長期間にわたって活躍して莫大な富を築いた。その生涯を通じてミルトはさまざまな名前で紹介されている。あるときは「メキシコから来た四本脚の女」、あるときは「四本脚のテキサス女」。しかし、真に栄光ある彼女の肩書は、当時スターの中のスターであった前述の三本脚の男フランク・ランティニよりも脚の数が一本多いところから来たものであった。

双子の妹の体はちょうど彼女の二本の脚のあいだにあった。したがって、スカートから出ている正常な二本脚のあいだから、やや小さめの別の二本脚がぶら下がっているのが見えた。彼女はこの「一揃い」を完全に操っていたが、外側の二本脚を使って歩くのを覚えることは一苦労であった、と言われている。彼女は一八八二年に鳴り物入りで最初の結婚をした。

大衆の疑問は言わずと知れた彼女のセックスライフであった。二つの生殖器を持っているのだろうか。芸能界では答えはイエスであった。彼女のマネージャーは、次々にもうけた五人の子供のうち、三人は彼女自身から、二人は双子の妹から生まれたと断言した。取り替え引き替え彼女の夫となった三人の男たちは、この件に関して言明を避けた。

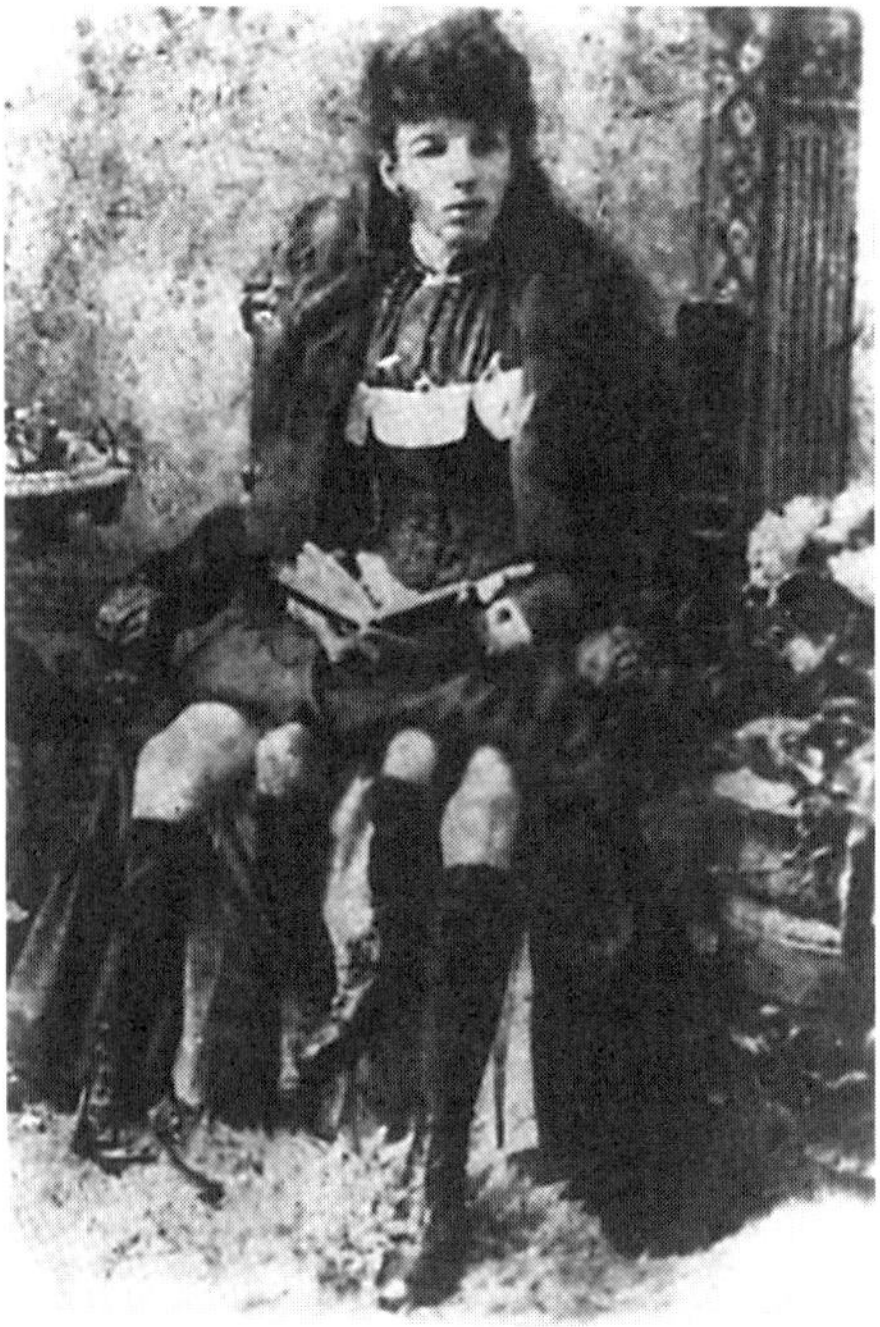

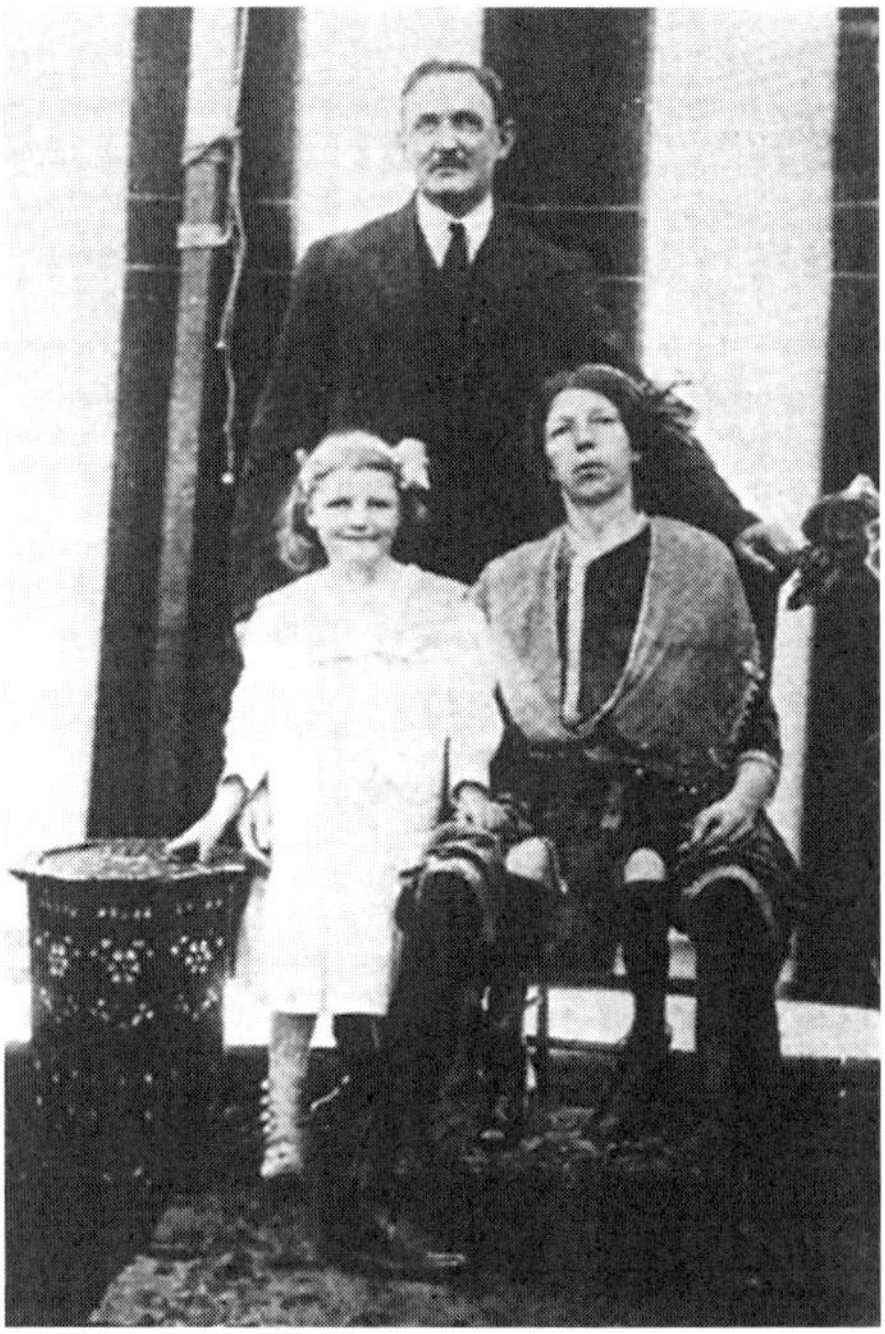

ミルト・コルバン

最後の夫と３人の子供の１人と

封入胎児型二重体

驚くべきもう一つの奇形は封入型の寄生体奇形である。これもまた結合奇形の部類に入る。なぜなら前述の外在型の寄生奇形と同じく、瘤あるいは萎縮した双子の片割れが認められるからである。しかし、この場合は双子の片割れ、あるいはその一部が宿主の体内にあり、その存在は不完全で、外部からは、その痕跡はまったく認められない。この奇形は見た目にはさほど衝撃的なものではないが、逆にその奇怪さは勝っている。胎児封入とは、体内に双子の片割れを閉じ込めたまま生まれてくる子供の出産を呼ぶ名称であるが、にわかに信がたい話であり、現実に存在するとはなかなか認められないにもかかわらず、このようなケースは珍しいことではない。

一八世紀にはすでに、シゴー・ド・ラ・フーが、ナウムブルクの女児が臨月の状態で誕生し、自分が生まれた八日後に子供を生んだ顛末を記している。明らかにこれは事実を誇張したものと考えられる。しかし、法螺話と思われる事柄は除き、厳密に科学的な目で観察した事柄だけを取り上げたとしても驚きである。

ジャック・ベルジールがその日記の中に同様の症例を記している。「アルジェに現在二歳のかわいらしい少年がいる。彼は去る二月に大きな男子を出産した」。確かに、一九五三年二月、この少年は激しい痛みに襲われた。通常世の母親たちが出産前に味わうのと同じ痛みである。レントゲンでメロン大の大きな隆起があるのが確認され、腹部に完全に揃った小さな骨格があるのが認められた。へその緒を介して順調に発達した、妊娠四ヶ月の一五センチの男の胎児が取り出された。マスコミは次のように結んだ。「こうして出産した胎児が生きていたら、民法上驚くべき問題を提起したことであろう」。

それより一年前、ハワード・デイヴィスは、生後七週間目に帝王切開で双子の片割れである弟を出産した。皮肉なことに、彼の異常な食欲を心配して医者に見せた両親は、「どうりで、二人分食べていたのですね」と何度も繰り返したという。
五〇年代はこうした奇形が多かったらしい。

第四部

人工的な奇形、事故による奇形と人体の恣意的切断

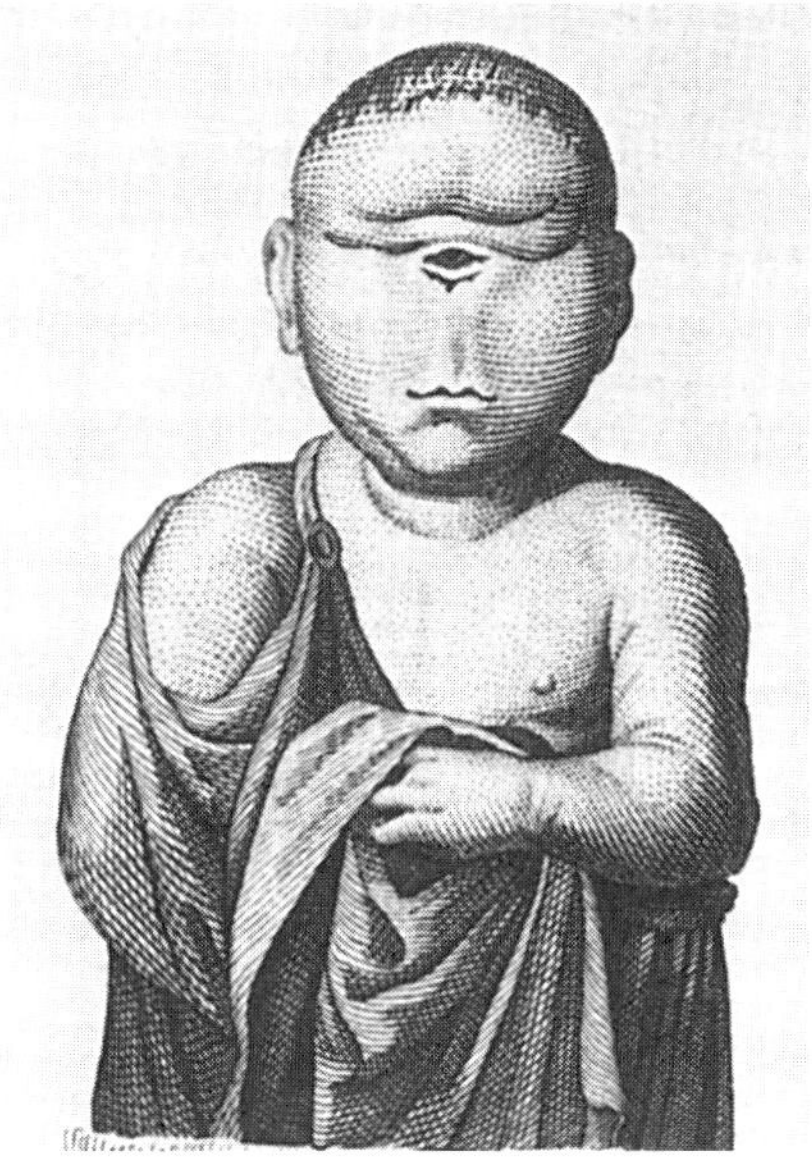

（前頁）廃れた産業

1890年にはまだ、脚に障害のある人々が人工的に作られていた

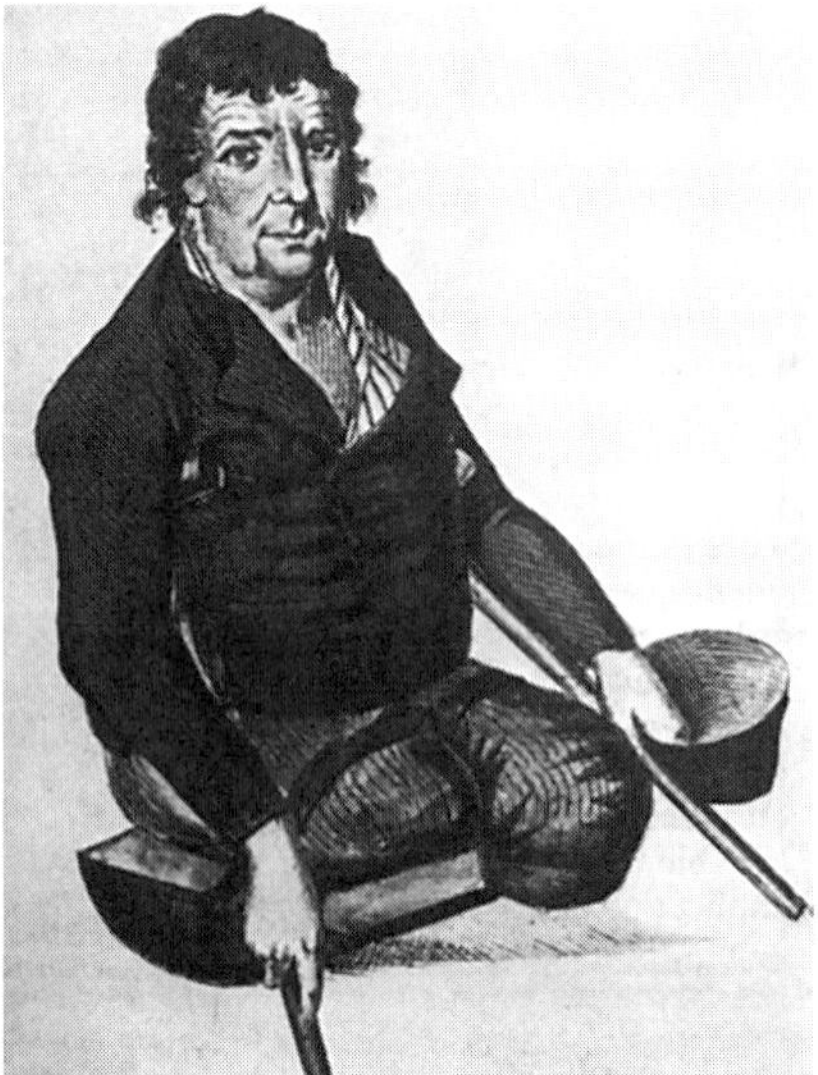

14　人工的な奇形

世界史の中でしばしば、民衆や王侯貴族たちがある種の奇形者たちに心を奪われ、権勢を握った者たちは何とか一人や二人は持ちたいと渇望し、不具者を食い物にする者たちは一財産築きたいと願ったために、自然の成り行きでは、こうした人々の需要に追いつかなくなった。

自然の、無残なあるいは最高の傑作であるある種の奇形は、まねすることはおろか、作り出すことなどとうてい不可能であった。しかし、それ以外の奇形なら人工的に作り出すことができ、そのため一部で実行に移された。流行が需要を生み出し、この需要から、たとえば足萎えや小人、その他不具者の産業が生まれたのである。

小人の製造

初めて小人の製造が試みられたのはローマ帝国時代後期のことである。商人たちはこっそりと人をやり、下層のローマ人たちから新生児を買い取らせ、特殊な食事を与えて好みの大きさにするのであった。

最も普及していた方法は、栄養のかたよった食事を不十分にしか与えず、新生児をすばやくくる病にしてしまうことであった。その後少し成長してからブランデーと発酵酒を毎日飲ませる。仕上げは、毎日ある種のアルコールで洗って「筋肉と軟骨を縮める」のであった。用いられた数々の方法には、子供たちの成長を妨げるためのありとあらゆる種類の拘束具、箱、容器などがあった。ときには、床に縛りつけ、関節を半分外し、特別な奇形が出来上がるように手足をねじ曲げることも行われた。

このような方法によって子供たちの多くは当然のことながら死んだ。しかし、生き延びた子供たちは、信じられないほどの大金を払おうと待ち構えている愛好家たちに、目の玉の飛び出るような金額で売れたのである。

一七世紀、小人がかつてないほど好まれ求められたルネサンス期のクロンランドに、軟膏を使って自分の息子たちを小人にしていた男がいた。「彼は、子供が生まれたその日に、秘密の処方の軟膏をその背骨と関節に塗った。そして、軟膏が硬くなり、成長を妨げて、子供たちが小人になるまでそれを繰り返した。彼はこうして出来上がった息子たちを、自分の利益のために大貴族たちに献上し、それによって寵愛を得た」。続いてこの奇跡の軟膏の処方が記されている。「これはオオヤマネコ、コウモリ、モグラなど小動物の油を三種類混ぜて作られる」。正直なところ、現代の医学では、この処方が奇形の製造に効果があるとはとても考えられない。

希望の形の小人

商売用の小人を製造するもう一つの方法は、一般に考えられているほど遠い過去ではない時代に中国でもちいられていた方法で、これは中国人の伝説的な応用力と細部へのこだわりが生み出したものである。

彼らは二、三歳の子供を一人または数人選び、程度の差はあるが奇妙な形をした陶器の壺の中に入れた。壺には底も蓋もなく、頭と足だけが出るようになっていた。昼間、壺は立てて置かれ、夜になると子供たちが眠れるように倒すのであった。こうして数年たつと、子供たちは成長せずに太り、ゆっくりと肉が圧迫され、骨がゆがみ、容器の凹凸に沿ってぴったりと納まるようになる。子供の体の大きさが壺の凹凸にぴったりと納まり、もう元に戻らないと作者が判断すると、壺が壊され、奇形児の出来上がり、という算段であった。後で述べる有名な中国の纏足も、この方法の一つである。

動物子供

一八八〇年、イギリスの学者のあいだで腕の良い信頼に足る医師として知られていたマクガヴァンという医師が、中国で何度か動物に似た子供を見かけたと報告した。彼の意見では、人間に動物の一部を移植してあったところから見て、きわめて進んだ外科手術の結果であるという。移植が、主として体内のすべての異物を攻撃する抗体の働きによって生じる拒絶反応に関する大問題をいくつも引き起こすことを知れば、当時ではとてもまねのできない高度な技術に対して、このイギリス人医師が感嘆の声を上げたのもうなずけるところである。

生物学者や奇形学者たちが様々な経験を積んだ結果、当時は自然しか作り出すことができないと思われていた奇形を、現在では作ることが可能である。ソビエトの学者たちが、一匹の犬の首の付け根に、別の犬の頭を移植し、二匹の犬が元気でいる姿を撮った写真や映画を、全世界の人々が見た。これらの成果に力を得て、最近では、学者たちは、ネズミと鶏など異種間の組織の結合にさえ成功している。

近い将来、羽の生えた象を作り出せるかもしれない、とまでは言わないが、今日まで西洋の科学が暴かずにいた秘密を、前世紀に中国人の医師たちがすでに知っていたことを、マクガヴァン博士とともに認めてはどうだろうか。マクガヴァンは、自分も参加したという手術を詳細に語っている。中国人医師が数人の幼児の表皮から様々な形の切片を切り取る。次にむき出しになったその肉を、犬や熊の同形の皮膚で覆う。たとえ成功しても、この移植片が定着するには数ヶ月かかった。また、この「観察」期間は、移植したい動物の皮膚の数、場所、形によってまちまちであった。

このような手術がいかに苦痛を与えるものか想像に難くない。マクガヴァン博士は、こうした子供たちは精神的に深く傷つき、たいていは発狂するか知恵遅れになると述べている。手術が移植だけでは終わらないことを知れば、これはかえって好都合であった。というのは、子供たちは、特定の動物の唸り声やうめき声を出すように声帯の一部を切られたからである。

仕上げに、動物そっくりの外見を作り上げるために、子供たちが這って歩くように関節を外したのである。中国人はこうした困難な手術をマスターしていたようである。やはり移植を基にして人魚を作り上げている。幼い子供、とくに少女の二本の脚の内側の皮膚をすっかりはぎ取る。それから、肉が癒着し、皮膚が二本の脚全体を覆うように、両脚を互いに密着させるのである。

ヨーロッパでも奇形が作られた

ヨーロッパ大陸にこのような人工的な奇形が現われたのは、間接的にモンゴルの征服者ティムールのせいらしい。一四〇〇年、彼は軍隊を引き連れてインドに侵略し、手向かう敵を蹴散らしながら進軍していった。彼の軍団に追われて逃げ出した人々の中に、ある作家たちからヒンドゥスターニーと呼ばれる部族があった。彼らは逃亡しながら、特殊な儀式や風俗、また先祖伝来の知識などを運んだ。騎馬や金属製造、占い、とりわけ奇形を製造する技術などである。

これらの移動民族は一七世紀にいくつかのグループに分かれてヨーロッパに定着したが、ダキアノという一つの名前で知られている。

ダキアノたちは、すぐに奇形の独特の製法を専門とするようになり、その術に長けていった。彼らの隠れ場はすべて、子供たちの体を傷つける一種の実験室となった。

彼らは、「大人用のおもちゃ」をいやが上にも奇形にする技術に長けた辛抱強い技術者であり、せむしや白痴、また、体の一部または全部が脱臼したり、伸びたり、陥没した者など、その成長を時間をかけて待ったのである。

ダキアノは、中でも以下のような特殊な手術を専門としていた。頬を口から耳まで裂き、鼻を切った後で、歯を覆っている肉を取り去ることによって独特の整形を施す術である。これによって顔だちは、情け容赦なく、しかめ面をするか大笑いをしている表情を永久にとることとなり、元の顔が見分けられなくなった。ダキアノたちには、しょっちゅう注文が入った。なぜなら、邪魔者を殺すよりはむしろ見分けがつかなくしておくことができるので、血筋や相続にまつわる陰謀では最高の方法だったからである。こうしておけば、万一後で必要になれば、醜くはなっていても、当の犠牲者に本来の地位や肩書や富を返還し、また利用することができた。

イギリスではジェームズ二世の治世に、この技術がしばしば使われたという。

イギリスのダキアノたちは、イギリス宮廷御用達の「鶏」の供給者であった。これは実在の慣例で、起源は中世初頭にまでさかのぼり、鶏人間を宮廷に飼っていたジョージ二世の時代まで存続した。この鶏人間は、養鶏場の雄鶏のように、昼も夜も毎時間、時を告げるのである。鶏の物真似は、喉頭に微妙な手術が施されていることによって可能であったが、そのため鶏の声以外の発声は一切できなかった。

乞食の奇形

ダキアノたちだけが奇形を作ったわけではない。中世全期、ルネサンス時代、そして一四世紀を通じて、キリスト教社会は人工的に造られた奇形者たちで満ちあふれていた。主なものは脚萎えで、その「製造」は、ほぼいたるところで盛んに行われた。

贅沢と軽薄さが弱者の上に君臨し、弱者のほとんどが飢え死にしていた時代、当時はまだ認められていたか、あるいは大目に見られていた乞食が、信じられないほどの数に達し、一大組織となり、独自の掟と作法と特殊な手段とを生み出した。人々は、自分の子供たちが将来の境遇にうまく適合するようにと、しばしば、生まれ落ちるとすぐに、自ら手を下して、盲にしたり、手足をねじ曲げたりした。施しを受けるときにさらに哀れみを誘うためである。また、教会に売ることを当て込んで子供たちの去勢もしばしば行われた。教会では当時、そういった子供たちを聖歌隊の歌手として使っていた。これについては後でもう少し触れることにする。街の一角、教会の出口、病院、救護院、居酒屋など、どれ一つとして、戸口に不具者や奇形者が列をなし、手を差し出していない場所はなかった。

廃れた産業

インドやセネガルでは、三、四人のグループでやって来て、自分たちの不具を栖にいささかの金銭を得ようとする人々に出会うが、そこで相変わらず足萎えの人間が製造されているか否かは定かではない。しかし、奇形者を人工的に製造することはもう終わったと言えるだろう。

物乞いはほとんどの国で禁止され、奇形児を貪欲に求める君主も姿を消した。こうした見世物に対する大衆の熱も冷めた。幸いなことである。というのは、奇形の人々を大衆の目にさらす見世物が存続し、我々の良心がまだそれを許し、過去何世紀ものあいだに行われたように彼らを見たいと要求したならば、奇形の製造は現在でもまったく問題にはならず、その結果どういうことになったか、容易に想像がつくからである。

長く続いた、器具を使ったり、経験に基づく製造方法はもう終わった。今日医学は、様々な奇形が生じるメカニズムをほぼすべて把握しており、その原因を説明できる。たとえば、小人、巨人、異常肥満、ひげのある女など、奇形を生じさせるには、一定の腺をほんの少しいじるだけで十分なのである。もしかしたら、すべての町の映画館に、幕間に見世物にするお抱えの奇形者がいるなどという事態になっていたかもしれない。

自発的に部分的切断をした奇形

奇形という身分がもはや「製造」されないとしても、はるか昔と同様に、今日でも驚くほど大勢の人々が、自分の肉体の一部を切断して奇形の仲間入りをしているのは事実である。

部分的な奇形が認められ、奨励され、あるいは強制されたのは、美的偏見、父祖伝来の異常な風習、宗教的理論、そして、ときには馬鹿げた流行の結果であった。アフリカでは肩まで伸ばした耳、中国では纏足にお目にかかる。北アメリカのインディアンのあいだでは悲しみのしるしとして、日本のやくざのあいだでは今日でも詫びのしるしとして、指を切断する。カルムークやキルギス族のあいだでは乗馬の上達のために足を変形させる。また、世界中で行われている去勢や入れ墨や頭蓋の変形も忘れてはなるまい。

以上のような習慣をもう少し詳しく取り上げてみよう。そのうちのいくつかには正当な理由がある。我々には理解できないとしても、それは事実なのである。

足の小さな女は官能的で良き母になる

中国人は独特の人工的な奇形を考案し、それは一九一二年まで存続した。有名な纏足である。いかにそれが衝撃的だとしても、彼らの動機は、西欧人が脚萎えを作り上げた動機よりも本質的には高いことを認めよう。

一般的に認められている説は、このように変形した足では膝を曲げることができず、小刻みな歩き方になり、足の筋肉を弱らせる。逆に、そのために腿が太くなり、男をそそる女が出来上がるというのである。

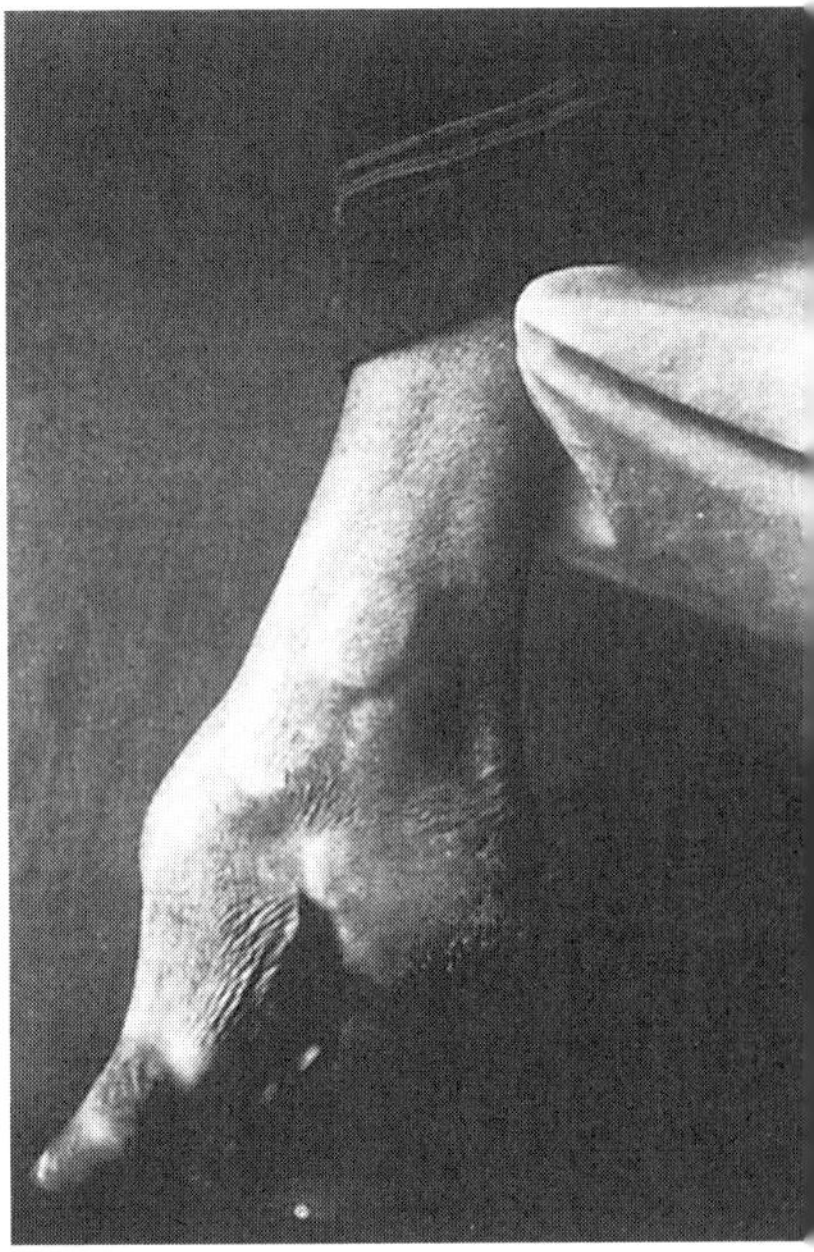

中国人女性の纏足をした足

また別の説明では、有名な「諸器官のバランスの法則」に基づいて、こうして足の成長を止めることによって骨盤にある腸骨が影響を受けて発達し広がる。小さな足は出産を容易にして良き母を作り上げるという。

三番目の説では、一部の人々に言わせると、纏足の起源は嫉妬にあるという。纏足の女性があちこち歩き回ることは無理であったろう。歩くことが困難なために家に縛りつけられ、少なくとも手引きをする者か共犯者がいなければ、浮気はできないというものである。

シャルル・イジマナとワングは『中国における恋愛法』の中で次のように記している。「ほとんど動けないままで女たちは寝室に追い込まれる。そこでは、愛がまず部屋中を追いかけ回すことから始まるとしたら、彼女たちには身を守る術はない」。

この纏足と足の変形はたちまち異常な性的魅力を発散し始めた。女たちは服を脱がされることは許し、恥ずかしげもなく裸身をさらすが、足の包帯をはずして良いという許しを与えるのは、それこそめったにない好意なのであった。

この習慣の起源については様々な説がある。その一つは紀元前二世紀にまで遡る。足の小さいことは女の最大の魅力の一つであると信じさせたのは、高祖帝の妃であったという。彼女の足はかなり小さかったのだが、さらに包帯で締めつけたといわれている。

また別の説は、紀元一三世紀に行われていた足の変形の風習に遡る。その起源は定かでないにしても、歴史的な事実は残っている。あらゆる階層のあらゆる女たちが、大足と軽蔑されたくないばかりに、この習慣を取り入れたのである。このため幼いころから激しい苦痛を覚悟しなければならなかった。最初に足の先と指を内側に折り曲げ、永久にそのままにしておくのだが、それは三歳から五歳のあいだに行われた。その後、包帯でそのままの形に固定し、奇形を定着させる。成人に達したとき、七、八センチメートルの足になるのが理想とされた。

自分の足跡をごまかすために足の指を切る

アルゼンチン東北部のパラグアイとの国境地方では、今日でもまだ足の切断が行われている。インディオのある部族は、生後数ヶ月の男の幼児すべての足指をすっかり切断してしまう。人々が近隣の部族と絶えず戦っていた昔から伝わるこの風習は、敵の見張りに自分たちの足跡が読めないようにするのに役立った。しかし、足の指は体のバランスをとったり、歩くのに不可欠なものである。そこで自然はこの不足を補おうと、踵がとび出した不恰好な足を与え、その跡を地面に残させたが、それからは進む方向を判読できなかった。

奴隷にならないために大きな唇

一九世紀、ビルマの王女たちは、一年ごとに首かせを長くして頸骨を外していった。彼女たちの首は三五センチに達することもあった。今日、ジラフ族の女たちは、同じように美容のために、ごく幼いころから銅の首輪を重ねていくことにより、首をかなり長く伸ばす。

アフリカの別の部族では、女たちがブラジルの原住民と同様に、唇に木製の輪をはめ、それを徐々に大きくしていくことによって、上と下の唇を二五センチにも達するほど広げる。アフリカの、女たちを醜くするこの風習の主な動機は、一説によると、女たちから略奪する価値を失わせるためであるという。女たちは絶えず近隣の回教徒たちの略奪の脅威にさらされていたのである。また別の説では、聖なる動物カバに似せるためであるという。

頭蓋の変形

これは人工的な奇形の中でも主要なものである。なぜなら、これほど多くの人々が、数世紀にわたってこれほど長く継続してきた風習はないからである。世界一古い風習であり、この風習をまったく持たなかった民族はきわめて少ない。例をあげればユダヤ民族ぐらいなものである。

頭蓋の変形は、頭を左右対称に長くするものから三角形にするものまで、主として一六種類ある。その中には、三葉形のもの、額を偏平にしたもの、球形のもの、後頭部をくぼませたもの、頭の欠けた円錐型のもの、両横を平らにしたものまであった。

美しい頭部を作る三つの方法

美容的、宗教的あるいは社会的なこの行為には三種類の方法があり、しばしば特定の家系あるいは階級で、とりわけ生まれたばかりの男児に代々行われている。もちろん様々なヴァリエーションがあるが、最も一般的な方法は、大小の木の板で頭を挟み、その圧力を徐々に増加させていって頭を偏平にする方法である。第二の方法は、砂あるいは草を、包帯を使って強く押しつける。第三の方法は、手を使う。新生児の頭蓋骨の柔軟さを考えれば容易に理解できる方法である。

アッティラのフン族はモンゴル人に似ることを望んだ

ヒポクラテスもストラボンも、彼らの時代にはすでに、コルシャヴェスすなわち大頭族は種族全体が独特の頭の形になるように、子供の頭を手または包帯で圧迫する習慣があったと報告している。その数世紀後、民族大移動の時代のローマの歴史家たちによると、コーカサスに住む遊牧民のフン族はアッティラの軍隊に属していたが、モンゴル軍に同化しようと努めていた。フン族に関する研究で今日なお世界中で認められている一九世紀の碩学アメデ・ティエリーは次のように語っている。「フン族の一部は、自分たちの男児にモンゴル形の顔だちをさせようと人工的な方法を用いた。布ひもをきつく巻いて鼻を平らにし、頬骨を発達させるように頭を成形したのである。落ちくぼんだ目、狭い瞼に広い頬骨が、偏平に傾いた頭頂部と対称をなしていた」。さらに、頬に真っ赤に焼けた鉄で深い筋をつけたために子供たちの顔は一層醜くなった。こうすると、火傷のためにひげが一生生えなくなるのであった。

世界中で

そのようにしてあるグループと自分を区別したい、あるいはそのグループに同化したいという欲求は、たとえば日本の一部の僧侶階級などに、小規模ではあるが見られるものである。中国では、マルコ・ポーロがその時代にすでに指摘しているが（ルコント教授がそれを二〇世紀に確認した）、寺院の入り口に立つある宗派の托鉢僧は、円錐形の頭部の形からすぐに分かるという。

五大陸それぞれにこういった奇妙な風習があった。一八五〇年にまだタヒチでは、戦士になるべき男児の母親が、息子の額と頭頂部とを変形させていた。北アメリカの大草原のインディアンも、マヤ族やアステカ族同様に、頭のある部分の変形と、それが脳に与える結果とは関係があることを知っていたと言われている。したがって、一部の新生児の行動と精神を変えるために頭蓋をいじったのである。しかし、最も変わっているのは、一九世紀にペルーのマラニョン川流域に住むインディオのあいだに見られた頭である。彼らはかつてのゲルマン族やカルムーク族のように、四角い頭をしていた。すなわち、四つの面と頭頂部を偏平にしたのである。

本来のヨーロッパでは、このような風習はなかったが、現在ヨーロッパに住んでいる様々な民族のあいだには数多くの痕跡が認められる。

一八世紀末、ベルギーでは非常に多くの変形の風習がなお認められ、この風習はドイツ、とりわけハンブルク

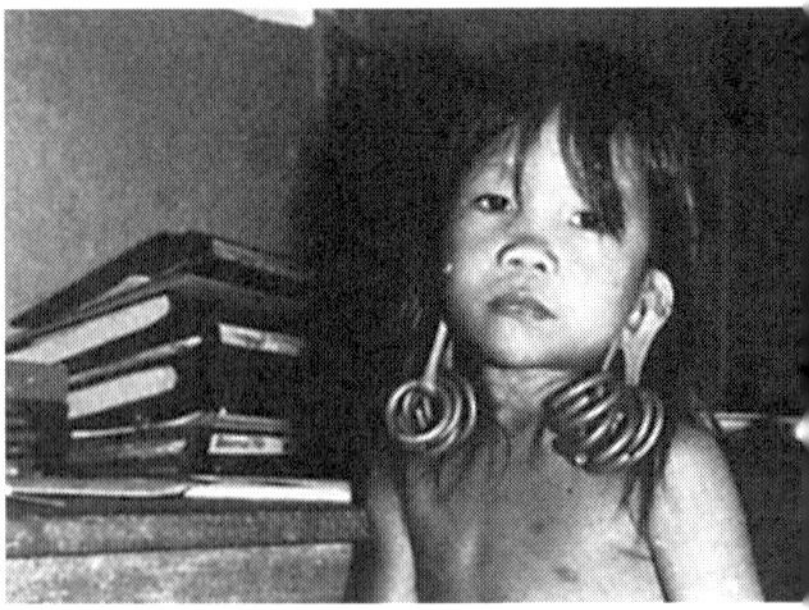

伸びた耳

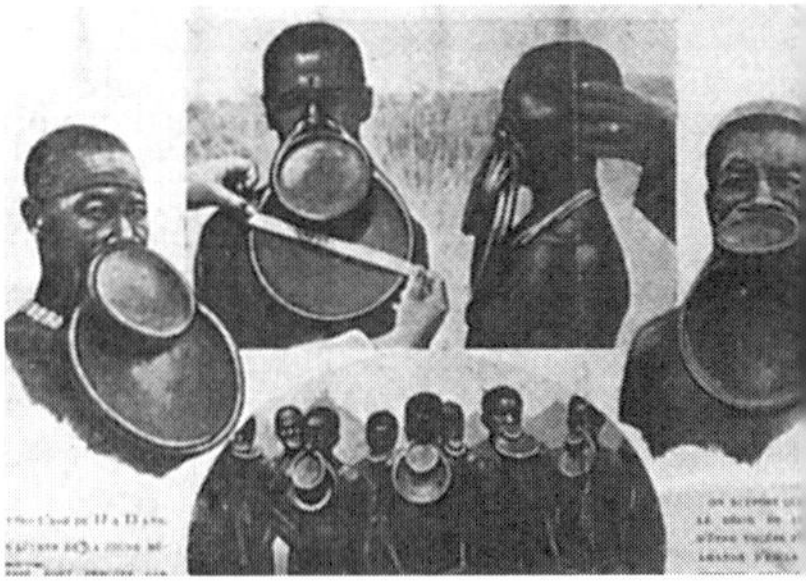

円盤をつけた黒人女性

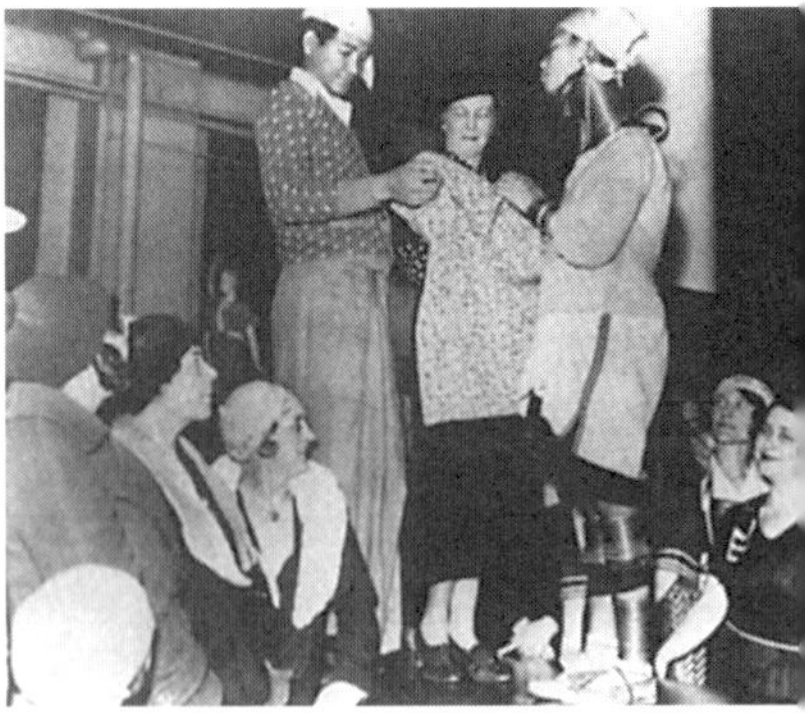

首の長い女たち

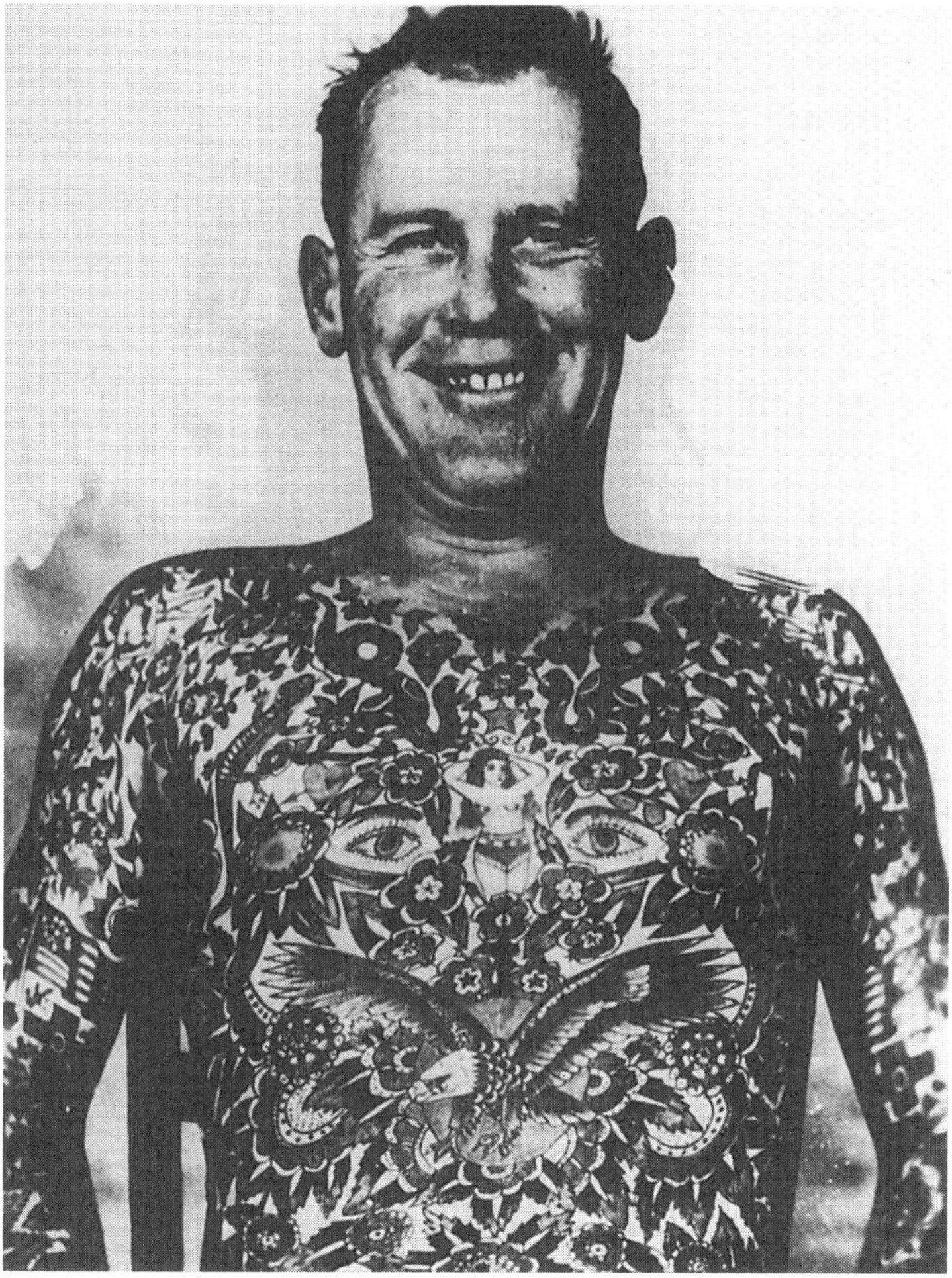

入れ墨コンクールの参加者

にも広まっていた。
フランスでも、この奇妙な美意識がとり入れられ、あちこちの地方で見られる。

入れ墨

後天的な奇形の中でも大きなグループに入るのは、今日でもなお盛んに行われる入れ墨である。皮膚に傷をつけ、その内部に色素を入れる入れ墨は、人類の歴史同様に古い歴史を持っており、古今東西のすべての文明に例外なく見られる。ヨーロッパでは紀元前四万年から九〇〇〇年におよぶ旧石器時代の地層から、入れ墨に使った無数の絵の具や道具が発見されている。

入れ墨は、針で突く、刻み目をつける、火で焼く、埋め込む、傷をつけるといった方法で行われる。その動機はときには個人的なこともあるが、たいていは集団的なものである。ある党派、あるクラブ、ある家系、ある思

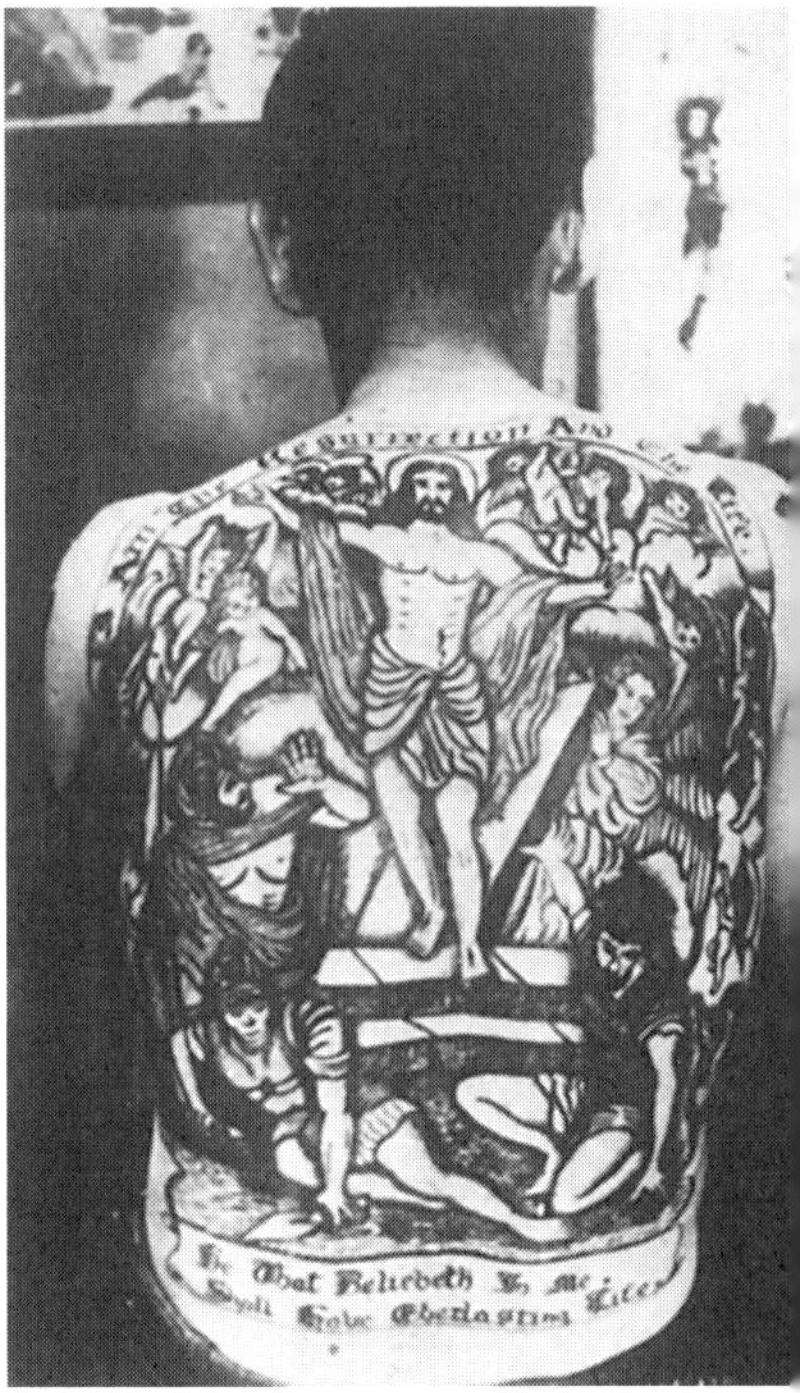

入れ墨コンクールの参加者

想に属したいという欲求は、古代と変わらず今日でも強力である。入れ墨は、政治的なものにしろ、社会的なものにしろ、あるいは性的なものにしろ、しばしば免状、修行証明書の代役を果たす。

この不変のマークは、装飾を愛好する以外に、超自然の力に対する保護として、また霊的な目的でも使われた。体全体に入れ墨を入れたニュージーランドのマオリ族やカリブ原住民の場合がこれに当たる。悪い運勢に対抗するための入れ墨の例は世界中に無数に見られる。カナダのトンプソン・インディアンは、入れ墨は変死を退けると信じていた。モロッコでは、ある種の入れ墨が夫の心を引きつける魔力を持つと言われている。

入れ墨の魔力はまた、病気に関しても働いた。フーケ博士は、ある入れ墨が、腫瘍、頭痛、胃や関節の病気などの治療用に医療目的で彫られていたと指摘した。

社会的職業的入れ墨

こうしたしるしを入れることにより、人は同類に対して特別な地位を占める。特定の社会の中で価値ある選ばれた人間になるのである。

罪人に押された刻印に関しては触れないでおこう。これも古くから存在するが、強制的に行われたもので、ここでは関係がないからである。

古代人については、ギリシア時代の美青年や大家の子息が背中に花の模様を入れていたことを、ヘロドトスを通して知ることができる。また、スキタイ族の族長は体に動物の姿を彫らせていた。トラキア人のあいだでは、何らかの印や符号を肌に入れていることは高貴なしるしであった。同様に、古代エジプトでは、建築家は二頭筋に三角のしるしを入れ、司祭は背中に特別のしるしを入れた。一方、通訳は、翼を広げたオウムの姿を胸に入れており、オウムの羽の数は彼が喋れる言語の数を示していた。さらに下って、モロッコ軍の鼓笛隊やナチスの親衛隊では、略字の入れ墨が彫られていた。

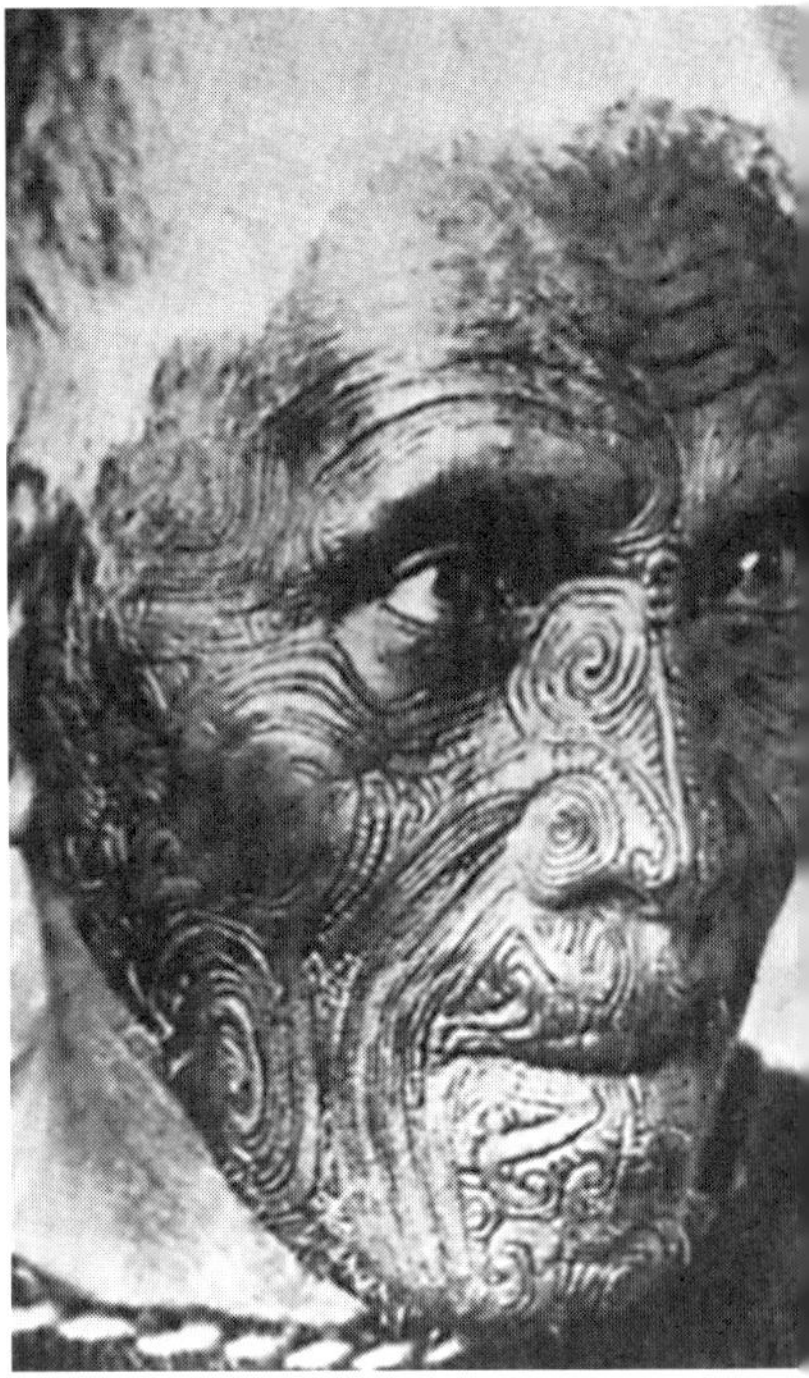

儀礼的な入れ墨

入れ墨と愛

入れ墨は、昔も今も、感情のはけ口となっている。かつてトラキアの乙女たちは自分の腹にいいなずけの顔を入れ墨で彫らせ、ギリシアの女たちは左の腿に愛する者の名前を入れさせた。今日、「ミミル命」などという文字が売春婦たちの腿にしばしば見られるが、世界中の女たちが、愛のために、ほれた相手の名前やしるしを何のためらいもなく彫らせている。

入れ墨はまた、性的なフェテシズムの一要素である。胸、腹、腿、恥丘、どれ一つとして省かれることはない。入れ墨を入れた女あるいは男との交接はこの上なくエロティックな刺激となる。仲のうまくいかなくなった、あるいは単に一緒にいることに飽きたカップルは、わざと入れ墨を入れることによってよりが戻ると言われている。

縁日の見世物の入れ墨

最後に装飾としての入れ墨を見てみよう。これはとくに我々の関心を引くテーマである。というのは、過剰になると本物の奇形になってしまうからである。それは他人と一味違うことを本能的に求める心理と、見せびらかしたい欲求によるものである。その種の入れ墨には、「本物のイラスト集」さながらに、驚くほど雑然とした文様の中に浮かぶ数百のモチーフにお目にかかる。

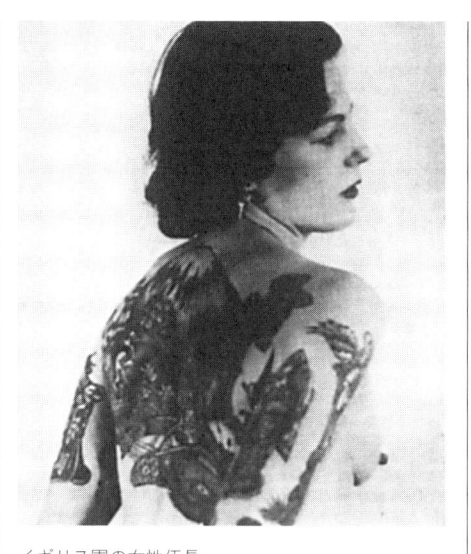

イギリス軍の女性伍長

立派な入れ墨は必ず人を驚かせたので、体中にこのような「色刷り」をさせる人々の多くは、その奇妙な装飾のおかげで人々の称賛を獲得する。一八五〇年から一九三〇年にかけて、縁日や怪物ショーの中に、入れ墨を入れた人々が多数登場した。大衆をうっとりとさせた出し物の中で、シルヴィア、シュシンタ、「歩く絨毯」のリカルド、「ロビュソン・ドュ・バーニュ」、一四の色で十万も針跡のある入れ墨をした東洋の美女デジタを挙げておこう。

こうしたスターたちの中で最も人気があったのは、「人間シマウマ」とあだ名された「グレート・オミ」で、彼は一九四五年まで興行をしていた。

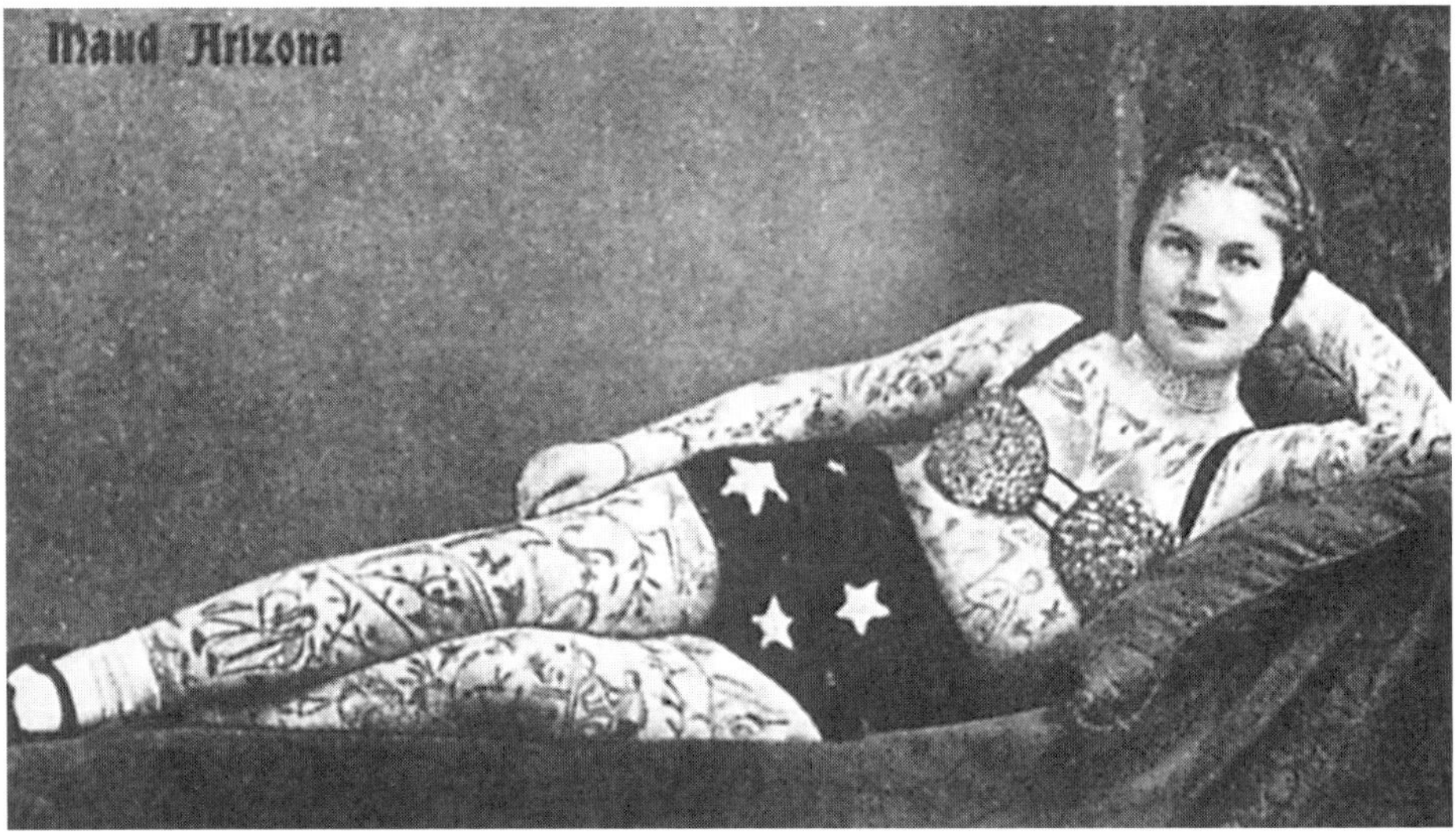

見せ物の入れ墨の女

「グレート・オミ」のケースは、二つの点で注目される。まず、顔と頭に入れ墨を入れさせた珍しい例であること。第二に、恐らくこれがとくに注目される理由であろうが、これまでの図柄とは縁を切り、らせん状の三センチメートル幅の黒い縞で体中を覆ったことである。この作品は、一九二二年に名高いイギリス人彫り師ジョージ・バーチェットが彫ったもので、制作に一五〇時間かかっている。その上、一五〇ヶ所の外科手術が必要であった。というのは、眼窩や咽喉など幾つかの部分では原則として入れ墨が不可能だったからである。かつてメソポタミアでその勇気のために勲章を受けたこともある、教養あるこの大ブルジョアの息子は、この「傑作」が完了したとき、ヨーロッパのショーきっての高収入を稼ぐ見世物芸人の仲間入りをした。一九三八年には、マディソン・スクエア・ガーデンに姿を現し、アメリカ中の人気をさらった。彼はチャリティーショーに出演したのち、終戦と同時に引退した。

入れ墨を入れた有名人たち

かつては入れ墨をするのは、縁日の見世物か、社会への不適合者しかいなかった。しかし、入れ墨を入れた著名人リストは驚くべきものである。

ピョートル大帝は斧の絵を入れ墨させ、エカテリーナ二世は、書くのは憚られるものを、肉体の最も奥まった箇所に彫らせた。また、のちにスウェーデン王カール一四世となったベルナドットは共和国の誓いを腕に彫るように命じた。ロシア皇帝ニコライ二世は胸に剣の模様を彫らせ、ユーゴスラヴィアのアレクサンドルはとりわけ、羽を広げた鷲が王冠を戴く絵を彫らせ自慢にしていた。

この他にも、モントゴメリー元帥、フランクリン・ルーズベルトやトルーマン大統領、チトー元帥、現エディンバラ公など、びっくりするような名前が挙がっている。

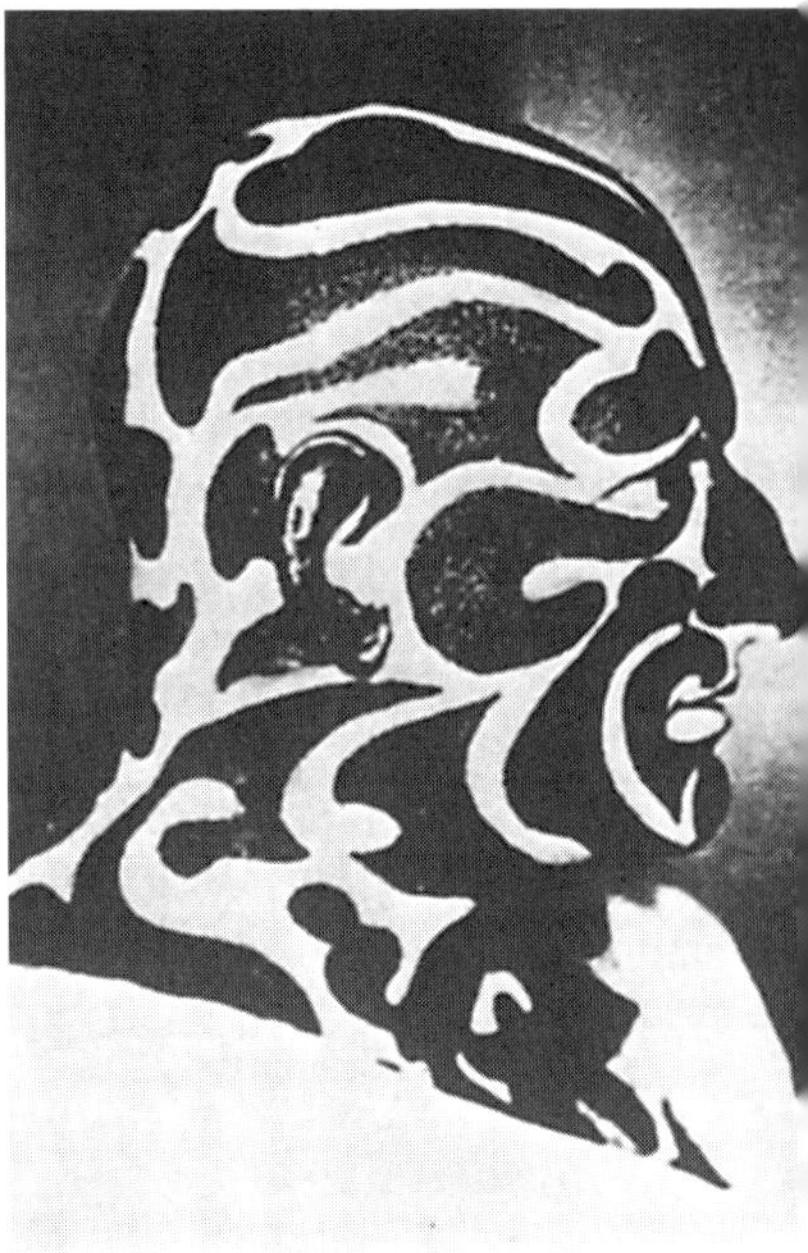

グレート・オミ

入れ墨を入れた有名人の中で、ただ一人それを恥じたのは、J・F・ケネディである。入れ墨は大統領にふさわしくないと考えた妻の懇願に負けて「消して」もらったからである。

チャーチル、スターリン、フランクリン・ルーズベルトの有名な写真で人々の記憶に永久に刻みつけられたヤルタ会談は、入れ墨をした者たちの会談でもあった。

入れ墨職人

一部の入れ墨職人の名声は、その客の名声に劣らなかった。ロシア皇帝ニコライ二世に入れ墨を彫った日本人、野村幸三郎は、彼の彫ったトカゲの近くにはハエが飛ばないと言われている。ニューヨークに住むアメリカ人億万長者バンデルビル氏は、彼の腕前を噂に聞いて一八九八年に東京まで会いに行った。そして、一二〇〇〇ドルの援助金を出すからアメリカで商売をしないかともちかけた。

今日でも、サンフランシスコ、西ベルリン、ロンドン、ニューヨーク、東京、サンパウロ、パリなど大都市には名だたる職人がまだ存在しており、その名声が世界中に鳴り響いている者もいる。

様々な去勢

手足の切断や後天的な奇形の締めくくりは自発的な去勢である。

狂信的な行為、無知、快楽、嫉妬などが去勢の主な動機であるが、いずれにせよ、人間の精神に反する行為である。最も古くからあるこの切断という行為は、心身に極めて大きな混乱をもたらす。

去勢の起源は、アッシリアの女王セミラミスに遡るとされている。彼女は子孫のために、去勢という手段で敵の家系の男子を根絶やしにした。脳障害による自損や、アベラールがその哀れな例として挙げられる関係の発覚した愛人たちに対する懲罰や、あるいは、昔も今もあちこちの軍隊で行われている敗戦兵に対する、粉砕、引き抜き、真っ赤に焼けたこてなどを使った去勢はまた別である。

こうした例は別にして、我々にとって唯一関心のある、自ら進んで行う去勢について見てみよう。

去勢者、二つのカテゴリーと三つのグループ

去勢者は大きく二つのカテゴリーに分けられる。思春期前に去勢を受けた者とそれ以後に受けた者である。去勢を思春期後に受けた者はしばしば髪の毛が抜け、乳房が大きくなり、脂肪がつき、老化が早い。その性格も変化し、横柄で残酷になり、また、疑い深く、感じやすくなり、去勢されているにもかかわらず、肉欲に苦しむと言われている。さらにモンテスキューが『ペルシア人の手紙』の中で見事に活写しているように、切断部分

が性感帯であるため、彼らのフラストレーションはきわめて大きい。

この手術が思春期前の少年期に行われると、男性としての性格は現われない。肩は狭く、骨盤が大きく、姿形は丸みを帯びている。肌は柔らかく、眉毛や髪の毛はあるが、全身に体毛が生じることはない。たいていは肥満傾向にあり、とりわけ声は甲高いままである。

次に去勢には三種類ある。ペニスだけを切除するもの、睾丸だけを切除するもの、すべて切除するもの、である。

これらは、アフリカでも、オリエントでも、切断することによって行われており、エジプトのキリスト教徒であるコプト人に、その手術を任せるのが一般的であった。彼らはこの手術の巧みなことで有名であった。ヨーロッパでは理髪師または医師によって行われ、中国では、専門技術が親から子へと伝えられた。一八九六年になってもクラン博士は、インドで「去勢師」に出会ったが、八ドル五〇セント相当の金額でこの技術を売り物にしていたと報告している。

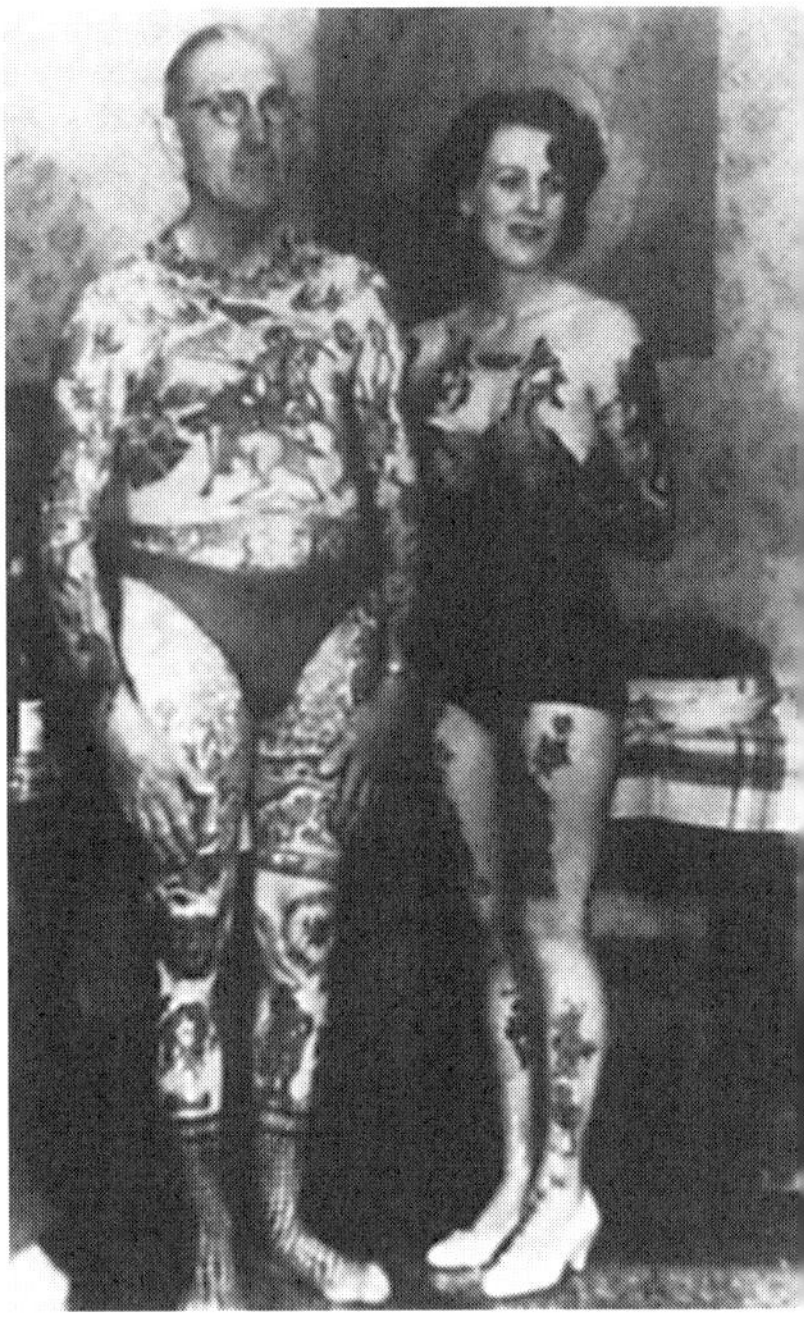

入れ墨は社会に不適応な人々の表現だろうか

イタリアオペラのウグイス

去勢は、その用途に応じて、思春期の前か後か、一部切除か全部切除かで行われた。必ず思春期前に一部切除を行わねばならないのは、一六、一七、一八世紀にヨーロッパ全土でもてはやされた、かの有名なイタリアオペラのカストラートである。

教皇が、女が舞台に上がってはまかりならぬと禁止したのち、カストラートが女性の声を受け持った方が、よりボリュームがあり、よく声が通ることが判明した。このためにカストラートの学校がまずローマにでき、続いてローマ教皇のお膝元に、やがてイタリア全土に広まった。教会自体もカストラートを抱え、システィーナ礼拝堂のソプラノコーラスはキリスト教国の感嘆の的となった。

ソプラノもコントラルトも、そのほとんどすべてが、ナポリやヴェネツィアの音楽学校出身者であり、学校は四〇〇〇人以上の生徒を集めて音楽教育を施していた。

カストラートはイタリアオペラの名を高め、カッファレッリ、グアダーニ、ファリネッリなどの歌手たちは、当時のヨーロッパで、現代のマリア・カラス以上に人気者であった。

多くのイタリアオペラ専門家は、カストラートはある種の歌唱法を身につけており、彼らと共にその歌唱法は姿を消したと主張している。ファリネッリの場合、疑問の余地はない。半ば狂人であったスペインのフェリペ四世は、この名高いカストラートのすばらしい歌声を聞き、そのおかげで妄想を一時追い払うことができた。ファリネッリはスペイン宮廷に長く留まり、その才能のおかげで、国一番の権力を欲しいままにしたのである。

しかし、イタリアの歌手の去勢は、要するに、古代ローマですでに盛んに行われていた技術の再現にすぎない。ただ、こちらの場合はその効果が絶対的なだけである。

確かに、ローマ人は愛の歓喜を繰り返し味わうと、声の幅と質に影響が出ることに気がついていた。歌手がその両方を損なわないために、また、度を過ぎたファンが歌手を誘惑して消耗させないために、どんな性関係も持てないように「陰部封鎖」を行ったのである。これは、ペニスの先に穴を開け、リングまたは輪状のものをそれに通して塞ぐというもので、輪には紐を通し、それを腰に巻いていた。ギリシアでは、青少年の健康を守るため、マスターベーションができないように陰部を封鎖した。また、競技者にも実施したが、これは集中力を損なわないためであった。中世には懲罰として行われていたものが、古代人のあいだでは、芸術やスポーツのために必要な行為でしかなかったのである。

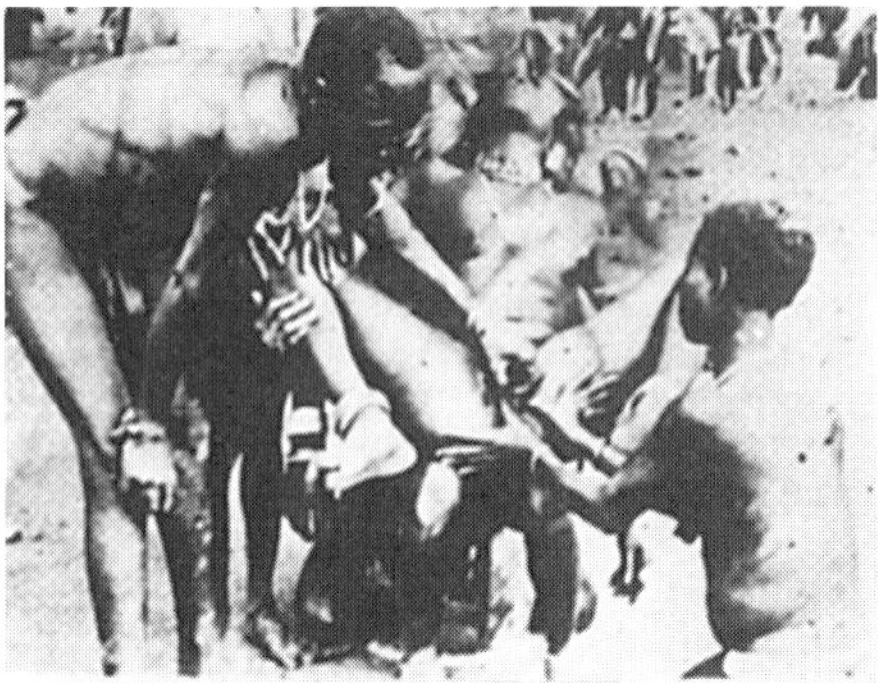

イエスの名における去勢

狂信的な信仰心は数多くの去勢に影響を与えている。

シリアの女神キュベレーの司祭もガラ族の司祭も、それによって神と一体化しようとした。キリスト教徒もこうした風習から逃れられなかった。ユダヤ教の聖典タルムードもイスラム教のコーランも、たてまえとしては去勢を禁止したが、キリスト教の聖書は禁じていない。むしろその逆である。「もし片方の手か足があなたをつまずかせるなら、それを切って捨ててしまいなさい。両手両足がそろったまま永遠の火に投げ込まれるよりは、片手片足になっても命にあずかる方がよい」(マタイによる福音書一八ー八、九新共同訳)。

予言者イザヤはさらに肯定的である。「なぜなら、主はこう言われる。宦官が、わたしの安息日を常に守りわたしの望むことを選びわたしの契約を固く守るならわたしは彼らのために、とこしえの名を与え息子、娘を持つにまさる記念の名をわたしの家、わたしの城壁に刻む。その名は決して消し去られることがない」（イザヤ書五六―四）。ルカもまた次のように語っている。「子を産めない女、産んだことのない胎、乳を飲ませたことのない乳房は幸いだ」（ルカによる福音書二三―二九）。また再びマタイは「結婚できないように生まれついた者、人から結婚できないようにされた者もいるが、天の国のために結婚しない者もいる。これを受け入れることのできる人は受け入れなさい」（マタイによる福音書一九―一二）。

これらの文章は一部の人々の心に感銘を与えたに違いない。というのは、大勢の司祭たちが、肉欲から身を守り、純潔を失う危険にさらされないために去勢したからである。有名なところでは、ギリシアのキリスト教神学者オリゲネス、コンスタンティノープルの総大司教フォティオス、イグナティウス、メトディオスなどは、三二五年にニカイアの教会会議で正式に禁止されたにもかかわらず、去勢を行った。また彼らに倣った聖職者が非常に多かったため、教皇レオ一世は三九四年に教書を出し、去勢をした聖職者を破門にすると脅し、それ以後、去勢者が聖職者に近づくことを禁じなければならなかった。

しかし、この自ら去勢するという観念はキリスト教精神に深く根づいており、一三世紀に教皇ベネディクトゥス三世は、教皇の生殖器官を検査する目的で、秘密の儀式を制定した。ジャクリーヌ・カヤットはその著書『儀式と去勢』の中でこう書いている。「サン＝ジョヴァンニ＝イン＝ラテラノ教会の礼拝堂では、教皇は即位の前に衣服をまくり上げ、中央をくり抜いた石の椅子に座らねばならなかった。枢機卿たちが次から次へとこの椅子の後部に進み出て、身をかがめ、未来の教皇の性器に触り、次のような言葉を唱える。「Testiculos habet et bene pendentes」（彼には睾丸がある。きちんと下がっている）」。この儀式は一六世紀になって、梅毒に罹ったレオ十世が、彼に触れた多数の高位聖職者に病気をうつしたために、以後中止された。

奇妙な宗派

一八世紀ごろ、ロシアや中部ヨーロッパでは、有名なスコプツィ派が隆盛をきわめた。彼らは、ブルガリアのボゴミール派の例に倣ってイエスの名の下に断種を行った。この宗派を創設したのは、アンドレ・イワノフという一人の農夫であった。彼は一三人の弟子を集め自分の手で去勢を行った。彼の目には、イエスの足を洗う行為こそ、その意味するところは去勢にほかならないのだった。第一、イエスは自ら使徒たちの去勢を行ったと言われているのである。

しかし、この運動を本当に推進したのはコンドラティ・セリヴァノフであった。彼もまた聖書を引用して、生命は改善の余地のない悪であるから、その根源を絶たねばならないと説教した。彼の説教は、前述の原始キリスト教徒たちが述べていたことに基づいていたが、スコプツィ派の人々は、肉の行為を最も忌まわしい罪、「地獄への鍵」と考えた。

こうして去勢は彼らの信仰の基本テーマとなったのである。聖霊がその肉体に宿ったものであるセリヴァノフを、神が地上に遣わしたのは、男たちを断種するために他ならない。スコプツィ派の人々は、黙示録の予言に従って、去勢者の数が一四四〇〇〇に達したとき、全世界に幸福の時代、すなわち、去勢された人々の治世がやって来ると考えていた。そのとき、「救世主」が甦って全ロシアに君臨し、最後の審判を開いて去勢を行うだろう。確かに、黙示録第一四章の四節と五節には次のように記されている。「地上より贖はれた一四万四〇〇〇人の者たちは、女に触れて身を汚したことのない者である。彼らは童貞だからである。この者たちは、小羊の行くところへは、どこへでも従って行く。この者たちは、神と小羊に献げられる初穂として、人々の中から贖われた者たちである」。

ロシア人の心に神秘主義が大きな影響を与えた時代であった。ショーペンハウアーの説を待つことなく、これらの信奉者の数は、ときには数万人に上ることもあった。信徒はあらゆる階級にわたり、新たに帰依した者たちは恐ろしいほどの信心ぶりを見せた。(*) ミハイル皇帝の宮廷でも、最高位の貴族の女性たちに対して、特有の切除が行われた。小陰唇やクリトリスを切除したり、乳房の片方または両方を切り取ったのである。信徒たちは、新たに入信した人々を信念や金で、あるいは策略を用い、さらには力ずくで宗派に縛りつけたのであった。

セリヴァノフがたちまちのうちに膨大な数の信者を集めたので、皇帝は驚き、信者たちを弾圧しようとした。起訴されそうだと知らされたセリヴァノフは地下に潜った。スコプツィ派の吸引力は大変なもので、高弟のイワノヴィッチが逮捕されティガ監獄につながれたとき、彼は、同じ囚人仲間数人と看守二人を去勢させるという離れ業をやってのけた。ディスナンサンディス要塞に移送されてからも、布教活動によって同様の成果を収めたため、政府は彼を極刑にせざるを得なくなった。

セリヴァノフは、逮捕されてシベリアに送られると、自ら神の子と名乗ったばかりでなく、オランダで聖霊の働きにより、処女であった皇后エリザベート・ペトロヴナから生まれた、皇帝ピョートル三世ヒョードロヴィッチであると名乗った。実際には、この「聖母」はルベジャンの町に住む一介のブルジョワに過ぎなかったが、自らパーヴェル皇帝の妻だと触れ回っていた。

最初は、一介の囚人の発したこの突飛な名乗りに対して何の反響もありそうに見えなかった。ところがどうして、スコプツィ派の信者すべてが彼の言葉を繰り返したため、一八〇二年に皇帝になったパーヴェル三世は、帝位を要求するこの奇妙な男を自分の許へ連れて来るように命令した。嘘を信じ込んだセリヴァノフが、精神病院に閉じ込められ、その後急に解放されてサンクト＝ペテルブルクの宮殿に住み着いたという事実によって、彼は本当に主張通りの身分であったのだという話がにわかに信憑性を帯びた。しかも、これによってスコプツィ派に政治色が生じた。一八〇六年、新たに皇帝となったアレクサンドル一世は、「神の法と人間の法の敵およびあらゆる道徳の破壊者にして人類の敵」であるスコプツィ派に対して勅令を発した。

スコプツィ派は再び地下に潜ったが、その力は温存された。一八三二年、セリヴァノフが逮捕されて死亡し、スコプツィ派は激しい迫害を受けたため、大勢の信者たちがとくにルーマニアに逃げた。そして、主としてヤーシ、ガラツ、ブカレストに大きな居留地を建設した。彼らはたいそう気前良く金銭をばらまいたので、ルーマニアの裁判所も抵抗できなかったのである。

スコプツィ派の人々は熱心な勧誘を続けた。一八六五年にブカレストには男女合わせて一六〇九名の信者がいたが、一八七一年にはそれが八三七五名となり、宗派が急激に拡大したことを示している。原則として、教団は入信した褒美として馬六頭、馬車二台を与えた。第一次世界大戦後になっても、ルーマニアの辻馬車の御者がすべてスコプツィ派の去勢者であったのは、そのためである。

第二次大戦前日まで、スコプツィ派はその奇妙な慣行を続けたと思われる。今日でもなお、ある者はロシアやルーマニアで生き残り、また、ある者は、移住した先で、新しい社会を作り上げたと言われている。

＊その後、サンクト＝ペテルブルクの市長の甥たち、司法官、国有銀行の頭取などもこの宗派に入信したことが判明する。

愛の喜びのための去勢

ローマ時代には、明らかに去勢された人々が存在しており、官能の快楽に役立つという考えから部分的な去勢が流行した。これらの去勢者は、睾丸を切除した場合は「スパドネス」、睾丸をねじ曲げたり潰した場合は「ティルビアエ」、パイプカットの場合は「トラシアエ」と呼ばれた。聖ヒエロニムスとユウェナリスは、いずれの去勢者も、妊娠の恐れなしに安心して身を任せることができるのでローマの貴婦人のあいだで非常にもてはやされたと述べている。その上、なかなか射精ができないために、極めて官能的なパートナーとなったのである。

男色者たちもまた、去勢者を身の回りに置くことを好んだ。この場合は、単にペニスや睾丸といった性器を切除するのであった。男色の快楽を専門とするこうした男たちは、ローマでは「カストラート」、オリエントやとりわけ東ローマ帝国では「デリカーティ」と呼ばれた。宗教、哲学、美学など、こうした奇妙な嗜好に対する理由はいくらでも考えられたのである。ギリシア、ローマの著作家たちは、ギリシアではアレクサンドロス大王の後継者たちのあいだで、またローマでは帝政時代に、男色が自発的去勢の大きな理由になっていたと報告している。古代人は、「切断して」青春時代の若者の「みずみずしさ」を保ち、女性に近くなることを望んだのである。

ヘリオガバルス帝はこうした宦官たちを擁していた。また、ローマ帝国では数多くの若者たちが、女性になりきることによって恋人を満足させるために去勢を行った。シリア出身のヘリオガバルス帝自身も、当時ローマで崇められていたオリエントの女神キュベレーに性器を捧げるために去勢をしたと言われている。

コンスタンティヌス帝やユリアヌス帝のキリスト教帝国になってやっと、ローマの支配下では去勢は禁止された。

それ以降、風紀は浄化され社会秩序が回復したと考えるのは、おめでたいというものであろう。今日、自由意志での去勢は、性転換症の人々のあいだで盛んに行われている。彼らは女装したいという願望だけに留まらず、女性になりたいと切望しているのである。このために彼らは自分の外観が男性らしさを示すことに大きな恐怖を味わい、多数が医者を説得して、性器を女性らしく見せる手術を受けている。ビュルー博士が所長を務めるカサブランカの診療所は、この種の手術の専門病院であり、各国からの希望者が年々増加の一途をたどっている。

女たちの番人

しかし、王侯に仕える去勢者の伝統的な役割はなんと言ってもハレムの監督と指導である。この役割は古代の初期から存在した。というのは、紀元前一八〇〇年にすでに、ウルの町で、ハレムの若い美女を監視する男たちを去勢したからである。こうしたハレムの去勢者は、睾丸だけでなくペニスも切除され、その結果、交接の真似事すらできなかった。

候補者を集めることは造作もないことであった。ヘロドトスによると、古代ギリシア人はすでに商売用に去勢を行っており、去勢者の市さえ存在したという。エフェソスの市場の名はアジア全土に聞こえ、ギリシア人の宦官は優秀で忠実な召使になると考えたオリエントの諸侯や王侯たちは、使いをやって法外な値段で買わせたのである。

いつの世にもこのうま味のある商売の中心であったエジプトは、一八七五年にもまだコンスタンティノープルの宮廷に去勢者を供給していた。その上、このオスマン・トルコ帝国の首都でも、七世紀から一〇世紀にかけて盛んに取引が行われていた。というのは、年間約八〇〇〇人のアジア人やヨーロッパ人の去勢者が売買されていたからである。東ローマ帝国時代には、長期にわたって去勢者の売買がきわめて盛んであったため、贅沢品の売買にかかる課税額と同様の税金が定められていた。

すなわち、こう言ってさしつかえなければ、オリエント諸国はそれぞれの特産品を製造していたのである。去勢術を施し売買を行っていたのはたいていコプト教の修道院であった。コプト人たちはこのためにきわめて独特の方法を持っていた。子供のペニスと睾丸をひもで縛り、そのひもを引くことにより、ぎりぎりの所で性器を一度で断ち切る。次に去勢した子供を止血のために乾いた細かな砂の中に四、五日寝かせておく。その後、八日のあいだ、油を染み込ませたぼろ切れを傷口にあてておくのであった。

リビアでは、その逆に、傷口に煮立てた油を振りかけ、かさぶたが傷口からはがれるまで、蠟、獣脂、パテに似た物を混ぜ合わせた軟膏を塗った。シリアでは、「アラビアゴムモドキ」をベースにした湿布を好み、尿道が癒着するのを防ぐために事前に鉛の釘を入れた。

長期にわたって北京のフランス大使館に勤務したマティニョン博士は、中国における宦官の募集に関してとくに研究した。「まず、秘密にされている方法で性器に完全に麻酔をかける。三人の助手は、手術者の家族の一員である。去勢を希望する者は長椅子に横たわる。二人の助手がその両足を広げて抑え、三人目が両腕を抑える。手術者は、頑丈なハサミまたは長柄の鎌に似た刃物を持って両足のあいだに立つ。そして、左手で睾丸とペニスをつかみ、本人または、本人が幼いときはその両親に、手術に同意するか否かたずねる」。同意するという返答を得ると、彼はすべての器官を一撃のもとに取り去る。そして、尿道に木製の栓を詰め、胡椒を煎じた物で繰り返し傷口を洗う。次にそれを浸した紙を傷口の上に置き、切断箇所を包帯で巻く。手術を受けた者は両腕を支えられたまま、二時間部屋中を歩かせられる。術後三日間は一滴の水も飲ませてもらえず、排尿も許されない。四日目になって傷口を空気にさらす。排尿ができれば、祝福にやってくる客を迎えることができる。しばしば起きる事態であるが、排尿ができなければ、手術を受けた者は死ぬ。

中国の去勢者は、自分の切断された物をアルコール漬けにして大事に保管する習慣があった。彼らはそれを「宝貝」と呼んだ。宮殿の役人である宝貝監督官は、もっぱらこの検査を行った。去勢された者は、宝貝の瓶を提出できないと、重い処罰を受けた。去勢の希望者に金がないときは、手術者は手術代をつけとしたが、切断部を担保として保管した……。

ところで、中国人の信仰では、肉体の一部を失ったまま死の国に入ると、祖先を喜ばせることができない。このため、瓶にはとりわけ注意が払われることになり、去勢された者が自分の「宝貝」を手術者の許から取り返さずに死亡した場合は、両親が代わってそれを行い、しばしば死者のために莫大な代金を支払った。

去勢者の身分は、アッシリア、メディア、エチオピア、エジプト、ペルシア、トルコ、中国などの、二〇世紀初頭になお存続していた宮廷のどれに属していたかによって異なっている。たとえばコンスタンティノープルのハレムでは、今世紀初頭にまだ六〇〇名の去勢者がおり、この数字は七〇〇年前から変わっていない。シルカッシア出身の白人が数人宮廷内部の仕事に就いていたが、それ以外はアビシニア、ヌビア、スーダンの黒人がハレムの仕事を独占していた。ハレムの女たちのそれぞれに、位に応じて一人か二人あるいは三人の去勢者がつき、少女たちが一〇歳か一二歳ごろにハレムに入ってくると、礼儀作法や行儀を教え込む役目を負っていた。また、神へのお勤めや上品な食べ方、はっきりと意見を述べる方法なども教えた。とくに一四歳になると彼女たちの主人である君主に娶あわせる初夜の準備をさせたのである。

アジアの多数の王侯が専用の去勢者を抱えていたが、中国では、紀元前一〇〇〇年以上昔の周時代から、宦官を抱えることは皇帝だけの特権であった。中国の皇帝は常時二、三〇〇〇人の宦官を抱えており、彼らは、職権が明確に異なる四八の階級に分かれていた。彼らは女たちの監視役であるだけでなく、経理係、政治顧問、役人、聖職者、俳優でもあった。その結果、夜になって「帝都」の門が六、七〇〇〇人の人々を収容したまま閉じられると、城壁の中にいるただ一人の本物の男は「天子様」だけであった。

アジアでは、女に生まれる不幸に勝るただ一つの不幸は去勢されることであると繰り返し言われているが、去勢者はしばしば、行政あるいは軍事関係の重職に就いている。恐らく他の人々よりも情熱に流されることが少なく、それ故により忠実だからであろう。アッシリアやペルシアの歴史家たちは、彼らは歓楽の奉仕者であるだけでなく、諸侯が相談をもちかける顧問でもあると記している。オスマン・トルコ帝国のカリフ、シュレイマンが自軍の運命を委ねたアリーと同じく、ユスティニアヌス帝の宮内庁長官であったナルセスも去勢を受けていた。東ローマ帝国の皇帝たちだけでなく、ローマ帝国の皇帝たちも、去勢者の中から顧問を採用した。クラウディウス、ネロ、ウィテリウス、ティトゥスなども彼らを採用し、重要な役目を果たさせている。

中国史上大将軍になった宦官はいないが、一八三五年から一九〇八年にかけて西太后の陰で巨大な帝国の実権を握ったのは、安得海と季蓮英の二人の宦官であった。

今日でもなお、「黒い石」のあるメッカのモスク中央の建物、カーバ神殿の見張りに立つ男たちは去勢者であるが、現代では、去勢術は廃れて、実際には姿を消している（カタールの首長は現在でもその宮殿に数人抱えており、ハレムで働かせている）。逆に、それ以外の切除は未だに盛んで、あちこちで行われている。実際、陰核切除は現在でも行われており、アフリカの二六以上の国で、数百万人の幼女や少女に実施されている。

我々もまた奇形であろうか

去勢した人間を使うことは野蛮で頽廃的であると我々は考える。しかし、外科の黄金時代である今日、かなり大勢の嫉妬深い夫が、クリュニー博物館のカタログ行きの行為を実行に移しているのを忘れてはならない。たとえばイギリスでは、ある工場で月間数百個という割合で貞操帯を製造しており、ここ一〇年間にヨーロッパ諸国への輸出が順調に伸びている。

他国の人間や文化を考えるとき、その時点における自分たちの基準に照らして考えるものだ。ある習慣に対して、我々は驚きや憤りを覚えるが、それらは多くの場合、目的こそ違え、その手段は我々のものと大して変わりない。

肉を細かく噛み砕くために門歯を削るディンカ族の黒人やソマリアのバッタク族と、マレーネ・デートリッヒ風に頬をこけさせるために臼歯を抜いてもらうヨーロッパの数千人の少女たちとは同じではないだろうか。パラグアイのインディオなど一部の部族では、乳房を引き伸ばす風習があり、我々は嫌悪を催すが、これは、大勢の女たちが乳房をもとの形にもどしあるいは特定の形にするために中に合成物質を詰めるのと、まったく違うと言い切れるだろうか。

受け入れられるものと受け入れられないものとの境界はどこにあるのだろうか。歯のあいだに宝石をはめ込む中央アメリカのインディオと、「乳房をしぼませる」我らが尊敬すべきカルメル会修道女たちとのあいだにどんな違いがあるというのだろうか。修道女たちの乳房は、それにより二、三週間後には、偏平で弛んだみすぼらしい姿になるのである。

美と醜の境界はどこにあるのだろうか。美しくなりたいと願う、キリンのように首の長い女と、加齢と戦うために顔の皮膚を引っ張りあげ、ヒップを持ち上げさせる老女優の違いはどこにあるのか。鼻に穴を開ける人々がいるが、我々は耳たぶに同じことをしていないだろうか。彫刻を施したただの木片が〇・五カラットのダイヤモンドにとって代わると、奇矯な行為が正当な行為に変身する。また、二〇世紀初頭に、ヨーロッパ諸国の女たちはコルセットをかなりきつく締めていたために、たいていの場合、胸郭が変形していた。もう一度たずねよう。奇形と定める境界線はどこにあるのか。すべて主観の問題である。中国の文人が述べていたように、「自分の足を縛るのに比べれば、割礼で自分自身の肉の一部を切る方が、我々にはよほど奇妙で不可解である」。これが現実なのである。我々は皆、それと気づかずに奇形の状態で暮らしている。ただその基準が他の人々の基準と異なるだけなのである。

これまで数ページにわたって見てきたように、人間というものは、恐らく読者も私自身も、(ときにはそれと気づかずに、人間が自然の状態に満足できないことを自覚しないで)、肉体の一部を損傷して奇形者の仲間入りをする権利を得るために、近親者に多大の苦痛を与え、自らはその苦痛に耐えることができるのである。

第五部

現代の奇形

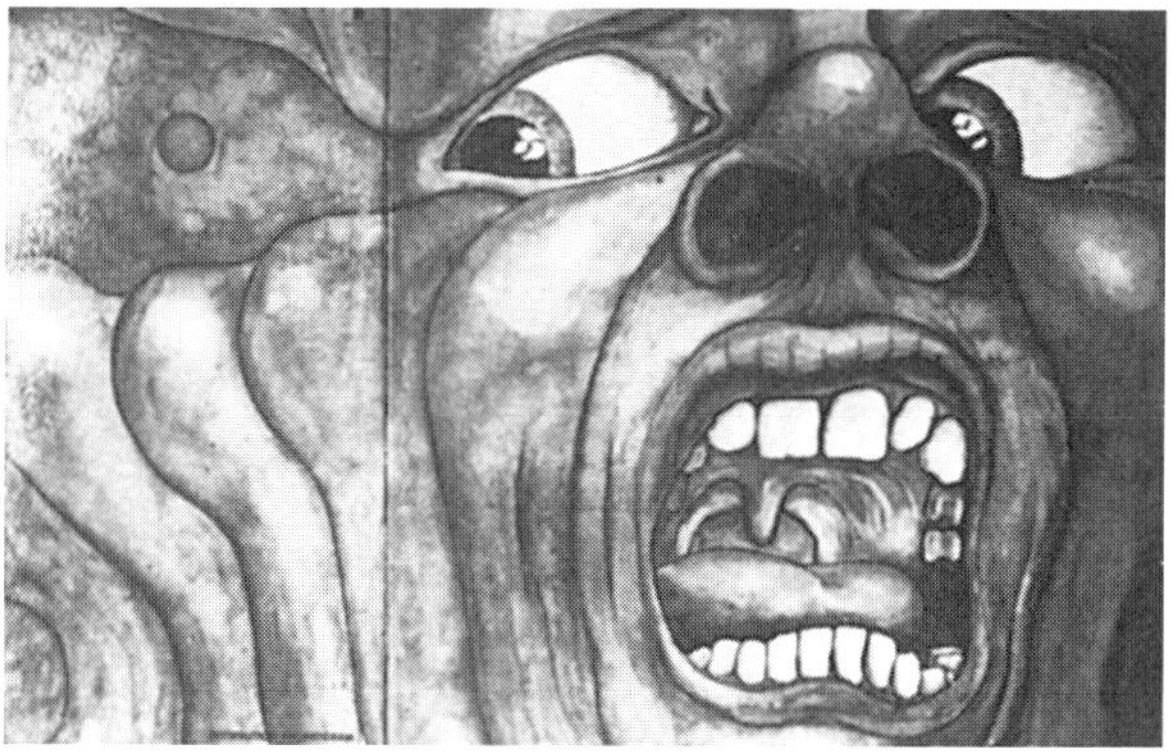

奇形児は抹殺しなければならないのか……

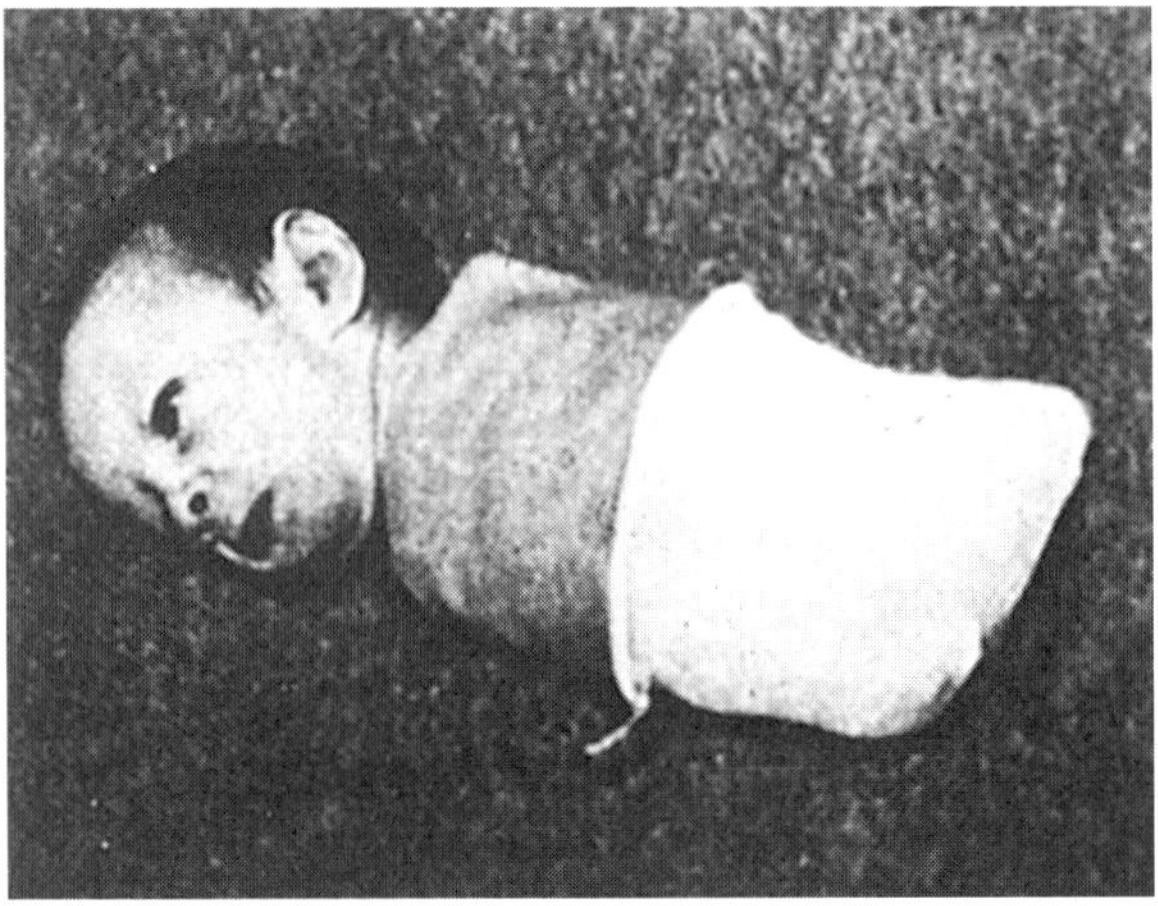

15　奇形者と現代社会

フランスの一五〇万人の「奇形児」

児童精神医学の専門家メール・デルキュシ博士はこの数字を裏付け、それぞれの子供に両親がいるから、合わせて四五〇万人の人々が直接奇形と関わりがあると述べて人々を驚かせた（この数字は、身体、頭脳、運動系のすべての障害者を合わせたものである）。この数字は増加しているのだろうか。

一九五八年に、パリでは三〇〇〇人に一人の割合で奇形児が誕生した。この年に一〇〇万人の子供が誕生したフランス全土にこの割合を当てはめると、年間三三〇〇人の奇形児が生まれたことになる。完全な奇形ではなく肉体の一部に障害のある者についていては、その数は数えきれないほどであり、単に解剖学的な変形に留まる者について言えば、さらに膨大な数となる。

一九六二年には、年間一万人の「奇形児」が誕生した。一九六八年のユネスコ会議において、高名な遺伝学の権威であるラミー博士が恐るべき数字をあげた。たとえば、モントリオールの病院で子供たちに実施された調査によると、子供たちの一一パーセントが遺伝的疾患に罹っており、一八パーセントが原因不明の先天性障害の持ち主であった。この年にヨーロッパ諸国で誕生した子供の一〇〇人につき一人が、将来肉体や精神に一部あるい

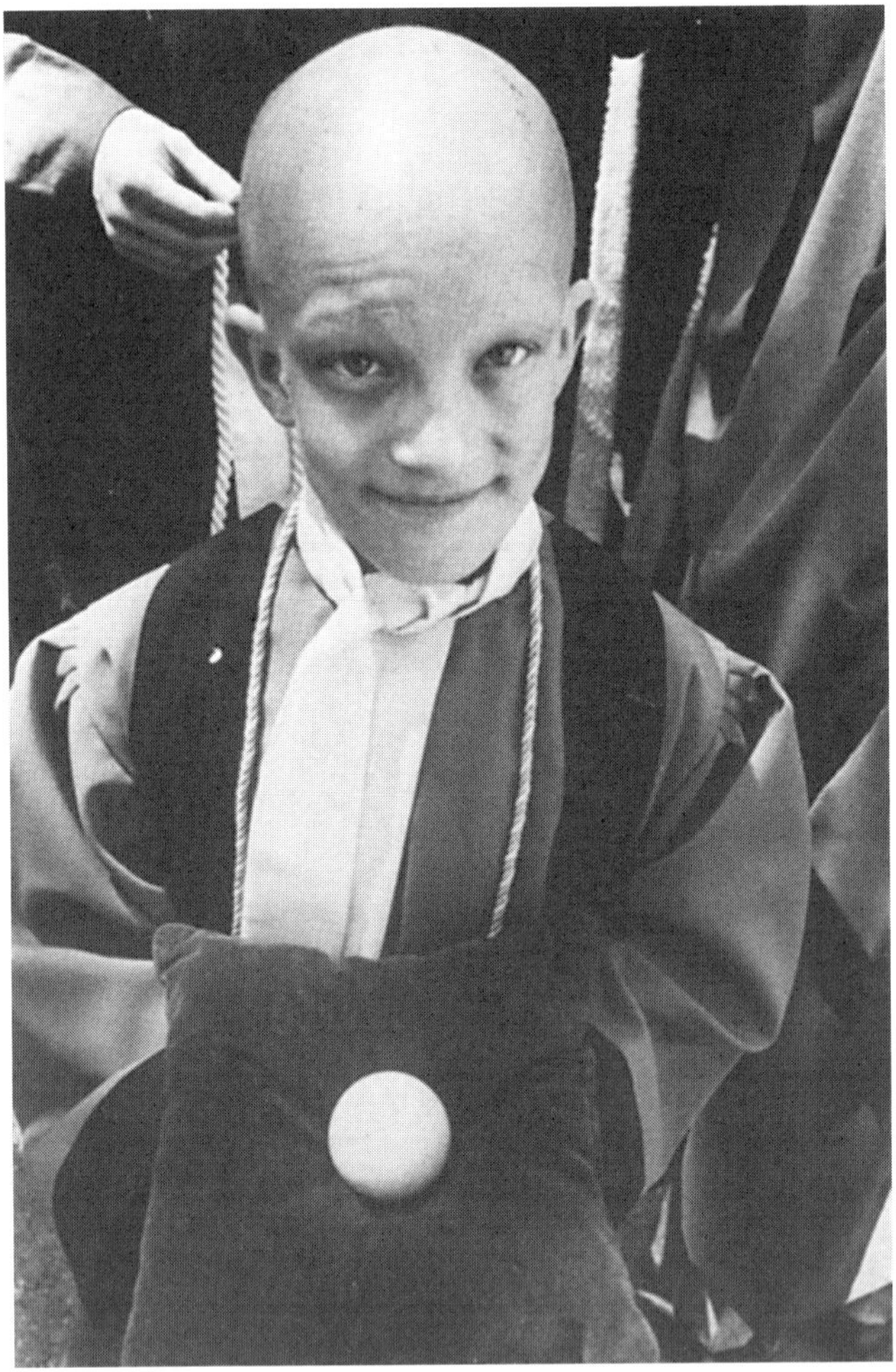

未来の人間はどうなるのであろうか

は重度の影響を及ぼす染色体異常だと、会議では考えている。

一九七七年、フランス遺伝医学週間に、医者たちは、フランスでは毎年、一二〇〇〇から一八〇〇〇人の子供が一つ以上の重度の先天性疾患を抱えていると結論を下した。すなわち、月満ちて生まれた新生児の二パーセント、言いかえれば五〇人に一人である。

現実を考えると、これでも楽天的な結論である。一九七八年八月に世界的権威を集めてモスクワで開催された世界遺伝会議の終わりに、ロシアの生物学者ニコライ・P・ドュビニンが、奇形児の出生の割合が二五年間に二倍になっていると発表した。その数字は一九五六年には四パーセント、一九五九年には六パーセントであったが、一九七八年には一〇・八パーセントに達している。人類の未来に深刻な脅威を投げかけるこの遺伝形質の悪化は、様々な放射線の増加、人体の細胞内に侵入する化学物質の増加によって説明がつくだろう。

科学が発達した我々の文明は、環境中に突然変異の要因となる物質を驚くほど大量に生み出したらしい。

生物学者たちが懸念する奇形児の増加

今日、危険な実験によって、あるいは気づかずに、あるいは無知から、そして、ときには悪意から、奇形の人間を作り出す事故が多発している。正常な環境にもたらされた変化はすべてその原因となり得るのである。物理的または遺伝的要因、あるいはその他の要因、気温や気圧の異常な変化、物理的または電気的ショック、放射線、化学的要因、微生物の毒素、一時的仮死状態、その他無数の影響である。

現在では、奇形のできる過程や進行のメカニズムについて、かなり知られているが、その原因に関してはまだ良くわからず、多くの事柄が未知のままである。

ドジャンアール教授は、最近の会議で、「奇形児の二〇パーセントは遺伝的なものである。一〇パーセントは染色体異常を原因とする。それ以外で原因が明らかなものは一〇パーセントだけである。したがって、残り六〇パーセントは、その原因が不明である」と発表した。

ヨーロッパ諸国は、奇形児の出生を避けるために一致協力することになった。各国の学術グループが奇形児の出生を予防するため、羊膜穿刺の技術を共同で開発した。これは難しい検査である。胎児の浮いている羊水を、胎児や胎盤に触れることなく、一五ミリリットル採取する。羊水に達するためには、母親の腹膜をごく細い針で穿刺しなければならない。採取した羊水中には、胎児の細胞が若干混じっている。それを分析することにより、中枢神経系、染色体、代謝の異常をすべて検知することができる。それだけで、蒙古症など三〇種以上の奇形の原因となる異常である。分析結果は九九・五パーセントのケースで正確であった。こうしたタイプの奇形を発見すると（検査の四パーセントが当てはまる）、治療的堕胎を行うことができる。しかしながら、経済的理由と医学的理由から、妊娠した女性全員にこの種の検診を行うことは、明らかに不可能である。ところで、現在では大勢の女性が中絶を行っているが、一方で、多くのカップルにとって、妊娠初期の自然流産を抑え、普通なら流れ

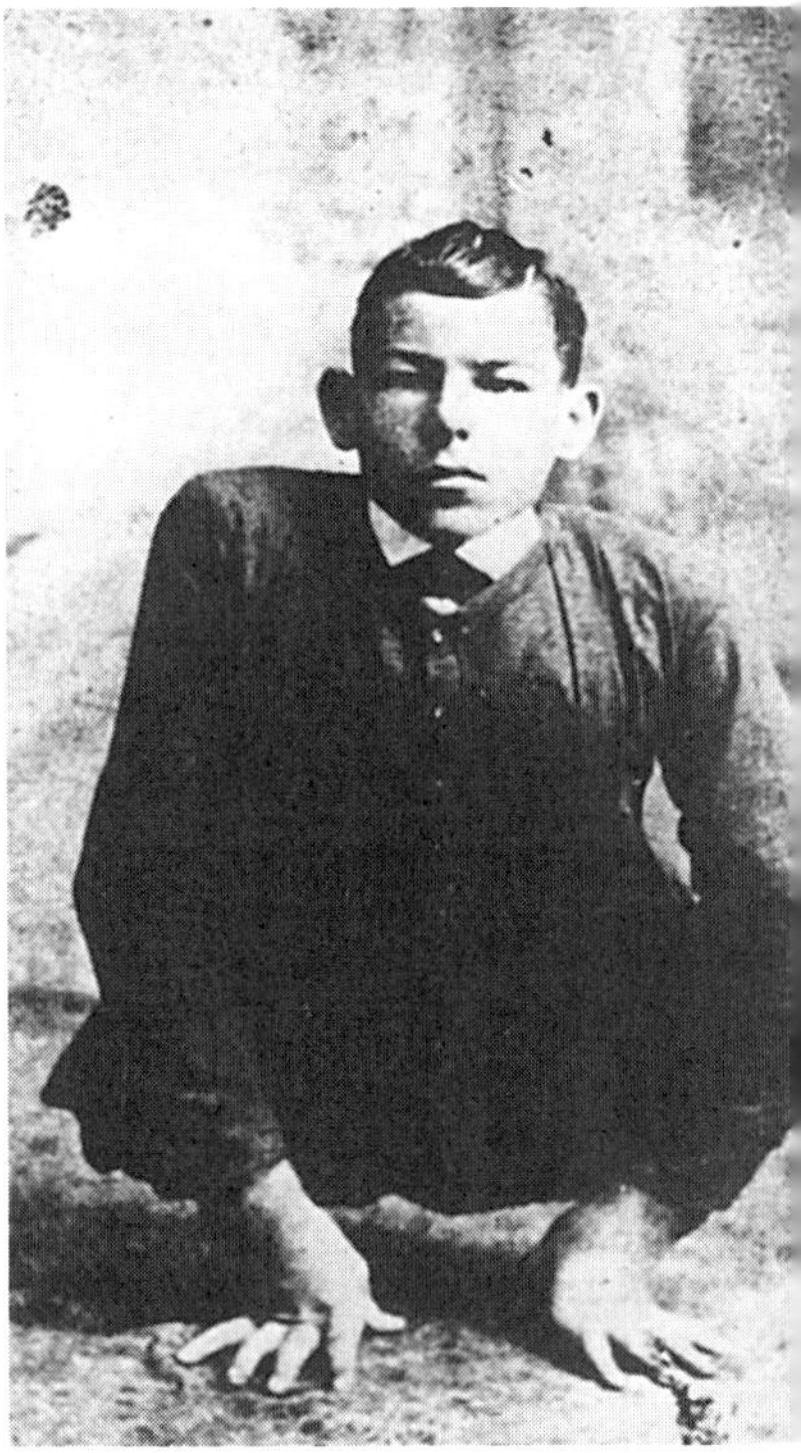

奇形児は抹殺しなければならないのか……

てしまう胎児を留めておきたいという誘惑は大きく、そのために奇形児が生存する機会を与えることになる。

とくに、今日世界中が認めているブエ博士の研究のおかげで、臨月で生まれた奇形児はたいていの場合、奇形児を妊娠した女性を自然流産させようとする自然の選別からの「生き残り」であることが知られている。妊娠初期の三ヶ月間に自然淘汰された胎児の約六〇パーセントは異常児すなわち奇形児である。遺伝学者は、母親が妊娠五ヶ月以前に早産した胎児では、この割合が九〇パーセントに達すると述べている。遺伝学者のクレール・ブリセはこの件に関して、「ル・モンド」紙にアンリオン教授の見解を紹介した。教授はこの件について、ときには不適切な時期に、医者が介入し過ぎることを公然と非難している。しかし、彼はまた、医者の側の事情も指摘した。「今日妊娠は、非常に計画的になっており、カップルは失敗したという考えに我慢できず、たいてい医者に圧力をかける。ときには医者としても反対し難いことがある」。

奇形児の淘汰の問題を考え、その出産を抑制する以前に、自然自体が生命を与えない時代が来ているのではないだろうか。

異常な胎児はすでに奇形児として命ある存在であろうか

奇形児の出生を阻止あるいは減少させるために採られる行動すべての基礎は胎児に対する配慮である。厳密に言って胎児は何であろうか。この問題は学者たちのあいだに一大論争を巻き起こした。

コレージュ・ド・フランスの教授で、パスツール研究所所長のノーベル生理学賞受賞者ジャック・モノーは、一九七二年一二月一二日に次のように発表してセンセーションを巻き起こした。「中絶は決して幼児殺しではない。妊娠二、三ヶ月の胎児は人間ではない。人格は中枢神経が形作られてからでなければ存在しない。したがってその胎児には人格がなく、意識もない。妊娠五、六ヶ月以前の胎児は人間ではない。意識がなく（脳造影グラフは変化を示さない）、死んだ人間から臓器を摘出する瞬間を決める心停止もない。胎児にとって、意識がないということは人間ではないということであり、したがって胎児が、人間を保護する法律によって保護されなければならないというのは間違いである」。

モノー教授のこの主張はきわめて重大で、激しい反応を引き起こした。その中で、染色体に関する疾患の世界的権威で基礎遺伝学の教授ジェローム・ルジュンヌ教授（二、三年前に三染色体二一を発見した。これの異常は蒙古症を生じる）は次のように反論した。「モノー博士の主張を聞き、科学的な理由から遺憾に思う。博士は、妊娠三ヶ月以前には中枢神経がないと主張しておられる。これは恐らく博士の勘違いである。医学部二年の学生は、この中枢神経が妊娠二ヶ月のあいだにでき、発達を続けることを学んでいる。博士は、胎児は人間ではないと言われるが、それは不自然である。妊娠五ヶ月以前でも人格があることになんら疑問の余地はない。子供は出産後六ヶ月を過ぎると考えることを始める。思考を開始する時期は言葉を喋り始めるのと同時である。実際には、子供が本当に意識を持つには一年近く待たねばならない。それでは、子供が人間であるというには一年待たねばならないだろうか。よって、胎児は確かに人間である。しかし、胎児に人間の尊厳を与えなければならないかどうか。これは神学の領分である」。

したがって問題は次の点にあり、この二つの観点にはそれぞれ強固な支持者がいる。

胎児に頭脳があるのか、ないのか。意識は妊娠二ヶ月前に存在するのか、それとも五ヶ月になってからか。

自然淘汰はかつて、大勢の子供たちを選別の犠牲にした。この自然淘汰に対する戦いの結果、それらの子供たちが生きることができるように、あるいは一定の期間生命を維持することができるようになったのは、見てきた通りである。ところで、胎児は人間であり、奇形も含め様々な理由から子宮内にいるうちに死なせることができるという大多数の科学者たちの意見を認めるとすれば、胎児の「生命」と新生児の「生命」に違いはないのであるから、胎児と同様に、生まれたばかりの奇形児を殺してもよいのだろうか。中絶をしたために告訴された一六歳の少女マリ＝クレール・シュヴァリエの件が思い出される。現在ならばマリ＝クレールは、議会が中絶法を可決したのであるから心配することはなさそうである。

ナンセンスである。胎児がすでに人間であるならば、彼女の行為は、かの有名なリエージュ裁判の被告ヴァン・ド・プットの行為に比べて罪がないと言えるだろうか。この若い女性は、妊娠中にサリドマイドを服用して出産した「アザラシ状」奇形児を、家族や医師と共謀して殺した罪で一九六二年に投獄された。

奇形児は殺すべきか

今日も議論は続いており、奇形児の安楽死に関して結論は出ていない。医者の見解も分かれている。ある人々は次のように主張する。確かに、社会的見地からも道徳的見地からも、哀れな奇形児を生き長らえさせることは望ましくない、本人にとっても周囲の者たちにとっても、数年間、きわめて苦痛に満ちた人生を生きるしかないのだから。大勢の医者の意見を聞いた結果、次のように言うことができる。非常に深刻で治療の不可能な一部のケースでは、医者によっては、生まれたばかりの奇形児を生かしておかず、きわめて例外的な状況で両親にも子供本人にも「善行」を施したと誠心誠意信じて、子供は死産、あるいは数時間しか生きられなかったと報告する。また別の医者たちは、こうした「淘汰」は、認めることも反対することもできない、倫理的な断定を下すのはおこがましい、と言う。判断は母親だけに任せるべきである。母親だけが、自分の良心に問うて、自分一人でこのジレンマに結論を出すことができるというのである。このような医者たちは、以上のようなわけでしばしば両親を呼び出し、ほぼ次のような科白を告げる。「お子さんは確かに障害者です。お二人や社会にとって将来重荷となるでしょう。私の子供ならば等々」。それから蘇生術、静脈栄養、その他の延命措置を中止する許可を求める。ほとんどの場合、両親はこの許可を与えない。何がなんでも子供に生きていて欲しいと願う。不具の程度が軽いことを当てにして、そして何よりもすでに愛情を感じているからである。

三番目は、新生児がどんなに不幸であろうがおかまいなく、いかなる安楽死にも断固反対する医者たちの立場である。彼らの言い分に十分な論拠のあることは認めざるを得ない。彼らは次のように主張する。そもそも数十年前には、奇形児が生まれたら実際にはなす術はなく、生まれたままの状態で置かれたが、現在では打つ手は無数にある。生まれた子供が他の子供たちと同じにはならないことを示す一定の症状が認められたとしても、最近までは、遅かれ早かれいずれ死亡するか、あるいは決定的に「障害者」の部類に入れられていた数多くの異常が、現在では医師、とくに外科医の治療を受けられるのである。様々な手術により、ありとあらゆる小さな障害が明らかに取り除かれ、骨や筋肉の移植により、動いたり、歩いたり、手足を使う機能を回復している。

我々にはさらに判断の難しい第二の論点は、肉体的に障害のある子供は幸福な人生を送れるかという点である。下肢が発達せず、体のそれ以外の部分が完全に変形した三〇歳の先天性障害者が次のように述べている。「私が結婚して、妻が障害児を生んでも、その子どもを殺させたいとは思いません。たとえ手や足がなくとも、そうし

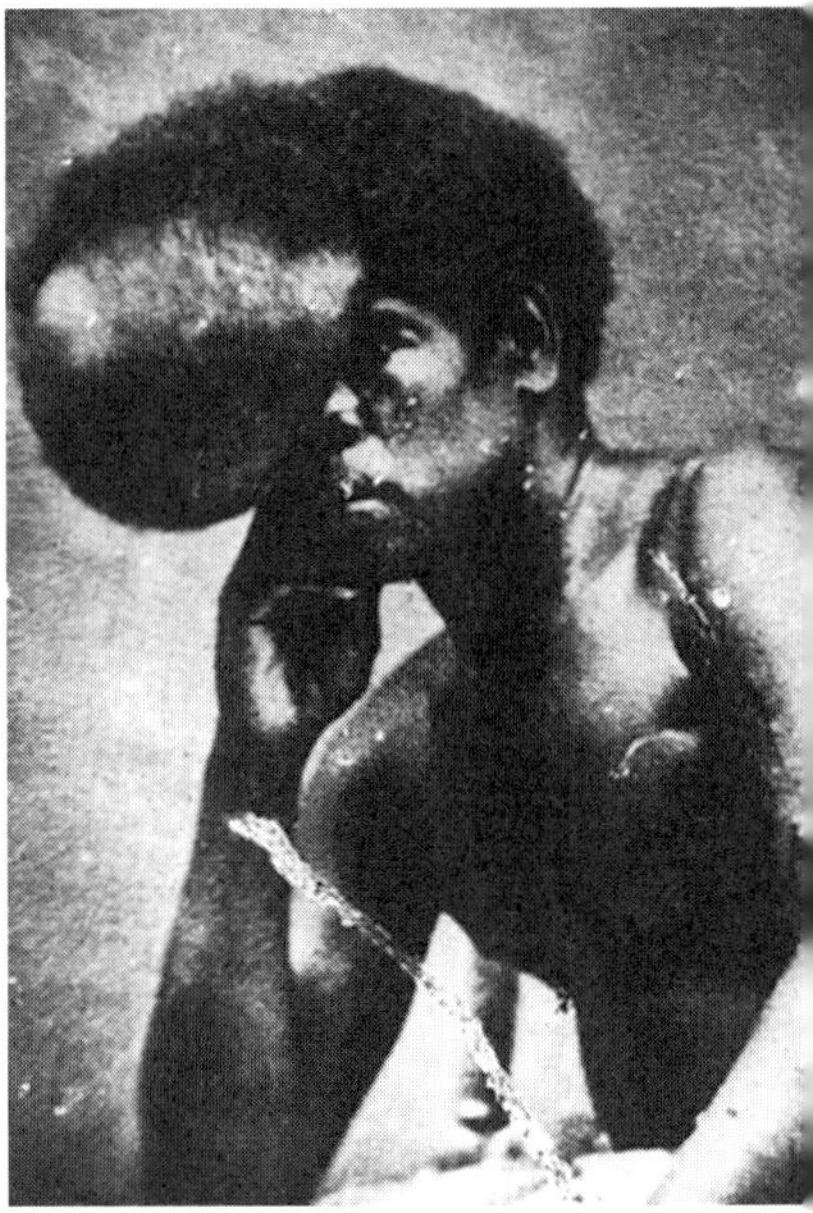

奇跡の手術はあるのか

たきわめて特殊なアウトサイダーにふさわしい環境で幸福に暮らすことができます」。これほど明快な答えはない。この問題について尋ねられた小児科医は次のように答えている。「なぜ、奇形児を生まれたときに殺すのですか。大きくなって結核性脳炎に罹り、脳に障害を負った子供を助けるではないですか。その子供たちを殺すべきか否かなどという疑問を出す人はいません。その命は短い。しかし決して不幸ではありません」。

完全な無知から生じたこの幸福に関する問題について大勢の人々が、幸福という観念を判断できるのは誰かという哲学的な議論を展開している。「奇形児」の延命にきわめて好意的なもう一つの意見がある。多数の母親が、ぞっとして奇形児を見捨てるどころか、健常な子供よりもかわいがり、力の限り献身する。母性愛が嫌悪感にはるかに勝るのである。

奇形児のいない未来

それ以外のすべての人々の心を捕らえる本当の理由、医者の大部分が、生まれたばかりの奇形児を抹殺することに反対する本当の理由は、選別の基準を定めるのが不可能ではないまでもきわめて困難なことである。多くの科学者にとって、子宮内で、すなわち、赤ん坊が生まれる前だけでなく、まだ胎胚のうちに異常や奇形を発見することが、それだけで危険な行為となり、近い将来にきわめて重大問題となるであろう。検査を行い、遺伝的な助言を与え、避けたい奇形児が生まれてくることを前もって警告することと、国家当局によって事前に定められた基準に従って機械的に選別するという考えに至る遺伝計画とのあいだには、わずかな距離しかない（それを越えたいという誘惑はもう間近に迫っている）。こうした考えは新しいものではなさそうである。紀元前四世紀にプラトンがすでにこう記している。「優秀な男女は性的関係を頻繁に持つべきであり、反対に劣等な人間はめったに行うべきではない。さらに、民族が完全無欠の高いレベルに達することを望むなら、前者の子供を育てるべきであり、後者の子供は育てるべきではない」。同じ調子の演説だけでなく、こうした思想の一部を実行に移す試みが行われたのは、わずかに一世代前のことである。ナチスの理論家にとって、奇形は民族の遺伝的発展の足手まといであった。ヒトラーの著した『わが闘争』には次のように記されている。「健全な両親のみが子孫を残すよう、国家は監視すべきである。遺伝的な病人や病弱者は生殖に不適格とみなし、実際に生殖できないようにしなければならない」。

プラトンやナチスの理論家たちには、現在実行に移されている発生学的な手段も知識もなかった。したがって次のような疑問が生じる。発生学の、現在あるいは今後の発展は、近い将来に新たに選別の問題を投げかけるのではないだろうか。医学部長で熱心なカトリック信者であり六児の父親でもあるミリエ教授の次のような言葉を最近の新聞で読むと、ついそう考えてしまう。「治療的な中絶だけでなく社会的な中絶も、ある程度は奨励すべきである」。

奇形者は家に

正常な両親からしばしば奇形児が生まれるが、これは両親にとって尽きせぬ悲しみの元であり、決まって家族に問題を引き起こす。普通は恥ずかしく思い、できるだけ子供を外界から隔離しようとする。何人かの「奇形者」が次のように報告している。「家族は罪悪感を抱いており、それは隠せない憎しみと結びついた溢れるような優しさとなって現われた」。

ある小人症の女性は、両親のところに来客があると、赤ん坊だと思わせるために揺りかごに寝かせられたと述べている。また別の不具者は、父親によって文字通り世間から隔離された。父親は九歳まで彼を隠したのである。また他の、きわめて「特別な」人々は、母親から過剰な庇護を受けたと報告している。幼児期を通じて繰り返し

「あなたは他の子とは違うのだから……」という言葉を聞かされた。ある母親は、外部の目から子供を隠すため、無意識のうちに、くすんで灰色ががった奇妙な服装をさせる習慣があった。

夜になると、あちこちの町、あちこちの団地、あちこちのブルジョワの屋敷から、アウトサイダーたちが通りの闇の中に吐き出される。傷心の母親たちが、悲しみに胸詰まらせ、びくつきながら、「でき損ないのわが子」の乳母車を押したり、手を引く。母親たちは日がな一日、優しく守ってくれる夜の訪れを待ちこがれ、そしてようやく、眠りに沈む「正常な世界」を少しばかり歩き回る危険を冒しているのである。この陰鬱で孤独な散歩のあいだ中、彼女たちの胸に去来するものは何であろうか。おそらく、未来のことに違いない。思春期に達した子供たちが他人と接して自分たちの違いに気づいたなら、外界との関係だけでなく家族の中にいても、山ほど難問にぶつかるに違いない。そして、ずっと先の話、自分たちが死んだら、保護する者も理解する者もいなくなり、息子や娘たちはどうなることだろう。たいていは悲劇が間もなく幕を上げる。母親は自分の力を買いかぶるが、やがて徐々に、奇形の我が子が示す絶え間ない心身の痛みをもはや引き受けることはできないと気づくようになる。「クロ・ドゥ・ニ」の設立者であるオジオル神父は、『サン・ニコラの子供たち』という著書に、そのような力尽きた母親の一人について書いている。ある日のこと、郵便局からの帰りに、歩道の縁に二人の人間が座っているのを見て、彼は足を止めた。一人は女で身を震わしてすすり泣いていた。女が二六歳で未婚であることを彼は後で知ることになる。もう一人、覆いが掛けてあって姿は見えなかったが、非常に小柄な人が彼女の側にいた。若い女がひどく落ち込んでいたので、オジオルは二人を自分の車に乗せた。目的地に着くと彼は二人を事務所に案内した。女は絶えずしっかりと、覆いを掛けた「もの」を胸に抱きかかえていた。彼女はいっそう激しく泣きだした。覆いを外すと、子供が紐につながれていた。それは彼女の息子だった。子供は、非常に長い腕といい、しっかりしがみついている手といい、まるで猿のような外見だった。紐をはずすとすぐにキャビネットの上に跳び乗り、あっと言う間にタンスの上に逃げてしまった。数年前、この母親は子供を堕ろそうとした。手術は失敗し、胎児を傷つけたために、子供は奇形児として生まれたのであった。何度か治療を試みて、若干の希望が持てそうだった。そして、最後に絶望がやってきた。子供が育ってくると、その「界隈」ではこの奇妙な男の子に我慢できないからといって、乳母が前触れもなく子供の世話を断ってきた。母親は自分の手元で育てることにした。しかし、子供は手に負えなくなっており、手当たり次第にものを壊した。二人分の生活費を稼がなければならなかったので、彼女は働きに出るときは紐でつないでおくことにした。残念なことに男の子はしょっちゅう紐をほどき、一旦自由の身になると山ほど厄介事を引き起こした。どうしようもなくなり、母親はついに檻のようなものを作らせ、その中に三年間子供を閉じ込めた。

奇形児の厄介払い

社会は母性も父性も押しつけない。オジオル神父の受け入れた若い女のように力尽き、様々な事情から子供と別れる決心をせざるを得ない両親以外にも、進んで子供を捨てたり、さっさと手元から離して、いたことさえ忘れたいと願う人々がいる。「これは私の奇形の子供だが、もう欲しくはない」というわけである。そこで、社会福祉が子供を専門施設に入れる役目を引き受ける。たいていの場合、子供をとりあげた産科医が、そうしたほうがよいと両親に勧める。

第三世界では、最下層の人々の分娩には、一部では産婦人科医の援助があるが、たいていの場合はないも同然で、そのため中絶措置を行うことが多く、大量の奇形児の出生の原因になっている。ピエール・ルリエットが「ル・モンド」紙に書いている。インドで託児所を訪れたところ、すべての赤ん坊が奇形児であった。理由は、子供を捨てる前に、男に捨てられた母親が、未婚の母になる恥を免れるために、想像を絶する様々の方法で中絶を試みたからである。

西欧の専門施設はこうした子供たちで溢れており、子供たちについて語る者は言葉をにごす。なぜなら、その子供たちは生のカリカチュアあるいは死のシンボルだからである。イタリアでは、町の中の禁断の町とも言える悲しくも名高いコトレンゴが、その高い塀の中に精神や肉体が損なわれた望まれない人々をたくさん匿っている。我々の友人である、フランスの大手週刊誌の記者が、こうしたパリの施設の一つを訪れた時のことは生涯忘れないだろうと語っている。そこには、手足に障害があり、体がねじれ、身体の一部が欠けている、ありとあらゆる不具や様々な奇形の子供たちが集められていた。病床の子供たちには、毎日教師がやって来て、一人一人授業をしていた。看護士が空き部屋の先にある閉じた戸口へと記者を導いた。静かにドアを押すと、これまた奇形の教師が視線を上げ、続いて、まるで教会の雨水落としの彫刻、「ガーゴイル」のように醜い顔が、一言もしゃべらずに無言のまま、いっせいに記者の方に振り向いた。やはりその場にいた記者のミシェル・ヴィアレイは、のちに次のように記している。「子供がとりとめなく描いたような、でき損ないの不均衡な体や顔。醜い小人の体の上にのったこれらの顔や表情はこわばったままである。ときには並外れて大きな口から大きな舌が垂れていた。気のふれた創造主の作品のようであった」。

これらの子供たちは、知性と感情は正常であったので、誰一人として、自分の死が近いことを知らない者はなかった。なぜなら、他の子供たちが死ぬ直前に全身が麻痺に襲われるのを見ていたからである。我々は外国の同じような施設を訪問してみた。ありとあらゆる不具や奇形の気の毒な人々を集めたこうした収容所は、最初のうちは激しい嫌悪感を引き起こすのは事実である。しかし、こちらを観察する視線の中に、関心や好奇心や知性が感じられると、その嫌悪もすぐに泡と消えるのもまた事実である。極度の奇形の子供に再び人間らしさを感じるには、こうした視線一つで十分なのである。

現代の奇形

出産の異常、生命が発生する過程の法則の乱れに関しては、普通、偶然を恨むしかないが、それ以外に、とくに人間によって作り出された、人間の過ちあるいは無関心の結果でしかない奇形も存在する。たいていの場合は、付随的な出来事から生じたもので、その結果は予期せぬものとはいわないまでも、少なくとも予測し難い重大なものであったことが判明したのである。

中でも深刻なものは、たとえばX線の害である。妊娠中の女性がX線撮影を受けると、大頭症や、骨格に異常のある子供だけでなく、完全に白痴の障害児を出産する恐れがある。

原爆症

ときには有害光線の影響が、きわめて激しいこともある。一九四五年以後、ある調査団が、周知のように世界で最初に原子爆弾に被爆した長崎の人々に関する遺伝学的調査を行った。被爆以降に生まれた赤ん坊を調査したところ、奇形児がかなり増加していることが判明した。原因は被爆者の性細胞の変化である。遺伝によって永久に伝えられる、回復不可能な変化であった。調査を行った三万人の子供のうち三六三〇人に重大な障害が見られた。その内訳は以下の通りである。一〇四六人の子供が骨格や神経系に異常を示した。四二九人が聴覚器官または嗅覚器官に奇形があった。二五四人が兎唇または舌の奇形を示した。二四三人の内臓に異常が認められた。五九人の肺に奇形があり、四七人の顎に奇形があった。二五人は脳を持たずに生まれ、八人は目または眼窩がなかった。数キロトンの爆弾一つの結果がこれであるから、現在の原子爆弾がこの数千倍の威力を持っていることを知れば、事の重大さが想像できるであろう。当初目的とした全面破壊という効果以外に、予想もつかなかった付随的な効果がすさまじかったことがわかる。

薬害ベビー

奇形学者が奇形を研究することによって正常とは何かを定義し、理解しようと、実験室で奇形を作った場合、自分たちの発見したものが他の目的に使われないという確信が持てるのだろうか。

これほど不確実なことはない。従来の戦争と核戦争の中間の選択として、思い出したように細菌戦争の可能性が話題に上る。実際には、どの国の軍事研究所も有害物質の完全なリストを保有しており、中には、催奇性があるために採用されたものも含まれている。今日、「奇形戦争」も可能であるが、奇形を知ることは、それを抑制することにはならない。それどころの話ではないのである。

ミラノとコモのあいだにあるイタリアの小村セヴェソの事故を思い出してみよう。一九七六年、化学薬品メーカー、ＩＣＭＳＡの工場が誤ってガスを放出し、ガスは有毒な雲となってその地域一帯を覆った。ありとあらゆるものが汚染された。鳥や虫はその地域から姿を消し、家畜は死ぬか、ばたばたと倒れていった。住民たちは避難が早かったにもかかわらず、四一五人のうち二〇四人が皮膚に異変を起こし、一〇〇人が内臓疾患に罹った。元凶はＴＣＤＤで、完全に研究が行われておらず科学者もまだ解明していない部分が残っていたことなどから、有効な対策は不可能であるという事実により、恐怖が蔓延し始めた。

この薬品は、アメリカの研究所で除草剤、トリクロロフェノール・アセテートの研究の最中に偶然発見されたものである。得られた物質はきわめて有害と判断され、軍事専門家もベトナム戦争中に使用することを断念した。その毒性は強力で、爆弾に使用した場合、その土地をアメリカ軍が占領することは不可能になるという。

セヴェソ村の村民は全員、命を失うことはなかったが、とくに妊娠中の女性にどのような影響が出るのか、不

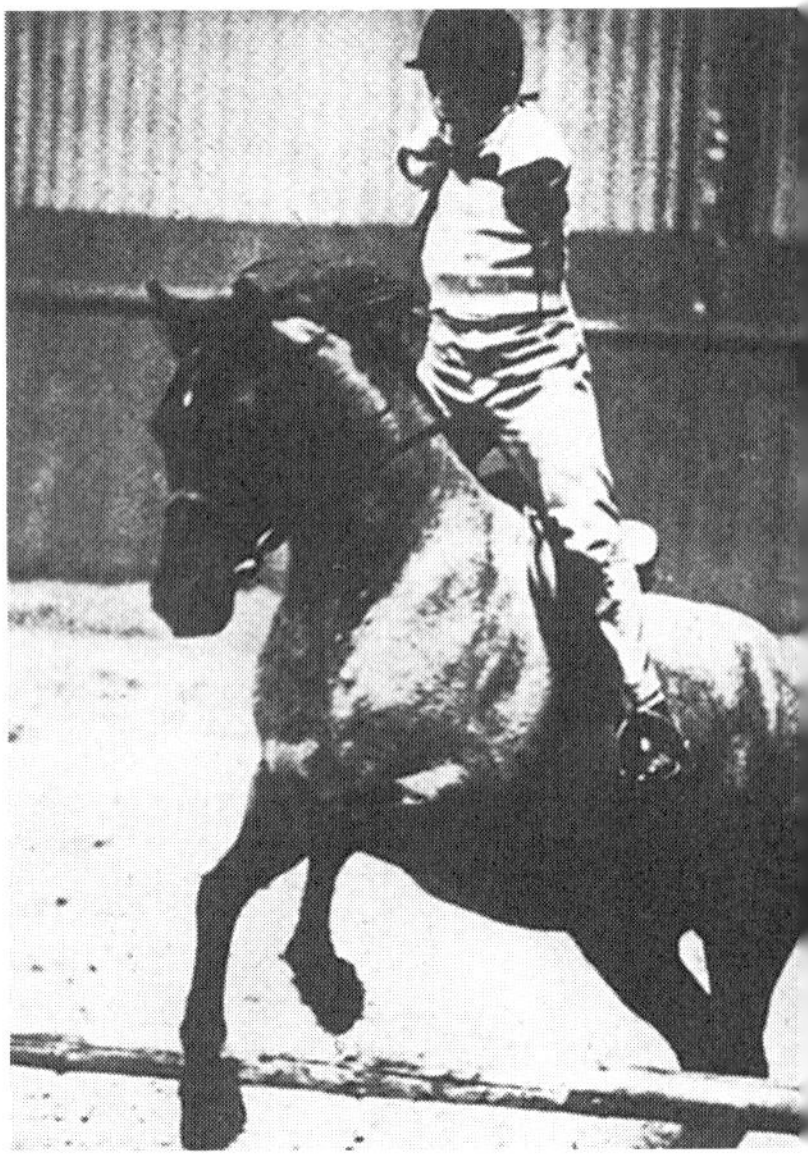

「サリドマイドベビー」のカール・デイヴィスは、優秀な騎手になった

安が広がった。

ヴァチカンが正式に反対を表明したにもかかわらず、一部の医者は、毒が胎児の発達に害をおよぼす前に治療的中絶を行うことを勧めた。三〇人の妊婦がその場で忠告に従い、大勢の人々が海外に出かけた。

サリドマイドベビー

一九四〇年と四一年に、オーストラリアで重度の奇形児の出生率が異常に上昇した。この障害には多くの場合、精神薄弱が伴っていた。シドニーのグリーゴー博士は組織的な調査を行い、一般には無害な伝染病である風疹に妊娠初期の女性が罹ると、胎児に害を及ぼし重大な障害を引き起こすことを発見した。

医師たちを慎重にさせた、残念なことにこれまた名高いもう一つの例は、大勢の医師が処方した精神安定剤サリドマイドに関するものである。医師の誰一人として、この無害で効き目の高い催眠剤が妊婦に催奇効果をおよぼし、サリドマイドが多数の奇形児を生み出す薬として医学史上に刻まれることになろうとは、想像すらできなかった。法則通り妊娠三八日から五二日のあいだに、この薬品は胎児に影響を与え、手が直接肩から生えるあざらし肢症か、あるいは、腕か足が完全に欠損した無肢症を作り出す。これらの外的障害の他にしばしば深刻な内臓奇形も加わり、新生児の五〇パーセントがそのために死亡している。事件は一九五九年一月に、旧西ドイツのかなりの数の医師たちが、特殊な奇形の出生数が異常に増加したことを指摘したときに始まった。一九六〇年には、この現象は原因不明のままさらに増加して不安を呼び起こした。一九六一年、奇形がまるで伝染病のように広まり始めたが、原因は依然として謎に包まれていた。同年一一月、小児科医のレンツが、調査の結果、妊娠中に与えたある薬品が犯人だと考えられると発表した。続いて彼の仮説が確認され、一九六一年一一月二七日、製品が市場から回収された。

しかし後の祭りであった。というのは、今日、生存している「サリドマイドベビー」の数は七〇〇〇人から八〇〇〇人と推定されているからである。

犠牲となった赤ん坊が見られる国は、この薬品が売られた国と正確に一致している。コンテルガンの薬名で売られたドイツはもちろんのこと、ディヴァスタルの薬名で売られたイギリス、その他アメリカ、オーストラリア、日本である。

こうしてサリドマイドは近代的な化学療法の思いがけない危険を十分に証明した。しかし、この悲劇には利点もあった。その時まで、いわば人々が気にもかけなかった薬の催奇性に、初めて関心が集まったからである。実際には、市販されている無数の薬品の中に、特定の使用条件において、サリドマイドと同じ奇形を作り出す効果を持つものがないとは断言できないのである。

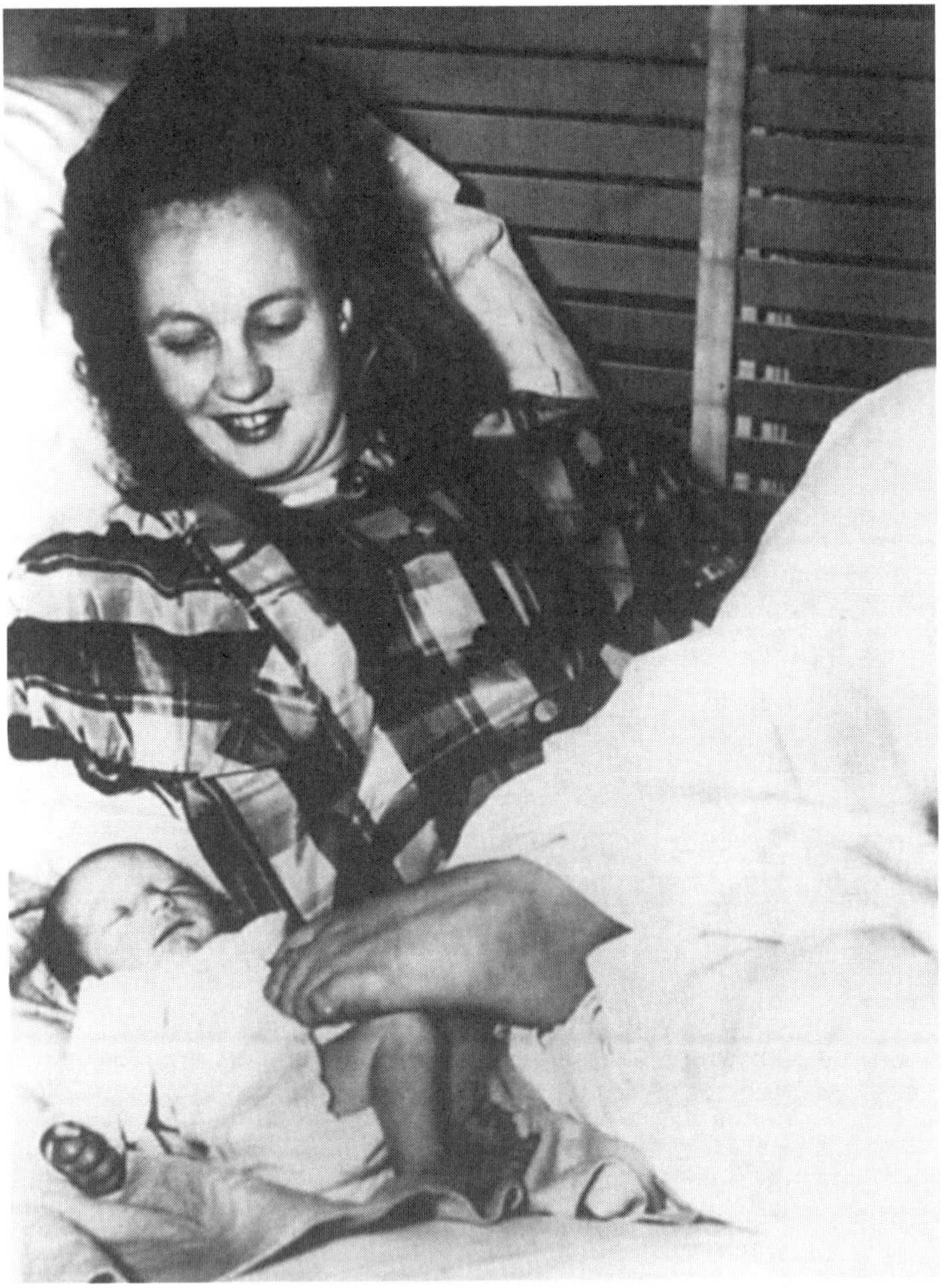

信じられないほど器用に足を使う、腕のない母親

町の中の奇形者

成長した身体障害者の中には、閉じこもることなく、何とか町の生活に溶け込もうと努力している人々がいる。しかし、多くの障害者は、自分たちに対してしだいに敵意を示すようになってきた世界で生き延びることができず、人づきあいもしないで、引きこもってひっそりと暮らしている。こうした目に見えない収容所の囚人にときどき歩道で出会うことはあるが、映画、広場、交通機関、商店など、人の集まる公共の場で見かけることはまったくない。また別の障害者は、おそらく、あからさまではないが異常な好奇心を引くからであろう人数はきわめて少ないのだが、政府や地方自治体に一定数の「割り当て」の障害者を雇用しなければならないと命じる規則を利用している。また、見世物に入る人々もいる。これは、数世紀前から伝統的に彼らに許された唯一最後の砦であった。

第一次世界大戦以降、多くの国の法律は、人間の奇形を見世物にするのは非人道的であるとして、人前にさらすことを禁じた。とくに旧ソ連や元社会主義の国々がそうである。ブラジル、モロッコ、アフリカ諸国など第三世界の多くの国々では、専門の収容施設が存在しないか、大幅に不足しているため、障害者はしばしば道端の哀れな見世物小屋にどうにかもぐり込もうとするが、完全にただの乞食に落ちぶれている。

何世紀も昔からの生き残りである「見世物小屋」の「奇形」にお目にかかれるのが、彼らを一手に引き受け全面的に地元の生活から引き離した西洋諸国であるのは、何とも面食らう話である。ヨーロッパでは、生きている重度の障害者を展示することだけが禁じられている。そこで、びんに入った子供の人魚、シャム双生児、双頭の人間、脚なし人間などが、これもまた剥製にされた五本脚の羊、目のない猫と一緒に見世物になっている。それ以外の奇形なら、いっさいおかまいなしである。下肢のない者、小人、巨人、ひげのある女、異常肥満者などの見世物は、各人が自由に振る舞う権利によって、法律にも条例にもまったく触れない。そもそも、彼らはそこで

THE BIRD GIRL
HE IS KOOKOO
SELLS FLOTO
WORLD'S MOST COMPLETE CONGRESS OF
STRANGE PEOPLE
NOVEL AND UNIQU PERFORMANCES
FOR
LADIES
GENTLEMEN
AND
FOR
LADIES
GENTLEMEN
AND
ARMLESS GIRL
BORN WITHOUT ARMS

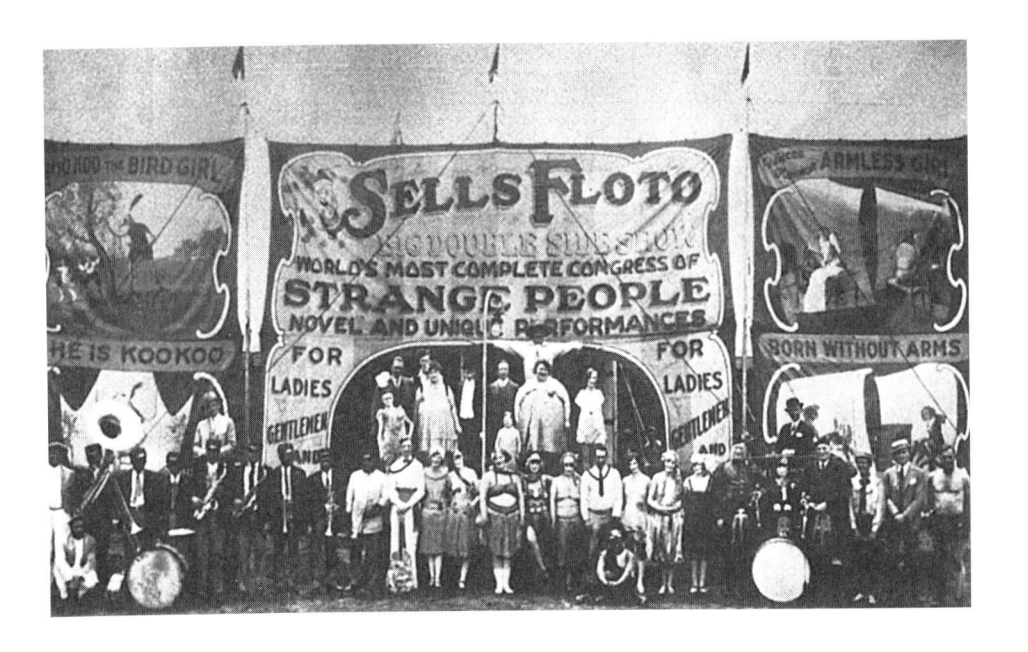

「旅芸人」の中の奇形者

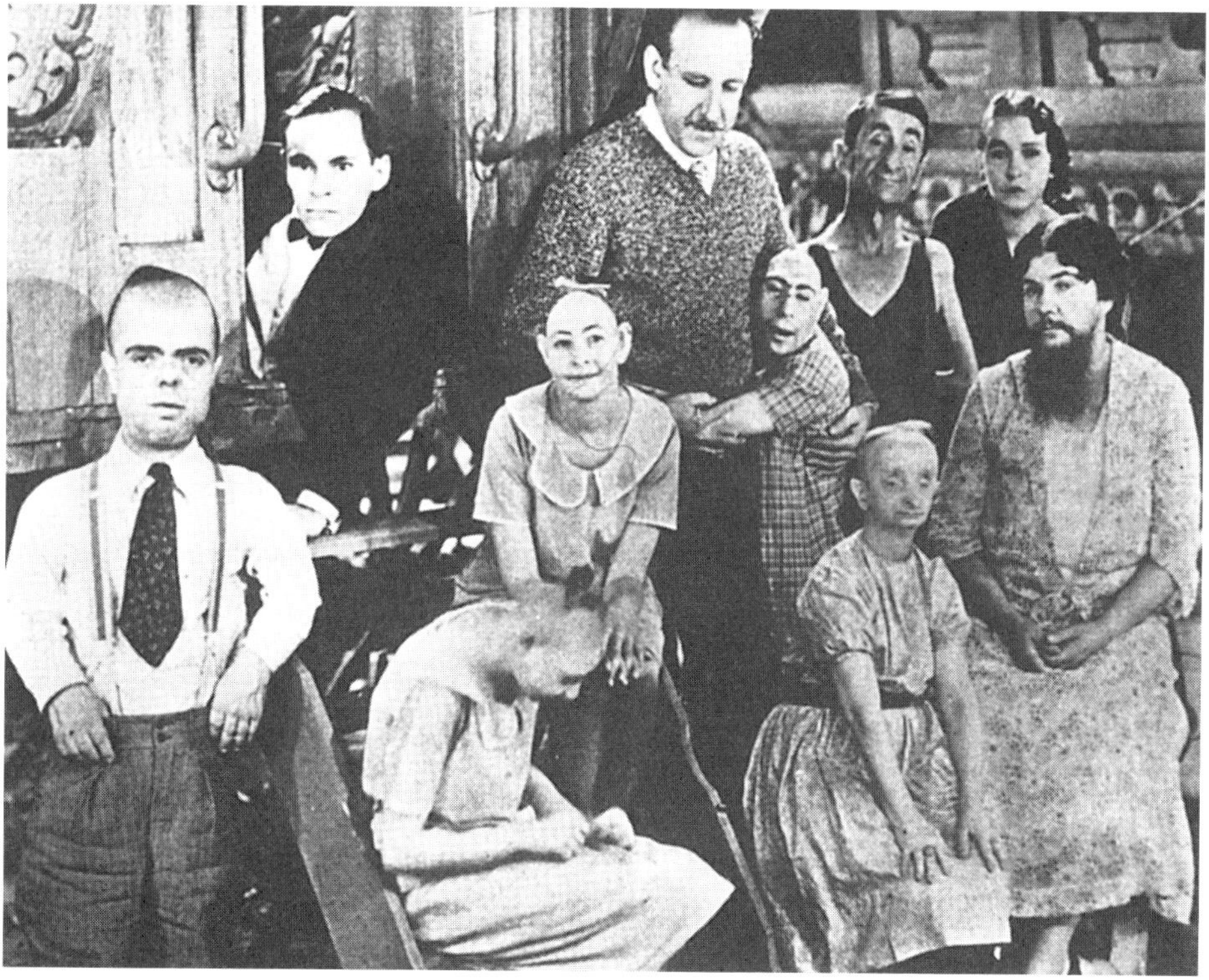

戦前のサーカスの花形

気の毒にも見世物になることによりどうにか生計を立てているのである。見世物にされた人々は、信じられないような身の上話や、これまでに経験した途方もない冒険物語をする。そして最後に、自分たちの奇形の原因として突拍子もないでたらめを語って聞かせる。こうした見世物は、ヨーロッパのあらゆる国で現在も見られる。

旅を続ける障害者

今日、アメリカだけが身障者をあるがままに「尊重し」、その見世物はある程度の規模を誇っている。その上、ヨーロッパとは異なり、重度の奇形者も出演する。海の向こうのアメリカでも、奇形のショーは前世紀末や今世紀初頭に見られたような大掛かりなものでなくなったことは事実である。昔は人口一万人以上の町で、この上なく奇妙な人間や動物を集めたダイム（入場券の値段からそう呼ばれていた）を開かない町はなかったのである。とはいえ、世界四大巡回「モンスター・ショー」が存在するのはアメリカである。その中の最小規模のものでも、ヨーロッパのたいていのサーカスよりも大掛かりである。

小人村の設立者であるニーグル、T・ケリーやJ・ヒルトンのような戦前のフリークス・ショーの主催者たち、ワード・ホールなど現在のショーの経営者たちはみな、ショーについてこう言い切っている。「現在アメリカでは、奇形の人間ほど人々の心を引きつけるものはない。昔よりも人気がある。昔と同じぐらい大勢の『モンスター』がいたら、きっとすばらしい呼び物になっただろう」。これらのプロによると、現在では数が足りないのだという。四〇年代にはまだたくさんのカーニバルやサーカスや縁日や人間博物館があり、存在したありとあらゆる「モンスター」が自分たちで見世物団を作ることができた。家族は彼らの存在を恥じ、彼らは友人もなく、貧しく、誰も雇いたがらなかった。つい最近のことであるこの時代には、サーカスが見物人だけでなくフリークスたちの心も引きつけ、こうして彼らは自分たちの奇形が成功と富の鍵と考えられる世界に飛び込んできたのである。今日、サーカスに昔のような魅力や希望がなくなったのは事実である。そのいっぽうで、奇形者が昔と同じように、アメリカのショーに、正常な社会や制約のある社会から解放された自由の天地を見ていることも事実である。同類たちと共に暮らしながら、旅をし、心ゆくまで稼ぎ、結婚する（奇形の人々のあいだでは独身者は非常に珍しい）。一言で言えば見世物によって独立を勝ち取るのである。

それを理解せずに、思想健全な人々には、精神的に正常な彼らを特別施設に入れることが彼らを「野菜なみ」に扱うのと同じだということがわからない、とフリークス・ショーの専門家は言う。残念なことに、昔ならサーカスが救ったであろう子供が生まれると、すぐにこういった施設に入れられてしまう。専門家に言わせると、奇形者の「不足」は、こうした見世物を不健全で人類に対する冒瀆だと容赦なく攻撃する無数の団体や協会や様々な運動のせいでもあるという。こうした運動は一九〇四年、大衆が誤解した事件から生まれた。バーナム・サーカスの花形で、寄生体を胸に抱えた有名なラルーは、ロンドンでフリークスという呼び方に抗議して会合を開いた。数年間で富と栄光を獲得させてもらった見世物に対して激しく抗議するのは、彼の意図するところではなかった。ただ感情に駆られて、とつぜんこの言葉を軽蔑的で我慢ならないと考えたのである。当時ロンドンにいた奇形者全員が集まった忘れ難い会合で、話し合いののち、フリークスという言葉を「驚くべき人間」とか「奇妙な人々」という言葉に置き換える決定が下された。これらは申し分のない代用語だと思われた。その後これらの新しい言葉が、アメリカの大サーカスすべてのビラやプログラムやテントに書かれていた古い言葉と置き換えられた。些細な事件でしかなかったものが、世界中の新聞、とくにアメリカの新聞によって完全に歪曲され、「奇形者の反乱」などという見出しがつけられたのであった。

思想健全な、人間の尊厳を擁護する運動が暗闇から立ち上がり、奇形の人々をその意に反してまで幸せにしようという有害な活動を始めたのは、この事件によって人々の関心が集まったのちのことであった。あちこちの国でこのための特別法が公布された。訴えによって当局は奇形者たちをショーから引き離し、施設に収容した。し

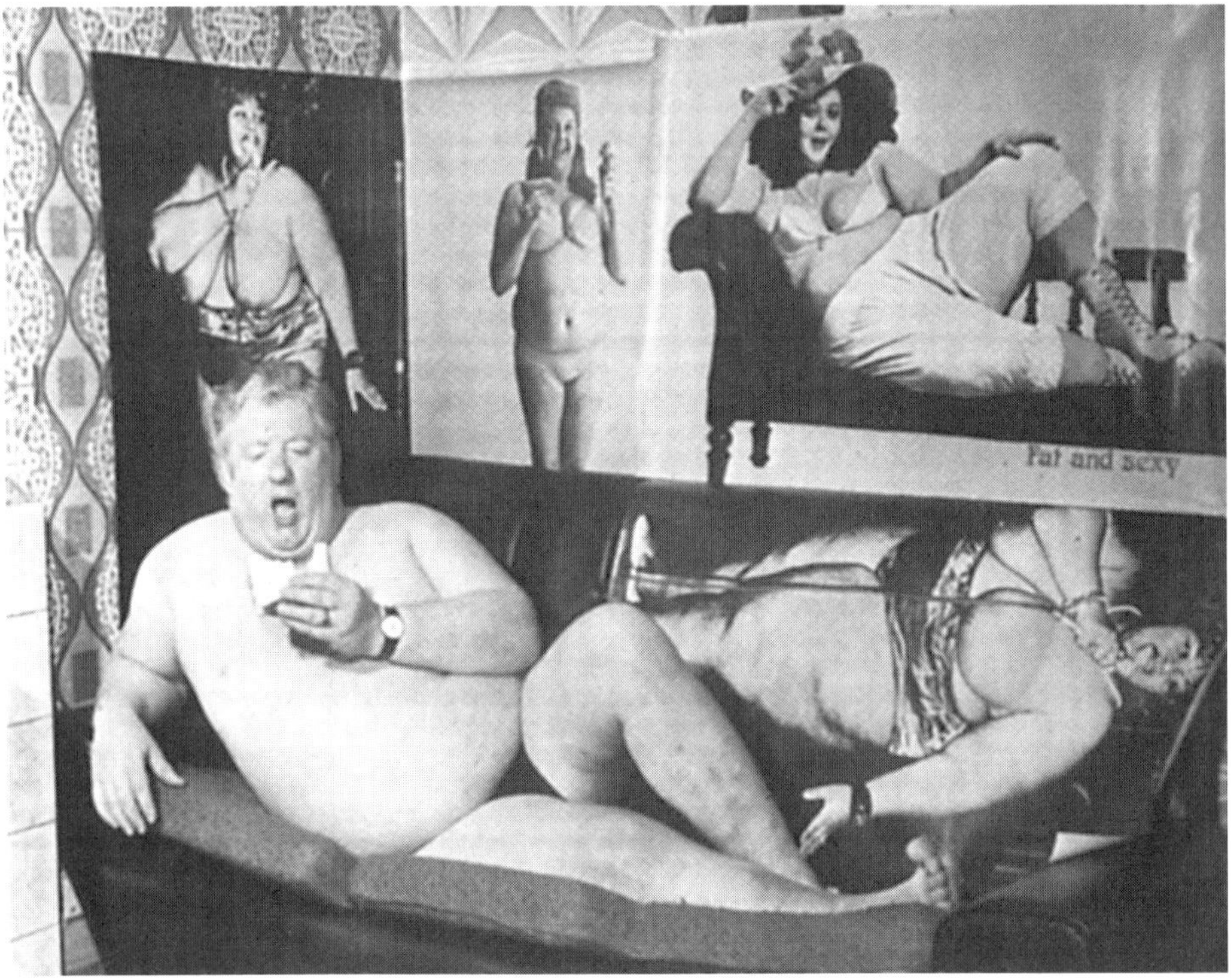

昔ながらに奇形者たちは旅芸人の仲間入りをしている

かしまた、フリークスたちにとって、こうした新しい状態は希望がなく、その生活が危機に陥ったため、裁判所は後退して、保護者たちの手に彼らを返還することもしばしばであった。

一九六九年、ノース・フェア・ショーがフロリダのノース・ベイ・ヴィレッジでサーカスを開催しようとしたとき、いくつかの団体が一九二一年付けのこの州の特別法を持ち出した。これは奇形をポルノと同一視して見世物にすることを禁じたものであった。彼らは裁判で勝訴した。同じ問題に直面したワード・ホール・ショーの興行主は裁判を起こし、訴訟は最高裁判所にまで持ち込まれた。名高い小人のピート・サーネイムと、だるま男で俳優の有名なシーロの雇い主の弁護士が行った弁論は、簡潔にして、以下のようなものであった。「裁判官閣下、人生において彼らが運命づけられた状態をご覧ください。見世物が彼らをどのように変えたかご覧ください。金持ちで、有名で、自信にあふれた人間であります」。審議ののち、裁判所は賛成六、反対一で、各障害者は、縁日の見世物も含め生計を立てる権利を有するべきであると判決を下した。

16　フィクションの中の奇形

映画やテレビやラジオがなかったら社会は今ある姿とはまるで異なっていたであろう。映画、テレビ、ラジオは怪物を独占している。奥深い場所から、暗闇を抜け、悪意の底から吐き出される、ぞっとする姿の映画の「モンスター」は、徐々にその数が増えている。恐怖を与える作品が映画に満ち溢れている。ロマンス映画もそこまで追いつかず、セックス映画がかろうじて太刀打ちできる程度である。

二〇世紀初頭まで本物の奇形が巻き起こしたような大きな関心と好奇心は、現在ではヨーロッパから姿を消した。実際には、それぞれ観客に逆の作用を及ぼす、本物の奇形とフィクションの怪物を区別すべきである。フィクションの怪物は、我々の内部にあるものを外部に投影したものである。それとは逆に本物の奇形は、はるか祖先から我々に伝わった恐怖を確認し、具体化し、増幅する。そして、現時点では人間の違いや欠損を拒絶する、越え難い壁にぶつかるのである。

作家や映画監督たちは、いわゆる「特別な」短いシーンの中で、こうした本物の奇形者をほんの少し使う。たいていの場合は、コントラストの法則に基づいて、もっぱら別の「存在」を際立たせるために使うのである。ヴィスコンティは、巨人や異常肥満者や小人を、彼らはつけたしに過ぎない背景の中で、単なる視覚の遊びとして登場させた。

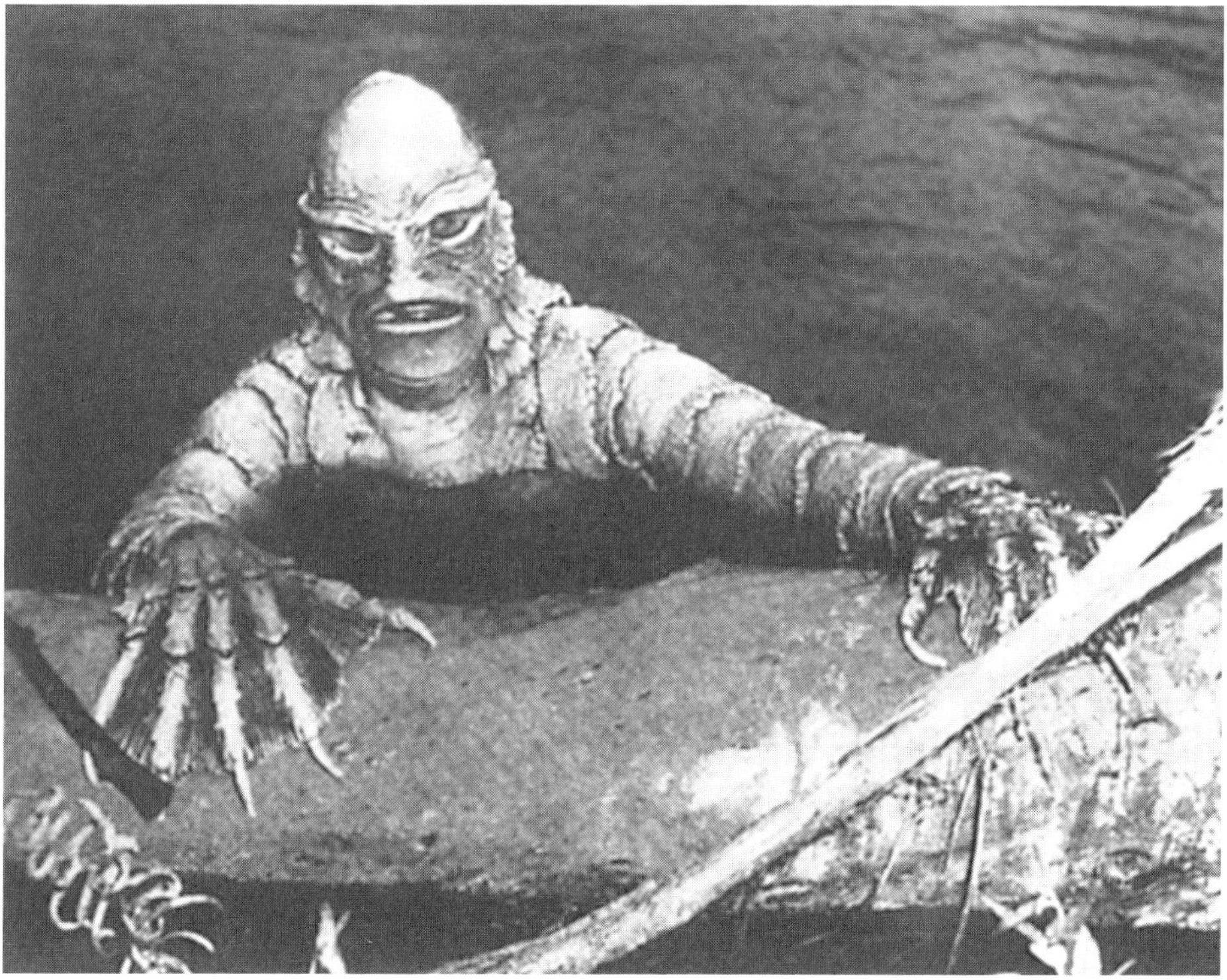

本物の怪物それともフィクション

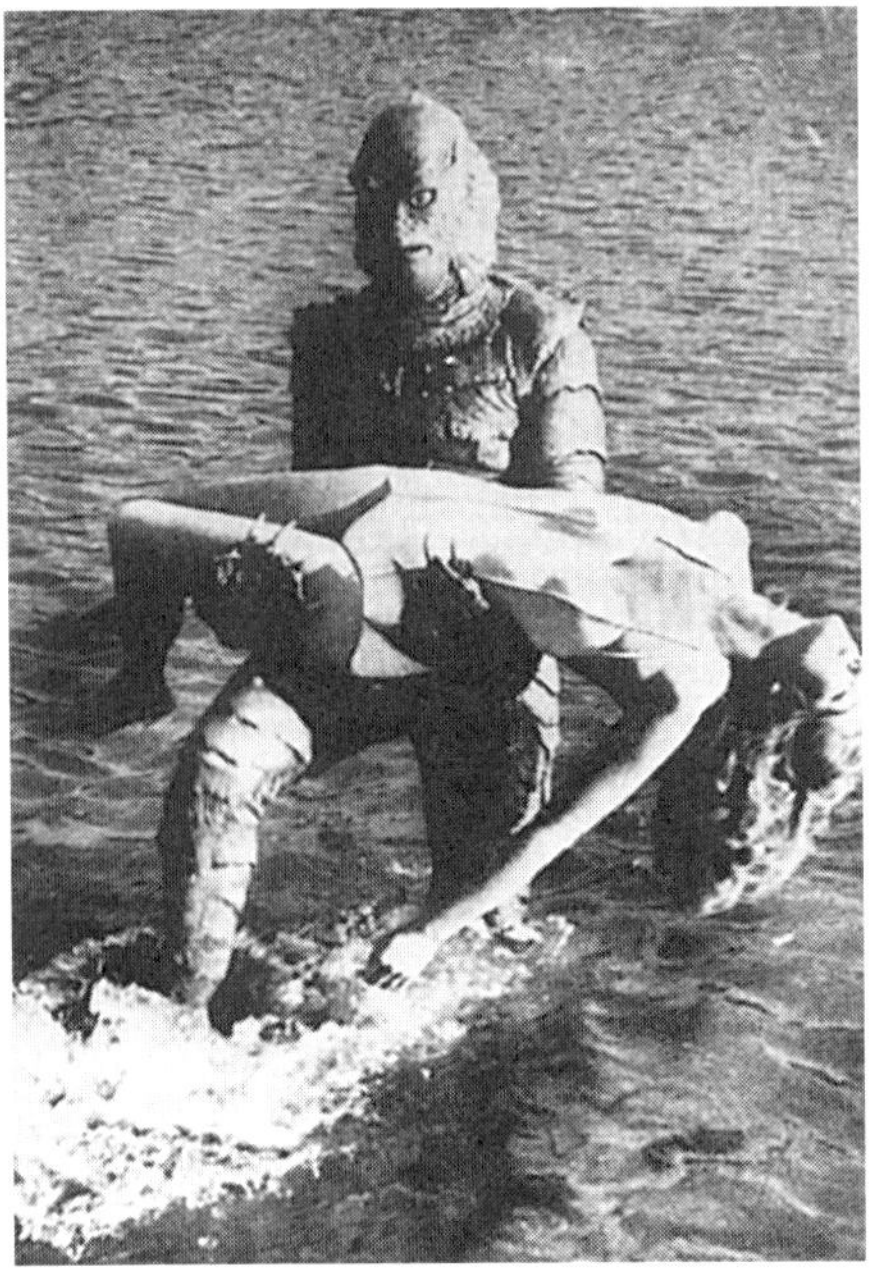

怪物たちは…

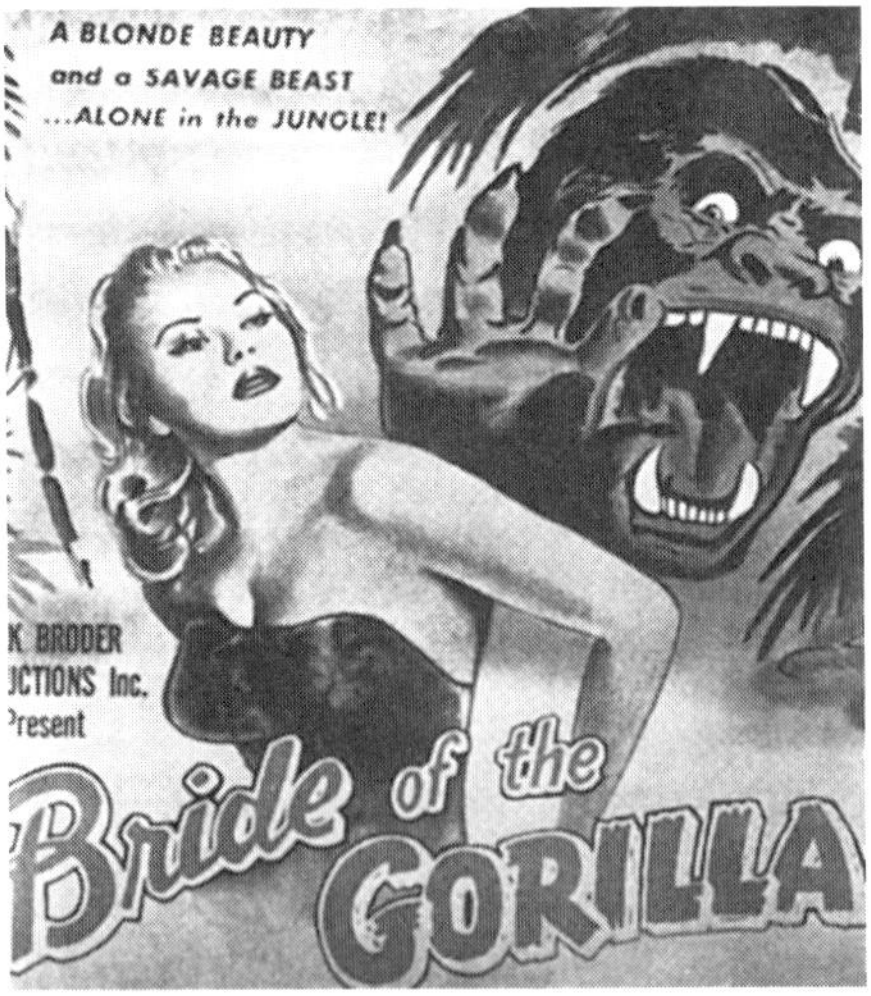
A BLONDE BEAUTY
and a SAVAGE BEAST
...ALONE in the JUNGLE!
K BRODER
JCTIONS Inc.
resent
Bride of the
GORILLA

…「美女と野獣」の…

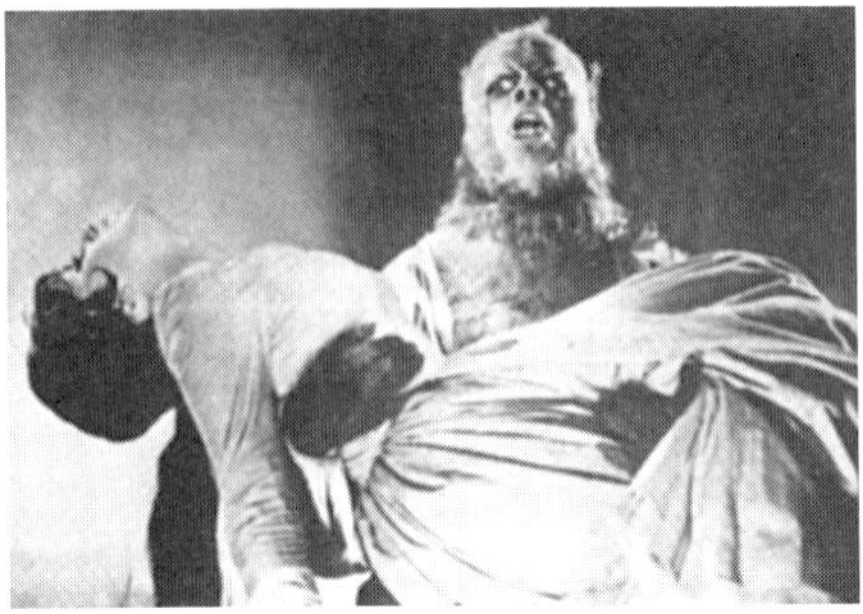

…神話に仕える

本物の奇形の人間をそっくりそのまま使った映画は大衆にそっぽを向かれた。一九三二年に制作された伝説的な傑作『フリークス』は、幻覚を見ているような映画で、出演者は縁日の見世物に出る奇形者たち、すなわち、シャム双生児の姉妹、足萎え、小人、だるま男など、まさに悪夢の饗宴であった。この映画は、最近まで、アメリカでテレビ放送を拒否されるという憂き目にあっている。フランスでは、映画センターが、この映画の放映を許可するには、放映される物語の舞台は過去であることを明記した表示を事前に出すことを要求した。これは単に後ろめたさのしるしだろうか。それともさらに奥に別の意味が隠されていると見るべきだろうか。

フィクションの怪物に話を戻そう。この別の形の幻惑はどこから来たのだろうか。それについて無意識のうちに知っていたのだろうか。彼らの存在は埋もれた記憶に結びついており、それが映画を通して一番満足できる形を追憶の中から見つけたのだろうか。おそらくそうだろう。映画が生まれてからこのかた、怪物は、望むと望まざるとにかかわらず、我々を自分の隠れた衝動に直面させるだけでなく、種としての我々のルーツや義務について疑問を投げかける。

先に見たように、おそらく、あらゆる形態のメディア作品の商品化が進んだことにより、このジャンルは花開き、シリーズ化され、ヴァリエーションが作られ、パロディーが生まれたのであろう。こうした作品が成功を収めたことは、一部の心理学者たちを震え上がらせた。彼らは、恐怖と怪物的なものに対する現代人の心酔ぶりに、我々の文化が病んでいる兆候を見たのだ。我々の感受性の許容限度が上がっているのが認められると彼らは言う。しかし、こうした診断は正しいとは思えない。人間を揺さぶる苦悩、個々人の幻想、興奮しやすく感じやすい人々につきものの偏執狂的な恐怖、個人の無意識や現代社会の集団的恐怖から生まれた、程度の差こそあれ鋭敏で奥深い根源的な感情、これらは過去に比べて強くなったわけでも、執拗になったわけでもない。これらの衝動が別の形で、新しい手段を使って現われたのである。我々の時代は、その独特の表現力で、まったく単純な真実を暴いているにすぎない。我々自身の苦悩は多くの点で昔の人々の苦悩と似ているのだ。ただその中身は変わった。悪魔やその司祭たちは、無自覚な学者たちに仕える罪ある科学にとって代わられた。錬金術師の作り上げた小人、男女の夢魔が、ゴーレムやロボットや錯乱したコンピュータにとって代わられたのである。目に見えない力や我々の地球の不確実さは、宇宙の未知の力に対して変わったわけではない。堕落した人類を呑み尽くす新たなノアの洪水がやって来るかもしれないという全体的な潜在意識下での恐怖が、全人類を滅ぼす大災害や大異変の映画によって追い払われるのである。人間はその宗教性を失い、神と悪魔のどちらの陣営につくか選択する必要がなくなった。この伝統的な観念は失われ、現在では、善悪の戦いが、自分自身とのあいだで行われている。

数少ない古い迷信が実際に姿を消したとしても、不安という新たな触媒を携えた現代の神話は、恐怖と祖先から受け継いだ原型の延長でしかない。この点で、映画は最も重要な役割を引き受け、これらの神話を永続させる最適な手段であるばかりでなく、幻想をぬぐい去る明確で独特の手段を与えてくれるのである。それは、集団的悪魔払いという治療法から出てきた形態を発明した。同時に、白いスクリーンは観客全員にとって、我々の内奥の暗闇すなわち人間の隠された真実を映し出す鏡になるのである。スクリーンの中では、比喩的な表現で固定された我々の緊張や妄想の様々な症状が中和されるような気がする。

人間は自然を屈伏させ飼い馴らしてきた。自然の持つすべての力をまだ征服したわけではないが、人間は自分の勝利に驚き、これまで隠されていた秘密がたいしたことでなくなったのに驚く。そこで生命構造の法則に挑戦するような存在や、理性が思い描くことのできる保護手段から免れている存在を考え出す。恐怖と不確実さを消すことを拒絶するかのように、人間は、すべての国の神話が好むテーマであった「途方もなく大きなもの」を永遠に作り出していく。大昔は巨人やタイタンや大男であった。しばらく前は巨大な白鯨モビーディックやネモ船長の巨大なタコであった。現代は、途方もない大きさの、タランチュラであり、猿であり、芋虫であり、アリである。また、白いサメであり、グリズリーであり、ばかでかいネズミである。地球上の未開の地で生まれたと思われる人間もどきでも、もちろん構わない。昔は雪男であった。今は「鰐男」や「犬男」である。

怪物の姿ほど主観的なものはない。ある観客たちは怪物の中に、鍵を見つけなければならない個人的な謎を一目で見て取る。彼らは、その姿や単純な描写で満足しないらしい。そのようにして社会学者たちは、混乱した時代はホラー映画や怪物映画が増加することに気づいたのである。一九三〇年のアメリカの経済危機に続いて、『ドラキュラ』(一九三〇)、『フランケンシュタイン』(一九三一)、『フリークス』(一九三二)、『キングコング』(一九三三)などが確かに製作されている。社会学的な解釈には際限がない。『キングコング』一つをとり上げても、ジャングルからやって来たこの怪物の中にアメリカの膨大な数の失業者を見た者もあれば、一九三三年に存在した黒人への恐怖を見た者もいた。また性欲説を展開する者もあった。『キングコング』は母親と息子が結びつくことによって征服された性欲だというのである。また、怪物の中に(映画やシナリオ作家の抱く)英雄の男性的な姿を見た者もいた。さらに理想、神の観念、そして……アメリカ女性の姿さえ見たのだ。

社会学者と心理学者は、怪物の難解な性格について研究をどこまでも続けた。『猿の惑星』では、世界が逆に描かれ、人間が動物になり、チンパンジーは階級的な社会生活を営み、別の形を持った知性として想定されたが、「精神の探究者」たちは一致して、宇宙の他の知的生物に対する恐怖が描かれていると指摘している。

映画によく登場するこれらフィクションの怪物たちはいったい何なのだろうか。娯楽であろうと、苦しい現実であろうと、我々の中にあることを望みもしなければ、発見することもできないもの、近くて遠いもの、利用はするが、認めはしないもの、そういったものがその中にあることを認めよう。怪物を通して、曖昧な、あるいは明確な一つのメッセージが浮かびあがろうとしている。意識するにしろ、しないにしろ、観客もまた自分の中にあるシンボル、すなわち、ある意味を隠すと同時に表現している何物かを見たがっているのである。

ときにはそれは鏡である。それらの引き起こす恐怖は、我々が鏡の中の自分を見たときに感じる恐怖であろう。ボリス・カーロフによって不滅の名作となった『フランケンシュタイン』がその例である。人間の肉片を寄せ集め移植されてできあがったこのまがまがしい怪物は、断片の寄せ集めである醜い姿形やその忌まわしい犯罪によって恐怖を引き起こすのではなく、彼が体現している死の恐怖によって恐れをかき立てるのである。彼は、女の胎内に宿らず、人間性に逆らって生まれてきた。死から生に向かったのだ。ヴァンパイアもまた観客と死とを取り持つという特性を持つ。吸血鬼は、死がすべての終わりではないことを示し、人間の生き血を吸って甦ることができると教えてくれる。無数にある吸血鬼映画のうち、程度の差こそあれまずまずの出来と言えるものが二〇本ほどある『ドラキュラ』映画は、喉に口をつけて、生きることの難しさを我々に思い起こさせる。

そして女吸血鬼は抑圧されたエロティシズムを一変させる。彼女は魔女の宴サバトの女王であり、その悪魔の飛翔は、愛の完全な独占を再び甦らせ、かいま見させてくれる。墓場から甦った淫婦、夢に現われる淫奔な女たち、鎖を解かれた愛の女神たちは、警察の主張する道徳などという下らない事柄から解き放たれた者たちの永遠の神話を物語っている。

『美女と野獣』のような奇抜な伝説がなぜ機械文明の時代に生き残ったのであろうか。それは、我々の本性から生じたものだからである。我々は野獣である。ときには、獣性を捨てるというひどく骨の折れる戦いに疲れ果て、

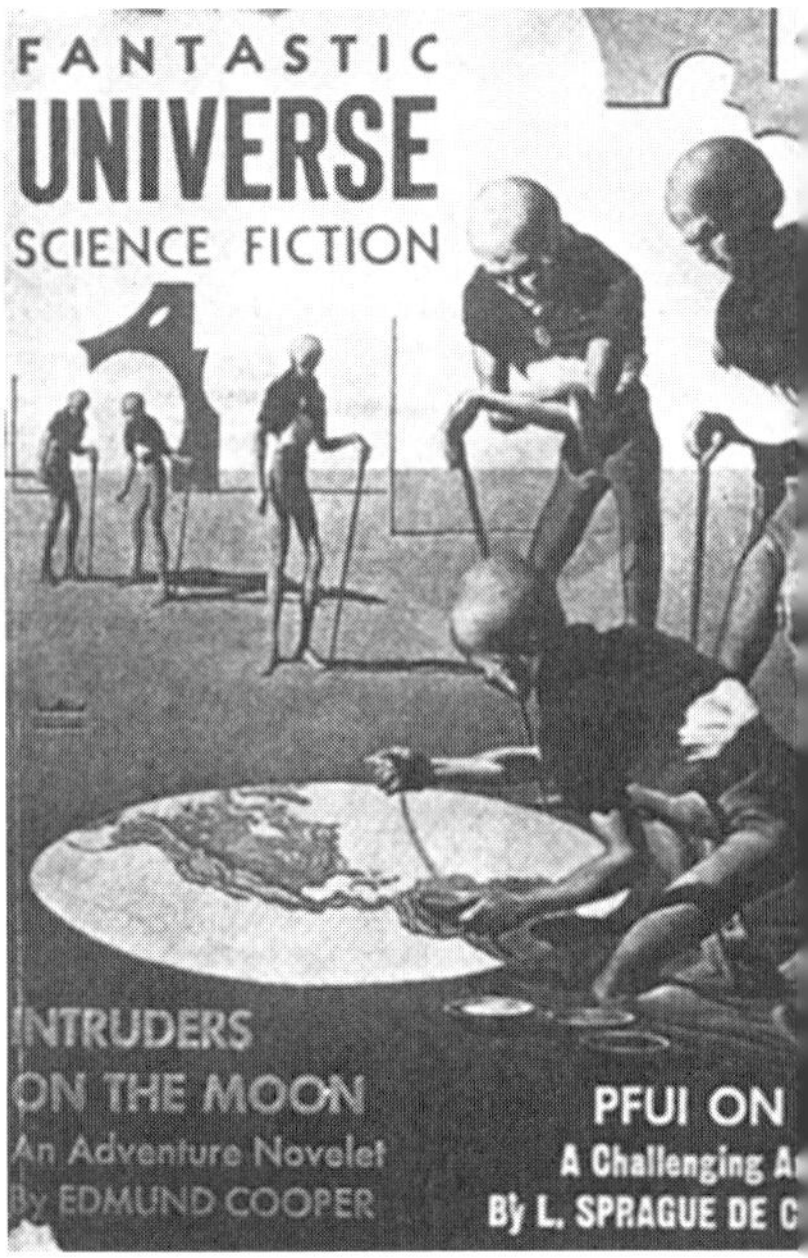

怪物たちは宇宙から来る

自分自身に物語を語って聞かせることに喜びを見いだす。人類の起源にまつわる神話を下地とする物語を。

切っても切れない美女と野獣という組み合わせは、数十本の映画に登場している。「美女とゴリラ」、「美女と狼男」、三種類の「キングコング」、「美女と怪物」、そして「美女と野獣」などである。すべてが自然と文化の関係を表している。野獣は、見るもおぞましい姿であるが、愛されることによって、とつぜん美男に変身する。自然に対する文明の勝利である。

時代が進めば進むほど、科学知識と、その発展によりもたらされる破局の脅威との均衡は、ますます危うく不安定なものになった。化学物質や放射能や汚染が、人間の住む地球をヒエロニムス・ボスの巨大な絵の世界に刻々と変えていくかもしれないのだ。以前よりも信頼を寄せられ、最初は存在しないふりをしていた悪魔が、映像のおかげで我々の精神を揺さぶり続けている。科学は狂気の代名詞となった。一世紀前から皆に歓喜をもたらすと期待された産業や科学の革命が、それとは逆に、数多くの大発見とともに、死と破壊の新たな形態をもたらしたのである。テクノロジーや科学に反対する風潮が現われ、いくつかの神話を生み出した。それらの神話は新しい姿をとろうとしたが、人類自身の苦しみ、衰退、破滅を表す夢によって、再び人々を魅了しただけであった。おぞましい過去と大異変が予想される未来のあいだにはさまれて、原始の苦悩は将来に対する苦悩となった。

大昔の人々が信じていたものに、囚われの悪魔というものがあった。その悪魔は人に害をおよぼさないように、野獣のように捕獲され、壺の中や地中に閉じ込められている。邪悪な力がそれを解き放つかもしれない。科学はこの神話と同列に考えられ、人々の心の中で、悪魔は現代の科学者によって代表された。彼らは、人類の大半とは切り離された、遠くて近づき難い存在であり、世界を破滅に追いやるのである。第一、映画では、観客が自己同化する主人公や女主人公は怪物との戦いから無事に生還し、残りの名もない大衆は残酷に殺されて科学の祭壇の生贄となるではないか。

マッド・サイエンティストや犯罪的な科学にまつわる神話は、「ドクター・フー」、「ドクター・ノー」、「ドク

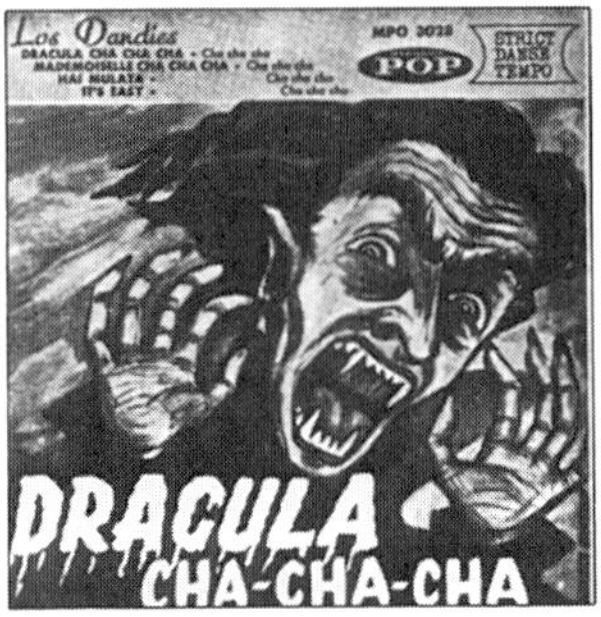

レコードや…

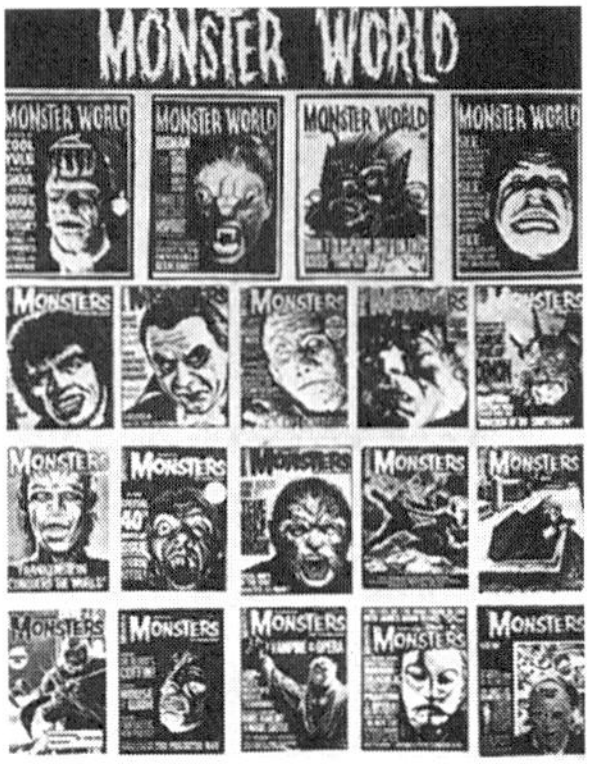

怪物は掛け値なしの商業価値を獲得した

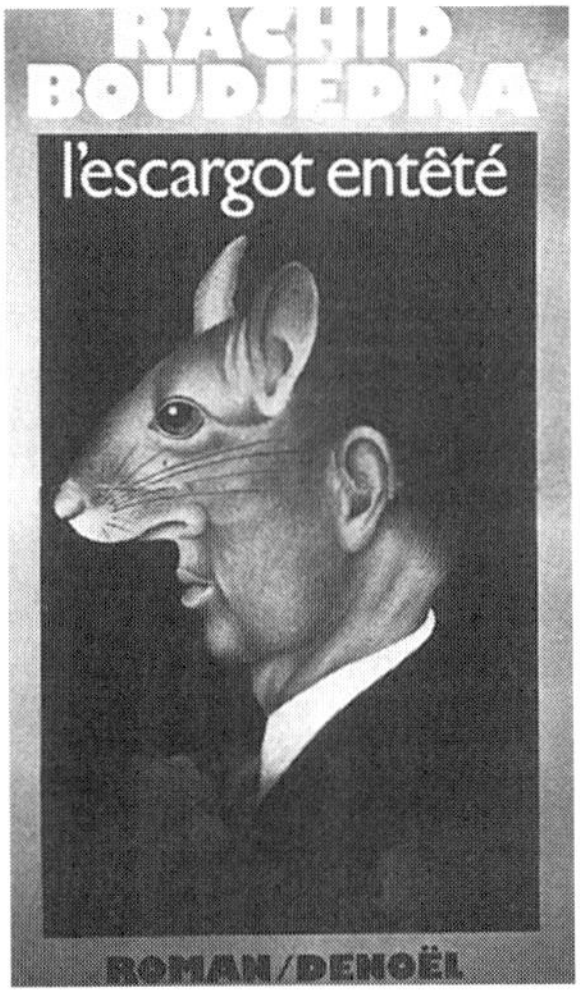

…書籍は…

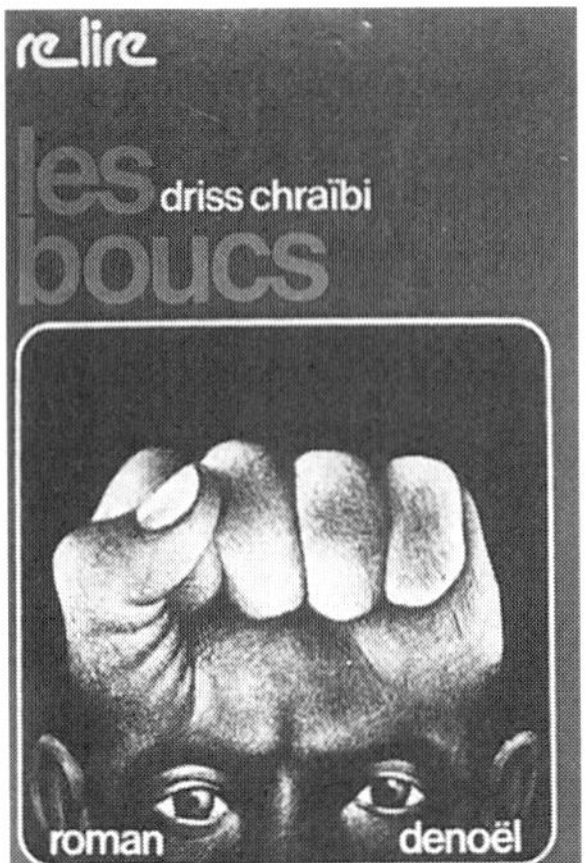

…しょっちゅう怪物を利用する

ター・ジキル」、「ドクター・フーマンチュー」など、映画史の幕開けからずっと存在しているのである。この罪ある科学は怪物を生み出し、破壊はたいてい核と同一視され、その核が動物や人間の突然変異をもっともらしいものとする。原子爆弾は、ありとあらゆる突然変異の原因であるだけでなく、時代遅れの生き物たちを呼び覚ます原因でもある。怪獣映画を世界に先駆けて制作した日本では、原子爆弾をその原因としたことが特別な意味を持った。広島と長崎に原爆が落とされていなければ、日本の怪物はいなかったというのである。ゴジラ、モスラ、ガメラ、ギャオス、これらは日本でシリーズ物となった巨大な恐ろしい怪物たちであり、地球を荒らしまわり人を殺すようになった最初の原因は核実験であったというシナリオから生まれた。

地上の怪物たちを手なずけても、大空にもまだ危険な空間が残っている。最後に、「外」からやって来た怪物についてざっと触れてみよう。

邪悪な力から生まれた底知れぬ悪意は、宇宙の底無しの悪意に姿を変え、その無数の力が、か弱い人間を絶えず狙っている。火星人やその他の宇宙人たちは、かつての角の生えた悪魔の現代版となった。近い将来に宇宙と

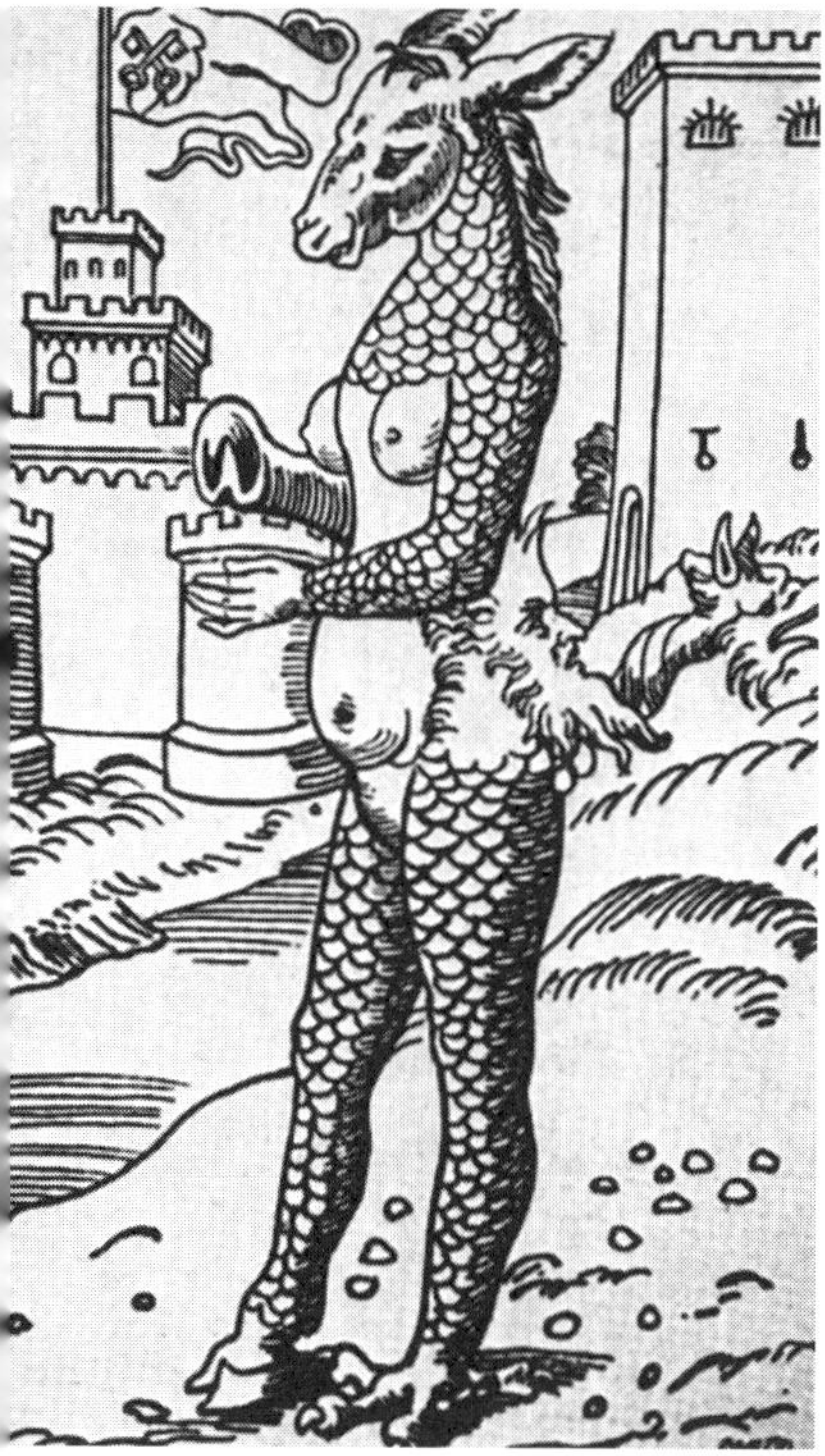

ローマ教会のロバ教皇

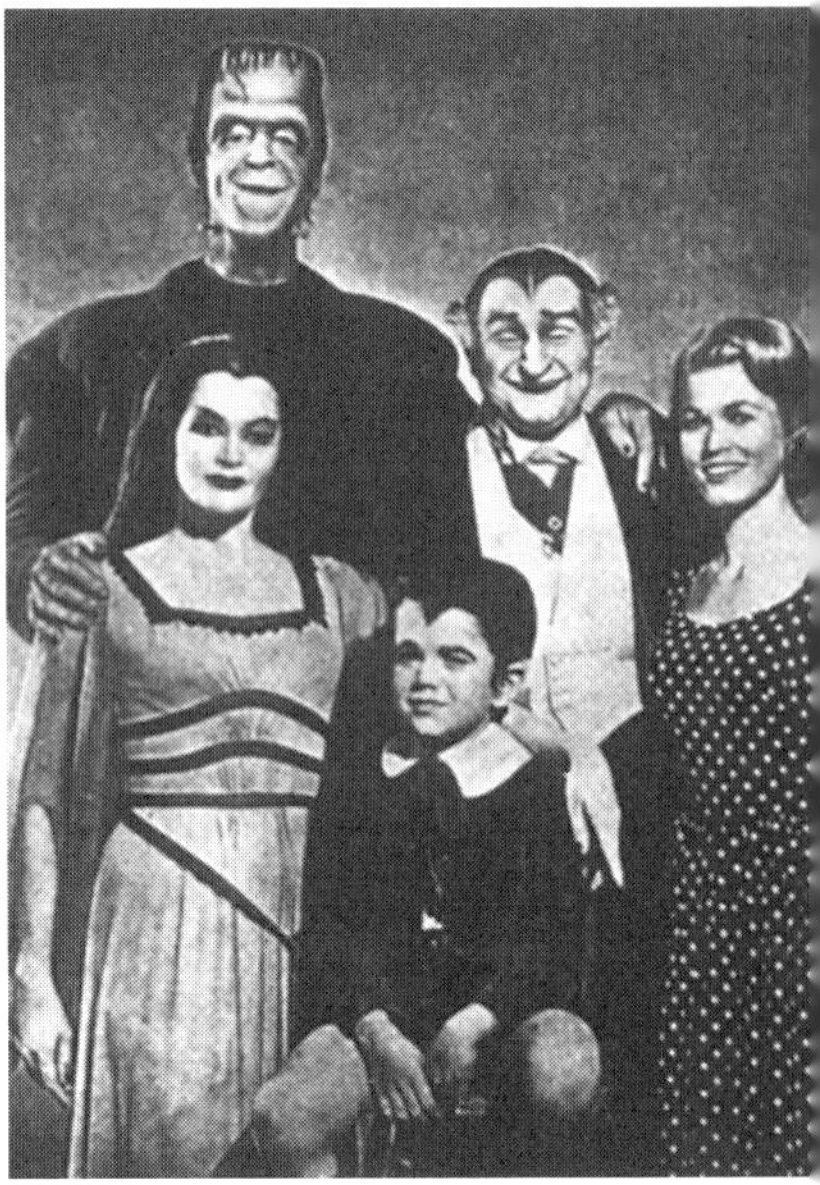
テレビの主人公となった怪物たち

の交信が行われるかもしれないと考えると、我々の恐怖や怯えは、また別の広大で無限な次元へと移る。そしてまた、人類よりもはるかに優れた知性を持つ生物の存在が心に深くとりつくことになる。彼らは人間を、苦労して脱してきた動物のレベルに再びつき落とすかもしれない。宇宙人との遭遇が悲劇的な結末になるという確信と結びついた苦悩である。「宇宙の怪物」、「宇宙戦争」、「夜の怪物」、「ガス人間」、「液体人間」、「透明人間」、その他鉱物の怪物や植物の怪物などが、心の奥深くにとりついた根源的な恐怖、動物であった祖先に回帰するかもしれないという恐怖を物語っている。しかし、ロジャー・ブロンデルが述べているように、「魂の動揺こそが精神を豊かにする」のである。

誰にでも買える怪物

映画だけでなく、テレビも大新聞もコマーシャルも、西欧の日常生活を変身させる名人である。あちこちの文化が築き上げてきたタブーの一部を取り除く、唯一とまでは言わないが、主要な原動力であった。ところで、数年前からこれらのメディアは、怪物や、「ドラキュラ」、「フランケンシュタイン」などの名のつくものが必ず大当たりを取ることに関心を示しているようである。「コミュニカシオン」誌は次のように指摘している。「メディアの発達は、驚くほど人々の精神を変える力を持っている。そして、新しく生まれた文化は、これらのコミュニケーション手段を手始めに成熟していく。いずれにせよ、それぞれの『マスメディア』の中に、怪物は大きな場所を占めた」。

大人用のSF雑誌やSF小説は多数の怪物で溢れている。

子供用の出版物もこの流れから無縁ではない。恐ろしい生物を網羅したロベール・パルメールの事典を読むとそれを確信することができる。ドラゴン、一角獣、その他怖い怪物が児童文学の中にも住み着いているのである。

怪物と政治漫画

怪物はしまいには政治漫画に特別席を見つけた。

この芸当は非常に難しい。ときには悲劇的でもある逸話の中に、笑いの種と、人間的、政治的な意味とを同時に見つけ出す鋭い才気が必要である。ここでは、怪物は、抹消することは無理としても、人間が避けて棄てるべき「マイナス面」として姿を現す。

それは、しばしば、ある風潮、改革、出来事あるいは思想を表す。カトリックとプロテスタントが戦った有名な宗教戦争のときすでに、ルターは一連の風刺的な版画を公表し、その中で、ローマ教会の階級を歪めて醜く描いた。ローマ教会も、同様の手段をユグノーに対してもちいている。ヴォルテール、ルソー、百科全書派の人々の思想は革命期に芽吹いたが、パリ議会は、彼らを誹謗するビラを作らせ、その中で、当時「ゴシップ好き」と呼ばれたこれらの人々を醜悪な猿のような顔に描いた。革命時代には、貴族たちはたくさんの頭のあるヒドラとして繰り返し描かれ、武装した人民がその巣窟を狩り出すのであった。一八三〇年代、多数のカリカチュアが「自由な女」を取り上げ、新しい女性理論を適用すればこうなると、怯えた父親が好色な雌猿姿の怪物を押し戻しているところを描いた。一八七七年には、ロシアが恐ろしいタコの姿で描かれ、その触手はヨーロッパのいくつかの国をつかもうとしていた。そのほぼ一世紀後の、一九五〇年代と六〇年代には、中国について無知に悩んだあげく、アジアの黄色人種を怪獣に変身させた。そして、中国そのものは、ヨーロッパの新聞の中ではたいてい、毛沢東の顔を持つ恐ろしい竜の姿で描かれた。

醜悪な風刺画はまた個人の本質を攻撃した。ブルジョワジー、危険なプロレタリア、ユダヤ人、黒人だけでなく、主として政治、宗教、軍事関係の権力者や権威者が槍玉にあがった。

怪物とコマーシャル

コマーシャルは、消費者の関心を引くためにしばしば怪物の姿を借りて、怪物が振りまく魅力を利用する。その目的は、広告が発信するメッセージに人々の注意を集めることである。その利用者は前衛的なスポンサーや広告業者ではない。というのは、宣伝のほとんどが大量消費材に関するもので、ときたま贅沢品が加わるだけだからである。

何年か前に、「ギャルリー・ラファイエット」は、年末の客足を集めるために、ショーウィンドウに組立式の怪物を大量に展示した。一方、ディオールは、同じ頃に大新聞の広告に靴のコレクションを掲載したが、それは女性の脚を持つ魚が海岸に打ち上げられた姿であった。

コマーシャルは全体として、審美的基準によってヴィジュアルなメッセージを選ぶが、それは大衆の感情に、インスピレーション、願望、恐れ、連想、要求、ノスタルジーなどを訴えるものである。これらの広告は、特定のブランドだけでなく、鉄道、たばこの専売公社、郵便事業、商業会議所などの国営企業や、広告代理店自身のプロモーションに使われる。イギリスでは、一九〇八年から禁酒団体が、酒飲みをしり込みさせるために怪物を採用した。

怪物はしばしば、商品の購入動機にすらなる。こうして、アメリカの化粧品ブランドが、はやりの怪物の形をした子供用石鹸を次のような言葉をつけて販売した。「汚れを怖がらせよう」。さらに極端な例を挙げると、二、三年前、それぞれがきわめて「恐ろしげな」怪物を描いたシールをチューインガムの包みの中に入れて販売したことがあった。小学校の中・高学年や中学校の低学年の生徒たちは、それを集めたり交換したりして、本物の「おばけ」の市場を作り上げたのである。

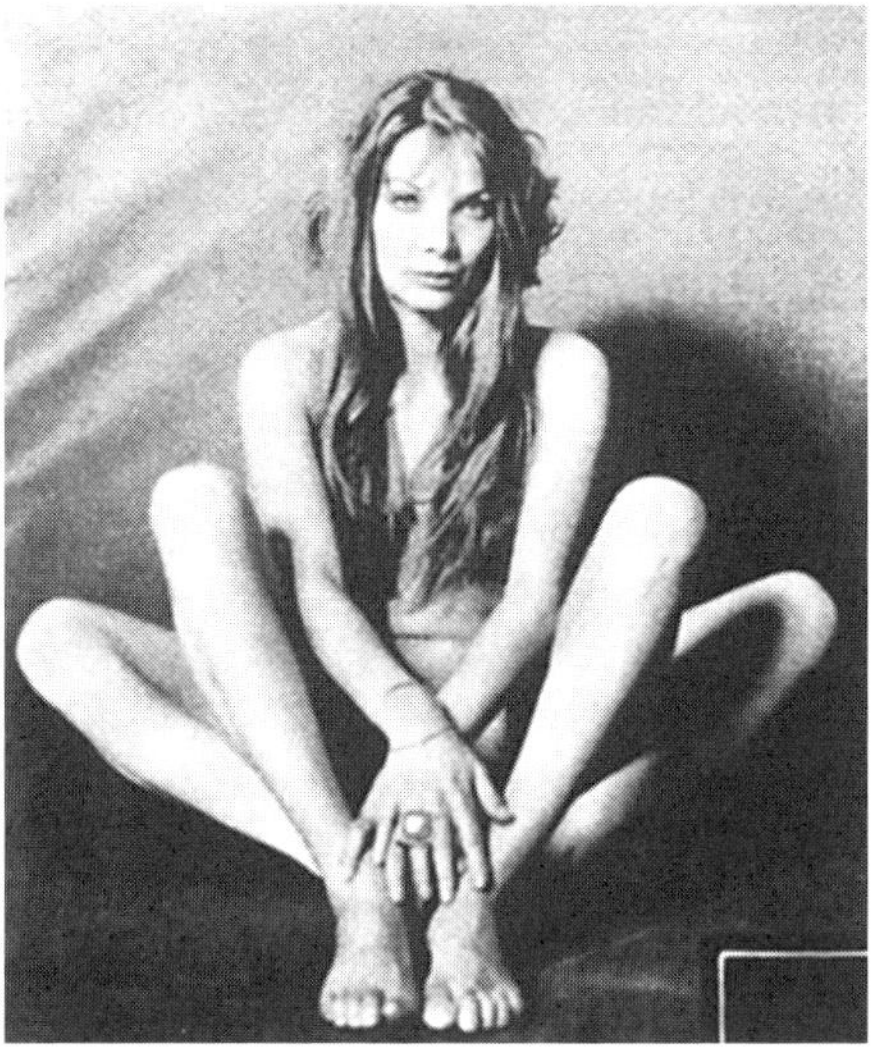

ミノルタの宣伝広告

確かに、多種多様な方法で大衆化されたたくさんの怪物たちがすべて、ぞっとする、悪夢のような存在ではない。それでも、怪物たちが侵入してきたことによって、それを熱心に見る子供たちは早くから怪物を好むようになる。その好みを伸ばすことが良いことか否か分からないのである。こうした現象について、精神科医の意見は分かれている。「怪物は、子供たちが攻撃性や反社会的な感情を発散させる手段である」という者もあれば、「醜悪なものの崇拝である。場合によっては子供たちをシニカルにさせ、人間を軽蔑させることになる」と主張する者もある。

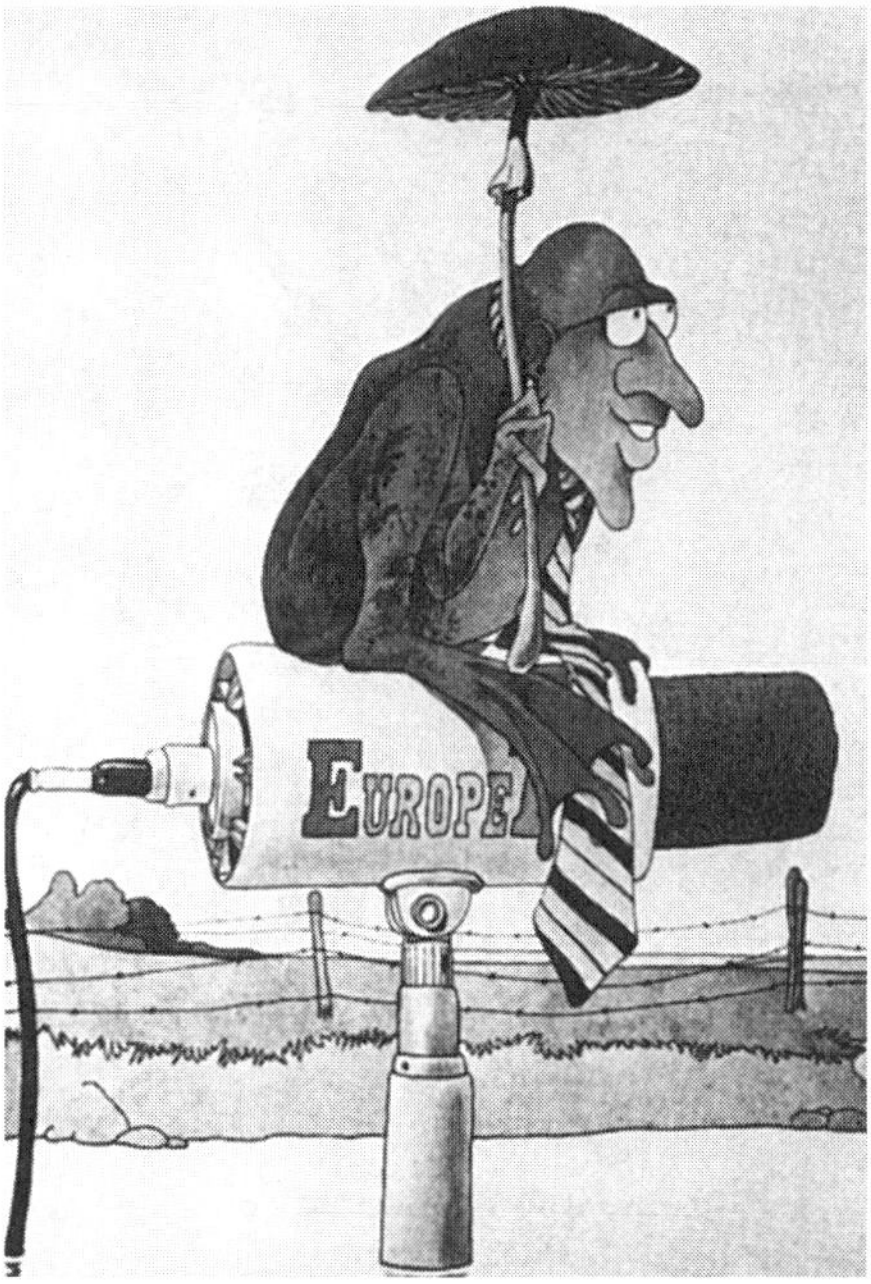

ラジオ局ユーロップ・ニュメロ・アンの広告

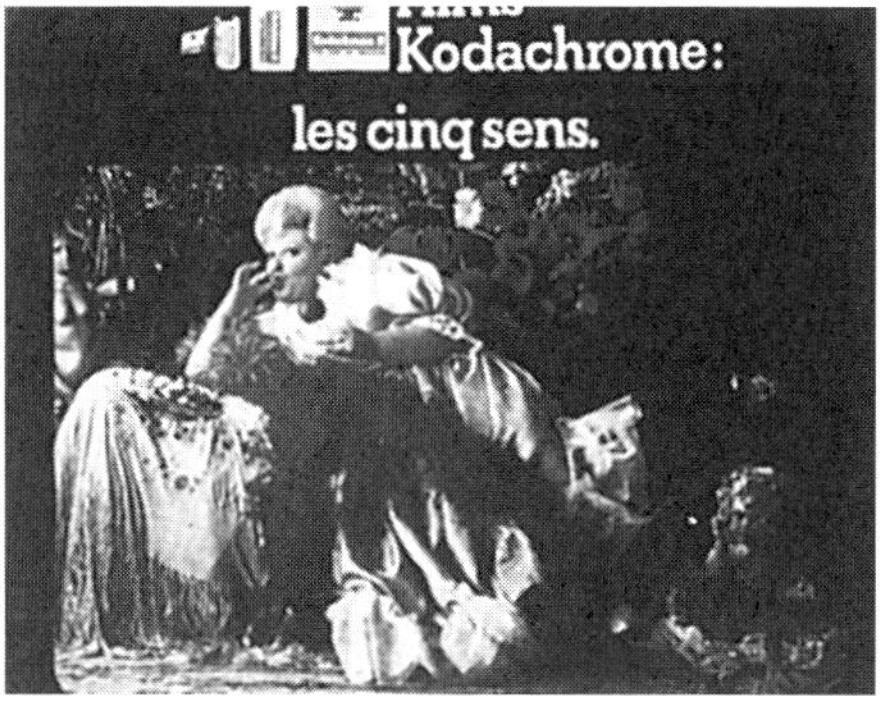

コダックフィルムの宣伝

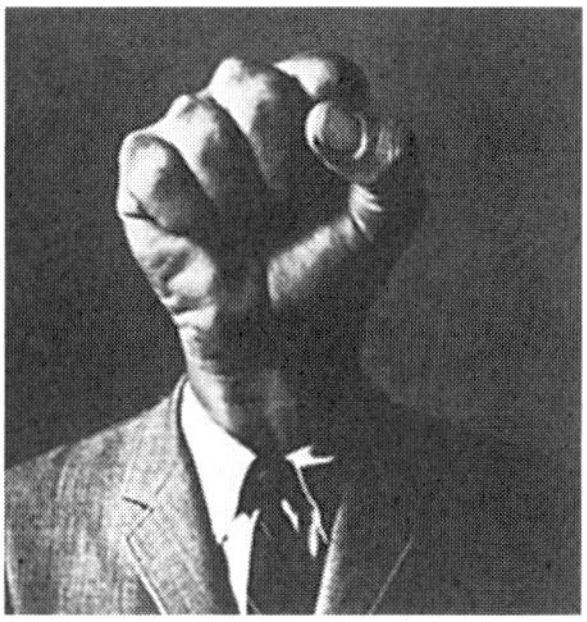

ザンドーズの医薬品の宣伝

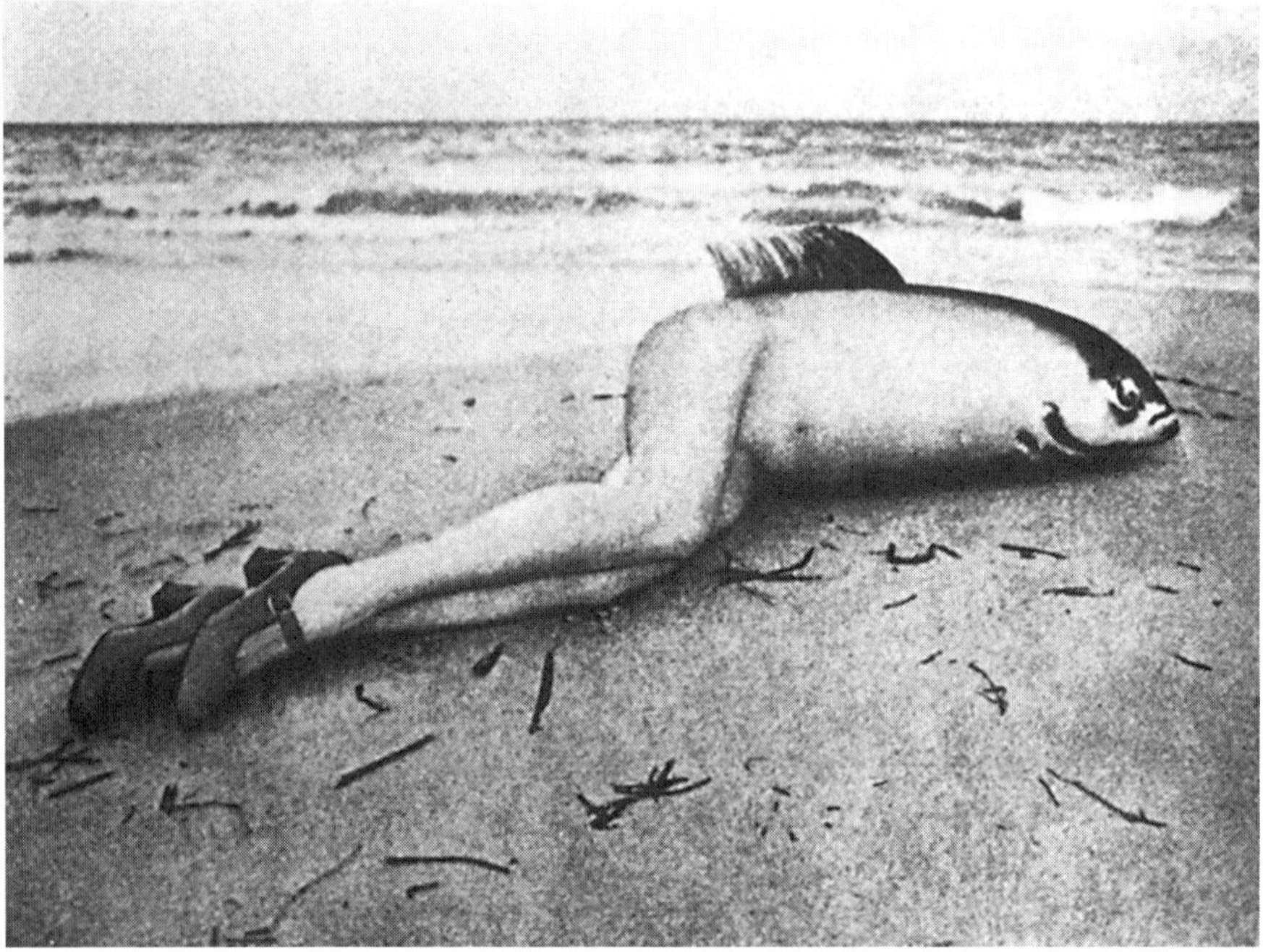

ディオールの靴の宣伝。見る人の注意を引くために怪物の姿を利用している

結論に代えて

将来、人類は奇形になるのだろうか

同一の種、同一の科に属する、同年齢、同性の大多数の固体は非常に似通っていることが認められる。これを固有種と呼ぶ。人体中には、膨大な数の異なる細胞があり、それが最初は一つの細胞から生まれたこと、また、こうした進化はある意味で確定した生命プログラムとして現われることを我々は知っている。我々はまた、数百万年前にまで遡るこのプログラムがたまたま他のものと入れ代わり、発生途中の偶然の出来事により、奇形と呼ばれるものが生まれる可能性があることを知っている。この入れ代わりがまた、多少にかかわらず変異を固定させ、新種を生み出すのである。

一部の人々は、生物学的に安定した期間を経て、進化を生み出すのに最適な転換期が訪れ、新種に行き着くか、あるいは、古い種族が絶滅に至るという仮説を立てた。しかし、また別の革新的な意見もある。論理の運びがきわめて魅力的なこの説は、一九二六年以来解剖学者のボルクが主張しているものである。この説は、絶え間ない進化の途中で人体は徐々に「洗練されて」いったが、この過程は、現在も相変わらず進行中であり、人間を自然淘汰の方向に導いている、ということを証明する。現代人は、最初の生命プログラムからの逸脱が徐々に顕著になってきた鎖の最後の環であり、したがって、祖先の固有種から逸脱した姿なのである。異常や奇形は必ずしも種の欠点ではない。ボルク派の説に従えば、現代の人間は、プロトタイプの人間の大半を占めた、定着した奇形にすぎないという考えを受け入れることができるのではないか。

人間の発生に関するユニークな生物学的生理学的説明の中で、ボルクは自分の説を証明するために、きわめて科学的な研究報告書を援用している。彼は子供に関して確認された事実をあげた。感覚運動野の発達の不一致、成人に達するまでの成熟に要する時間が長いこと、四、五歳で中断する性衝動などである。次に、人間特有の形態学的特徴を数多くあげたが、中でも重要なのは、額から顎にかけて垂直に落ちる横顔の輪郭など顔の形態、無毛であること、肌に色のないこと、外耳の形態、脳の重量、泉門が残存することで、さらに頭蓋骨の継ぎ目、手足の構造、女性の生殖器の向きなど、その他数十点にのぼる。

その上でボルクは問いを発した。これらの特性すべてが指し示す、共通の特徴があるだろうか。答えはイエスである。そして、それこそ、彼の説を裏付けるものである。すなわち、それらすべてが永久の胎児の条件あるいは状態を示しているのだ。言いかえれば、人間特有のこうした特徴は構造上の特徴であり、人間において定着しているならば、同様に、一過性ではあるが、霊長類の胎児にも認められる類似性なのである。そして、ボルクはこう述べている。「私の説の要点をかいつまんで説明するならば、人間は肉体的には、出産前の発生的に安定した霊長類の胎児と考えられる」(ボルクは、人間が霊長類から発生したという前提を一蹴した。彼によるとこの前提は、人間の特性に関する研究そのものを大きく妨げているという。人間の形態がどのように出来上がったのか考え、なぜそのような形態になったのかという理由を研究するにあたり、その形態を一連の系譜の終着点と考えるべきではない。人間そのものがこの研究の目的でなければならない。ボルクは、数百万年前に一定数の条件が重なり人類の誕生が可能になったことを認めている)。

人間は、ダーウィンの説が主張しているような猿の子孫ではない。霊長類の猿は、ある生物の、完成の域に達した一形態に過ぎず、人間はその不完全な形態、胎児の状態にある。ボルクは、このような胎児の進化の停止に見られる、成長と成熟の全般的な遅れは、内分泌系機能の先天的「異常」であると考えた。周知のように、内分泌系は、人体の二要素、すなわち人体を形成する細胞全体である体細胞と、遺伝形質を伝達する再生要素である生殖細胞に関わり、成長と形成を司る(ボルクはこの仮説を一九二六年に発表したが、その後、発生学、内分泌学、奇形学その他の分野で、数多くの奇形は内分泌の不足がその原因であり、また、同じ内分泌の不足が妊娠初期の流産に関係があることが発見された。これらは、彼の説が正しいことを証明している)。

彼の意見では、成長の遅れが進行した結果、人間は変異する存在になった。しかし、それは、絶えず増大するこの遅れの範囲内に限られており、その幅は人類特有のものである。

いくつかの特性を取り上げるだけで十分である。生き物はすべて、生殖機能の成熟する時期と、形態の成長がとまる時期が一致している。ところが現在の人間は、性的成熟が生殖腺のレベルでは四、五歳で完成するにもかかわらず、肉体的には交接が不可能な唯一の存在なのである。五歳の幼女のほぼ全員と一七歳から一八歳の少女とでは、卵巣の大きさに違いがない。五歳で性的成熟に達するという事実は、類人猿の性的成熟と一致しており、最初の人類が完全に性的成熟に達した年齢を我々に教えてくれる。こうして、現代の人間ほど洗練されてはいないが、それほど「退化していない」ネアンデルタール人は、現代人よりもずっと早く成熟したのである。下等な猿から類人猿まで、霊長類のこの徐々に進行する遅れの結果を我々は観察することができる。

体毛を例にとってみよう。下等な猿では、新生児は完全に毛に覆われている。手長猿では、赤ん坊の腹部には生まれたときには毛がなく、後になって生えてくる。チンパンジーやゴリラなどさらに進化した霊長類では、新生児は人間の新生児同様に、頭髪以外にはまったく毛がない。生後二、三ヶ月になってやっと体に毛が生えるのである。人間は、生まれたときには毛髪以外には毛が生えていない。女性はそのままの状態を維持するが、男性は思春期になると、非常にまばらではあるが毛が生えてくる。ボルクは、以上のような様々な例をとり、完成度に差のある胎児の状態に注目したのである。

体毛の特徴について言うならば、人間が完全に無毛の状態で生まれたときに、その過程は完成したということになるであろう。この生命の発生過程にはたらく抑制の進行は、一定の限度をこえると、その生命力、能力、外部からやってくる有害物に対する抵抗力、すなわち自己保存能力を弱めることになる。

人間は今日まで、解剖学的生理学的弱点を、自然に対して精神力と道具を使う能力を使うことによって補ってきた。身体が絶えず変化しているとき、外界の有害な力を押し戻す能力をまだ保持できるだろうか。ボルクの説が真実だとすれば、身体の成長を決定的に遅らせる、徐々に進行する完全な胎児化は、それだけで、我々人類の存在を危うくするのに十分ではないだろうか。人類が人間としての完成の道を進めば進むほど、最終点に近づき、そこでは一歩前進することが、生物学的深淵に一歩踏み込むことになるのである。

人類には、この運命の地点に行き着く前に踏みとどまる力はなく、人類絶滅への道をなす術もなくたどることになるのではないか。

周知のようにフランスでは、身体、知能、その他に係わるありとあらゆる種類の奇形児が一五万人も生まれている。これは地球全体にすると一億二〇〇〇万人となる。そこで、次のような疑問が出てくる。奇形と呼ばれるこうした人々は、実際には人目につく変種にすぎないのではないだろうか。なぜならば、彼らは、より激しく、より強調され、より目立つ、つまり一言で言えば、より先へ進んでおり、足早にやって来る退化の過程の中に入っているからである。そしてこの過程は、ボルクによれば、人類全体におよんでいる。

遠い将来に、この生理学的なプログラムは人類を、実際には斥候にしかすぎない段階に、すなわち未来の人類のまだ安定していない、形の定まらない一種の前衛の段階に導くかもしれない。人類はその段階を通って絶滅に向かうのであろうか。奇形から受ける奥深い説明し難い嫌悪感は、この避け難い道筋を無意識のうちに察知していて、それを無意識のうちに拒絶しているのではないだろうか。

◆著者
マルタン・モネスティエ（Martin Monestier）
ジャーナリスト、作家。著作はさまざまな言語に翻訳されている。著書に『図説死刑全書』『図説自殺全書』『図説食人全書』『図説動物兵士全書』『図説児童虐待全書』『図説乳房全書』『図説毛全書』（いずれも原書房）などがある。

◆訳者
吉田春美（よしだ・はるみ）
上智大学文学部史学科卒業。フランス文学翻訳家。訳書に『図説死刑全書』『図説夜の中世史』『美術から見る中世のヨーロッパ』『幼き殺人者全書』『毒殺の世界史』（いずれも原書房）などがある。

花輪照子（はなわ・てるこ）
東京外国語大学フランス語科卒業。翻訳家。訳書に『図説動物兵士全書』『図説児童虐待全書』『図説排泄全書』（共訳、いずれも原書房）などがある。

カバー画像：ヒエロニムス・ボス《最後の審判》1510年以降、ウィーン美術アカデミー付属美術館

図説《ずせつ》 奇形全書《きけいぜんしょ》 [普及版《ふきゅうばん》]

●

2015 年 7 月 1 日　第 1 刷

著者……………マルタン・モネスティエ
訳者……………吉田春美《よしだはるみ》　花輪照子《はなわてるこ》
装幀……………岡 孝治
発行者……………成瀬雅人
発行所……………株式会社原書房
〒 160-0022 東京都新宿区新宿 1-25-13
電話・代表　03(3354)0685
http://www.harashobo.co.jp/
振替・00150-6-151594
印刷・製本……………三松堂株式会社

ISBN 978-4-562-05186-1, printed in Japan

本書は 1999 年小社刊『図説 奇形全書』の普及版です。